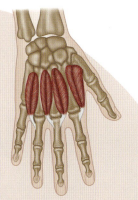

複雑な症状を理解するための

トリガーポイント
Healing through Trigger Point Therapy
大事典

著：Devin J. Starlanyl and John Sharkey
監訳：伊藤和憲
翻訳：皆川陽一・皆川智美

緑書房

Healing through Trigger Point Therapy
by Devin J. Starlanyl & John Sharkey.

First published in 2013
by Lotus Publishing/North Atlantic Books

Copyright © 2013 by Devin J. Starlanyl and John Sharkey

Japanese translation rights arranged with Lotus Publishing/North Atlantic Books
through Japan UNI Agency, Inc., Tokyo

Lotus Publishing/North Atlantic Books 発行の
Healing through Trigger Point Therapy の日本語に関する
翻訳・出版権は株式会社緑書房が独占的にその権利を保有する。

ご注意

　本書で紹介する、適応症状、副作用、投薬計画、製品については、細心の注意を
もって記載されています。しかし記載された内容がすべての点において完全であると
保証するものではありません。国の医療情報、製造元のパッケージ情報をよくご確認
の上、ご活用ください。

　また、著者、監訳者、翻訳者、編集者、原著出版社ならびに緑書房は、本書記載の
診断法、治療法、薬用量を用いた結果として、不測の事態が起こったとしても一切の
責任を負いかねます。（株式会社緑書房）

謝　辞

　本書の発刊に当たり、トリガーポイント治療者の仕事の重要性を認め、協力してくれた Lotus Publishing 社の Jon Hutchings 氏に感謝の意を表します。また、編集に力を貸してくれた Stephen D. Brierley 氏、わかりやすい図を作成してくれたイラストレーターの Amanda Williams 氏とデザイナーの Wendy Craig 氏、執筆に当たって貴重な研究データを提供してくれた上に、すばらしい序文を執筆してくれた César Fernández-de-las-Peñas 氏に深謝します。そして、私たちの指導者である故・David Simons 氏と Leon Chaitow 氏にも感謝します。

　加えて、本書を完成まで導いてくれたたくさんの方々、特に Rodney Anderson 氏、Ragi Doggweiler 氏、James Earls 氏、Nye Ffarrabas 氏、Lawrence Funt 氏、Yun Hsing Ho 氏、Chris Jarmey 氏、John Jarrell 氏、Justine Jeffrey 氏、Alena Kobesova 氏、Rhonda Kotarinos 氏、Tamara Liller 氏、Thomas Myers 氏、Simeon Niel-Asher 氏、Carol Shifflett 氏、Roland Staud 氏、David Wise 氏に感謝申し上げます。

Fibromyalgia and Chronic Myofascial Pain Institute 元会長
Devin J. Starlanyl

理学療法士
John Sharkey

序　文

　トリガーポイントの原因とその診断方法に対する関心はここ10年ほどで高まっており、目覚ましい進歩を見せています。実際に、活動性トリガーポイントによって誘発された関連痛は、線維筋痛症と同様に、機械的およびむち打ちに伴う首の痛み、手根管症候群、肩の痛み、外側上顆炎、膝痛、腰痛、頭痛、片頭痛など、複数の慢性痛症候群と関わっていることがわかっています。

　本書では、施術者のみならず患者にもわかりやすい用語を使用し、著者が臨床的・科学的な経験に基づいて集約および分析したデータから得た筋筋膜痛と線維筋痛症について、有用かつ明確な情報を提供しています。したがって、本書は患者や施術者を含めたトリガーポイント治療に関わるすべての人々にとって、その症状への理解を深めるためのツールとなるでしょう。

　本書は3部構成となっており、第1部では「患者や施術者が学ぶべきこととは何か」をテーマに、トリガーポイントの形成過程や筋肉の痛みが発生する原因、筋肉を結合する膜、そして線維筋痛症や慢性筋筋膜痛の発生事例などといった基礎データを紹介しています。これらの状態がどのように相互に連結するのかを説明することで、トリガーポイント治療に向けた心構えを示しています。また、運動連鎖についても記述しており、機能的な作業に伴ってどのように異なる筋肉が関連するのかという点についても解説しています。

　第2部では「図解 症状の原因を調べる〜確認方法と対処法〜」をテーマに、顔面部、頭部、頚部、体幹、肩、腕、手、股関節、大腿部、脚と足、さらには筋膜を越える領域といった、それぞれの筋肉におけるトリガーポイントの臨床的な関係性と日常生活への影響について記しています。ここでは著者が収集した筋肉に関する膨大で幅広いデータを基に、貴重な情報を提供しています。

　第3部では「患者や施術者はこれから何をすべきか」をテーマに、トリガーポイントおよび慢性痛のマネジメント方法について、患者・施術者それぞれの知識を発展させるための方向性を提案しています。さらに、書き込み式の「関連痛パターンチャート」に患者が痛みや症状を記載し、施術者と情報を共有することで、効率的な治療が可能となるでしょう。

　筋骨格痛の患者をメインターゲットとした本書は、慢性痛への関心が高い現代社会において、非常に価値の高い書籍であると言えます。本編の制作に関わった著者、編集者、イラストレーター、そして出版社の協力によって発刊に至った本書を心の底から誇りに思います。トリガーポイントの患者をはじめ、施術者が本書から重要かつ有用な情報を見つけ出し、特定の症状に関して知識を深めることで、痛みを管理できるようになることを切に願っています。

スペイン レイ・フアン・カルロス大学 理学療法士
デンマーク オールボー大学 感覚・運動相互作用センター　兼務
César Fernández-de-las-Peñas

目　次

謝辞 ……………………………… 3　　序文 ……………………………………… 4

PART I 患者や施術者が学ぶべきこととは何か？

■1章　概要
　　　―トリガーポイントを理解すること―
　　　…………………………………… 10

本書について
本書の目的

■2章　身体を動かす筋肉
　　　………………………………… 12

結合力を生み出す膜
筋肉の構造と機能
　1. 骨格筋／2. 心筋／3. 平滑筋

■3章　トリガーポイント
　　　―形成過程と種類―
　　　………………………………… 16

トリガーポイントとは何か
活動性トリガーポイントと潜在性トリガーポイント
サテライトトリガーポイント

■4章　線維筋痛症、トリガーポイント、
　　　慢性筋筋膜痛
　　　………………………………… 20

線維筋痛症：中枢性感作
トリガーポイント、線維筋痛症：相違点と相互作用
慢性筋筋膜痛のステージⅠの症例
慢性筋筋膜痛のステージⅠ：中枢性感作のないトリガーポイント
慢性筋筋膜痛のステージⅡ：線維筋痛症を伴う慢性筋筋膜痛
慢性筋筋膜痛と線維筋痛症

■5章　運動と運動連鎖
　　　………………………………… 28

運動連鎖
運動中核：安定性を維持する中枢
運動連鎖のかかわり合い：中枢神経系と線維筋痛症

■6章　症状をコントロールするためのヒント
　　　―持続因子の認識と管理―
　　　………………………………… 38

持続因子とはどのようなものか
持続因子の種類
機械的因子
　異常呼吸／身体の不均衡／筋肉の使いすぎ／関節機能障害
代謝性因子
　栄養不足／線維筋痛症／疲れを解消する睡眠の不足／痛みそのもの
環境因子
　汚染／アレルギー／薬／外傷／感染症
心理的因子
　生活習慣

■7章　トリガーポイントによる
　　　兆候と症状のリスト
　　　………………………………… 52

※ Part Ⅱの8〜12章で解説する全107か所の筋肉と、それらの部位別のトリガーポイントおよび関連痛を一覧で紹介。それぞれの兆候と症状から関連する筋肉を検索できる。

PART II 図解　症状の原因を調べる～確認方法と対処法～

■8章　顔面部、頭部、頚部の筋肉
....58

はじめに／運動／トリガーポイント／
慢性筋筋膜痛（CMP）／慢性筋筋膜痛（CMP）の症例／
主な持続因子／歯科医への注意／
コントロールするためのヒント

1 頬筋 60
2 大頬骨筋、小頬骨筋 61
3 後頭前頭筋 62
4 眼輪筋 63
5 外眼筋
　（内側直筋、外側直筋、上直筋、下斜筋、上
　斜筋、下直筋）..................... 64
6 鼻根筋、皺眉筋 66
7 咬筋 67
8 側頭筋 69
9 口腔と鼻腔の筋群
　（鼻中隔、鼻甲介、鼻前頭管、前頭洞、上顎
　洞、口蓋垂、オトガイ舌筋、硬口蓋、舌背）
　... 71
10 内側翼突筋 74
11 外側翼突筋 75
12 広頚筋 77
13 喉頭筋群
　（披裂筋、輪状甲状筋、披裂喉頭蓋筋、披裂
　喉頭筋、甲状披裂筋）......... 78
14 その他の舌骨筋群と前頚部の筋群 80
15 肩甲舌骨筋 82
16 顎二腹筋 83
17 頚長筋 85
18 頭長筋 86
19 前頭直筋、外側頭直筋 87
20 大後頭直筋、小後頭直筋 89
21 斜角筋 90
22 胸鎖乳突筋 93
23 下頭斜筋 97
24 上頭斜筋 98

■9章　体幹の筋肉
....100

はじめに／運動／トリガーポイント／
慢性筋筋膜痛（CMP）／慢性筋筋膜痛（CMP）の症例／
主な持続因子／コントロールするためのヒント

25 後頚部の筋群
　（頭半棘筋、頚半棘筋、頭最長筋）......... 104
26 脊柱起立筋 106
27 頭板状筋 109
28 頚板状筋 110
29 多裂筋 112
30 回旋筋 114
31 最長筋 115
32 外側肋間筋、内側肋間筋 ... 117
33 横隔膜 119
34 内腹斜筋 121
35 外腹斜筋 122
36 腹横筋 125
37 腹直筋、錐体筋 126
38 大腰筋、小腰筋 129
39 腸骨筋 132
40 腰方形筋 133
41 骨盤底筋 136

10章　肩、腕、手の筋肉
....144

はじめに／運動／トリガーポイント／
慢性筋筋膜痛（CMP）／慢性筋筋膜痛（CMP）の症例／
主な持続因子／コントロールするためのヒント

42 僧帽筋...146
43 菱形筋群...149
44 小胸筋...151
45 棘上筋...153
46 棘下筋...155
47 小円筋...157
48 肩甲下筋...159
49 大円筋...161
50 前鋸筋...163
51 上後鋸筋...165
52 下後鋸筋...166
53 肩甲挙筋...167
54 大胸筋、胸骨筋.............................169
55 鎖骨下筋...172
56 広背筋...173
57 三角筋...175
58 上腕二頭筋.....................................176
59 烏口腕筋...178
60 上腕筋...179
61 上腕三頭筋.....................................180
62 肘筋...182
63 前腕屈筋群、手根支帯
　　（浅指屈筋、深指屈筋、長母指屈筋、橈側手
　　根屈筋、尺側手根屈筋）.............183
64 長母指外転筋.................................186
65 方形回内筋、円回内筋.................187
66 短母指外転筋.................................189
67 小指外転筋.....................................190
68 腕橈骨筋...191
69 短橈側手根伸筋.............................192
70 長橈側手根伸筋.............................193
71 尺側手根伸筋.................................194
72 手指伸筋群（指伸筋、示指伸筋）.........195
73 尺側手根屈筋.................................197
74 回外筋...198
75 母指内転筋、母指対立筋.............200
76 長掌筋...202
77 手の虫様筋、骨間筋.....................203

11章　股関節と大腿部の筋肉
....206

はじめに／運動／トリガーポイント／
慢性筋筋膜痛（CMP）／慢性筋筋膜痛（CMP）の症例／
主な持続因子／コントロールするためのヒント

78 大殿筋...210
79 中殿筋...212
80 小殿筋...214
81 大腿筋膜張筋、腸脛靭帯.............216
82 梨状筋、外閉鎖筋.........................217
83 双子筋...219
84 内閉鎖筋...221
85 大腿方形筋.....................................222
86 長内転筋、短内転筋.....................223
87 大内転筋...225
88 薄筋...227
89 恥骨筋...228
90 ハムストリングス
　　（半腱様筋、半膜様筋、大腿二頭筋）......230
91 縫工筋...233
92 内側広筋...235
93 外側広筋...237
94 中間広筋...240
95 大腿直筋...242

12章　脚と足の筋肉
............244

はじめに／運動／慢性筋筋膜痛（CMP）／
慢性筋筋膜痛（CMP）の症例／主な持続因子／
コントロールするためのヒント

96 腓腹筋 248
97 前脛骨筋 251
98 後脛骨筋 253
99 膝窩筋と周囲の付着組織 254
100 長腓骨筋、短腓骨筋、第3腓骨筋 257
101 長趾屈筋群（長趾屈筋、長母趾屈筋）.... 259
102 ヒラメ筋 261
103 足底筋 263
104 長趾伸筋群（長趾伸筋、長母趾伸筋）、
　　足関節支帯 264
105 足の浅層筋
　　（短趾伸筋、短母趾伸筋、母趾外転筋、短趾
　　屈筋、小趾外転筋）........... 266
106 足の深層筋
　　（足底方形筋、短母趾屈筋、母趾内転筋、短
　　小趾屈筋）.................. 268
107 足の虫様筋、骨間筋 270

13章　筋膜を越える領域での
　　　トリガーポイント
............272

はじめに／瘢痕のトリガーポイント／靭帯／
ゲロイドマス（geloid mass）／硬膜管／
心臓のトリガーポイント／消化管のトリガーポイント

PART III 患者や施術者はこれから何をすべきか

14章　痛みの原因を知るための
　　　問診、検査、治療
............278

予約するまでの準備
病歴
検査
治療
整体
一般的な整体の手引き
治療法
　バリアリリース／瘢痕リリース／間接的な治療／
　ストレッチ／テニスボールストレッチ／
　ストレッチ＆スプレー／アイスストローキング／ニードル
精神的な支援
薬
電気療法
関連痛パターンチャート

15章　21世紀のトリガーポイント治療
............298

現在の医療システムとトリガーポイント
治療者がすべきこととは何か
トリガーポイント治療の未来

参考文献 301
索引 309
略語一覧 316
監訳をおえて 317
著者・監訳者・翻訳者プロフィール 318

PART I

患者や施術者が 学ぶべきこととは何か?

　Part I では、「筋筋膜はなぜ重要なのか」、「トリガーポイントはどのように形成され、トリガーポイントと線維筋痛症はどのように関連しているのか」、「トリガーポイントが持続するときには何が起こっているか」などの最新情報を学ぶことができます。さらに、「トリガーポイントはどのような相互作用をしているか」、「他の疾患とどのように関係しているか」についても解説しています。そのため、Part I を学習すれば、トリガーポイントが形成される要因や継続因子を理解できるでしょう。また、トリガーポイントを治療することが、線維筋痛症の症状をコントロールするうえで重要であることも理解できるでしょう。

　一方、いくつかのトリガーポイントが、運動連鎖に伴って、様々な非疼痛性症状を引き起こしていることに驚くかもしれません。これらの症状をコントロールできるかどうかは、トリガーポイントの治療しだいといえます。トリガーポイントをコントロールする秘訣は、持続因子を理解し、それを管理することです。なお、これは運動連鎖だけでなく、脊髄の分節にもいえることです。

　Part I では、Part II、III を理解するために必要な情報が数多く記載されているので、ここでしっかりと基本を学びましょう。

1章

概　要
―トリガーポイントを理解すること―

本書について

　本書は、線維筋痛症（FM）、筋筋膜性疼痛、さらには筋肉の機能障害に関する手引書です。慢性痛、線維筋痛症、トリガーポイント、慢性筋筋膜痛（CMP）などに関連して生じる、説明のつかない症状で苦しんでいる患者、これらの症状を治療している施術者を対象に書かれています。どのような立場の人でも理解しやすいように構成されており、線維筋痛症、トリガーポイント、慢性筋筋膜痛の診断はもちろん、注意事項、治療法、さらには予防法についてまで詳しく記載しています。

　トリガーポイントは、線維筋痛症の初期であったとしても、痛みだけでなく、その他の症状を引き起こしたり、症状が慢性化したりする主な要因となっています。そのため、線維筋痛症は、様々な症状を増悪することが知られています。

　一方、トリガーポイントは、急性あるいは慢性の痛みだけでなく、線維筋痛症とは関係ないと思われる症状の原因となることがあります。また、トリガーポイントは、線維筋痛症以外の疾患と誤診されてしまうような様々な症状を引き起こすことがあります。さらに、特殊な痛み（関連痛パターン）を生じることもあります。

　本書は、トリガーポイントから生じる関連痛パターンと症状が合っているかどうかを判断するときに役立つとともに、その症状を抑えるために必要な情報を提供しています。また、トリガーポイントは、インポテンツ、失声、骨盤の痛み、筋力低下、不整脈、生理痛、過敏性腸症候群（IBS）、ぎこちない動き、歯痛、息切れ、頭痛（片頭痛を含む）、失禁などの様々な症状を引き起こします。そのため、トリガーポイントを治療することは、これらの症状を予防することにつながります。その他、トリガーポイント治療は、慢性筋筋膜痛や線維筋痛症の症状や苦痛を最小限に抑え、合併疾患のコントロールにも役立ちます。そのため、本来、全ての施術者がトリガーポイントに精通する必要があります。

　トリガーポイントは、臨床現場でよく遭遇する疾患と類似した症状を引き起こします。多くの医療従事者は、トリガーポイントについてあまり知らないかもし

れませんが、実際にはトリガーポイントを有する多くの患者を診察しています。

　例えば、トリガーポイントは、しびれ、かゆみ、めまいの他、ヒリヒリやチクチク、熱い、冷たいなどの多くの感覚を生じる原因となることがあります。また、加齢による関節可動域の制限、筋力低下、痛みなどの症状は、トリガーポイントが原因となっていることがあります。もし原因となるトリガーポイントを的確に治療できれば、変形性関節症（OA）は最小限に抑えられるかもしれません。そのため、高齢者もトリガーポイントに関する知識をもつ必要があります。

　さらに、的確なトリガーポイント治療は、線維筋痛症の進行を抑えることができる他、一度の治療でその症状を最小限に抑えられます。また、多くの子供に認められる成長痛もトリガーポイントが原因となることがあるため、それを理解しておくことが求められます。一方、トリガーポイントは筋骨格痛の原因であるため、スポーツ選手もトリガーポイントについて理解しておく必要があります。特に、筋力トレーニングは、トリガーポイントによって生じる筋力低下をさらに悪化させる可能性があるので、理学療法士も理解しておく必要があります。

　また、トリガーポイントを的確に診断し、治療することは、手術などに伴う多額な出費を回避することにもつながるので、医療保険に携わる人も知っておく必要があります。さらに、関節炎による痛みや関節可動域の制限は、トリガーポイントを治療することで有意に改善することがあります。実際、慢性痛を有する多くの患者には、治療が必要なトリガーポイントが存在しています。それを治療することができれば、苦痛が明らかに軽減するので、患者もこのことを知っておく必要があります。

　本書の内容を理解することで、チーム医療を効果的に実践することが可能となります。そして、患者の機能を回復させ、症状をコントロールするためには、何が必要かを指導できるようになります。しかし、多くの人はトリガーポイントの存在を疑っているかもしれません。

　確かに、トリガーポイントは、複雑で、わかっていない部分が数多くあります。しかし、トリガーポイント治療は、多くの症状を改善できることを忘れないで

概要―トリガーポイントを理解すること―

ください。本書では、トリガーポイントがどのような症状とかかわっているのかを解説しています。また、トリガーポイントの形成にかかわる持続因子についても記載しています。そのため、患者や施術者がトリガーポイントをどのように治療すべきかを学習することができます。そして、本書は、患者に自信と希望を与え、施術者の道しるべとなるでしょう。

線維筋痛症とトリガーポイントによる症状の多くは解明されていますが、臨床現場や研究では、トリガーポイントはあまり注目されていません。本書は、そのギャップを埋めるのにも有効でしょう。

トリガーポイントや線維筋痛症により、苦痛を感じている人は数多くいます。そのため、本書は、誰でも理解できるよう、できる限りわかりやすく、かつ使用しやすいように構成しています。

本書の目的

本書は、線維筋痛症、筋筋膜性疼痛、機能障害を理解するための手引書ではありますが、これらの基礎を学ぶ教科書となるものではありません。しかし、これらの疾患を有する患者は、医療チームを必要としています。本書は、そのような医療チームを探している患者の手助けとなり、その医療チームにかかわるメンバーにも役立つでしょう。

現在、医療で最も求められていることは、医療チームと患者が一丸となり、トリガーポイントを含む慢性痛を理解し、患者を治療していくことです。未だそのような状況には到達していませんが、本書で正しい知識を身につけることで、医療システムに変化が生まれることを願っています。

2章 身体を動かす筋肉

本書を手に取った人は、自分自身に痛みがあるか、周囲に痛みがあって困っている人がいるか、または施術者であるかのいずれかだと思われます。

筋肉や筋膜などの膜については、他の身体組織とは異なり、ほとんど注目されておらず、研究もされていません。

筋膜に関する情報は、これまでいくつかの報告や出版物に掲載されています。また、研究論文は、医学文献サービスによって読むことができます。しかし、従来の考え方で筋膜を理解することは、固まった筋肉をほぐすことよりも難しいかもしれません。

トリガーポイントは、科学的根拠があるため、その存在が物議をかもすことはありません。トリガーポイントについての正しい情報は、アメリカ国立衛生研究所（NIH）やメイヨー・クリニックによって発信されています。しかし、トリガーポイントを理解するには、パラダイムシフト、つまり従来とは異なる考え方が必要となります。

筋筋膜性疼痛は、信念的な概念ではなく、医学的・科学的に証明されたものです。後述しますが、線維筋痛症のほとんどの痛みは慢性的であり、トリガーポイントによって生じている可能性があります。そのため、トリガーポイントを治療することは、線維筋痛症を治療することにつながります。さらに、加齢によって生じる症状の一部はトリガーポイントが原因となっている場合があり、トリガーポイント治療により症状を改善することができます。このとき、どの部位のトリガーポイントがどのようなしくみで痛みを生じているのか疑問に思うでしょう。

結合力を生み出す膜

骨と骨、あるいは筋肉と筋肉は、それ自身はつながってはいません。これらは結合組織を介すか、結合組織に変化して付着しています。このとき、膜は曲がりくねることで、血管、リンパ管、神経、その他の軟部組織を緩衝材のように支えています。つまり、膜とは、身体の三次元のつながりを形成する結合組織といえます。

膜には、絡み合うことで骨組みを作ったり、身体の組織を修復したり、病原菌と戦ったり、代謝作用があったりするなど、様々な機能があります。

さらに膜には、つなぐ力、いわゆる結合力があります。膜が他の組織で詰まってしまった場合、筋肉に硬結があるように感じることがあります。多くの人には、このような部分がみられるため、不健康な膜の塊である硬結をほぐすことは、慢性的な痛みや機能障害を取り除く鍵となります。

膜は多くの種類に分類され、臓器を覆っており、それらを補助する作用があります。硬膜管は、脊髄とそれを円滑に動かす髄液を含む長い袋状の特殊な膜で、胸部と腹部にある薄い膜と心臓を取り囲む袋を形成しています。また、瘢痕組織も膜からなり、癒着を形成します。

筋膜とは骨格筋の周囲に広がっている膜です。この膜は、分子レベルで電場を生じたり、それを伝えたりすることができる器質的な結晶成分を有しています。この圧電を生じる能力は、組織と水和する程度によって変動します。なお、水和反応は、適切な水分摂取量だけでなく、細胞膜、流体輸送システム、筋膜の健康状態などの要因によっても変動します。

筋膜は、健康な若者や成人において、外部環境からの衝撃を吸収する柔らかいゼラチンのようなものです。しかし、外部環境が変化すると、その影響を直接受けます。

例えば、生化学的外傷や機械的外傷は、筋膜の組織を変化させます。柔軟性の高かった筋膜は厚くなって粘着性をもち、筋肉を締めつけるようになります。このとき、筋肉と細胞は、サイズの小さいウェットスーツを身につけているような状態になっています。このように、筋膜の組織が変化すると、その中の栄養素やその他の生化学物質の移動が制限され、老廃物を取り除くのが難しくなります。なお、筋膜の拘縮は可逆的ではありますが、自然に起こるものではありません。

筋肉の構造と機能

解剖学の用語は身近なものではありませんが、非常に役に立ちます。例えば、初診時に「股関節と脚がうずきます」というよりも、本書を手に取り、「このページに載っている小殿筋の関連痛パターンと症状が同じです」といったほうが、診察を効率的に進めるこ

とができます。そのため、臨床現場では、患者が自分の状態を示す解剖学の用語を使用することは、非常に価値があるといえます。

日々の生活のなかで使われる英語では、ギリシャ語とラテン語に由来する言葉が用いられています。例えば、「muscle（筋肉）」という言葉は、ラテン語の「little mouse（小さなネズミ）」に由来します。これは、上腕を収縮したとき、上腕二頭筋が小さなネズミのように見えたからといわれています。

筋肉にはどのような作用があるか、どのような機能障害に陥るのかを覚えておくと、トリガーポイントを見つけやすくなり、治療の助けとなるでしょう。まずは、筋肉の種類について説明していきます（図2-1）。

1. 骨格筋

本書では、主に骨格筋を対象としています。この筋肉は神経系によって随意に調節される随意筋です。中枢神経系（CNS）である脳は、身体の各部に存在する神経（末梢神経）を命令することで、骨格筋を動かしています。そのため、ある動作を習慣的に身につけた後は、毎回同じ順番で筋肉を使うことになります。

もし、不適切な動作を身につけてしまった場合、常に悪い動作をすることになります。そして、この動作を修正するためには、忍耐力、決心、強い意志が求められます。自然に適切な動作をできるようになるには、何度も訓練しなければなりません。トリガーポイントは、このような筋肉の動きに影響を与えます。

2. 心筋

心筋は心臓の筋肉であり、絶え間なく働き続けています。この筋肉は不随意筋に分類されます。

3. 平滑筋

平滑筋は不随意筋に分類され、物を移動させる作用があります。この筋肉は、血管、消化管、胃などに存在し、血液を運んだり、食物を消化したり、おならをしたりすることにかかわります。

骨格筋は様々な形状のものがあります。筋線維の形態と線維の方向から、筋肉の作用を識別することができます。それぞれの骨格筋は筋膜に包まれており、全身の筋肉は1つのつながりを形成しています。すなわち、個々の657個の筋肉は、膜で包まれて圧迫されています。

筋肉の中心部は筋腹と呼ばれます。筋線維の終わりは、粘着性のある筋膜が腱と呼ばれるロープ状の構造物を形成しており、これが筋肉へとつながっています。腱は、血液の供給が制限されており、筋肉と比べて薄いうえ、修復が遅いことが知られています。

腱は、骨膜になることで、筋肉と骨内膜をつないでいます。骨膜とは骨格系の膜であり、関節軟骨を除く、全ての骨を覆っています。腱は、筋肉と同様に多くの変化を起こすとともに、様々な大きさや形のものがあります。

いくつかの腱は身体全体を覆う大きな平板となっており、これは腱膜と呼ばれます。腱には厚いものと薄いものがある他、筋肉の塊が腱として感じられる部位もあり、この腱は縫線と呼ばれています。図2-2は、これらの腱を示したものです。

靭帯も筋線維と同様に、最終的には薄い板や帯のようになり、骨と骨をつないでいます。この構造は、身体の一部の結合組織でしか認められません。全ての組織は、他の様々な組織と結合することで人間の身体を構成しています。

筋肉が身体の動きをコントロールしているかどうかというと、答えは「ノー」です。筋肉は円滑に動くことができますが、このような動きは神経系がコントロールしています。人間は、最初に適切な情報を得なければ、適切な動きをすることはできません。

このような特殊なユニットは、固有受容器と呼ばれます。これは全身の部位に存在し、極めて重要な情報を必要な部分に送っています。身体の時間的・空間的情報を得ることによって自身の身体の位置を伝えており、その情報が得られなければ、どれほど頑張っても物にぶつかってしまいます（トリガーポイントによる

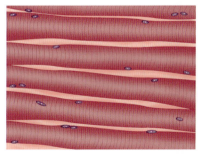

a）骨格筋

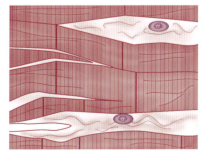

b）心筋

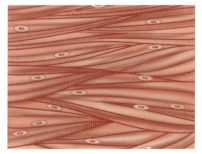

c）平滑筋

図2-1　筋肉の種類

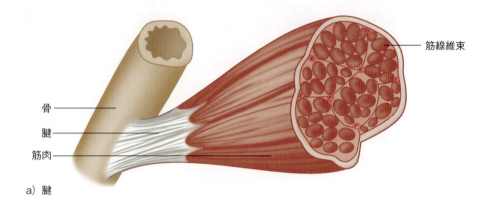

a) 腱

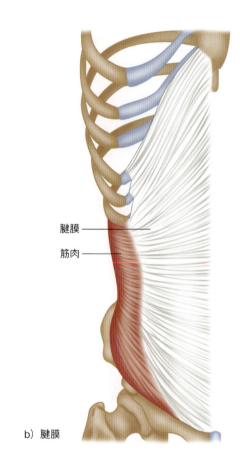

b) 腱膜

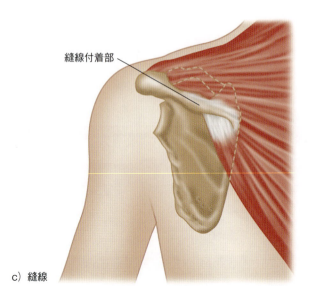

c) 縫線

図 2-2　筋付着部

機能障害が存在する場合は、物にぶつかることがあります)。

関節、膜、筋肉などには特殊なユニットがあり、それぞれ貴重な情報を伝達しています。この情報伝達に応じて、神経系は最も適切な方法で筋肉を緊張させたり、あるいは力を産み出したりしています。そして、筋肉が膜を牽引することにより、協調運動が生じます。

目を閉じて、何か触ってみてください。見ていなくても、それに触ることで、濡れている、湿っている、熱い、寒い、ぬるい、冷えている、凍っている、ザラザラする、スベスベする、でこぼこしている、金属のように感じるなど、簡単に答えることができます。また、何かに触れたとき、高温により指がヒリヒリするならば、その情報により指をすぐに引っ込めるでしょう。このように、神経系は身体の動きをコントロールしているのです。

筋肉は相乗効果によって作用するため、単体では作用することができません。相乗効果とは、2つ以上の群が同時に働いたとき、個々の能力の和以上となるように相互作用することを指し、これが複合的な動きを可能にします。

筋肉は引き寄せる作用をもちますが、押す作用はありません。1つあるいはそれ以上の筋肉が伸展するときは、これらの反対側の筋肉が短縮します。このような相乗効果は、他の組織系と常に連動して働きます。

腱や靭帯も同様に、動き、支持、保護、一連の動作として機能します。協調運動にはこれらの要素の統合が必要で、その情報は肉体や意識を通して継続的に伝わることで、立ったり、歩いたり、座ったりするような単純な動きを構築しています。これらの動きは、そのシステムに関係する個々の構成要素が健全であるだけでは機能せず、システム間の情報伝達が正常である必要があります。すなわち、脳が筋肉とコミュニケーションを取らなければなりません。そして、筋肉に存在する感覚受容器は、他の感覚入力と一緒にこれらの情報を統合し、脳へフィードバックしなければなりません。

筋肉には、このフィードバックシステムの鍵となる

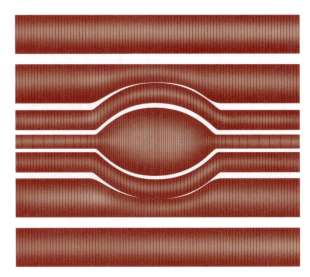

図2-3 トリガーポイント、筋節、索状硬結の関係

筋紡錘と呼ばれる感覚ユニットがあります。筋紡錘は筋肉の伸張に反応し、筋肉が伸展した状態を維持しているか、筋肉がどの程度の早さで伸展するかなどの情報を送っています。そして、トリガーポイントは、固有受容器が発信している情報を妨害するおそれがあります。筋細胞とは、筋膜に包まれている長い円柱状線維です。その線維間には空間が保たれており、筋肉が傷害を受けたり脱水したりした際には、その空間を維持できなくなります。この空間は、筋線維を結合する役割をもっています。

筋線維は筋線維束と呼ばれる塊を形成し、さらに筋膜に包まれています。この長い円柱状の筋細胞には、身体のエネルギーを作り出すミトコンドリアが含まれています。筋線維には、筋筋膜のトリガーポイントの形成にかかわる筋節と呼ばれる収縮を起こすユニットが存在しています(図2-3)。局所痛による刺激は、直接、脳と脊髄で構成されている中枢神経系に影響を与えます。末梢から過剰な痛み刺激が中枢神経系に伝わったとき、線維筋痛症と呼ばれる中枢性感作の状態となる可能性があります。

3章 トリガーポイント ―形成過程と種類―

線維筋痛症（FM）患者は、特に本章を理解しなければなりません。なぜなら、末梢の痛みは、トリガーポイントや関節炎によって起こっていることがあるからです。患者は、線維筋痛症をコントロールする前に、末梢の痛みをコントロールする必要があります。ほとんどの患者は、いつの間にか身体のどこかにトリガーポイントが形成されています。

例えば、「幼いときに足首を骨折し、それ以来、ずっと足が弱い」という話を耳にしたことはないでしょうか。現在はすでに治癒しているはずなのに、なぜ足首の固定力が弱ったままなのでしょうか。

この場合、トリガーポイントは骨折した時点、あるいは固定した後にすでに形成され、活性化しています。そして、このような軟部組織の損傷は、十分に治療されていないのでしょう。そのため、トリガーポイントを治療すれば、足首の症状は改善されると考えられます。私たちは、数十年間、このような症状を有している患者を完治させてきました。

長期間、痛みを伴う症状に悩まされている患者の多くは、「症状とうまくつき合っていかなければならない」と考えています。彼らは、私たちの治療によって治癒したことに感謝してくれますが、なかには失われた長い年月を悲しみ、途方に暮れる人もいます。

患者は、トリガーポイントの関連痛パターンを見て、自分にも同じような症状が存在していることを理解するようになります。そして、トリガーポイントについてのテキストが以前から存在していることを知ったとき、なぜこれまで治療してくれた施術者が、自分の症状の原因がトリガーポイントであることに気づいてくれなかったのかと、愕然とするでしょう。

このような現象が起こってしまう原因の1つに、教育不足が挙げられます。そのため、これまでトリガーポイントについては学ぶ機会はほとんどありませんでした。本書で扱われている知識は、患者や施術者に治療のヒントを与えられると考えられます。

トリガーポイントとは何か

最終章でも扱いますが、筋筋膜のトリガーポイントは、筋肉の筋節内にできる索状硬結上に形成された過敏なポイント、つまり圧痛点です。ロープ状の硬結の

ように感じるとは限りませんが、必ず存在します。

伸張した姿勢で筋肉を確認すると、その硬結が実際よりも大きいと感じるため、硬結を検索する手助けとなります。収縮ノットとは硬結内のしこりのことで、硬結の大きさはどれくらいのトリガーポイントが収縮ノットを構成しているか、また、その堅さや浸潤している液体量など、多くの要因によって変化します。

1つの筋肉に1個以上のトリガーポイントが存在している場合、筋肉を伸ばす動作がつらくなります。関節可動域（ROM）の終わりの位置では痛みを感じるので、筋肉を伸ばすことを極力避けるようになります。これは精神的な問題ではなく、疼痛回避行動（痛みが出ることを避けるという理にかなった行動）であるといわれています。しかし、心理学者のなかには、この概念に問題があると考えている人もいます。

各筋肉のトリガーポイントは、関連痛パターンで示される特徴的な痛みや機能障害の原因となります。時折、トリガーポイントは、関連痛パターン上に存在することがあり、いくつかの筋肉が重なっていることがあります。

また、関連痛パターン上にはトリガーポイントが存在する筋肉を含んでいない場合もあります。なぜなら、トリガーポイントは他の部位に関連痛を誘発し、感覚を変化させることがあるからです。そのため、原因となっているトリガーポイントを見つけて治療するまでは、原因不明のうずく痛みや、鳴り止まない耳鳴りなどに悩まされることになります。

関連痛自体は広く知られています。例えば、狭心症や心臓発作では、腕に関連痛を誘発します。この現象も、トリガーポイントによって生じている可能性があります（トリガーポイントは心臓発作や他の疾患とよく似た症状をきたすことから、トリガーポイントを知らない救急科のスタッフは、原因が見つからずに焦ることになります）。また、炎症を起こした胆囊は、右肩上部、腹部、上背部に関連痛を誘発します。このように、身体はあらゆる器官がつながっています。

本書に記す関連痛パターンでは、これまでに出版された書籍のように、トリガーポイントの位置を「×」のような印で示していません。トリガーポイントは筋腹や他の組織と結合する部位に生じるといわれていますが、筋肉のどこにでも生じる可能性があります。ま

た、どんな筋層にも生じる場合があり、筋層ごとにトリガーポイントが存在することもあります。そして、それらを全て見つけるには、解剖学的な知識が必要となるでしょう。

トリガーポイントは、瘢痕、靭帯、腱、皮膚、関節包、骨膜などの組織にも生じることがありますが、一般的に筋筋膜トリガーポイントの関連痛パターンが認識されています。本書ではこれらの関連痛パターンをはっきりと図示するとともに、その原因を見つけやすいように解剖図も示しています。

膜には筋肉を収縮させるタンパク質が含まれています（Schleip et al. 2005）。特に、腰部の膜は、周辺の筋肉よりも非常に多くの収縮性タンパク質が存在しています。そのため、筋膜は徐々に拘縮を起こすことがあります。

同時に、いくつかの筋節は、加齢とともにこわばりを増していきます。そして、時々、トリガーポイントは単収縮を引き起こします。筋肉が「ピクッ」と動くとき、患者自身もその反応を感じたり、見たりすることができます。

トリガーポイントが単収縮を起こすたびに、30以上の刺激性生化学物質が身体に放出されるという報告があります（Shah and Gilliams 2008）。施術者は、このような単収縮を引き起こすことが治療を成功させるために必要であることを理解しています。

単収縮が起こるときに生じる生化学物質には、神経性の有毒物質が含まれており、その周囲を酸性化させます。このため、トリガーポイントによって単収縮が起こるとき、患者は極度の疲労感、吐き気、倦怠感、過剰な痛みなどを感じることがあります。このような有毒物質を取り除くには時間がかかるため、患者は我慢を強いられます。有毒物質は、組織内で蓄えるのではなく、外に出さなければなりません。

トリガーポイントは筋肉を短縮させます。筋線維は神経系からの入力がなくても収縮することができる他、身体の主なエネルギー源であるATP（アデノシン三リン酸）や、その他のエネルギーがなくても収縮することができます。

このような場合、筋肉は生理的に拘縮し、通常の収縮とは異なる緊張した状態となります。拘縮とは筋肉が短くなった状態で、神経からの伝導・伝達がなくても、筋節が短くなることで生じます。筋肉が拘縮した状態は、外部からの介入がなければ緩めることはできません。実際、トリガーポイント周囲の組織は、深刻なエネルギー不足となっています。組織の緊張が増すことで痛みが生じるとともに、酸素量が減少します。この状態がトリガーポイント周囲のエネルギー危機を引き起こし、疲労も増します。

トリガーポイントは、一般的に関連痛が起こるとされる部位に、かゆみ、ヒリヒリ感、発赤、鳥肌、異常

感覚など、自律神経機能障害を引き起こすことがあります。また、トリガーポイントは固有受容器の機能障害を引き起こす可能性があります。

固有受容器は、身体の各部位の位置情報や各部位の関連性を伝える感覚ユニットです。これには、臓器などの位置情報も含まれています。

例えば、サンドイッチを食べているときに、歯や頬、舌がどこにあるかがわからなければ、頬や舌を噛んでしまいます。また、歩行時に脚を十分に高く上げることができなければ、何かにつまずいたり、つま先をぶつけたり、ドアにぶつかったりするでしょう。このようなことが格好悪いといいたいわけではなく、固有受容器が正常に機能していない場合にこのような現象が起こる場合があるということです。

さらに、トリガーポイントは筋筋膜の間に存在する神経、血管、リンパ管などを圧迫することがあります。その結果、神経絞扼が生じ、雷に打たれるような衝撃、炎で舌を焼かれるような感覚、または刃先でつつかれているような痛みを感じることがあります。

トリガーポイントが頸部の血管を絞扼しているのであれば、手足に腫れが生じます。胸部には、血管を絞扼するようなトリガーポイントの塊が数多く存在することがあります。このような局所的な症状は、線維筋痛症によって生じることはありません。

しかし、一般的な検査によってトリガーポイントを診断することはできません。そのため、長い間、医学会はトリガーポイントを診断することを考えていませんでした。

2008年、アメリカのメイヨー・クリニックがトリガーポイントの索状硬結を撮影したことを発表しました（Chen et al. 2008）。また、アメリカ国立衛生研究所（NIH）はこの機器を使用してトリガーポイントの研究を行い、トリガーポイントが存在することを確認しました（Sikdar et al. 2008）。そして、研究の結果、彼らは、ペインクリニックに来院した慢性痛患者の85〜93％にトリガーポイントが存在し、アメリカ人の約10％がトリガーポイントをもっていることを報告しました。

図3-1は、現在知られているトリガーポイントの形成仮説を示したものです。この図から、トリガーポイントがどのように形成され、持続するのかがわかります。

最初に運動終板と呼ばれる運動神経の先端部にストレスがかかります。運動終板は、過剰なカルシウムを放出することで、このストレスに対応します。

過剰なカルシウムの放出は、神経伝達物質であるアセチルコリン（ACh）の過剰な放出に影響します。その結果、その領域が酸性化してアセチルコリンが正常に働かなくなり、炎症物質を産生します。これらの炎症物質の放出は組織の緊張を引き起こし、その緊張

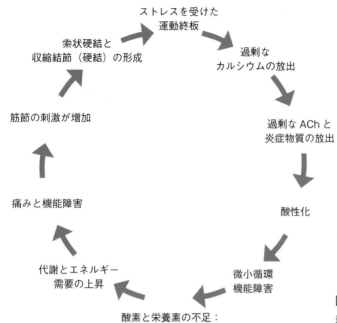

図 3-1　悪循環のサイクル
現在知られているトリガーポイントが形成されるサイクル。図のように連鎖していくが、必ずしもこの順序で生じるとは限らない。

が血液供給を制限します。この状態では、筋肉が酸素と栄養素を得ることや筋肉の代謝によって生じた老廃物を輸送することが困難になるため、エネルギーが欠乏します。このように、運動終板領域の組織は、酸素と栄養素が不足し、過剰な老廃物によって負担がかかります。

筋節の形が崩れるとトリガーポイントに特徴的な収縮ノットが生じます。これらのノットは塊であるため、自分の筋肉に触れることにより、その存在を感じることができます。

収縮ノットの筋節の両側が伸ばされると、索状硬結が生じます。また、運動終板領域に機能障害が生じるとエネルギーの需要が増加し、エネルギーが欠乏状態となります。そのため、トリガーポイントが存在する筋肉は、正常な筋肉と比較すると、疲労しやすくなります（筋肉の持ち主である身体も疲れます）。

これらの筋肉は生理学的にも衰えてしまいます。外来でよく指導される反復的な筋力トレーニングでは、筋肉に多くのエネルギーが必要となるので、トリガーポイント治療には適していません。エネルギー危機が進み、さらに悪化してしまった結果、線維筋痛症に進展する可能性があります。

活動性トリガーポイントと潜在性トリガーポイント

トリガーポイントは、反復運動のような誘発因子から直接発生したり、関節炎あるいはエネルギー危機を誘発したりするような別の疾患から二次的に生じることがあります。さらに、問題のある筋肉が同じ刺激を繰り返し受けることによってトリガーポイントが形成されます。

人は、関節になるべく負担がかからないように動くので、多くの筋肉が緊張し、その結果、コリが生じます。全ての筋肉は同時に収縮するわけではなく、特定の順番で収縮します。健康な筋肉が故障すると、筋線維によって、全く収縮しなかったり、速く収縮したり、ゆっくり収縮したりします。このような状態を「筋抑制」と呼びます。

トリガーポイントを適切に治療したにもかかわらず、再発する場合には、持続因子を探す必要があります。その場合、トリガーポイントが活性化した状態を持続するような機械的因子あるいは代謝的因子があると考えられます。

トリガーポイントをコントロールするための鍵は、持続因子を管理することです。トリガーポイントは、急性的あるいは慢性的に生じる過剰な負荷によって活性化します。スポーツによる傷害、不適切な身体活動、手術、転倒、思いがけない動き、交通事故、反復的な外傷などから生じ、一時的にトリガーポイントが形成されただけでも、その後、持続することがあります。トリガーポイントが活性化すると、安静時でさえ、常に苦痛を感じるようになります。

筋肉がコントロールされると痛みが治まることがありますが、トリガーポイントがなくなったわけではなく、潜在性トリガーポイントに変化した状態です。

潜在性トリガーポイントは地中に埋まっている地雷のようなもので、何かの拍子に容易に活性化します。潜在性トリガーポイントには、自発症状はありませんが、機能障害の原因となります。すなわち、筋肉は短

縮した状態で、緊張によって筋力が低下しており、エネルギーの危機的状態になっています。

若い頃は、トリガーポイントが活性化すると痛みが生じる傾向がありますが、高齢になると、一般的に動くことが少なくなるので、関節可動域が制限されたり、筋力低下を伴ったりするような潜在性トリガーポイントをもつことが多くなります。トリガーポイントが存在する筋肉が伸張されると痛みが生じるため、動作は制限されます。そして、何かの拍子に感作したり、転倒したり、他のストレス要因が加わったりすると、潜在性トリガーポイントは活性化し、突然、痛みを生じます。また、ストレスなどの原因がなくても、あまり動かない人は同じようなことが生じるかもしれません。

一般的に、トリガーポイントが生じると他の症状にも関連するようになります。例えば、鼻かぜは、頭痛、鼻づまり、鼻水が垂れるなど、多くの症状を生じます。このように、活動性トリガーポイントも症状を誘発します。そして、風邪を引いた後に症状がすぐに治まらないのと同じように、トリガーポイントとこれらの症状はしばらく継続することがあります。これは、治ったようにみえても、実際にはトリガーポイントは活性化されているからです。

トリガーポイントが活性化する過程や潜在性に向かう過程では、外圧がなくても発生する自発痛は特徴的な関連痛パターンではなく、トリガーポイントが存在する領域に痛みを誘発します。トリガーポイントがこの段階であれば、圧迫したとしても局所にしか痛みは生じません。

例えば、側頭筋のトリガーポイントの場合、歯、眉毛、頭部の広範囲に痛みを感じることはなく、トリガーポイントの周囲に限定した痛みが生じます。このような移行中のトリガーポイントは、特徴的な関連痛パターンが認めらないため、痛みの原因を誤診される可能性があります。

サテライトトリガーポイント

トリガーポイントによって生じる筋緊張にはむらがあるため、関節に影響することがあります。

筋肉は骨に付着しており、筋肉が拘縮することで、骨は少しずれるように引っ張られることがあります。この状態は関節を損傷する原因となり、変形性関節症（OA）のような炎症を引き起こします。この過程では、顎関節の損傷の原因となる顎のアライメント異常にトリガーポイントが関連している可能性があります。

この他に、歩行障害などを生じ、そのまま放置しておくと股関節や膝関節の手術が必要となるケースがあります。この場合、トリガーポイントを適切に治療すれば、深刻な損傷を防ぐことができます。しかし、トリガーポイントを適切に治療せず、持続因子が管理されていなければ、症状が悪化する可能性があります。ちなみに、この過程は進行性ではなく、元の状態に戻ることができます。

トリガーポイントは、発見後、すぐに治療されたならば、簡単に消失します。しかし、治療をしないまま放置しておくと、身体の様々な部位に代償が生じます。そして、痛みを避けるために動かす範囲を制限することになり、癖のある動作をするようになります。その動作を治すためにはかなりの時間を要します。

トリガーポイントにより筋肉の活動性が低下すると、他の筋肉が弱った筋肉の代償を行うことにもつながります。その結果、僧帽筋、咬筋、後頚部筋、腰部の傍脊柱起立筋など、他の筋肉にストレスが加わり、これらの筋肉にスパズムが起こります。そして、それぞれの筋肉の関連痛領域に存在している筋肉はストレスにさらされ、これらの筋肉にもトリガーポイントが生じることがあります。

このように、トリガーポイントがどのような過程を経て変化しているのかを検査することは、慢性筋筋膜痛や線維筋痛症を診察するために必要です。

4章 線維筋痛症、トリガーポイント、慢性筋筋膜痛

線維筋痛症：中枢性感作

　線維筋痛症（FM）は、筋肉痛が原因ではありません。また、線維筋痛症が原因となってしびれやうずくようなことはありません。実際、線維筋痛症患者はこのような症状以外にも様々な症状を訴えますが、これらの症状の原因が線維筋痛症であると患者自身が誤解しています。しかし、近年、線維筋痛症は中枢の感作状態であることがわかってきており、この疾患の進行過程が少しずつ解明されつつあります。

　一般的に、線維筋痛症は、中枢神経系の感作（中枢性感作）によって起こる慢性的な全身性の痛みとして定義されています。線維筋痛症は全身に問題が起こるもので、局所的なものではありません。

　神経系は中枢神経系と末梢神経系に分類することができますが、その境界は不明瞭といえます。中枢神経系は脳と脊髄で構成され、その他は末梢神経系となります。中枢神経系と末梢神経系はところどころで融合していますが、これらの違いを理解することは、患者や施術者にとって非常に重要です。なぜなら、中枢神経系か末梢神経系かによって治療法が異なるからです。

　一般的に、痛みを起こすような傷害や出来事、身体反応が線維筋痛症を引き起こし、中枢神経系の感作状態を作り出します。そして、ワインドアップ（wind-up）現象や時間的加重（TSSP）を引き起こします。

　TSSPは、線維筋痛症の痛みの程度を表す最もよい指標であり（Staud et al. 2004）、これを理解することは患者と施術者にとって重要です。

　激しい痛みやストレスが中枢神経系に達すると、まず「一次痛」として捉えられます。脳や脊髄は、その状態から逃れようとして痛みを回復するために身体が反応します。そして、痛みが続いたり、他の不愉快な刺激が慢性的に繰り返されたりすると、「二次痛」が生じます。

　身体を自分自身で守るためには、中枢神経系が正しく働く必要があり、そうすることで初めて病気に立ち向かうことができます。例えば、脳が背部の緊張を感じると、その緊張により脊髄が締めつけられて痙攣したような状態になり、ひどいときには動けなくなることさえあります。

　図4-1のように、刺激が繰り返されたり、持続し

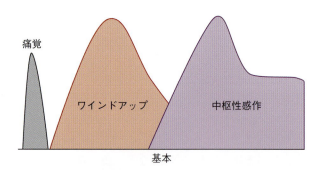

図4-1　線維筋痛症の痛みの増悪
二次痛の時間的加重がみられる。
Roland Staud の許可により複製。

たりすると、痛みのレベルは上昇し、元のレベルに戻るためには非常に長い時間を要します。さらに、繰り返し刺激を受けると痛みのレベルは元に戻らない場合もあります。

　痛みが繰り返されるあるいは刺激が続く以上、痛みのレベルは上昇し続け、中枢神経系はさらに感作されます。線維筋痛症患者における中枢神経系の感作は、少しの刺激でも痛みを強く感じるため、痛みはより大きく、長く続きます（Staud et al. 2003）。線維筋痛症におけるTSSPや中枢性の痛みは、主に末梢刺激に起因しています。従って、中枢神経系の痛みをコントロールするためには、末梢レベルをコントロールする必要があります。

　線維筋痛症には、痛覚過敏（増幅した痛み）とアロディニア（接触、音、光、においのような正常であれば痛みと感じない刺激を中枢神経系の異常により感じる痛み）という2つの特徴があります。

　数日間、何でも痛みとして感じることがあります。例えば、雨が窓に当たる音でさえも、鋭い結晶が激しく突き刺さるように感じることがあります。これが線維筋痛症の世界なのです。

　トリガーポイントのような末梢刺激では、痛みだけでなく、むかつきやめまいのような症状を起こすこともあります。そして、線維筋痛症はそれらの症状を増悪させるとともに、痛みや他の症状を長引かせることがあります。

　これまでの研究において、線維筋痛症は末梢性の痛みで始まり、何らかの要因によって慢性化すること

で、中枢性感作に進展することが確認されています（Staud 2006）。トリガーポイントに特徴的な関連痛は、中枢性感作の兆候の1つです（Gerwin 2010）。そして、線維筋痛症では、中枢神経系の過度な刺激により、健康を守るためのフィルターが適切に作用しなくなった状態となります（Carrillo-de-la-Pena et al. 2006）。

線維筋痛症患者の脳は、大量の痛みや他の刺激を処理しようとする精一杯の状態であるため、痛みの原因を特定することができない場合があります。線維筋痛症では、痛み、大きな音、その他の様々な刺激が中枢性感作の状態にするため、これらを抑えたり、避けたりしなければなりません。つまり、線維筋痛症では、中枢神経系のいかなる攻撃でも、炎症を生じる原因となることがあります。炎症時は、もともとあった症状は悪化し、新しいトリガーポイントが活性化するにつれて別の症状が現れます。

線維筋痛症では全てが過敏になりますが、線維筋痛症患者に関する論文では、炎症反応が多数のトリガーポイントを一過性に活性化させるという事実は記されていません。また、中枢神経系が正常に働き、再発しないようになるまでには、しばらく時間がかかることが知られています（Stuad et al. 2004）。

線維筋痛症患者に長期間の休暇を必要とするのは、これまで無理をしていたことへの代償であり、線維筋痛症によって感作した状態を鎮めるために必要な時間がその代償であるということはほとんど知られていません。

さらに、周囲の支援が不足していることも患者の生活にとって大きなストレスとなります。線維筋痛症という病気を説明しようとしても、理解されない場合があります。線維筋痛症は、社会、医学、法律における理解が不十分であるため、患者に多くの負担がかかっています。

実際、このような社会の状況が痛みそのものの原因となっていますが、線維筋痛症の症状として認知機能障害を有していることが、さらに周囲の人を混乱させているのかもしれません（Dick et al. 2008）。

脳は、痛み刺激を処理することに集中すると、他のことができなくなります。例えば、いつもと違う棚に置かれたマスタードを探し出すことができなかったり、連続する数を思い出せなかったり、過去の出来事を思い出すことができなくなったりすることがあります。線維筋痛症では、このような脳機能障害が生じることが報告されています（Glass 2008）。

まるで頭に綿を詰め込まれたようになり、頭の中には何も入っていないように感じるかもしれません。このような状態でいることで、単純な作業すら行うことが難しくなり、会社などの組織に属していても、自分が無力であり、みじめな気持ちになります。

Glass は、「線維筋痛症患者は、仕事の処理能力や記憶力などが障害を受け、まるで20年歳をとったような状態となる」と報告しています。しかし、見た目は普通なので、年相応に行動することが期待されています。

線維筋痛症患者のなかには、本を読んだり、テレビを見たりすることさえ難しい人もいます。なぜなら、その内容を全く覚えることができないからです（Russell and Larson 2009）。これらの症状をもっているかどうかは、メタ記憶、作業記憶、意味記憶、作業の切り替え、選択的注意などのような客観的テストによって確認することができます。

線維筋痛症患者は注意散漫になっているため、複雑な仕事を行うことが困難です。短期記憶は、この注意散漫に特に影響を受けることがあります（Leavitt and Katz 2006）。また、認知機能障害は疲労や気分によっても変化することがあります。痛みは、言語認識、集中力あるいは注意力に特に影響を与えます。

その他、疲労を回復させる深い睡眠の欠如は、認識記憶に特に影響を与えます（Williams et al. 2011）。線維筋痛症における認知機能障害は重度であることがありますが、既存の認知評価技術では発見できません（Leavitt and Katz 2009）。

また、線維筋痛症患者には、記憶障害、作業記憶や注意力の欠如あるいは実行調節機構障害が明らかに認められるという報告があります（Glass 2010）。線維筋痛症の初期で全体的な処理能力が損なわれていないときでさえ、名前をすぐに思い出せないという障害が認められます（Leavitt and Katz 2008）。

最近、これらを評価できる新しい簡易なテストがあります（Leavitt and Katz 2011）。線維筋痛症の認知機能障害は、精神的な問題ではなく、神経学的な問題によって起こっています。他の疾患の患者と比べて、線維筋痛症患者の母集団に認知機能障害が際立っている理由として、現在のデータから精神的苦痛と情緒反応が関係していることが示唆されています（Salgueiro et al. 2011）。

また、線維筋痛症患者においては、空間記憶が言語記憶よりも障害されている可能性があります（Kim et al. 2011）。これは、キヌレニン経路へのトリプトファンの欠乏による生化学的な脳損傷によって生じているかもしれません。この代謝経路では、必要であるセロトニンの代わりにキノリン酸が生じます。この代謝経路は、少なくとも線維筋痛症患者のサブカテゴリーとして活用されています（Schwart et al. 2003）。

ラットの実験において、キノリン酸が増加しているラットは迷路を抜け出す方法を見つけることができないことから、キノリン酸は空間記憶障害を生じる神経性の有毒物質であると考えられています。では、実際に、キノリン酸は線維筋痛症患者においても生化学的

な脳損傷が生じているでしょうか。

　現段階では、そのような事実は確認されていません。そのため、キノリン酸が線維筋痛症の原因であるという確証はラットの実験においてもありません。

　線維筋痛症患者は強いストレスを受けたり、ホルモンがアンバランスであったりするときに認知機能障害が悪化します。非常事態の際やストレスの多い外来診療または内科診療では、コミュニケーションが困難となるので、施術者はこのことに配慮することが重要です。特に、線維筋痛症患者の認知機能障害は、高齢者では認知症として誤診されることがあります。

　また、線維筋痛症患者は、人混みの中で照明に当たったり、様々な色や形、香り、音などに過剰にさらされたりすると、症状は著しく悪化します。これらの感覚的負荷は、患者の脳や患者自身に対してより多くの負担をかけます。そのため、過剰な感覚刺激を受けると、パニックとショック状態を引き起こすことがあります。

　ケンカをしたり、飛行機に搭乗したり、驚いたり、凍えたりすることなどが脳にストレスを与える要因となります。ただし、これは精神的なものではなく、神経的な反応で起こります。線維筋痛症患者は、このような感覚刺激を極力減らし、刺激を受けたときは回復のために休息時間を増やすことが必要であることを覚えておいてください。

　線維筋痛症は、症状を完全に排除することはできず、バランス障害、転倒、めまい、過敏性大腸炎、性的機能障害、睡眠障害、しびれ、呼吸困難、ヒリヒリするなど、多くの症状を伴うことがあります。また、線維筋痛症は、インスリン抵抗性、トリガーポイント、甲状腺抵抗性、前庭機能障害などの合併疾患から発症している可能性があります。

　なお、線維筋痛症を治療する最初のステップとして、最も重大な症状、慢性的な症状、中枢性感作が起こる時期について認識することが重要です。

　また、症状を悪化させる要因は、痛みだけではありません（Geisser et al. 2008）。線維筋痛症の多くは、目に見えない症状を伴います。痛みや認知機能障害は、ともに睡眠不足や疲労によって悪化します。患者は痛みが存在する理由や治療法がわからずに心配になり、うつ状態になったり途方に暮れていたりすることがあります。

　家計の悪化や周囲の支援の減少などによるQOL（生活の質）の低下は、悪循環を起こすことがあります。友人は何をしてあげたらよいのか、何といってあげたらよいのかがわからないので、患者と介護者は疎外感を感じることがあります。そして、地域社会、医療機関、行政から、この病気が拒絶されているように感じているかもしれません。

　線維筋痛症は、感染症、激しく持続的な外傷や精神的ストレス、有毒物質への暴露、トリガーポイントによる痛み、慢性的な疲労、睡眠不足、代謝の不均衡、中枢性感作の状態などの誘発因子によって様々なグループに分類することができます。そして、線維筋痛症の一部はトリガーポイントが起因となっています。ただし、トリガーポイントの形成が感染症や外傷などに伴う線維筋痛症の中枢性感作とどのように関係しているのかはわかっていません。

　感染症や外傷などによって中枢性感作が起こるまでには時間がかかります。慢性痛になる過程でトリガーポイントが形成されるかどうかはわかっていません。

　時折、線維筋痛症に進行するのが遅くなることがあります。また、慢性的なストレスや疲労などに関連して起こる筋緊張やトリガーポイントが線維筋痛症の反応を遅らせることもあります。しかし、線維筋痛症の原因が何であろうと、線維筋痛症に進行した時点でトリガーポイントは中枢性感作を持続する手助けをしています。

　中枢性感作をコントロールする方法を探るために誘発因子を探すことは、線維筋痛症の治療に役立つでしょう。通常、線維筋痛症とトリガーポイントは関連が深いことから、トリガーポイントは様々な形で身体のエネルギーの状態に影響を及ぼします。

　過剰な感覚刺激は、神経伝達物質やホルモンなどの様々な生化学的不均衡が発生し、他のカスケード反応を引き起こす可能性があります。このような生化学的不均衡は患者によって異なります。カスケード反応の異常が見つかった場合、トリガーポイントのカスケード反応が認知機能障害に関係している可能性があります。線維筋痛症には、多くの生化学的不均衡が存在しており、このバランスを正常にしなければなりません。

　線維筋痛症は間接的にトリガーポイントの進行に関与しており、トリガーポイントも線維筋痛症を活性化させます。手や腰部のみの痛みは線維筋痛症によるものではありません。

　中枢神経系は、脳と脊髄からなるため、線維筋痛症は全身に影響を及ぼし、広範囲に痛みが広がります。そのため、線維筋痛症は局所痛を生じることはありません。限局した痛みである場合、線維筋痛症の可能性もありますが、他に原因があるかもしれません。通常、限局した痛みは、1つあるいはそれ以上のトリガーポイントによって生じています。

　線維筋痛症を原因とする多くの症状は他にも原因があり、そのほとんどがトリガーポイントであると考えられています。そして、全ての慢性疾患は、筋筋膜に伴う症状を有している可能性があります。例えば、変形性関節症（OA）、パーキンソン病、その他の慢性疾患の患者には、それらの症状に対応したトリガーポイントが存在します。この情報は吉報であるといえるでしょう。なぜならば、トリガーポイントを治療する

ことで、症状が軽減される可能性があるからです。

トリガーポイント、線維筋痛症：相違点と相互作用

　トリガーポイント、線維筋痛症について多くの誤解があるので、次の2つのことを覚えておきましょう。

1. トリガーポイントと筋筋膜性疼痛は、線維筋痛症（FM）と合併していたり、相互作用を起こしたりすることがあります。しかし、トリガーポイントと筋筋膜性疼痛は、線維筋痛症の一部ではありません。
2. 「線維筋痛症性トリガーポイント」というものは存在しません。

　線維筋痛症は、筋骨格の障害あるいはリウマチによるものではありません。中枢性感作は線維筋痛症のような状態を引き起こし、トリガーポイントによる痛みは、線維筋痛症の症状を慢性化させる因子の1つです（Staud 2011）。

　線維筋痛症の痛みをコントロールするには、痛みの原因をコントロールしなければなりません。一般的に、筋筋膜にトリガーポイントが数多く存在すると、複雑すぎて原因がわからなくなるため、これらを線維筋痛症としてまとめられています。そのような意味で、安易に線維筋痛症という診断を下すことは避けなければなりません。安易な診断を行うことは患者に対して不誠実であり、不当な医療行為といえるのではないでしょうか（実際には日常的に行われていますが）。

　製薬会社は、高価な線維筋痛症の鎮痛薬を販売することで利益を得ていますが、患者はその費用と副作用に悩まされています。それと同時に、多くのトリガーポイントの症状が未治療のままであり、持続因子の多くは未だ解決法がわからずに管理すらされていません。このような状況は、施術者がトリガーポイントを治療するための訓練を受けていないために起こっています。

　トリガーポイントによる痛みを生じさせる原因と線維筋痛症の痛みを増幅させる原因を理解していなければ、痛みそのものの治療が不十分となります。また、持続因子があるはずです。施術者と患者は、トリガーポイントについても線維筋痛症と同様に理解しなければなりません。そして、全ての合併症と持続因子を確認することは、症状をコントロールするために大切なことです。

　線維筋痛症の原因である中枢性感作について、十分に配慮しなければなりません。治療中には、さらに中枢神経系が敏感にならないように、細心の注意を払う必要があります。神経が刺激を受けるとその神経回路

が繰り返し使用されることになるので、小さな刺激にも反応しやすくなります。例えば、閉鎖された場所で線維筋痛症患者の隣に香水をつけた人が座った場合、無意識のうちにその匂いが刺激となり、痛みが増したり、片頭痛やその他の症状が悪化したりすることがあります。

　線維筋痛症患者は、筋肉にトリガーポイントがなければ、この状態に徐々に慣れていき、少しずつ強化されていきます。しかし、トリガーポイントが存在する筋肉は、トリガーポイントが消失するまで強化してはいけません。

　トリガーポイントを消失させるには時間がかかります。トリガーポイントと線維筋痛症の両方が悪化しているときは、治療法を変えなければなりません。

　トリガーポイントは拘縮の原因となります。しかし、その拘縮はわずかな大きさであるため、顕微鏡でしか見えません。通常、多くのトリガーポイントには収縮結節（硬結）があり、長期間存在している領域で拘縮が起きます。多数の拘縮は容易に見ることができますが、施術者はそれが始まっている領域を確認する必要があります。

　また、反復運動はトリガーポイントを悪化させ、筋力低下を招くことがあります。多くの慢性疾患は相互作用しているので、治療計画をしっかり立てないといけません。

　医師は鑑別診断を行いますが、慢性疾患を考慮していないことがあります。そのため、慢性痛の治療には、このような患者を経験したことがある施術者が必要となります。

　また、線維筋痛症、慢性筋筋膜痛（CMP）、その他の合併疾患を診断するには、訓練と熟練した技術が必要となります。そして、このような患者を別々の方法で治療することは、患者の状態を悪化させることにつながります。患者の病態を適切に診断したり治療したりすることができないのであれば、患者を診る資格はありません。

　トリガーポイントと線維筋痛症の病態生理や特徴に関する研究では、線維筋痛症の痛みは主にトリガーポイントによって生じると報告されています（Ge 2010）。筋膜がねじれて他の組織と癒着すると、神経、血管、リンパ管を絞扼することがあります。その結果、腫脹、しびれ、うずき、その他の症状を引き起こし、患者は強い苦痛を感じます。

　多数のトリガーポイントがサテライトトリガーポイントに進行すると、身体はトリガーポイントの相互作用による影響を受けている可能性があります。トリガーポイントのコントロールの不足は持続因子の1つであり、合併症状を生じます。

　慢性疼痛症候群は、まれな例を除いて、患者のあらゆる生活が複雑に関係しています。また、主要な筋筋

膜のトリガーポイントは、他のトリガーポイントと結びついていることを明らかにするための包括的なアプローチを必要とします（Simons, Travell, and Simons 1999, p268）。

慢性痛を有する患者は、自分の痛みを理解してほしいという願望があるので、施術者はじっくりと話を聞くようにしてください。患者は施術者のそのような姿勢に価値を感じます。また、患者の話には、それぞれの症状がどのように生じているか、なぜ生じたかなどを解明するヒントがあります。

慢性筋筋膜痛のステージⅠの症例

ここで、慢性筋筋膜痛のステージⅠの症例について、3つの事例を紹介します。

Helen は、息を切らして、必死にアパートに帰ります。彼女は、手すりを使って一段ずつ階段を上り、廊下をゆっくりと脚を引きずって歩いています。ドアに鍵をうまく入れることができずに、鍵を落としてしまいます。鍵を回すときや、ドアのノブを回すときには、手首に痛みが走ります。また、彼女はトイレが近いため、いつも帰宅するまで心配です。そして、彼女は「私は65歳になってしまった」と思っています。

Kerry は、毎朝、疲れ果てた状態で目覚め、身体にはいつも痛みがあります。学校では、椅子に静かに座ろうとしても痛みが生じ、眠気があるので、授業を集中することができません。彼は新しい眼鏡を購入しましたが、視力はさらに悪化し、黒板に書かれているものがわかりません。彼はスポーツが苦手で、自分の足につまずくこともあります。常に鼻水が出ており、クラスメイトからいじめられています。このように、彼は学校に適応することができていません。彼は何か悪いことをしているのでしょうか。

Mary は、息切れとともに、左腕まで放散する痛みを伴ったズキズキする胸の痛みを感じています。まるで、胸の上にゾウが乗っているようです。彼女は、頻繁に飛行機を利用しますが、度々、救急センターへ搬送されます。以前から自分は何かの病気ではないと訴えていましたが、誰も真剣に聞いてくれません。腹痛、胸の痛み、重度の月経痛、坐骨神経痛がありますが、全ての検査は陰性であり、理学療法を行うと痛みは悪化します。家族は、彼女が心身症であると考えるようになりました。医師は、精神科の診察が必要であるとし、彼女も自分が正気であるかどうかを疑い始めました。

ここで示した3つの事例はあくまで症状として考えられるもののイメージですが、世界中でこのような症例がみられます。これらの原因は慢性筋筋膜痛であり、この筋肉の緊張はトリガーポイントによって生じています。

慢性筋筋膜痛のステージⅠ：中枢性感作のないトリガーポイント

医学において「慢性」という用語は、通常6か月以上その症状が存在するものとされています。慢性筋筋膜痛（CMP）の症状は広範囲にわたっているため、基本的に慢性筋筋膜痛では領域よりも症状が続く期間が問題となります。

患者のなかには、トリガーポイントを認識していない、あるいは、治療されていないことなどにより、持続したトリガーポイントを有している人もいます。また、慢性的な潜在性トリガーポイントを有している人はその存在さえも知りません。この他にも、持続因子が十分に管理されていないために、トリガーポイントが持続している場合があります。しかし、患者を何年間も苦しめている領域に2〜3個しかトリガーポイントが存在しない場合もあります。

慢性筋筋膜痛は、線維筋痛症と誤診されることが多くあります。著者の Starlanyl は、医師から線維筋痛症であると診断された患者に遭遇しました。しかし、その患者には、四肢全体に痛みがあるものの、線維筋痛症ではありませんでした。

患者には、長期間の心的外傷の病歴と9つのトリガーポイントが存在しましたが、持続因子や他の疾患は認められませんでした。このとき、トリガーポイントを治療することにより、症状はすぐに軽減しました。このような中枢性感作のない持続したトリガーポイントは、慢性筋筋膜痛のステージⅠに分類されます。

慢性筋筋膜痛のステージⅡ：線維筋痛症を伴う慢性筋筋膜痛

Joe は、健康のためにジョギングをしていましたが、事務職からの昇進後に慢性的な痛みを発症しました。新たな地位になると、長時間の労働、頻繁な出張、長時間の会議があります。

彼は、痛みに対してアスピリンを服用していました。4か月を過ぎると、頚部の痛みに続いて、腰痛、鼠径部痛、股関節痛を発症し、ジョギングができなくなりました。胃症状、歯ぎしりを伴う顎の痛みも発症し、睡眠の質も落ちました。

また、彼は主に腹周りが太り、頻繁につまずき、足は痛み、まれに右足首をねじり、インポテンツになりました。大腿外側はポタポタと水が流れ落ちるように感じ、この部位に触れることがつらかったのですが、症状がはっきりとしなかったため、産業医にはだまっていました。医学的検査では、高コレステロールと高トリグリセリドを除いて、明らかな異常所見は認められなかったので、精神科へ相談しに行きました。精神科医は、「痛みの原因となるものがない」として、鎮

線維筋痛症、トリガーポイント、慢性筋筋膜痛

痛薬は処方せず、心理カウンセリングとペインクリニックを紹介しました。

心理カウンセリングでは、「新しい仕事に不満があるため、これらの症状を引き起こしている」と結論づけました。彼は、痛みがあることを口にせず、顔をしかめたり、足を引きずるようなしぐさをしたりすることもありませんでした。そのため、ペインクリニックでは、一般的ではない、身体を鍛えるような作業プログラムが処方されました。

その結果、痛みは飛躍的に増悪しました。彼は、おもりをしっかりつかむことができなくなり、ついに痛みを我慢できなくなりました。ペインクリニックに通院するのを止めようとすると、保険の規則を守っていないと見なされ、保険料が支払われず、彼の結婚生活にも支障が出るようになりました。実際に痛みは存在していましたが、誰にも痛みがあると信じてもらえませんでした。

ペインクリニックの通院を止めた後、カイロプラクティックで診察してもらうと、いくつかのトリガーポイントと線維筋痛症が合併していると告げられました。そこで治療に携わったのは、栄養士、医学博士、整骨医、筋筋膜トリガーポイントの治療者を含めた医療チームでした。

診察では、僧帽筋、側頭筋、後頭筋、咬筋、翼突筋、後頭下筋、後頸部筋、顎二腹筋、斜角筋、胸鎖乳突筋、頸長筋、肩甲挙筋、棘上筋、棘下筋、小円筋、肩甲下筋、烏口腕筋、三角筋、上腕二頭筋、上腕筋、上腕三頭筋、回外筋、手と指の屈筋と伸筋群、母指筋、大胸筋、腹斜筋群、傍脊柱筋群、腸腰筋、小殿筋、中殿筋、大殿筋、梨状筋と短外旋筋群、骨盤底筋群、大腿筋膜張筋、右大腿方形筋、右内転筋群、ハムストリングス、右前脛骨筋と後脛骨筋、右腓骨筋、右ヒラメ筋と足の筋肉と付着部にトリガーポイントがあることが明らかになりました（左右の記載がない筋肉にはトリガーポイントは両側にあります）。

以前、検査してもわからなかった痛みの原因が、筋肉を検査することで、回旋した骨盤、回旋側弯症、両側のモートン足、奇異呼吸などが原因であることがわかりました（Starlany let al. 2001-2002）。さらに、検査ではインスリン抵抗性があることが明らかになりました。もしかすると、メタボリックシンドロームが線維筋痛症へ進行する可能性があるかもしれません。

最も生活に悪影響を及ぼしている症状を挙げていくことで、原因の一部が特定されました。そして、多少

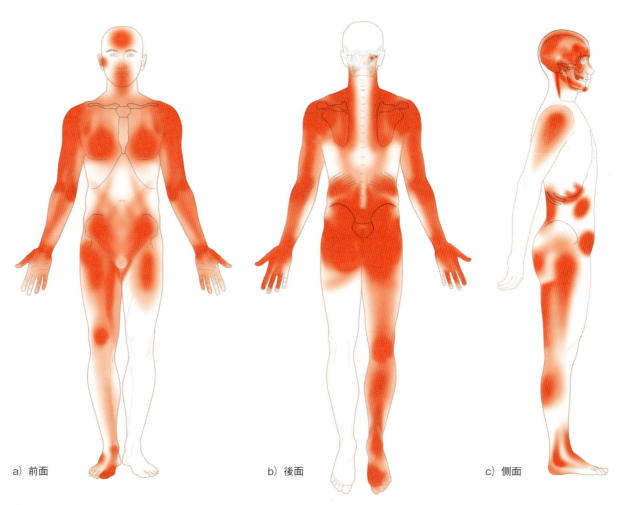

a) 前面　　　　　　　　　　b) 後面　　　　　　　　　　c) 側面

図4-2　患者の関連痛パターン

の副作用があっても、薬物療法やマッサージや鍼灸などの手技療法、さらには食事やカウンセリングなどの治療で積極的に痛みをコントロールすることで、素早く治療する方法が提示されました。

　具体的には、まず潜在的な要因となっている呼吸筋や腹筋、骨盤底筋のトリガーポイントの検索、持続因子の管理、簡易な筋筋膜リリース、特定の周波数のマイクロカレント（FSM）、頭蓋仙骨法、セルフケアの教育など、症状のコントロールだけでなく、健康な呼吸法、睡眠、食事、運動などに関する治療計画が作成されました。

　各項目において、機能障害が確認され、多くの原因と誘因が認められました。睡眠不足は、痛みを増悪させたり、認知機能障害や疲労を生じさせたりするだけでなく、鎮痛薬の作用を弱めます（Kundermann et al. 2004）。そのため、1つでも治療の効果があれば、他の症状を軽減させることにつながります。

　歯の食いしばりや歯ぎしりは、軽微な覚醒や睡眠障害によって生じている可能性があります（Miyawaki et al. 2004）。

　睡眠検査は、睡眠機能障害の存在を明らかにするために行う必要があります（Schneider-Helmert 2003）。睡眠検査では、閉塞性睡眠時無呼吸（OSA）と胃食道逆流症（GERD）があることが確認されたため、持続陽圧呼吸療法（CPAP）を実施しました。この治療は、閉塞性睡眠時無呼吸と胃食道逆流症の両方に有効であり（Tawk et al. 2006）、交感神経の活動のバランスを正常に戻す効果があります（Smith et al. 1998）。

　また、ホルモンのバランスを保つことは（Loth et al. 1998）、線維筋痛症にも有効であるとされています。この治療を行った結果、睡眠には変化が認められないものの、閉塞性睡眠時無呼吸には効果がみられました。

　甲状腺機能を管理するために甲状腺刺激ホルモン（TSH）を使用することは、安定した視床下部 - 下垂体 - 副腎系に影響を及ぼし、線維筋痛症の症状を悪化させることがあるので、線維筋痛症に対しては慎重に行う必要があります。また、甲状腺抵抗性とインスリン抵抗性は同時に起こることが多く、T4（チロキシン）を補充することはできません。

　局所の T3（トリヨードチロニン）薬物治療は、筋緊張に有効とされているため（Starlanyl et al. 2001-2002）、緊張した筋肉にトリガーポイントが存在することが明らかとなったときは、この治療が用いられます。呼吸筋のトリガーポイントによる症状を軽減するためには、テキストと実技により正しい呼吸法についての教育が必要です。これらの治療により回復に向かうはずですが、日常の習慣を変化させるには時間がかかり、正しい呼吸法を身につけるには忍耐力が必要となるでしょう。

　また、新しい仕事では、長時間、同じ姿勢をとって

いることがわかりました。さらに、病歴の聴取では、これまでに遭った事故など、詳細に行われました。彼は過去にむち打ちとなる事故に遭ったため、うつむいた姿勢や猫背姿勢をとるようになっていました。これにより、潜在性トリガーポイントが活性化し、過度に伸ばされることで弱まった頭部と頚部の筋肉に影響を受けています。さらに、重い荷物を運ぶことが困難である他、偏った食事を摂っていることなどが明らかになりました。

　多くのトリガーポイントは、仕事時の緊張した反復運動によって悪化します。睡眠薬の服用や痛みの減少は、疲労の軽減に有効です。枕は首の弯曲にフィットさせることが大切であるため、適切な寝具を購入しました。睡眠の研究において、自動調整できる CPAP（AoutCPAP）の使用は、鼻咽頭うっ血量や筋肉の短縮の変化により、気道の流れをよくする姿勢に調整するといわれています。さらに、AoutCPAP の使用は胃腸までの空気を最小限に抑えることもできます。

　通常、これは持続陽圧呼吸療法（CPAP）で行われますが、おならや膨満症状で悪化するため、腹部のトリガーポイントと過敏性腸症候群（IBS）による苦痛を増大させる可能性があります。彼とその家族には、サポートの方法や支援活動施設を記載したテキスト、病気に関するカウンセリング、持続因子の管理法についての情報が提供されました。また、彼は食事日記をつけ始め、家族は栄養に関するカウンセリングを受けています。

　新しい食事では、ブドウ糖・果糖などの糖質やトランス脂肪酸は使用しないようにしました。また、線維筋痛症を悪化させる可能性のあるグルタミン酸ナトリウムやアスパルテームなどの興奮性物質も除外されました（Smith et al. 2001）。このような食事を続けた結果、体重が減少しました。体脂肪に蓄えられていた有毒物質は、体重の減少や代謝の低下によって放出される可能性があるので、一時的に疲労が生じることがあります（Tremblay et al. 2004）。このことを理解しておけば、彼とその家族は、上手く対処できるようになるでしょう。

慢性筋筋膜痛と線維筋痛症

　多くのトリガーポイントは線維筋痛症の痛みを増幅させますが、その痛みの原因を理解していなければ改善することはできません。不適切な慢性痛の治療は、睡眠を妨げたり、翌日により強い痛みを生じる原因となったりすることがあります。

　複数の疾患は相互作用し、悪循環を生み出します。そのことを理解していなければ、生活できる範囲が狭まり、激しい痛みを伴う絶望的な生活へと変わってしまいます。そして、その原因がわからないまま生活を

続ければ、身体を破壊してしまうかもしれません。

慢性痛患者に痛みをコントロールしたり、対処したりする能力があるかどうかは、身体障害やうつなどに進展するかどうかの重要な予測因子となります（Arnstein et al. 1999）。

患者は痛みの原因を知るために、医師を次々に変えることがあります。家族や友人は患者のそのような行動に疑問を抱くようになるかもしれません。このとき、患者は孤独感を抱き、他者からないがしろにされていると感じ、絶望感を味わいます。その結果、うつとなったり、社会から離脱したりする可能性があります。最初のステップでは、患者の状況を見極め、合併疾患が存在するかどうかを診断します。

患者のトリガーポイントを検査するだけでは、診察は十分ではありません。しかし、無知な施術者はこのことを理解しておらず、患者の症状を悪化させることがあります。

いったん慢性筋筋膜痛が発症し、さらに線維筋痛症が関与している場合は、どのようなトリガーポイントであっても複雑な治療になるため、慎重に進めなければなりません。また、これ以上の中枢性感作が生じないようにするために、1つの領域に対して診察を行うと同時に、過剰な薬物治療あるいは他の治療が行われていないか、どの治療を並行して行うべきか、さらにはこれからどのようなことが起こるのかなどについて診察しなければなりません。

検査中、どんなに優しく触れても単収縮反応が生じることがあります。この反応は組織から刺激性の生化学物質が放出されたために起こるもので（Shah et al. 2005）、患者は検査後に苦痛を訴えることがあります。患者と施術者は、このような反応が起こる可能性があることを理解し、身構えておく必要があります。

また、徒手療法や、運動後の中枢神経系による症状を抑えるために、特定の周波数のマイクロカレント（FSM）や頭蓋仙骨法などの治療を追加する必要があるかもしれません。そして、トリガーポイントが多数あり、深刻な線維筋痛症あるいは合併疾患を有する場合は、自宅でのセルフケアを指導する必要もあるでしょう。

運動は、薬物治療と同じくらい注意深く、個別に処方されなければなりません。筋膜が収縮ノットになって硬くなるまでに時間がかかるように、筋膜をほぐす

のにも時間がかかります。組織の変化も再び起こるかもしれません。

筋肉は線維化し、その領域は石灰化し、筋肉の塊となることがあります。組織がとてもこわばっている場合は、施術者はトリガーポイントを感じられないこともあります。しかし、その場合もトリガーポイントは存在しているので、病歴からトリガーポイントが存在する部位を探すことになります。

慢性筋筋膜痛と線維筋痛症が合併した状態を治療するためには、トリガーポイントをコントロールする必要があります。しかし、治療中の過剰な刺激と痛みは、感覚に負荷を与える場合があります。

脳は限られた量の刺激しか処理することができません。そのため、施術者と患者は検査や治療を行うときに注意が必要です。そして、治療後にも気を配り、密にコミュニケーションをとるようにすれば、治療を継続することができます。すなわち、大量のストレスを受けると（弱いストレスでさえ）、治療への耐性は大幅に低下していることがあるということです。

慢性筋筋膜痛の場合、通常のトリガーポイント治療では、他のトリガーポイントを悪化させる可能性があります。ハンズフリーの電話は腕のトリガーポイントにストレスを与えずに済むかもしれませんが、頭部や耳のトリガーポイントを活性化させることがあります。音声によって操作するコンピュータも、胃食道逆流症（GERD）によって生じた喉のトリガーポイントや声帯の外傷により、うまく使用することができないことがあります。

また、膝や足首を曲げるのに有用な杖であっても、手や腕のトリガーポイントが杖の使用に耐えられないことがあります。慢性筋筋膜痛あるいは線維筋痛症患者は、どの程度のことができなくなってしまうのでしょうか。これは、合併疾患や症状の程度、持続因子を管理できる能力、中枢性感作が及んでいる範囲、症状が現れている時間、周囲の支援の体制、治療の質（セルフケアを含む）、環境を調整する能力、患者への教育、病気を管理する能力、仕事を調整したり職務を変更したりする能力など、多くの要因が関係しています。患者の症状を軽減する選択肢はいくつもあるため、これらを見つける創造力が大切です。従って、患者や施術者には、これまでの概念に捉われず、柔軟な姿勢が必要となります。

5章 運動と運動連鎖

運動には、「動き」あるいは「動作」という意味があります。一方、運動連鎖（ライン）とは、動作の際に共同して運動をする流れを表し、それぞれの筋肉が統合することで構成されています。

運動連鎖には、弱いつながり（リンク）だけでなく、強いつながりもあります。人間において、このつながりは組織と筋膜が担っており、身体を1つにまとめています。毎日、身体は多くの刺激を継続的に受け取り、それに適応しています。

生活（身体的、感情など）のなかで起きる出来事は、筋骨格系と筋膜系に蓄積され、記憶されていきます。そして、組織の変化、姿勢、習慣となって、これらの経験が身体に現れてきます。すなわち、現在の肉体や精神からなる身体は過去からの経験を反映しています。

人間の身体から骨がなくなったらどのようになるでしょうか。床に倒れてしまうように思われますが、実際にはそんなことはありません。一方、全ての軟部組織が消失したらどのようなことが起こるでしょうか。そのような場合は、おそらく床に倒れてしまうでしょう。では、人間の身体はいったい何が支えているのでしょうか。

人間の身体は、軟部組織が緊張や圧迫をしながら、特異的に結合しています。これを「テンセグリティー」と呼んでいます。骨は外側に突き出すことで圧迫し、軟部組織は内側に引っ張ることで緊張を生み出しています。このようにして身体は構成され、人間は立っていることができます。

しかし、人間は加齢とともに重力に抵抗する力が弱まっていきます。そのため、しだいに猫背となり、膝を伸ばすことが難しくなり、頭が前方に出て、呼吸が浅くかつ遅くなります。その結果、トリガーポイントが形成される状態がつくられます。

膜のような結合組織は主に水溶性で、非圧縮性であるため、物理的な力（緊張、圧迫）を身体の至るところに届けることができます。結合組織を機能させるためには、脱水症状にならないようにする必要があります。そうでなければ、組織を「乾燥させる」こととなり、癒着の原因となります。それが他の構造物に付着すると、動きの制限や欠如を引き起こします。

医学において、膜は昔から筋肉を観察するためには

がされ、邪魔なものと見なされていました。現在でも、人間の膜と運動の関係について着目する人はほとんどいません。

著者の1人で、ロンドンのKings大学に在籍しているSharkeyが指導している死体解剖学コースでは、筋テンセグリティー（筋肉仮説の1つ）に注目しています。このコースでは、身体と生命をくまなく流れている膜の海、川、水路、プールという概念を通して、筋肉と骨の相互関係についての学習を行っています。私たちはこの領域の研究が増えることを期待しています。

一方、本書あるいは他の書籍でも素晴らしい筋肉の解剖図を見ることができますが、実際には描かれているとおりに見えるわけではないということを理解しておくべきです。

多くの人は、筋肉の形状を1次元の線のようにイメージしています。2次元、3次元の筋肉の様子をイメージしてみましょう。書籍という媒体では、膜構造を表現することは難しいですが、実際には3次元の膜が身体を包み込んでいます。あらゆる筋肉、膜、皮膚に結合機能があるからこそ、身体は様々な方向に動かすことができます。これらが最適な状態で機能するためには、組織が一体となって働くことが大切です。

素足で画びょうを踏んだときのことを想像してみてください。このとき、足または下肢全体を上げたり、ほんの少しの間、息を止めて横隔膜に影響を与えてから、膝関節を曲げ、骨盤を屈曲させたりするでしょう。このような反応は運動連鎖によって起こる一連の流れなのです。

痛みが慢性化すると深刻な状態になります。その状態が出現するには、早くて数週間、遅い場合は何年もの時間がかかります。筋肉に繰り返し負荷がかかると、身体の動きが悪くなったり、他の慢性的なストレスに伴い、浅くて遅い呼吸をするようになったりするなど、内臓機能に変化が起こることがあります。特に、呼吸は全ての細胞に影響を与えます。ある運動連鎖が滞ったり、圧迫されたりして過剰な緊張状態になると、他の運動連鎖も機能障害を受けます。そして、過剰な緊張や圧迫が生じている組織は、酸素や栄養素がほとんど含まれていない血液を受け取ることになります。

例えば、自動車の乗車時、他の自動車に追突され、頚部に強いストレスがかかる事故に遭遇したとします。そして、20％は頚部、残りの80％は筋膜の運動連鎖に問題が生じたとします。この場合、肩や頚部の圧迫により、足まで影響を与えることもあります。

人間の身体は、3次元の膜という全身ストッキングに包まれています。Tom Myersは、著書である『Anatomy Trains』において、「膜を強く引くことは、セーターのほつれを引っ張るのと同じように、全体に影響が出る」と述べています（2001）。彼は、姿勢や動作を分析することで、筋筋膜がどのようなパターンでひずんでいるかを説明しています。また、運動を電車に例え、1つ以上の関節がかかわるものは特急電車、1つの関節のみのものは普通電車として説明しています。

つま先をぶつけたときでさえ、身体の他の部位に反応が生じます。例えば、足をひきずったり、猫背になったり、不満を口に出したりするでしょう。ぶつけた足をかばうことにより、他方の足に負担がかかり、歩き方が変わってしまうもしれません。

また、痛みのある足に余計な体重がかかるのを避けるために、ぶつけた側の股関節を少し上げ、その結果、腰部の組織が狭まります。反対側の肩は、少し高くなった股関節のバランスをとるために高くなります。このように、連鎖的にいくつかの部位に負担がかかります。身体を維持するためにバランスをとろうとすることは、時間とともに身体にダメージを与えていき、思いがけない部位で機能障害を起こすことにつながります。

誰でも原因がわからない疲労を感じたことがあると思います。膝や足首のような脚の関節の1つが制限されると、歩行には通常よりも40％多くのエネルギーを必要とします。もし、2つの関節が制限された場合は、歩行に300％のエネルギーが使われます（Greenman 1996）。このようにして生じた疲労は原因がわからないことから、線維筋痛症や慢性疲労とされることがあるかもしれません。しかし、これらはトリガーポイントに伴う運動制限によって生じているかもしれないのです。

関節は互いの骨の間に適当な空間を形成していますが、多くの組織が集まっている複雑な空間でもあります。これらの組織の多くは関節のこわばりの一因となっていることがあります。

筋膜は関節とつながっているので、動きを制限することがあります。

生きている間には損傷が蓄積されていきます。例えば、一過性の損傷としては転倒があり、段階的に起こる損傷としては姿勢の変化によって起こるものがあります。このような損傷は、筋膜を他の組織などに癒着させることがあります。損傷した組織では、正常な局所反応として瘢痕を形成することがありますが、それが広範囲に生じることもあります。

例えば、いくつかの腹部の傷跡は腰痛を引き起こすことがあります。小さな虫垂の切除痕でさえ、組織の動きが制限されるため、重度な腹痛や腰痛を生じることがあります（Kobesova and Lewitt 2000）。このような症状を生じる瘢痕組織は活動性瘢痕と呼ばれ、トリガーポイントを含んでいる可能性が高いと考えられています。

また、これらは線維筋痛症を進展させたり、痛みを慢性化させたりすることもあります。例えば、数十年間、痛みが持続していたとしても、瘢痕のトリガーポイントを徒手的に治療することで効果があったとする報告があります（Kobesova et al. 2007）。この報告は慢性痛で苦しむ患者に希望を与えてくれますが、どれほど多くの人が不必要な痛みに悩まされているのかを再度考えるきっかけにもなります。

健康な子供や猫の動きを観察してみてください。彼らは全身の動きを効率よく、楽々と自由に動かしています。これが人間の本来の姿なのです。

筋膜は滑らかな動きを作るだけでなく、情報を伝達するネットワーク機能があり、磁気的、電気的、結晶的な特性をもっています。筋膜に対する治療は、これらの特性をうまく利用することが重要であり、マイクロカレントなどの電気治療が筋膜に変化を起こすことが研究で明らかになり始めています（Hart 2009）。

気功による治療は、これらの特性とよくかみ合います。身体に流れるエネルギーである「気」は、筋膜を通して循環しています。筋膜の細胞に存在する細胞質基質は液状ゲルから粘着性に変化し、組織の触感や身体の動きを変えます。筋膜が固まっているのであれば、正常な機能を回復させるためにその筋膜をリリースしなければなりません。

運動連鎖

身体は効率的に機能するように設計されており、痛みは兆候の1つにすぎません。筋骨格系の一部が機能しなくなったり、筋力が低下したりすると、他の部位がそれを補おうします。衰えた筋肉を補強するために筋肉のこわばりが強くなり、動いたときに損傷が広がらないように緊張します。

しかし、身体の各部位には最適な位置があります。例えば、安静時、舌は口蓋の前歯の後ろにあることが生理学的に安定しており、通常はそこにあるべきです。TravellとSimonsが記した書籍では、この現象について取り上げています。

また、中国の太極拳の指導でも、この現象について触れることがあります。舌が正常な位置にある場合、舌骨筋は収縮でき、頚部の関節を支えるための適度な

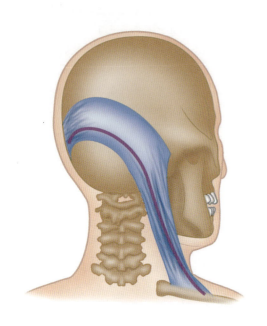

緊張を生じます。しかし、舌が異常な位置にあると、胸鎖乳突筋は過度に短縮し、こわばりが生じることとなります。さらに、胸鎖乳突筋の短縮は胸筋（大胸筋、小胸筋）の短縮を引き起こし、胸鎖乳突筋がピンと張った状態となります。

他の筋肉は、このカスケード反応に連鎖します。このような短縮はトリガーポイントによって生じることがあります。また、前方円背、すぼめた肩のようなうつむいた姿勢の原因にもなります。筋肉にこわばりや緊張があると、全体の運動連鎖に影響を及ぼします。

筋肉の断裂がなくても、機能障害がある場合は、姿勢のバランスを崩す原因となります。例えば、頚部にトリガーポイントを有する患者が不安定な床の上に立つと、姿勢のバランスが失われます（Talebian et al. 2012）。また、トリガーポイントに関連した頚部の痛みが増加し、姿勢が不安定になる一因となります。

不安定な床は、足の裏にある皮膚の機械的受容器からの感覚情報を阻害します。そして、足首の筋肉はバランスの悪い姿勢を補うために作用します。これらの筋群と関連組織における過剰なストレスは、トリガーポイントの形成や進展につながります。このことは、姿勢のバランスが重要とされる太極拳、体操、ヨガなどの運動の際に応用されています。

図5-1～5-7に示した線は、運動連鎖を表したものです。このような図は、今まで見たことがないのではないでしょうか。

これらの運動連鎖は、全身の筋肉を収縮させ、安定性や方向性を調整するためのネットワークです。全身のシステムは機能的な運動ネットワークを構成するため、一連の動きとして共同して働きます。1つのシステムが正しく作用しない場合、運動連鎖に沿った組織にエネルギー危機を生じさせることがあります。その場合、運動連鎖に沿った筋肉にトリガーポイントが生じている可能性があります。

運動中核：安定性を維持する中枢

運動中核とは、安定性を維持するためのシステムです。コアマッスルは身体の中心部にあり、その中核は全体に影響を与えます。

体幹が最もよい状態で機能できない場合、他の筋神経系が補わなければなりません。脊柱と四肢が関与する多くの軟部組織や筋骨格系の障害は、体幹の筋肉と結合組織のアンバランスや筋力低下によって生じたり、持続したりしています。

多くの人は主要な筋肉の筋力と神経系の能力を向上させるために運動を行っていますが、体幹の筋力と柔軟性を軽視しがちです。体幹の安定性を損なうと、機能障害を起こす運動連鎖のパターンが定着してしまいます。そして、ストレスによりトリガーポイントが形

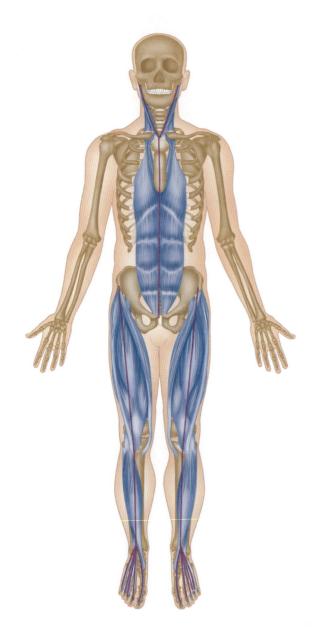

図5-1　スーパーフィシャルフロントライン（SFL）：浅前線

運動と運動連鎖

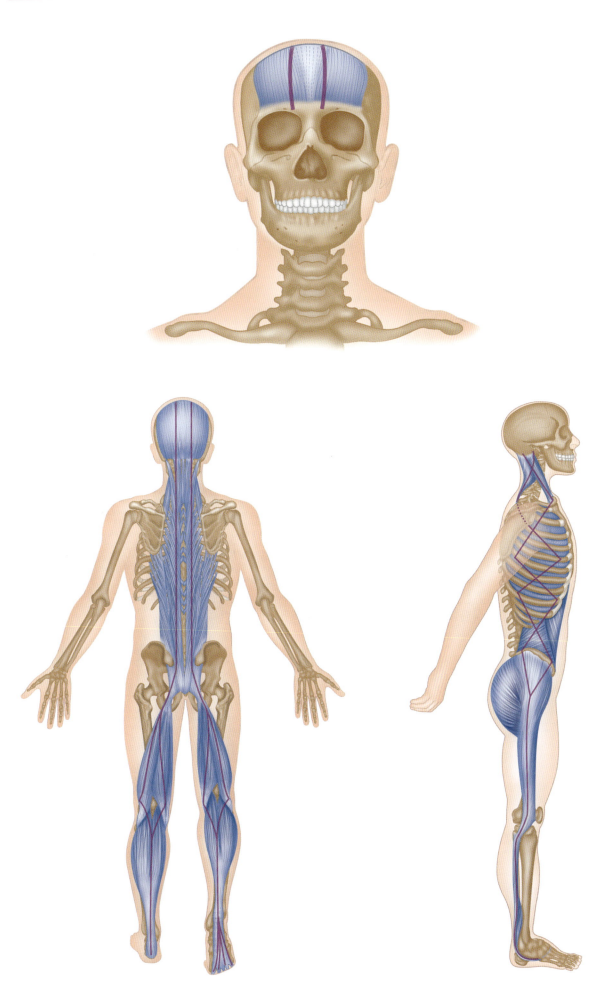

図5-2　スーパーフィシャルバックライン（SBL）：浅後線

図5-3　ラテラルライン（LTL）：外側線

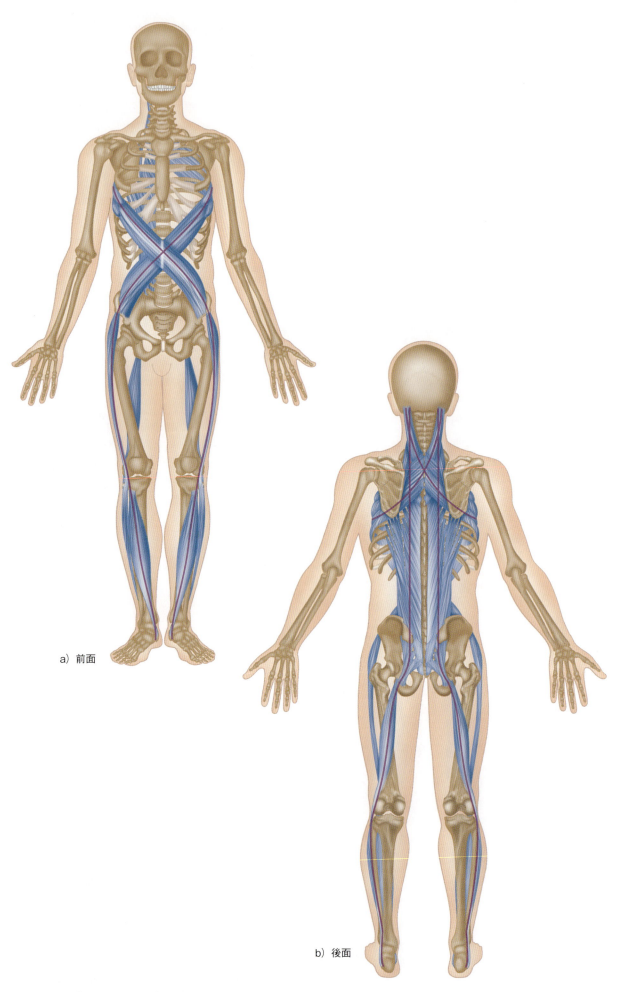

図5-4 スパイラルライン（SPL）：らせん線

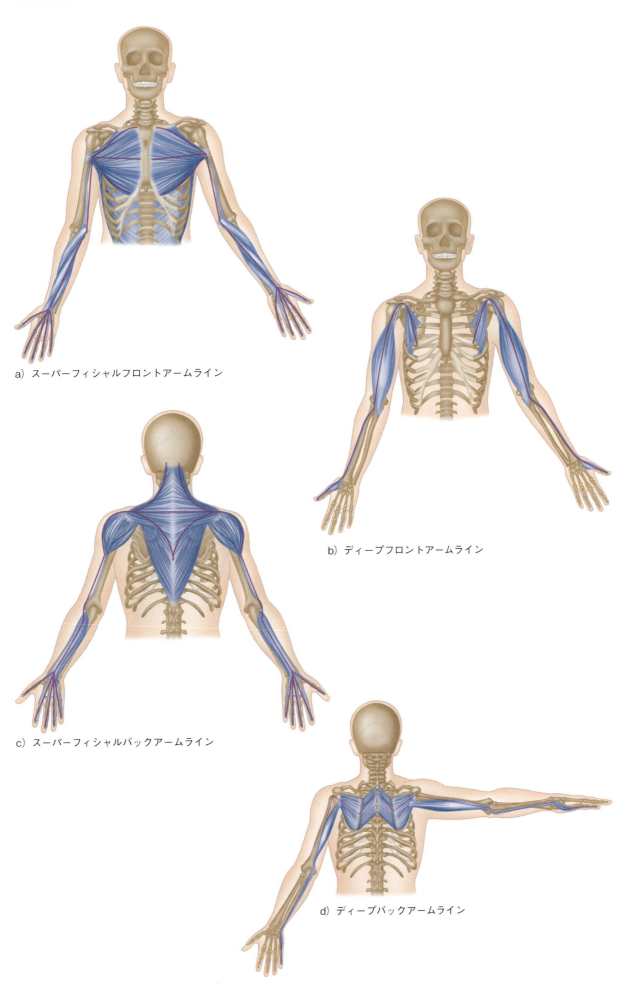

図 5-5　フォーアームライン

a) スーパーフィシャルフロントアームライン

b) ディープフロントアームライン

c) スーパーフィシャルバックアームライン

d) ディープバックアームライン

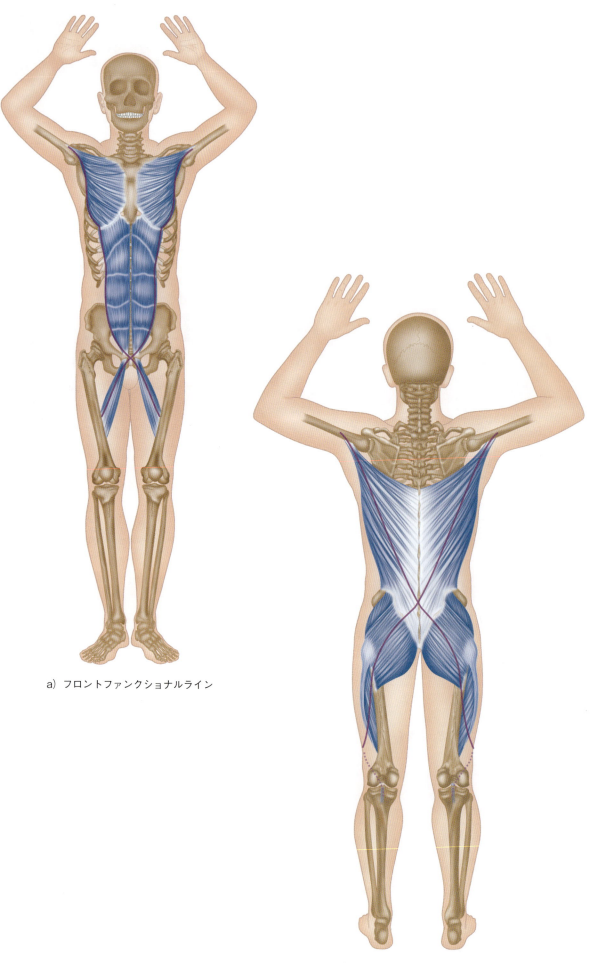

a) フロントファンクショナルライン

b) バックファンクショナルライン

図 5-6　ツーファンクショナルライン

運動と運動連鎖

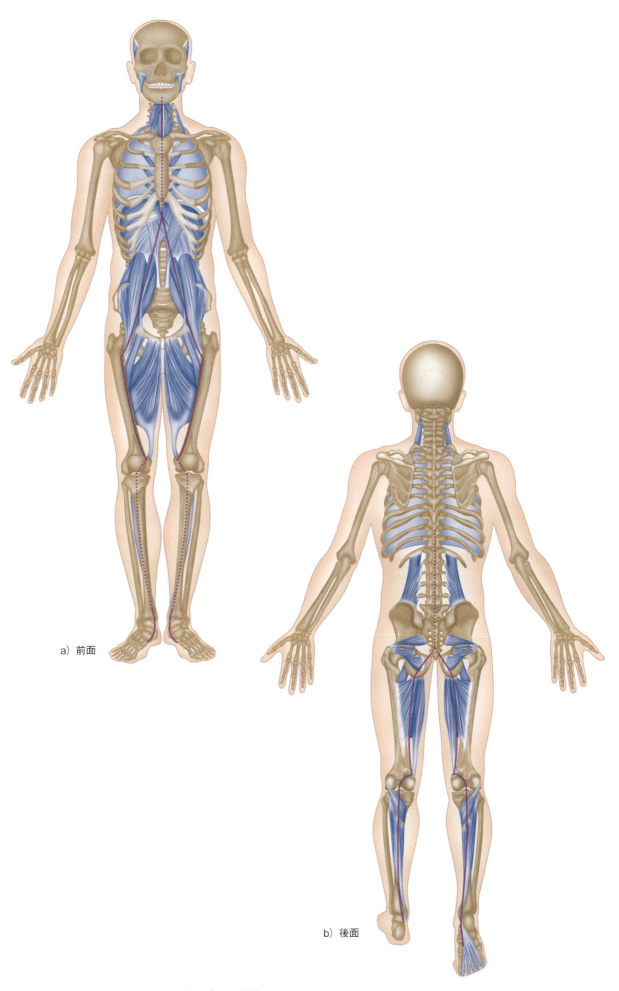

a）前面

b）後面

図 5-7　ディープフロントライン（DFL）：深前線

成され、最終的には線維筋痛症を発症する可能性があります。

運動連鎖について理解すれば、頭部と頚部に感じる痛みと、これらから少し離れた部位の筋肉や筋膜に緊張やスパズムが生じることに、関連性があることに気がつくでしょう。

本書では、個々の筋肉において典型的な例を説明しています。これらを利用すると、短縮や緊張している組織を簡単に見つけることができるようになるでしょう。しかし、運動連鎖という用語はあまり知られていないかもしれません。コアマッスルについては、PartⅡで取り上げています。コアマッスルは特に重要であるため、太字で記載しています。

腰部－骨盤－股関節における体幹の解剖学的構造には、運動連鎖のなかでも原動力としての役割があり、運動連鎖を安定させています。深層筋は骨盤内の器官を支持する役割をもっており、腹部の正常な圧を維持しています。

体幹の片側には、**大腿直筋、半腱様筋、半膜様筋、大腿二頭筋、腰筋（大腰筋、小腰筋）、腸骨筋、腹直筋、内腹斜筋、外腹斜筋、上双子筋、下双子筋、長内転筋、短内転筋、大内転筋、薄筋、恥骨筋、大殿筋、中殿筋、小殿筋、大腿筋膜張筋、脊柱起立筋（腸肋筋、最長筋、棘筋）、広背筋、多裂筋、梨状筋、肛門挙筋、尾骨筋**など、29以上の筋肉が存在しています。

深部を安定させている靭帯や腱にも、多数のトリガーポイントが形成されることがあります。筋膜と靭帯の連鎖を含む体幹の筋膜構造には、活動中の動きに合わせて重心を保つことにより、姿勢を制御するという役割があります。

なお、運動に関する図は、『Fascial Release for Structural Balance』の著者であるEarlsとMyersから許可を得て複製しています（2010）。これらの図には、連鎖を意味する「ライン」という用語が用いられています。

筋肉の名前については、医療従事者ではない人には見慣れないものかもしれません。しかし、本書を読み進めていき、筋肉についての知識が増すと、筋肉を友人のように感じることができるでしょう。筋肉は自分の一部ですから、実在する友人よりも親しみを感じるかもしれません。

運動連鎖のかかわり合い：中枢神経系と線維筋痛症

最も効果的な筋肉の相乗効果を理解するために、中枢神経系（脳と脊髄）の役割について焦点を当てていきます。

筋肉の相乗効果は、必要な動きや仕事を行うための筋群における筋肉間の関係性を示しています。素早く正確に、エネルギーの消費を抑えて動くことができれば、ストレスが少なくて済みます。

しかし、筋肉の相乗効果が不適切であると、エネルギーを消失させ、関節や骨にストレスを与え、最終的には痛みや傷害を生じさせます。また、中枢神経系からの指令に対して筋肉が不適切に反応すると、中枢神経系が混乱し、機能障害が生じることがあります。これにより、線維筋痛症がさらに悪化します。

運動連鎖は、減速するときには伸張性収縮（筋肉は収縮するが伸びる）、固定するときには等尺性収縮（筋肉は収縮するが長さは変わらない）、加速するときには求心性収縮（筋肉が収縮して短くなる）というような相乗効果により働いています。これを歩行するときの筋肉の様子で説明しましょう。

立位時は身体をしっかり支えるために筋肉が収縮していますが、短縮や伸張はしていません。これが等尺性収縮です。

右脚を前に出すことで歩き始めます。そのとき、股関節屈筋群と大腿四頭筋が収縮します。これが求心性収縮です（筋肉が短縮することで加速します）。

右脚が前方に出ると同時に、ハムストリングスが伸張反射によって伸ばされ始めます。その伸張反射は、筋肉が伸ばされ始めるときに起こります。これは中枢神経系による筋肉の長さを調節する収縮反応です。ハムストリングスは伸ばされますが、ゆっくり遊脚動作で収縮します。このようにならなければ、膝が顎にぶつかる可能性があります。これが伸張性収縮です。

歩行について簡単に説明しましたが、身体のどんな動作でも、少なからず運動連鎖の影響を受けています。それぞれの運動連鎖には、骨格系の骨膜と神経組織だけでなく、膜を含めた全ての軟部組織が関与しています。1つの運動連鎖を使いすぎたり、または全く使わなかったり、あるいは神経阻害によって効率的に機能しなかったりする場合は、全身の様々な運動連鎖で機能と構造に変化が生じます。これは関節のこわばりの原因となります。

例えば、運動連鎖に含まれる関節包では47％、筋膜では41％、腱では10％、皮膚では2％が痛みの原因となります。関節が適切に接合していなければ、軟部組織に負担がかかり、次々と長さが変わり、最終的には姿勢が変形してしまいます。このように、全身の至るところに影響を及ぼします。

毎日、反復的な腹筋のトレーニングを行っている人をイメージしてみてください。通常、腹筋のトレーニングは、トリガーポイントの持続因子を回避することにつながります。しかし、不適切な運動は胸鎖乳突筋の短縮の原因となります。

胸鎖乳突筋は両側の頚部にあり、短縮すると頚部の弯曲が変形し、結果としてうつむいた姿勢になることで、筋肉の損傷につながります。そして、痛みに耐え

られなくなるまでその姿勢を続けることになります。

　短縮した状態のまま腹筋のトレーニングを行うと、腰筋（大腰筋、小腰筋、腸骨筋）に負担がかかり、筋肉が痙攣することもあります。姿勢が異常であると、腱、靭帯、骨などの組織に集中する運動連鎖が至るところで切断されるため、力を失う原因となります。

　また、筋肉の緊張により膜が引っ張られ、骨を覆っている周辺の領域が刺激されます。その結果、骨棘や腰痛が生じ、さらには疲労骨折のような深刻な病態となります。

　多くの関節の痛みは、関節の上下の筋肉や結合組織の運動機能障害から生じます。痛みを軽減させる最初のステップとして、その組織の神経筋のバランスを改善させましょう。

　損傷を受けた組織には、筋膜リリース、マッサージ、トリガーポイントのマイオセラピー、ストレッチ＆スプレー、軟部組織リリースなどの複合的な治療が有効です。これらの治療は中枢神経系への痛みの誘発を防ぐ効果もあるので、線維筋痛症を防いだり、軽減したりすることにつながります。

6章 症状をコントロールするためのヒント ―持続因子の認識と管理―

持続因子とはどのようなものか

トリガーポイントを持続させる全ての因子を「持続因子」と呼んでいます。トリガーポイントは、線維筋痛症（FM）を慢性化させることから、どんなトリガーポイントの持続因子でも、線維筋痛症の持続因子となると考えられます。疾患の初期にトリガーポイントが活性化するか、その他の原因で悪化したり持続したりするかは個人差がありますが、一般的にはこれらの全てを持続因子としています。

どんな症状をコントロールするにしても、基本的にはできる限り多くの持続因子を管理することが大切です。慢性筋筋膜痛（CMP）や線維筋痛症はどちらも進行性の疾患ではないので、関連痛パターンが安定していれば、よい状態といえるでしょう。

一方、症状が悪化したり、新たな症状が現れたりする場合は、サテライトトリガーポイントが形成されており、持続因子が管理できていないサインとなります。症状をコントロールするためには、持続因子を確認し、管理しなければなりません。持続因子に対して何もしなければ、どんなによい治療を行ったとしても、トリガーポイントは再発するでしょう。

患者のなかには、取り除くことができない持続因子をもっている人もいます。しかし、持続因子の影響を最小限に抑えることができるかもしれません。このような患者は、慢性筋筋膜痛をコントロールすることはできても、完治させることはできません。すなわち、慢性筋筋膜痛のコントロールの目標は、症状を最小限に抑えることになります。

通常、全ての持続因子に対処することは困難です。しかし、その概念を理解して持続因子を探すことが大切です。患者には、持続因子を探し出すために、医療チーム（代謝因子など）、家族や友人（食生活や姿勢など）の助けが必要となります。また、施術者にとっても患者やその友人、他の医療チームの助けが必要となります。

なお、トリガーポイントは治療しなければなりませんが、持続因子を管理することも、治療することと同じくらい重要です。持続因子には、筋肉の機能を悪化させる全てのものが含まれます。

例えば、持続因子には細胞が利用する酸素や栄養素を減少させたり、老廃物の除去が阻害されたり、神経伝達物質であるアセチルコリン（ACh）の代謝に悪影響を及ぼしたりするものが考えられます。

繰り返しになりますが、トリガーポイントの形成を促進するものは全て持続因子といえます。その領域の血液が欠乏している場合は、酸素と栄養素の供給が減少し、エネルギーの危機が起こります。エネルギー需要の増加（外傷や疲労）、エネルギー供給の減少（栄養不良やインスリン抵抗性）、中枢性感作（痛みや音）、酸素供給の減少（閉塞性睡眠時無呼吸やうっ血）、感作物質の放出促進（アレルギーや感染）、運動終板電位の上昇（アセチルコリンの増加、アセチルコリンエステラーゼの減少）など、どのようなものでも持続因子となる可能性があります。

例えるならば、持続因子はどこまでも追いかけてくる悪魔のようなものです。最初に持続因子の存在を認識しなければ、症状をコントロールすることはできません。しかし、持続因子を認識することは容易ではありません。最初のステップとして、持続因子の存在を認めることが大切です。このことを否定すること自体が、持続因子といえるでしょう。

ここで1つの例を紹介します。ある女性は、1年以上、私（著者のStarlanyl）の治療を受けていました。長い間、彼女は持続因子が存在することを信じていませんでした。しかし、ある日、「何か変化はありましたか」と聞くと、彼女は「ようやく持続因子を理解し、受け入れる準備ができました」と答えました。

持続因子の存在を否定することは、痛みを悪化させる悪魔と生活しているようなものです。痛みがある限り、悪魔はいつも存在しています。持続因子を理解しようとしないことは、悪魔を退治するための方法を拒んでいることになります。

持続因子の種類

持続因子には様々な種類があります。このうち、機械的因子には、異常呼吸、身体の不均衡、筋肉の使いすぎ、関節機能障害などが含まれます。代謝性因子には、エネルギーの代謝異常、疲れを解消するための睡眠の不足による合併疾患、痛みによる障害などが含まれます。

環境因子には、汚染、アレルギー、薬、外傷、感染症などが含まれます。心理的因子は多発性であり、人によって異なります。日常生活における持続因子は治療しやすい一方で、治療を継続することが最も難しいといわれています。

持続因子は、1つのグループとは限りません。複数の持続因子がトリガーポイントの形成や活性化を引き起こしていることがあります。

例えば、肥満は全ての持続因子に影響している可能性があります。そして、肥満はさらに生活を悪化させるため、別の持続因子となります。このように、あらゆる持続因子は症状を発生させる可能性があることを考慮しなければなりません。

持続因子には大きな影響力があります。身体に関する持続因子を探し出すことは困難かもしれませんが、身体の状態を常に意識することが大切です。いずれにせよ、持続因子を探すことを心がけてください。

機械的因子

異常呼吸

異常呼吸は、持続因子としてよく知られています。硬い床に仰向けになり、へその上に手を置いてみると、呼吸の状態を確認しやすいでしょう。

息を吸うと肺が拡張して腹腔が広がるので、へその位置は高くなります。そして、息を吐き出すとへそは元の位置に戻ります。この運動が確認できるときは、呼吸筋に弾力性があるといえます。

呼吸筋は、必要な空気を吸ったり、残気を吐き出したりするための調節を行っています。もし、へその位置が息を吐くにつれて高くなり、息を吸うときに低くなるようであれば、異常呼吸であるといえます。これは、口呼吸でも同様で、呼吸の効率が悪かったり、呼吸が浅いために、身体に必要な酸素を取り込めていなかったりする可能性があります。

異常呼吸は、風邪などで鼻が詰まっているときに一時的に生じることがあります。それが癖になることで、トリガーポイントが横隔膜や他の呼吸筋に形成され、さらに柔軟性が低下します。正しい呼吸法を理解し、トレーニングをすることは重要ですが、それは治療の第一歩にすぎません。鼻から適切に空気を取り込んでいるか、鼻は詰まっていないかなどについても確認し、その原因を突き止めることが大切です。

これらの原因として、アレルギーや軽度の副鼻腔炎（真菌感染症によって起こります）などの問題が考えられます。また、トリガーポイントにより鼻が詰まることもあるので、トリガーポイントの有無を確認することも大切です。

その他、呼吸筋にトリガーポイントが存在する場合、この筋肉は正しく働くことはできません。横隔膜にトリガーポイントが存在し、こわばっているのであれば、呼吸法のトレーニングを行ったとしても、その効果は認められないでしょう。横隔膜以外にも、斜角筋などの呼吸の補助作用する筋肉にトリガーポイントが存在するかどうかを確認する必要があります。

身体の不均衡

身体の不均衡は、身体にとって大きなストレスとなります。例えば、子供の頃から身体に合っていない椅子を使用している人は、このようなストレスを受け続けています。

上腕が短い人は、椅子の肘かけに両肘を置くことができません。そのため、身体を片側に傾けて座る癖がついてしまいます。この状態では、肩の挙上筋群などにストレスがかかります。また、とても低い肘かけのソファにいつも座っている人は、肘かけのほうに傾けた身体の片側が圧迫されますが、反対側は静的ストレッチをしている状態になります。

このような不適切な姿勢は、自分が座っている様子を客観的に見ることによって気づくことができます。そのため、座っている様子を写真に写すことは、姿勢の持続因子を発見するための手段として役立つかもしれません。

もし、座っているときに椅子と胴体が同じ長さでなければ、大腿には大きな負担がかかっていることになります。これは、低身長の人や下腿が均等に短い人でも同様のことが起こっています。

大腿部と椅子の間に余裕がない場合は、血液循環が正常に機能していません。これらの持続因子は、適切な高さになるように足載せ台を使用することで改善できます。また、上腕が短い人は、身体に合った肘かけを使用したり、肘かけにパッドを巻いたりすることで改善できます。

親は、子供が椅子から脚をぶらぶらとさせていないか、学校の机と椅子が子供の身体に合っているかなどを確認することが大切です。その原因を見つけることができれば、身体の均衡をコントロールすることができます。なお、短い上腕や下腿、長い胴体などの因子が同時に存在する場合もあります。

トリガーポイントの持続因子として、母趾（第1趾）が短く、示趾（第2趾）が他の足趾よりも長いモートン足があります（12章参照）。このような足である場合、踵の外側と靴のソールの内側に過剰な摩擦がかかっているかを確認してください。

ハイヒール、小さすぎる靴、つま先がとがった靴は、モートン足をさらに悪化させます。ブーツや靴のヒールの高さは、最大でも2cm程度にする必要があります。自分に合った靴を選ぶことが大切です。

足の前方の幅が広く、後方が狭い人は、自分に合った靴を探すことは難しいでしょう。靴が合っていなけ

れば、足がストレスを受けます。

扁平足または異常にアーチが高い場合は持続因子となることがあります。また、骨変形があったり、靴に小石が入っていたりするなど、正常な歩き方ができなければ、何でも持続因子となります。

胸が大きすぎる人は、頭部を真っ直ぐに維持しようとして、脳が身体の様々な部位に作用するため、姿勢に影響が現れます。しかし、皮膚に食い込まず、締めつけられない下着を見つけることは難しいでしょう。

胸が大きいことは、線維筋痛症が悪化する危険因子であるという報告があります（Henry Crawford and Puckett 2009）。このような人が胸を小さくする手術を受けると、著しい痛み、身体障害、筋力低下、悪い姿勢が改善したという報告もあります（Chao et al. 2002）。

一方、肥満は筋骨格系の痛みと関連があるといわれています（Hooper et al. 2006）。身体全体の可動域を減少させるため、気づかないうちに歩き方が変化し、最終的には姿勢や股関節の位置に影響が及ぶことがあります。

腹部肥満の特徴である下垂腹は、インスリン抵抗性を合併しているサインとなります。また、腹直筋、大腿筋膜張筋、その他の筋肉におけるトリガーポイントにも関連があります。

身体の不均衡は、癒着、瘢痕、関節可動域の制限によって生じたトリガーポイントが原因となることがあります。様々な組織に結合している膜に問題が生じると、その作用とは関連のない部位が補わなければなりません。これと同じような代償作用は、過剰な関節可動域、片側の難聴あるいは視覚異常、拘縮した筋肉、コンピュータの画面をにらみつけるような姿勢など、多くの因子によって生じます。

身体のバランスが生まれながら悪い人は、バランスをとるための方法を見つけなければなりません。そのまま放置していると、一部の筋肉が酷使され、トリガーポイントが活性化あるいは持続することにつながります。専門的な検査を受けることも大切ですが、まずは全身鏡の前で、身体の前面の対称性を確認してみましょう。

身体が対称であるかどうかは、顔、眉毛、眼、目尻と目頭、口元、頬骨、耳（新しい眼鏡を購入するときに調整する必要がある人は、側頭筋や隣接した領域のトリガーポイントを確認）、肩、乳首、胸郭底、腕と身体体側との空間、指先の位置が同じ高さであるかを確認しましょう（**図6-1**）。また、寛骨の頂点、膝、くるぶしの位置も確認してください。

次に、身体の後面の対称性も確認しましょう。後面から見たとき、肩や肩甲骨、肘、股関節、膝後面、足首、踵の位置が同じ高さであるかを確認します。さらに、股関節や頚部が前傾または後傾であるかどうかを

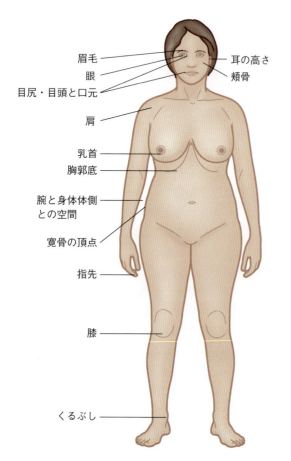
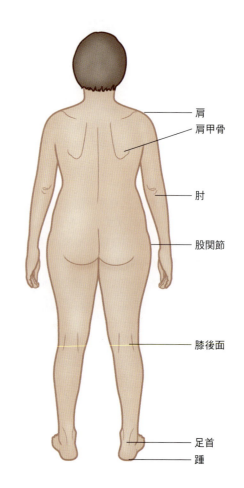

図6-1　身体の対称性の確認に適した部位

確認するために、横からも対称性を確認してみましょう。非対称性によるいくつかの兆候は、トリガーポイントの存在を示すサインとなります。

この他に、身体の非対称な部位はどのように探せばよいのでしょうか。ある領域に過剰な負荷がかかると、その領域を補助する組織はストレスを受けることになります。例えば、異なる脚の長さは身体に大きな影響を与えている可能性があります。

わずか0.5 cmの脚長差でも、身体が有意に傾くことがあります。特に、トリガーポイントを有している人は、骨盤が捻転することで大腿部が骨盤にめり込み、機能的に脚が短くなっていることがあります。この場合、短い脚の踵が上がっているのであれば、骨盤の回転を強化していることになります。つまり、身体のその場しのぎの対処が長期的な問題を引き起こしています。

脚長差がある場合、全身がそれを補うために、片側を短くすることでバランスをとっています。その様子は外見から確認することができます。靭帯の深部と腱を含む水平方向の中心には、身体を安定させる装置として脊椎がありますが、正常な長さではない場合は、代償作用として側弯が起こります。脊髄の周囲の組織からねじれ始め、最終的には足、足首、膝、股関節、肩がねじれるようになります。

ある領域が右側にねじれると、他の領域が補うために左側にねじれます。身体はバランスをとるように作用しますが、この代償として生じるねじれは、あらゆる部位で過度の可動域制限を引き起こす可能性があります。

よく見落とされる身体の非対称として、半側小骨盤があります。この言葉は、日常では用いられません。半側小骨盤とは、骨盤の片側のボウルの形が対側よりも小さい状態であり、身体の非対称を引き起こします（図6-2）。

半側小骨盤では、左右を一致するように矯正する必要があります。半側小骨盤の人が平らな場所に座ると、股関節の上部の曲線が他方よりも高くなります。脊椎側弯症と骨盤の回転は、他の筋肉が補おうとした結果、生じている可能性があります。

腰方形筋は非対称性の半側小骨盤によって大きな影響が生じ、胸鎖乳突筋と斜角筋は緊張した脊柱起立筋からの過剰負担に合わせようと作用します。トリガーポイントを学んだ施術者は、お尻を固定することで引き上げ、この非対称を矯正することができます。この引き上げには、空気パッドや小冊子、雑誌などを固定器具として利用することができます。

筋肉の使いすぎ

筋肉を使いすぎると、様々な部位に影響を及ぼします。通常、筋肉は温かく柔軟性がある状態で作用しま

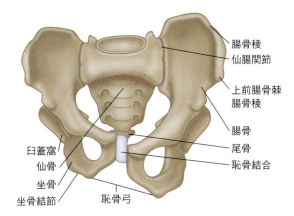

図6-2　半側小骨盤

す。ひどく疲れていたり、冷えていたり、脱水状態になっていたりするときに、無理に身体を動かそうとすると、筋肉に問題が生じ、治療しなければならない状態となります。線維筋痛症患者は、自分の筋肉の許容範囲を把握することは難しいので、限界を間違ったり、筋肉を使いすぎて損傷してしまったりするなど、誤った動作を繰り返してしまいます。

また、悪い姿勢は筋肉を酷使することにつながります。そして、持続的に筋線維を短縮するような姿勢や習慣は、トリガーポイントを生じる原因となることがあります（Edward 2005）。

姿勢は呼吸に影響し、前庭機能障害や複合的症状が生じることがあります（Yates et all. 2005）。そのため、立位、座位、睡眠時の姿勢にも気をつけてください。睡眠時、トリガーポイントが形成されるようなストレスをなくすためには、枕が頸部の弯曲とフィットし、支えとならなければなりません。

枕の大きさと形状は頸部と肩の治療に影響するため、必要に応じて交換する必要があるでしょう。そして、トリガーポイントが形成されないような姿勢で眠ることのできる快適なベッドを見つけましょう。

衰えた筋肉を改善するためには、うつむいた姿勢となったり、腕で膝を固定したり、腕や脚を組んだり、身体を片側に傾けたりするなどの悪い姿勢や習慣を確認し、正しく矯正しなければなりません。これらの姿勢や習慣は、トリガーポイントの位置や関節病変などの持続因子を見つける手がかりとなります。特に、姿勢に問題がある場合は、その原因を明らかにしなければなりません。

健康な人が立っているとき、頭部を維持するために、脊柱の弯曲はC状あるいはS状になっています。施術者と患者は、病歴からトリガーポイントのカスケード反応を調整する方法を習得することができます。患者は、特に多くの時間を過ごす場所、例えば職場などで身体に合っていない家具があるかどうかを探してみましょう。机や椅子はどのようになっているでしょうか。人間工学に基づいたデザインとなっている

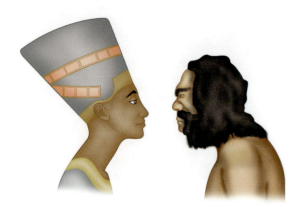

図6-3 うつむいた姿勢
うつむいた姿勢でみられる首の角度は、長い間、生活のなかで根づいた持続因子である。
After Shifflett, CM. 2011

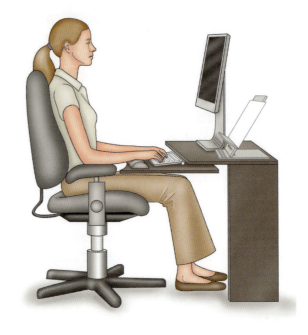

図6-4 コンピュータを使用する際の適切な姿勢
①デスクワークに必要なスペースを確保する。
②足台や床に足を置く。
③調整可能な椅子
④大腿の長さに合った椅子
⑤弯曲を支える椅子の背もたれ
⑥画面までの距離は約45～60cmとする。
⑦画面は眼の高さより少し下にする。
⑧必要に応じてリストレスト（手をのせる台）に手を置く。
⑨肘関節を90°に曲げる。

でしょうか。立位は脊柱と筋骨格系にストレスを与えます。うつむいた姿勢は、石器時代からの人の習慣的な姿勢となっています（図6-3）。

仕事をしているときの姿勢は、持続因子を見つける手がかりになる可能性があります。そこには、毒の爪をもつ最強の悪魔が潜んでいるかもしれません。

筋肉に負担がかかるような仕事は、3つの因子（レベル、反復、期間）によって健康上のリスクを示すことができます（Westgaard et al. 1994）。例えば、歯科衛生士のように不自然な姿勢を維持しなければならない仕事では、トリガーポイントが形成される可能性があります。また、長時間の立位や座位、身体を曲げた状態を維持したり、動かずに静止し続けたりするような仕事は、大きな問題を生じる可能性があります。これらを改善するためには、その状態を避ける方法を考える必要があります。

一方、コンピュータを頻繁に使用する仕事は、反復動作によりトリガーポイントを形成する原因となります（Treaster et al. 2006）。この仕事では、キーボードを指先で正確に押さなければならないため、指の爪は短くしておきましょう。また、入力する資料は机の上には置かず、目の高さで固定するようにしてください（図6-4）。なお、反復運動には、雪かき、落ち葉を掃く、掃除機をかける、アイロンをかけるなどがあります。

古くから「大きな仕事を成功させたいのならば、働きすぎている人に仕事を振ってはならない。なぜなら、その人を駄目してしまうから」といわれています。これは、優秀な人は無理をしすぎる傾向があるからです。経営者は、従業員の負担を軽減するために、治療的介入をする必要があるでしょう（Davidheiser 1991）。それは、仕事を頑張りすぎる人が障害を負うことを避けることにもつながります。

どのような仕事や趣味であっても、身体の動きと痛みには因果関係があります。防弾チョッキを着用している兵士は、筋肉痛が増悪することを経験します（Konitzer et al. 2008）。

また、荷物を詰めこんだ重いリュックサックを背負っている子供は、他の子供に比べて、痛みが生じることが多いといわれています。そのため、彼らには、どのようなリュックサックを使用したらよいか、どのようにして最小限の重さに荷造りをするかを教育する必要があります。特に、トリガーポイントを有する子供は、重い本を持ち運ばなくてもよいように、本を置いておくなどの工夫が必要となるでしょう。

車椅子の患者は、体重がかかりやすい部分にトリガーポイントが形成されやすく、立っている人と話すときに、見上げるために首や肩をねじることで、これらの部位にトリガーポイントが生じやすい傾向があります。

既製品の靴は、自分に合った設計ではないため、トリガーポイントの原因となることがあります。力学的に身体に悪影響を及ぼす習慣として、身体に合っていない靴やズボンを履いたり、誤った持ち方で物を持ったりすることなどがあります。また、つまずいたときなど、突然の身体の補正によって筋緊張することも挙げられます。

シーツを折り曲げるために何度も手を伸ばしたり、同じ姿勢で電動工具を持っていたりすると、筋肉を持続的に収縮させることになり、腕や肩に負担をかけます。このように、筋肉を短縮した状態のままにしておくことは、潜在性トリガーポイントを活性化することにつながります（Travell and Simons 1992, p. 19）。

人工的にコリを生じさせると、身体のバランス制御を悪化させます。そのため、トリガーポイントも身体のバランス制御を悪化させると考えられます。

また、トリガーポイントによって関節可動域が制限されると動きづらくなります。このような身体の状態は、加齢とともによく経験するようになります。最終可動域まで筋肉を動かすことができなければ、その動きは制限されます。そして、痛みが伴わない関節可動域が徐々に小さくなります。

高齢者に特徴的なコリや痛みを伴わない関節可動域の制限は、潜在性トリガーポイントが原因となっている可能性があります（Simons, Travell and Simons 1999, p. 113）。さらに、協調運動に問題が生じると、トリガーポイントの形成や持続を引き起こします。

きついベルト、靴下、下着、重い財布や腕時計など、身体を締めつける衣服や装飾品は危険です。これらは組織を出入りする水分を制限し、エネルギー危機を引き起こす可能性があります。

著者の Starlanyl の友人である Nye Ffarrabas は、「男性の衣服は着るために作られているが、女性の衣服は見せるために作られている」といっています。持続因子となる悪魔を監視するためには、ファッションをチェックすることが大切です（このような悪魔の監視が誰にでも必要となります。悪魔に餌をあげるような行為はしてはいけません。恐ろしい結果を招いてしまいます）。

サイズが合っていない衣服や靴は、持続因子となることがあります。ヒールの高さが 1〜2.5 cm 程度異なるだけでも、膝関節が回転する力が変わります（Kerrigan et al. 2005）。患者のなかには、ヒールの高さが変わることに身体が対応できない人もいます。そのため、ブーツや靴のヒールは最大でも 2.0 cm 程度にしてください。

ヒールの高さを改善するものとして、靴の中に入れる中敷きがあります。中敷きは柔軟性のあるものを選ぶとよいでしょう。ただし、過剰な回内運動を矯正する装具を購入する前に、その原因を確認してください。そして、個々の患者に合った治療を行うようにしてください。

しかし、残念ながら、筋膜がどのような症状に関与しているのかについては、医学的に解明されていないので、装具などを利用して予防するしかありません。柔軟性のある中敷きは擦り減ってしまうので、定期的に交換するようにします。また、筋肉は治療の影響を受けるので、その都度、装具を適切に調節しなければなりません。

また、持続因子の１つに不適切な運動があります。そのため、トリガーポイントが存在する患者はむやみに筋肉を鍛えてはいけません。著者の Starlanyl は、Janet Travell と David Simons が何度もそのことについて言及していたことを覚えています。

トリガーポイントを有する筋肉は、生理的な拘縮があります。拘縮小結節や索状硬結などの拘縮では、筋節は長すぎることも短すぎることもありません。

筋肉を鍛える前に健康な状態にしなければなりません。また、よい運動を行っていても、過剰に行えば筋肉を損傷することがあります。さらに、筋肉を素早くストレッチすると、反作用による短縮が生じることもあります。

トリガーポイント治療で用いられるストレッチ＆スプレーでさえも、やり方を間違えると筋肉を極端な負担をかけることになります。施術者がこのことを正しく理解していなければ、治療は持続因子になりうるのです。

トリガーポイントを有する患者を治療する場合、施術者はトリガーポイントについて理解していなければなりません。さもなければ、患者に危害を加えることになる可能性があります。例えば、足治療医が患者に説明せずに、歩行可能なギブスを処方したり、脚を同じ高さに矯正したりすることは、患者に大きな被害をもたらし、高額な費用だけでなく、痛みを与えてしまうことにもなりかねません。

関節機能障害

関節機能障害は、トリガーポイントと相互作用することがあります。また、関節の位置に影響を与える機械的ストレスは、変形性関節症（OA）の過程を進行させることがあります（Solomon, Schnizler, and Browett 1982）。

関節に対するどんな治療や予防プログラムにおいても、合併するトリガーポイント治療を取り入れる必要があります（Cummings 2003a）。トリガーポイント治療は、神経筋の機能を調節したり、改善したりすることにつながります。そして、神経筋の機能を改善させることで、変形性関節症の進行を防いだり、進行を遅らせることができます（Loser and Shakoor 2003）。

一方、左右が不均衡な筋肉の収縮は、顎関節症（TMJD）を生じたり、骨がずれたりする原因となる可能性があります（Koolstra and van Eijden 2005）。そして、トリガーポイントが存在すると、左右が不均衡な筋収縮を起こし、この筋収縮が関節円板の損傷を引き起こす可能性があります（Liu et al. 2000）。関節のひどい痛みや機能不全は、トリガーポイント治療で即座に改善することがあります。

脊柱と局所のトリガーポイントは相互作用します。活動性トリガーポイントは、頚椎の椎間板症と関連があります（Hsueh et al. 1998）。周辺の軟部組織はトリガーポイントが原因となって不均衡な拘縮が生じるので、椎骨はわずかに外側にずれてアライメントが崩れることがあります。

骨には筋肉が続いているため、アライメントの崩れは椎間板を刺激します。そして、椎間板だけでなく、それに付着している靭帯も刺激し、身体の各運動による影響を与える可能性があります。この影響は、上位と下位の頚椎の椎間板にストレスを与えることがあります（Kumaresan, Yoganandan and Pintar 1999）。

患者のなかには、上位または下位の脊柱の手術した後、その椎骨に続く椎骨を手術をする人もいます。軟部組織は、画像検査では表示できないので、考慮されないことがあります。椎間板の悪化は、動作や筋肉の補助作用に影響し、椎間関節、筋肉、靭帯にさらなる症状を引き起こす要因になるとともに、慢性的な痛みの原因となることがあります（Brisby 2006）。そのため、椎間関節を無視してはいけません。

椎間関節は痛みを発生する（トリガーポイントを形成する）悪魔なのかもしれません。この悪魔との戦いでは、患者が勝つことはありません。一方で、画像検査で認められる椎間板の変形や骨棘は、痛みの原因とはならないことがあります。

軟部組織を正確に評価しないまま手術を行うと、失敗する可能性があります（Dubousset 2003）。手術後に生じる癒着やトリガーポイント、術後の軟部組織の絞扼は、隣接した椎骨に余分なストレスを与えるため、手術が必要となることがあります。また、痛みが続くので、さらに多くの手術が必要となるかもしれません。この場合、すでに線維筋痛症は発症している可能性があります。

代謝性因子

栄養不足

人間の身体は自身が吸収したもので構成されています。栄養素の吸収は個人差がありますが、一般的に後述する過程を通して行われます。

胃は、胃酸から守るため、胃粘膜で覆われています。胃の粘膜は、ゲルや塩酸を分泌する細胞、調節ホルモンを分泌する内分泌細胞、タンパク質を消化するための酵素（ペプシン）を分泌する細胞によって形成されています。ペプシンは、小腸を刺激する物質を分泌し、ビタミン B_{12} の吸収を助けています。

ほとんどの栄養素の吸収は、主に小腸で行われています。小腸の壁も粘膜で覆われており、その粘膜は表面積を増大させ、小腸内の物質を体内へ急速に吸収することを可能としています。また、体内からの排泄物を小腸に分泌することも可能にしています。

胃腸のバリアを通過し、分子が体内に取り込まれる経路は2つあります。1つは細胞が分子をそのまま吸収する経路です。これは、細胞膜の分子ゲートによって輸送されます。

もう1つは細胞接合部の間を分子が通過する経路です。健康的な胃腸はバリアを構成していますが、栄養素はその経路を通って輸送されます。

バリアが傷つくと、リーキーガット症候群（腸管壁浸漏症候群）または過剰透過性消化管（hyperpermeable gut）と呼ばれる病態になります。これは慢性痛と関連するといわれています（Jones and Quinn 2005-2006）。

未処理または一部消化された栄養素、異物、大きいアミノ酸は、バリア機能が失われた細胞接合部の間を通過して漏れ出すことがあります。このとき、身体は漏れ出た物質に対して、防御機能を高めることがあります。その結果、過敏性や感受性が高まり、アレルギーとなる可能性があります。

痛みを抱える人の多くは、最初に市販の鎮痛薬を購入します。市販薬は簡単に購入することができ、比較的安価です。この薬を空腹時や酸性の飲み物と一緒に服用している人がいますが、その薬を薦めた薬剤師や服用した患者に、この服用方法が誤りであることを伝えるしくみはありません。

多くの抗炎症薬は胃の内部を傷つけます。アルコールの過剰摂取、細菌、ウイルス、酵母、有毒物質など、傷ついた胃の内部の修復に影響を及ぼす全てのものに同様の作用があります。

ATP（アデノシン三リン酸）は、主な細胞のエネルギーの供給源です。ATP を消耗すると非効率な代謝系となるため、より多くのエネルギーが必要となります。このとき、いつもよりも早く疲労を感じます。

腸のバリアの破綻によって多くの破損が生じると、腸はより一層機能障害に陥ります。栄養素は腸の粘膜を通過することができなくなり、バリアで守られていた不必要な分子が通過してしまうかもしれません。

代謝を効率よく行うために必要な生化学物質の量には個人差がありますが、腸の透過性と慢性痛には相互関係があります。医学書『Textbook of Functional Medicine』（Jones and Quinn 2005-2006）では、医療従事者が慢性疾患を管理するために必要な戦略が示されています。その治療には、胃腸の治療の手順がとても重要です。

初めに胃腸への刺激を取り除きます。次に不足している酵素の消化因子を補充した後、腸内フローラを正常な状態に戻し、最後に腸粘膜の治療をします。治療後は健康的な食生活とし、それを維持しなければなりません。

必要な栄養素が補充されないと問題が起こります。

慢性的な症状のある人は、大抵、健康な人よりも非常に多くの栄養素を必要とします。私たちは、明らかな栄養不足の状態と、栄養が不十分な状態の違いについて、その重要性を痛感しています。生化学的な考えに基づいた治療は、複雑ですが、とても重要です。

人間は、身体を維持するために、酸素や食物を必要な生化学物質に変えることができる驚くべき生物です。物質は適切な分子となり、必要な場所へ確実に供給されます。

また、老廃物や過剰な物質は取り除かれ、残った物質が身体を維持するために必要なものかどうかを確認します。これらの過程には、複雑な化学反応が含まれ、どの反応も律速段階があります。この律速段階とは、どのようなものなのでしょうか。

旅行者が乗っているクルーズ船を想像してください。港には十分な水深がないため、沖合にいかりを下ろします。給士船と呼ばれる小形の船が来て、陸へ乗客を運びます。

陸に上がると、乗客は観光客となり、品物やサービスにお金を使います。地元の商人は、観光客の欲しい品物やサービスを供給し、お金を得ます。クルーズ船の乗客が観光客に変わる前に、給士船は乗客と彼らがもつお金を陸まで運ばなければなりません。そして、給士船は観光客と購入した品物をクルーズ船に送り戻さなければなりません。この給士船の定員が律速段階です。

このクルーズ船には 2,000 人が乗っていて、ほとんどの乗客が陸で過ごしたいと思っています。20 人乗りの給士船が 10 艇ある場合は、乗客が陸で 1 日を過ごすとすると、時間はかかりますが、全員を運ぶことは可能でしょう。しかし、3 艇が 8 人乗りの給士船で、そのうち 2 艇にエンジンの問題があるとしたら、渋滞が起こってしまいます。

この他にも、律速段階となりうるものはいくつも存在します。例えば、給士船の船長がインフルエンザにかかったとします。この場合、給士船の船長の人数が律速段階となります。

これは、代謝でも同様のことが生じます。多くのビタミンとミネラルは、先述の例における給士船や船長のように、クルーズ船の乗客を観光客に変える働きをもっています。そして、目的地でその役割を果たすと、クルーズ船へと戻します。これらの化学反応の速度は律速段階にのみ委ねられています。

特定のビタミン、ミネラル、その他の物質の必要量は人によって様々であり、消化能力や代謝効率には個人差があります。健康的な食生活はビタミン不足を予防することにつながりますが、個々のビタミンとミネラルの必要量は消化能力や代謝効率、その他の多くの因子によって異なります。

食生活は、うつ、栄養価の高い食事を作って摂取す

る能力、食事に含まれる興奮性の有毒物質（アスパルテームやグルタミン酸ナトリウム）、過敏性腸症候群、グルテン不耐症、その他の合併症などの多数の因子とかかわっています。栄養素の欠乏は、特定の栄養素を十分に摂取できていない、吸収・代謝障害がある、代謝が亢進している、代謝の要求が増大している、排泄量が増加していることで起こります。

アルコール、経口避妊薬、食物を含むその他の因子は、いくつかのビタミンの吸収を阻害します。また、いくつかのビタミンは、その他のビタミンやミネラルと一緒に摂取することにより、効果的に作用することがあります。

人間の身体の大部分は水からなるため、水なしでは生きてはいけません。しかし、多くの人に水の摂取不足がみられます。

脱水性の食物・薬・液体を摂取することで、慢性的な脱水状態となっている人がいます。乾燥の状態が症状として現れる時点で、すでに脱水状態になっています。良質の水は貴重であるため、水資源を守り、賢く消費していかなければなりません。

自分が暮らす地域の水源を調べてみましょう。場合によっては、浄水器が必要になるかもしれません。これは保険のようなものであり、最適なものを確保し、それを適切に維持できるように心がけましょう。

代謝障害と内分泌障害は一般的な持続因子ですが、多くの場合は考慮されていません。これらの持続因子には、複数のホルモンのアンバランス、甲状腺機能低下症、反応性低血糖、インスリン抵抗性、甲状腺抵抗性、糖尿病、貧血（鎌状赤血球形質を含む）などがあります。この状態は、複数の代謝連鎖のなかでいくつかの部分が壊れ、障害を受けることで生じます。その場合、複雑な代謝経路を形成することになります。筋膜と同じように、身体の全てはつながっているのです。

深い睡眠と成長ホルモンには深い関係があり、トリプトファンとメラトニン、エストロゲンとセロトニン、T3（トリヨードチロシン）とヒアルロン酸の相互作用を理解することが必要です。また、それらが機能不全や抵抗性、アンバランスによって完全に作用しなくなったときに起こることについても、理解しておかなければなりません。

例えば、甲状腺ホルモンはエネルギーの産生と消費、そして成長に関係があります。T4（チロキシン）は甲状腺ホルモンの不活性型であり、身体で利用される前に、T3 に形を変えなければなりません。

十分な T4 があるにもかかわらず、T3 に形を変えることができない代謝異常があります。この状態は、甲状腺抵抗性といわれます。この場合、甲状腺ホルモンである T4 は正常値となるので、問題が見逃されることがあります。

しかし、これは甲状腺機能低下症の原因となると考

えられます。甲状腺機能障害や甲状腺機能不全症の原因としては様々なものが考えられますが、一般的に行われているホルモンの血液検査では、T4が正常値であると、代謝バランスは正常だと判断されてしまいます。また、甲状腺機能の指標として甲状腺刺激ホルモン（TSH）値が使われますが、慢性痛の症状がある場合、TSH値は信頼できません（Tsigos and Chrousos 2002）。

TSHは、視床下部のフィードバックループにより調節されています。慢性痛の症状がある場合、その他の慢性的なストレスと同様に、視床下部－下垂体－副腎系のバランスは崩れています。そのため、視床下部のフィードバックループは正常に機能せず、この検査に必要な作用が起こりません。

オピオイドという薬は、TSH値に大きな影響を与えます（Vuong et al. 2009）。中枢性感作を有する患者は、甲状腺ホルモン値は正常ですが、甲状腺機能低下症の症状はT3をさらに補給する必要があるという研究結果があります（Lowe et al. 1997）。

甲状腺ホルモン値が低い患者は、T3、T4の両方を組み合わせることでよい結果が出ることがあります（Eisinger 1999）。なお、甲状腺にアンバランスが生じているかどうかは血液検査ではなく、患者の症状を観察することで確認できます。

甲状腺機能不全症には、多くの原因が考えられます。そして、これはホルモンの一面にすぎません。内分泌のアンバランスを改善させるためには、専門知識、時間、治療が必要となります。

医療従事者、特に医師は鑑別診断を行う訓練を受けています。この訓練では、その他の疾患を除外することも含まれますが、最終的には1つの疾患に絞ることを前提としています。その結果、患者はある疾患に分類され、診断は終了します。

しかし、このような診断法は慢性痛やその他の慢性症状にとって非常に不適切といえます。例えば、パーキンソン病患者や関節炎患者は、合併しているトリガーポイントの治療を受けていません。

トリガーポイントを有する患者には、線維筋痛症によって様々な症状を生じる可能性があります。慢性痛患者のほとんどは、いくつかの疾患が相互作用しているので、複数の診断が下されるべきです。

著者のStarlanylは、慢性痛やその他の慢性疾患に適した診断法を確立することに成功しました。この方法では、多数の相互作用による状態を確認することで診断が可能になります。

いくつかの疾患が相互作用する過程をみてみましょう。変形性関節症患者は、斜角筋の潜在性トリガーポイントによって上半身の筋力が低下することがあります。この筋力低下により、歩行器を使っても歩くことが難しくなり、十分な栄養素を摂取することができな

くなります。

空腹時に薬を摂取すると、吐き気、胃腸刺激、腸透過性を悪化させ、さらなる食事制限が必要となります。患者は、腹部、殿部、背中にトリガーポイントを有するうえ、過敏性腸症候群、胃食道逆流症、インスリン抵抗性を発症します。

変形性関節症を治療するための上半身の強化運動は、トリガーポイントを活性化させ、痛みと機能低下を引き起こすため、薬の用量が増えます。食生活の乱れは、薬の摂取に悪影響を及ぼし、様々な代謝機能の律速段階に必要な栄養素の不足を引き起こします。

過敏性腸症候群と胃食道逆流症は、腹斜筋上部と横隔膜のトリガーポイントを活性化させ、過敏性腸症候群の症状と異常呼吸の原因となり、さらにトリガーポイントを悪化させます。また、増悪した痛みによって身体活動が低下し、変形性関節症が悪化します。

胃食道逆流症は初期の斜角筋のトリガーポイントを刺激するとともに、上背、肩、腕にサテライトトリガーポイントを形成して、さらなる上半身の筋力低下をもたらします。

鼻咽頭部は、胃食道逆流症の酸刺激から守るため、粘液を増加させます。その結果、嚥下困難を引き起こし、摂食障害へとつながります。これにより、制酸薬とプロトンポンプ阻害薬が処方され、腸透過性障害と消化機能障害が加わります。患者の担当医は、患者に痛みと機能低下が増幅し続け、症状は進展し続ける原因がわからなくなるでしょう。

このような症状の悪循環はよくみられます。これは、大抵の場合、特に高齢者においては、このような過程が見落とされているために生じています。

反応性低血糖は、合併症として見落とされることがあります。高炭水化物食を摂取してから数時間すると、食事への反応として多量のインスリンが放出され、アドレナリン反応が促されます。この反応により、震え、頻脈、発汗が起こります。

もし、患者が栄養教育を受けてなかったり、食事が管理されていなかったりする場合、インスリン抵抗性はさらに悪化します。インスリンが多量に放出されるにつれ、ブドウ糖が過剰に生産されますが、余分なブドウ糖は筋肉で利用されません。これは、細胞内のミトコンドリア（細胞のエネルギーの生産工場）がインスリンに対する耐性をもつため、ブドウ糖を取り込まなくなるからです。

このブドウ糖は行き場をなくし、腹部に脂肪として蓄えられます。これが腹部肥満の原因となります。しかし、筋肉はエネルギーが枯渇したままの状態です。このようなインスリン抵抗性と腹部肥満は多くの国で蔓延しています。

肥満に慢性痛が多く認められるのは、運動不足や不完全な食習慣だけが原因ではないのかもしれません。

インスリン抵抗性と腹部肥満を含むメタボリックシンドロームにおいて、「骨格筋の組織と細胞内のコルチゾールの調節には関連がある」という研究報告があります（Whorwood et al. 2002）。つまり、肥満は1つ以上の原因によって生じる症状といえます。肥満は、身体に炎症をもたらし、慢性痛を起こすメカニズムと相互作用を呈する可能性があります（Wellen and Hotamisligil 2003）。

線維筋痛症

線維筋痛症の中枢性感作は、食物、接触、吸入によるアレルギーの症状を高め、感作しやすくなることがあります。化学物質過敏症もよくみられる症状です。香水をつけた人が横切るだけでも中毒反応が起こることがあります（Anderson and Anderson 1998）。

これらは、病的な骨格組織を形成し、さらにトリガーポイントの形成と持続を引き起こすため、エネルギーの危機状態に陥ります。また、線維筋痛症とトリガーポイントを抱える多くの患者に、原因不明の前庭機能障害が起こります。

前庭機能障害の症状としては、平衡障害、前庭性片頭痛、姿勢制御の問題、めまい、記憶障害、注意力の欠如、焦点が合わない、名前をすぐに思い出せないなどの認知機能障害などがあります。バランス障害は、トリガーポイント、線維筋痛症、前庭機能障害のいずれかとの組み合わせで起こることがほとんどです。

1人の患者に有効なことが、他の患者には有効でないのは、それぞれの患者には異なる代謝性のカスケード反応が存在するためです。従って、患者ごとの生化学的なアンバランスを修正しなければなりません。そして、医療従事者と患者は、治癒には時間がかかるということを理解しなければなりません。

線維筋痛症は進行性の疾患ではありませんが、持続因子が管理できていないと、トリガーポイントはサテライトトリガーポイントへと進展してしまいます。このとき、新たな症状が加わるため、線維筋痛症が進行しているように感じるのかもしれません。

疲れを解消する睡眠の不足

眠れなかったような感覚で目覚めることは、普通ではありません。眠っているときでも、身体と脳は働いています。深い眠りの間には多くの細胞の修復と生化学的なバランスの維持が起こっていますが、線維筋痛症ではこれが行えていないことがあります。深く眠れていなかったり、眠りが寸断されたり、眠りが不十分であったりするときは、日中に生じた微細な損傷を修復することができません。

トリガーポイントによる痛みは、睡眠の時間だけでなく、質にも多大な影響を与えます。そのため、睡眠の時間と質の両方から評価しなければなりません。

実際、多くの研究では、痛みと睡眠には相互作用があることを示唆しています（Roehrs and Roth 2005）。しかし、残念ながら、線維筋痛症患者の眠りを評価している研究の多くは、トリガーポイントを考慮していません。

疲れを解消するための睡眠が不足している場合は、多数の持続因子があるかもしれません。おそらく、睡眠の研究は、胃食道逆流症、睡眠時無呼吸症候群、うっ血、むずむず脚などの原因を明らかにする手がかりとなります。また、そのような研究では、組織に損傷を与え、トリガーポイントの原因となる無症状の胃食道逆流症も明らかにするでしょう。

胃食道逆流症は、咽頭部のトリガーポイントを活性化させ、仰向けで寝ている間に顎の筋肉活動を促進し、さらにトリガーポイントを活性化します（Schneider-Helmert et al. 2001）。

痛みそのもの

慢性痛は、それ自体が疾患として認識されます。

痛みへの身体の初期反応の1つに筋肉の緊張があります。腰痛を有する人は、動作を制限するような硬直した防御的な姿勢をとるという研究報告があります（Brumagne et al. 2008）。

痛みそのものは、インスリン抵抗性を進展させるような代謝の変化をもたらします（Griesen et al. 2001）。また、神経の可塑性にも影響を及ぼし、線維筋痛症の原因となります。しかし、幼少期（Snidvongs, Nagararatnam, and Stephens 2008）、高齢期（Tal, Gurevich, and Guller 2009）、その間の年齢の世代（Galvez 2009）のいずれにも、痛みの治療が不十分であることが認められています。

環境因子

低温、高温、すきま風、凍えるような寒さ、気圧の変化などは、筋膜のトリガーポイントの活性化および線維筋痛症に影響を与えることが報告されています。急激な気候の変化は症状を増悪させることがあり、すきま風や肌寒さはトリガーポイントの形成と持続を引き起こす可能性があります。身体は閉鎖的ではなく、外部の環境から様々な影響を受けます。

例えば、呼吸、食物、風に含まれている物質は表皮と接触します。直接的なトリガーポイントの原因となる大気汚染と酸素飽和度には相互関係があります。人間は様々な有毒物質に触れ、身体に取り込んでいますが、ほんの一部しか処理することができません。そういった意味で、誰もが環境問題の専門家になるべきです。なぜなら、いくつかの因子はある程度管理できるからです。

そして、身体に摂取するものは自分自身で管理する

ことができます。身体に危険な行動といえば、多くの人はスカイダイビングやバンジージャンプを思い浮かべるでしょう。しかし、私（著者のStarlanyl）は、タバコを吸う人や有機栽培をしていないじゃがいもを食べる人のほうが危険な行動をしていると思います。

人間が影響を受ける環境として、天候が挙げられます。線維筋痛症患者や代謝が低下している人は、気候の変化に敏感であることが知られています。

多くの患者は、急激な天候の変化により、症状が悪化するという報告があります。Robert Gerwin MDは、Myopain 2007において、筋膜のトリガーポイントの形成はカルシウムチャネルが原因であることを示唆する興味深い仮説を示しました（International MYOPAIN Society Seventh World Congress: August 19-23）。

気温と気圧の変化に対応することが困難である原因は、細胞膜のカルシウムチャネルに障害があることだと考えられます。もしそうであれば、線維筋痛症の合併によってこの現象は増幅されるでしょう。今後、この領域の研究がさらに積極的に行われることが望まれます。

汚染

喫煙は、様々な面でトリガーポイントに影響を与えます。ニコチンは血管を収縮させ、微小な循環障害を引き起こします。さらに、トリガーポイントではエネルギーの危機的状態が加わるため、肺における酸素の摂取が阻害されます。

また、一酸化炭素がヘモグロビンと結びつき、酸素の運搬が阻害されます。トリガーポイントを有する人は、すでに多量の有毒物質を処理しているため、さらなる有毒物質の摂取につながる喫煙は行わないようにしてください。その他、高果糖のコーンシロップ、マーガリン、アスパルテームのような物質を避け、できるだけ有機栽培された地元の食物を摂取しましょう。

身体が代謝や排出できない量の有毒物質を摂取してはいけません。防虫剤であるDEETはアセチルコリン（ACh）を分解する酵素であるアセチルコリンエステラーゼの作用を阻害し（Corbel et al. 2009）、トリガーポイントの形成と持続を引き起こします。

アレルギー

アレルギーというと、鼻水やかゆみを想像するかもしれません。しかし、アレルギーは筋肉や脳でも起こります。アレルギーと汚染は、血中の酸素飽和度を減少させます（DeMeo et al. 2004）。

また、アレルギーはヒスタミンを増加させます。ヒスタミンとは、トリガーポイントが単収縮したときに放出される物質です（Shah et al. 2005）。ヒスタミンが増加することにより、トリガーポイントは悪化し、

アレルギー反応が起こると考えられています（Simons, Travell, and Simons 1999, p. 105）。

さらに、アレルギーは、うっ血、膨張、神経障害などの症状を増悪させます。そして、これらの全ての現象が睡眠障害を引き起こします。

アレルギー皮膚試験において、検査をする領域にトリガーポイントが存在し、皮下組織が固くなっている場合、正確な結果が出ません。しかし、トリガーポイントを治療した後にその検査を受けると、アレルゲンへの反応がみられることがあります。これは、アレルギーが悪化したのではなく、微小循環が改善されていることを示唆しています。

また、アレルギーを有する人は、利益とリスクのバランスを考えて行動する必要があります。例えば、猫アレルギーを有する人は、猫を飼うことによって得られる喜び（利益）のほうが、アレルギーを発症するリスクを上回ることがあります。

薬

多くの薬は、副作用として筋肉の痛みや緊張を引き起こします。市販薬も含め、新しい薬を使用する前に、その成分を確認することが重要です。そして、製薬会社の情報のみに頼ることは止めましょう。

例えば、酸欠している組織を有する患者に対してスタチン製剤を使用する場合、そのリスクについて慎重に考えなければなりません（Tomlinson and Mangione 2005）。

現在、支持されているトリガーポイントの形成仮説では、過剰なカルシウムイオン（Ca^{2+}）の放出が起こっていると考えられています。しかし、スタチン製剤は使用が中断されるまで弱まることなく、トリガーポイントのカスケード反応が活性化する原因となる可能性があります（Sirvent et al. 2005）。

外傷

外傷には、手術のような稀なものからキーボードの使用のような日常生活に存在する反復性のものも含まれます。妊娠後期に現れる腰の痛み、さらには出産のいきみから分娩後に生じる頚部痛は、姿勢やいきみによって形成されたトリガーポイントが原因です。

はしごや椅子からの転倒、ぬかるみや氷、雪の上で滑ることでも、トリガーポイントが形成される場合があります。家の家具やその他の障害物は、持続因子となることがあります。

外科手術の間は、薬によって筋肉の緊張は抑えられています。しかし、十分な対処を受けられず、肌寒い手術室で寝たきりにされている患者は、痛みが生じるかもしれません。例えば、挿管中の頚部の過度の伸展により、症状が一層悪化し、術前・術中・術後の痛みを適切に軽減することができなくなります。

机や家具の角などに何度もぶつかると、その部位にゲロイドマス（geloid mass）で覆われたトリガーポイントが形成されることがあります。

感染症

ウイルス、細菌、カビ、酵母、マイコバクテリウム、マイコプラズマ、寄生虫など、どんな種類の感染症も、トリガーポイントの形成と持続を引き起こします。これらによって症状が現れる数日前からすでにトリガーポイントが活性化していたり、新たに形成させたりしています。

また、症状が治まった後、数週間持続することがあります。感染症の原因の多くは酸素を枯渇させるため、組織を破壊してしまいます。

心理的因子

認知行動療法は、拘縮した筋肉を最大限にリラックスさせることができます。また、その他の筋肉もリラックスさせます。それでも物理的介入が必要となりますが、慢性疾患を抱える場合は、その介入が難しいことがあります。さらに、目に見えず、ほとんど認識されていない疾患の場合は、大きな問題となります。血液検査のような客観的所見が認められない場合は、周囲の理解を得られず、何よりも支援が欠如します。

トリガーポイントを有する患者は、終わりのない様々な症状に苦しみ、回復力を失っていきます。医師の診察や診断、症状や兆候、治療や投薬は、経済的・精神的・感情的・肉体的に消耗するまで続きます。

患者は、外見上、健康的に見えるとそれに見合った行動を期待されます。誰も理解してくれない症状に罪悪感を覚えてしまうと、無理をしてでも頑張ってしまいます。会社の同僚や家族が頑張らせているのかもしれません。これは「付き合いのいい人症候群」であるといえるでしょう。

患者は、「この場から追い出されたくない」、または「自分が役に立っている」という感情を得たいがために、自発的に周囲の人を助けようとします。このようなことを何度も繰り返し、その過程で自分自身を傷つけてしまうのです。

この疾患の存在を信じない人と友人関係を築いている患者は特に危険です。その友人の期待に応じることができなくなると、軽蔑されたり、ばかにされたりすることがあります。どれほど症状が安定している患者であっても、慢性痛が始まると、精神的な負担が増えます。1人で黙って苦しみ、職場や学校で活躍しようとして、成し遂げることのできない課題に時間を費やすことは、より一層負担となるでしょう。

場合によっては、高価で痛みを伴うセラピーを受けることによってさらに悪化し、より多くの症状が出現

する結果となることもあります。しかし、現実と向き合うために周囲に助けを求めることは、悪いことではありません。ましてや、罪悪感を抱くことはないのです。目に見えない疾患で苦しむ患者は、以下のような複雑な気持ちを抱いています。

- ・私に脚があるから、あなたは荷物を運んでくれと頼んでいるのですね。
- ・私が目が見えるから、あなたは危険な道を案内してくれと頼んでいるのですね。
- ・私に手があるから、あなたはパンを焼いてくれと頼んでいるのですね。
- ・しかし、私の症状は目に見えません。だから、あなたはこれらの全て、いやこれ以上のことを頼んでいるのですね。

患者は、前向きに考える必要があります。目に見えない慢性的な痛みとともに暮らすことはとても厳しい挑戦です。その挑戦に伴う苦しみは、患者を疲れさせるでしょう。

プランAがだめなときにプランBを試すことは悪いことではありません。しかし、すでにプランZまでやり尽くし、次はプランAAになってしまうのに、全く問題が解決していないのであれば、不満や苛立ちは最高潮に達するでしょう。このとき、選択肢はその他にもあるはずです。

慢性痛をもっていたとしても、自分の人生の全てが慢性痛であるとはいえないはずです。前向きに考え、その気持ちを維持することは、QOL（生活の質）を改善させる大きな一歩です。それは簡単ではありませんが、可能なことです。

一度、失望させられた出来事は、病気を解明していくうえで役立つことがあります。そこに注目することができれば、前向きな選択肢を探すことができると考えられます。新たな選択肢を制限するような、他人が作った価値観に縛られているのであれば、思い切ってその価値観を壊してしまう必要があるかもしれません。

「いいえ」と断ることが、大切であることを学んでください。そして、後ろ向きな行動は、身体の緊張を増加させ、筋肉を拘縮させる原因となるので注意してください。

心理的機能障害は慢性痛と関係していますが、トリガーポイントを理解したうえで、この問題を考える必要があります。慢性痛を有する多くの患者は、悲しいほど無駄に苦しんでいます。なぜならば、明確な原因が認められない限り、筋膜のトリガーポイントを知らない臨床医は、患者を心因性疾患と診断してしまうからです（Simons, Travell, and Simons 1999, p. 31）。

慢性疾患を有する人の周囲には、多くの悪魔がうろついています。その悪魔は、他の因子を巻き込んで次第に大きくなり、さらなる悲惨な状態を作り出しま

す。そのため、たとえ費用がかかったとしても、有害な人物や状況を避けるようにしましょう。

それらを受け入れてしまうことは、持続因子を管理できていないということになります。しかし、全ての人がそれらを完全に管理できているわけではありません。そのため、患者や医療従事者は、相互支援できる仲間とのネットワーク作りが必要となります。医療従事者は、患者の状態を安定させ、患者の要求や患者自身ができる能力を知るとともに、医療従事者が手助けできる限界についても理解しておくことが大切です。

自分の人生の全ての問題を、他人が解決することはできません。だからこそ、知識に基づいた医療支援が必要なのです。そのため、患者は自身の行動に権限をもち、責任感のある医療の消費者とならなければなりません。医療従事者と患者との間に境界線を引くことは重要な課題となります。

また、その他のものとの境界線について注意を払うとともに、各々の限界についても知っておく必要があります。

場合によっては、悪魔自体が持続因子にならないこともあります。悪魔の反応は、患者の行動によって変化します。

現実をただ否定することは最強の悪魔といえます。他の人が患者に悪魔をけしかけたとしても、最終的には患者がどのように行動するかに左右されます。人生は自分のものであり、責任感をもって生きることが大切です。

私たちの全ての行動には因果関係があります。患者の行動によっては、トリガーポイントが生じることも、生じないこともあります。自分でできることを知り、むやみに心配することを避けるようにしましょう。

生活習慣

多くの持続因子があるとき、患者は出口のない穴に落ちてしまったように思えるでしょう。その穴から出るための第一歩は、土を掘ることを止めることです。

このときの自分自身の姿を思い浮かべてください。シャベルを手に持っていたり、ショベルカーを運転していたりするのではないでしょうか。その隣には笑みを浮かべた悪魔が座っています。この状態は、あたかも痛みを無視して耐え抜き、数日間衰弱している様子と重なります。これは、熱心にセルフケアを行う患者によくみられます。身体に耳を傾け、その要求に気を配ることが大切です。

患者の習慣は、身体が欲していることと異なる場合

があります。例えば、歯を食いしばったり、手を握り締めたり、ガムを噛んだり、口呼吸をしたりするような習慣があるかを確認してみましょう。

また、自分の姿を写真に写し、姿勢を確認してみてください。重病人の介護が生活の一部となっていないでしょうか。この場合は、ヘルパーを雇って自身をケアをする必要があるかもしれません。

また、健康を害するようなトレーニングが必要なダンスを行っていないでしょうか。この場合は、トレーニング法、ダンス講師、スケジュールを変える必要があるかもしれません。これらが改善されれば、悪魔に邪魔されることなく、ダンスを楽しむことができるようになるでしょう。

つまり、自分の限界について理解することが大切だということです。多少は無理をしても問題ないかもしれませんが、誰しも必ず限界があります。そして、自分でできることについて考えましょう。持続因子を避けながら、人生に喜びをもたらす方法を探しましょう。鳥のように飛ぶことはできなくても、悪魔を避けることはできるはずです。

患者は、持続因子とどのようにつき合っていけばよいのでしょうか。悪魔がついてきていたり肩に乗っていたりしても、動揺しないでください。徐々に悪魔を飼い馴らすことが大切です。

まずは改善できそうな持続因子をリストにしてください。自身を傷つけることなく、うまくつきあっていく方法を見つけるのです。

痛みがあるにもかかわらず無理をすることはやめ、効率的に行うことができる方法を考えてください。服薬したり治療を受けたりすることは、身体の機能を保つために有効です。

患者と医療従事者は、身体の機能の改善に取り組まなければなりません。痛みと機能障害がある人がその症状をなくしたいのであれば、何かを変えなければなりません。食生活、睡眠、過剰なアルコールの摂取、喫煙、自宅や職場の環境に注意を払うことが大切です。これらと症状が現れる関係性について考えたり、正しい姿勢を意識的にとるようにするなど、日常生活を注意深く送るようにしましょう。

患者の生活習慣を変える必要があれば、医療従事者は患者を管理するべきです。困難な挑戦ではありますが、真剣に取り組めば、生活は必ず変わります。その生活は痛みや機能障害を伴うものかもしれません。しかし、その生活習慣の変化は必要なので、前向きに取り組んでいきましょう。

7章 トリガーポイントによる兆候と症状のリスト

　様々な症状は、線維筋痛症（FM）やトリガーポイント、その両方が原因で起こることもあれば、薬の副作用のように、その他のことが原因で起こることがあります。しかし、その症状の原因を判断するのが困難な場合が多くみられます。

　本章では、様々な兆候や症状が認められるときに、トリガーポイントが存在する可能性が高い領域をリストとして記載しています。また、トリガーポイントが原因となって生じる特徴的な痛みとともに、機能障害が起こる範囲も記載しています。その痛みのほとんどはトリガーポイントと関連した症状であると考えられます。

　トリガーポイントは、偽狭心症、滑液包炎、前立腺炎、虫垂炎、膀胱炎、関節炎、食道炎、手根管症候群、骨盤内の炎症性疾患、心臓の痛み、胆嚢発作、憩室症、肋軟骨炎、坐骨神経痛の症状を起こすことがあります。

　また、トリガーポイントは、汗ばむ、皮膚が青白くなったり冷たくなったりする、鳥肌、皮膚の発赤、発汗の亢進（多汗）、めまい、月経困難症、排尿障害、筋肉のこわばり、耳痛、呼吸困難、五十肩、歩行障害、軽度の運動障害、腕を上げることが困難など、施術者を困惑させる症状の原因となることもあります。

　以下のリストは一例を示したものです。詳細については、Part Ⅱの8～12章を参照してください。トリガーポイントと関連のあるいくつかの内科的疾患は省略しています。なお、医師の指示には必ず守ってください。

兆候と症状	トリガーポイントが存在する可能性が高い領域
過剰な流涙	側頭筋前部 8、側頭筋中部 8、胸鎖乳突筋胸骨部 22、前頭筋 3、眼輪筋上部 4
視力障害／視覚障害	頭板状筋 27、眼筋群 5、胸鎖乳突筋胸骨頭 22、僧帽筋上部 42、眼輪筋 4、咬筋 7（近視）
めまい	胸鎖乳突筋 22、僧帽筋上部 42、頭板状筋 27、頚半棘筋 25、側頭筋 8
眼：強い圧がかかる	頭板状筋 27
眼：充血	前頭筋 3、眼輪筋上部 4、胸鎖乳突筋上部 22
眼：上眼瞼が挙げられない、挙げにくい	眼輪筋 4 のスパズムを伴う胸鎖乳突筋胸骨部 22
眼の炎症（ヒリヒリする）、充血	胸鎖乳突筋 22、外眼筋 5
眼の痛み	胸鎖乳突筋 22、後頭筋 3、頭長筋 18
眼の痛み：眼の奥の痛み	側頭筋 8、後頭筋 3、僧帽筋 42
眼の痛み：後頭から生じる痛み	下頭斜筋 23、鼻中隔上部 9、鼻前頭管 9、前頭洞 9
眼の痛み：深部の痛み	胸鎖乳突筋胸骨部 22
光の感度がぼやける／うす暗くなる	胸鎖乳突筋 22
光過敏	前頭筋 3、眼輪筋上部 4、胸鎖乳突筋胸骨部 22、前頭直筋 19
光過敏と聴覚過敏	後頭筋 3
聴覚過敏	側頭筋 8、内側翼突筋 10
聴覚過敏、耳閉感、難聴、聴力低下	翼突筋（内側翼突筋 10・外側翼突筋 11）、咬筋 7
耳鳴り	翼突筋（内側翼突筋 10・外側翼突筋 11）、咬筋 7、頭板状筋 27、胸鎖乳突筋 22、側頭筋 8
後鼻漏（鼻汁が喉への流入）	翼突筋（内側翼突筋 10・外側翼突筋 11）、胸鎖乳突筋 22
鼻閉、鼻づまり	胸鎖乳突筋 22、外側翼突筋 11

トリガーポイントによる兆候と症状のリスト

兆候と症状	トリガーポイントが存在する可能性が高い領域
副鼻腔の圧迫感や閉塞感、うっ血	咬筋 7、翼突筋（内側翼突筋 10・外側翼突筋 11）、鼻腔 9、副鼻腔 9
顎関節症	外側翼突筋 11、咬筋深部 7
開口制限	咬筋 7 のトリガーポイント（大頬骨筋のみの場合は 10-20 mm の開口制限となることがある）
ブラキシズム（歯ぎしり、歯を食いしばる）	側頭筋 8
歯痛と知覚過敏（低温、高温、圧）	胸鎖乳突筋鎖骨部 22、僧帽筋 42、咬筋 7、側頭筋 8、僧帽筋上部 42、顎二腹筋 16、舌骨筋 14、頭長筋 18、下鼻甲介 9、上顎洞口 9、頬筋 1
発声機能障害	翼突筋（内側翼突筋 10・外側翼突筋 11）、前頚部筋群 14、顎二腹筋 16、喉頭筋群 13
嗄声	喉頭筋 13 のトリガーポイント
気管ドレナージ	翼突筋（内側翼突筋 10・外側翼突筋 11）、前頚部筋群 14、顎二腹筋 16
咽頭痛	舌根 9、喉頭筋 13、肩甲舌骨筋 15 のトリガーポイント
唾液の分泌量の増加	側頭筋中部 8
嚥下困難	頭長筋 18、頚長筋 17、内側翼突筋 10、頬筋 1、肩甲舌骨筋 15、顎二腹筋 16
飲み込んだときの痛み	翼突筋（内側翼突筋 10・外側翼突筋 11）、顎二腹筋 16、顎舌骨筋 14、茎突舌骨筋 14、輪状披裂筋 13、肩甲舌骨筋 15、頭長筋 18、胸鎖乳突筋 22
つばを飲み込む際の喉のつかえ	喉頭筋 13、顎二腹筋 16
喉につまる	頭長筋 18、頚長筋 17、顎二腹筋 16
喉の腫脹	顎二腹筋 16 のトリガーポイント（偽リンパ節肥大）
腺の腫脹	顎二腹筋 16、胸鎖乳突筋 22、翼突筋（内側翼突筋 10・外側翼突筋 11）、前頚部筋群 14
前斜角筋症候群	鎖骨下筋 55 トリガーポイント、血管絞扼
第 1 肋骨が高い	前斜角筋 21（肋鎖症候群が原因である可能性）、肩甲舌骨筋 15
頚動脈の絞扼	茎突舌骨筋 14
疝痛	腹横筋 36、腹直筋 37
腹部の痙攣／疝痛	へその周囲の外側縁 35、36、37
腹部膨満／むかつき	腹筋（特に腹直筋上部 37 の剣状突起付近）
腹部に広がる痛み／婦人科系の痛み	腹直筋下部 37、大内転筋上部 87
腹壁下部の触診時のこわばりと深部圧痛	脊柱起立筋 T9 26
脇腹痛	前鋸筋 50、外腹斜筋 35、横隔膜 33
鼓脹（ガスが溜まる）	腹筋群
膨満感	腹横筋 36、腹直筋 37
腸膨満感	尾骨筋 41
直腸の膨満感	内閉鎖筋 84
食欲不振	腹直筋 37
消化不良	腹直筋 37
排便時痛	肛門挙筋 41、内閉鎖筋 84
便秘	腹筋（場合によっては腸間膜、内閉鎖筋 84）
下痢	下腹部領域、右腹直筋下部 37、腹横筋 36
過敏性腸症候群（IBS）	直腸のトリガーポイント、腹筋群（特に腹斜筋 35）、多裂筋中部と下部 29、骨盤底筋 41、大内転筋上部 87
生殖器の痛み	坐骨海綿体筋 41、球海綿体筋 41、大内転筋上部 87、腹横筋 36
膀胱痛	大内転筋上部 87

兆候と症状	トリガーポイントが存在する可能性が高い領域
外陰部痛	骨盤底筋 41（特に肛門挙筋前下部 41、腟壁、内閉鎖筋 84）、腰筋（大腰筋・小腰筋）38、腹直筋 37、内閉鎖筋 84
性交疼痛（性交時の痛み）	球海綿体筋 41、梨状筋 82、大内転筋上部 87
性的絶頂時の痛み	恥骨尾骨筋 41
尿道括約筋のスパズム	錐体筋 37
失禁：尿、便	骨盤底筋 41、錐体筋 37（泌尿器）、内閉鎖筋 84（両側）
夜尿（寝小便）	腹壁下位の活動化トリガーポイント 34、37
膀胱を完全に空にする能力を欠如	錐体筋 37
勃起不全	複数の骨盤筋のトリガーポイント（特に坐骨海綿体筋 41）
インポテンツ	球海綿体筋 41、坐骨海綿体筋 41、梨状筋 82、短外旋筋（双子筋 83、大腿方形筋 85）、陰部神経と陰部動静脈の絞扼
早漏	球海綿体筋 41、坐骨海綿体筋 41
睾丸の収縮	脊柱起立筋 26
精巣の収縮	多裂筋 29
女性の性機能不全	梨状筋 82、短外旋筋（双子筋 83、下双子筋、大腿方形筋 85）、骨盤底筋 41
腟の痙攣	骨盤底筋 41 と関連領域
胸郭出口症候群の様な痛み	斜角筋 21、大胸筋 54、広背筋 56、大円筋 49、肩甲下筋 48、小円筋 47、僧帽筋 42、肩甲挙筋 53、上腕三頭筋 61
橈骨動脈絞扼	小胸筋 44
肩インピンジメント症候群	前鋸筋 50
手の腫脹	斜角筋 21
ばね指	手指屈筋群、指屈筋腱鞘
弾発母指	長母指屈筋腱鞘 63
親指が使いにくい（文字が書きにくい、ボタンをかけにくい）	母指内転筋 75、母指対立筋 75
親指の痙攣	長母指外転筋 64
書痙（手指の筋肉のふるえ）	腕橈骨筋 68、前腕伸筋群
握力低下	棘下筋 46、斜角筋 21、手伸筋群、腕橈骨筋 68、短母指外転筋 66
手に持った物の重さの感覚異常	胸鎖乳突筋 22
腰痛	腰腸肋筋 26、胸最長筋 26、梨状筋 82、短外旋筋（双子筋 83、大腿方形筋 85）、脊柱起立筋 26、腰方形筋 40、中殿筋 79、大腰筋 38
腰崩れ	大腿直筋 95、中間広筋 94
膝崩れ	内側広筋 92、外側広筋 93
大腿と下腿の筋力低下	大腿直筋 95
膝の筋力低下	大腿直筋 95
足首の筋力低下	前脛骨筋 97、腓骨筋 100
脚の腫脹	梨状筋 82、短外旋筋（双子筋 83、大腿方形筋 85）、長内転筋 86、短内転筋 86
下腿と足首の腫脹	梨状筋 82、ヒラメ筋 102
膝蓋骨がロックする	内側広筋 92、外側広筋 93
こむらがえり	腓腹筋 96
下垂足：フットスラップ	前脛骨筋 97
前方シンスプリントによる痛み	長趾伸筋 104、前脛骨筋 97
後方シンスプリントによる痛み	長趾屈筋 101、後脛骨筋 98
足首の捻挫	腓骨筋 100
足底筋膜炎	足内在筋の表層と深層 106

トリガーポイントによる兆候と症状のリスト

兆候と症状	トリガーポイントが存在する可能性が高い領域
親趾の痙攣	長趾伸筋群 [104]
てんかん発作用の症状	大後頭直筋 [20]、小後頭直筋 [20]
集中力を欠如	前頭直筋 [19]、外側頭直筋 [19]
乗り物酔い（車や船）	胸鎖乳突筋 [22]
しゃっくり	横隔膜 [33] の反射性収縮、口蓋垂 [9]
げっぷ	腹筋群（特に腹直筋 [37]、その他 [35]）、胸部傍脊柱筋群上部 [26]、[29]
胸焼け	外腹斜筋上部 [35]、腹直筋上部の剣状突起 [37]、腹横筋 [36]
吐き気	腹筋群、傍脊柱筋群上胸部、腹横筋 [36]、側頭筋 [8]
嘔吐	腹筋群（特に腹直筋 [37]）
噴出性嘔吐	噴出を誘発する領域のトリガーポイント（両側）、第12肋骨角直下
胃内容物が食道から逆流	外腹斜筋上部 [35]
食物不耐症	腹横筋 [36]
咳、空咳	胸鎖乳突筋胸骨部 [22] の収束部、胸筋（大胸筋 [54]・小胸筋 [44]）、胸骨筋 [54]
息切れ	肩甲挙筋 [53]
換気量の減少	前鋸筋 [50]、肋間筋 [32]
上気呼吸機能障害	大胸筋 [54]（気管支）、内肋間筋 [32]
不整脈	大胸筋 [54]：第5肋間と第6肋間の間、乳首と右側胸骨の中間（胸骨の不活性化トリガーポイント）、小胸筋 [44]
頻脈、不整脈（心房細胞）	大胸筋 [54]、肋間筋 [32]（自律神経系と併発）
幻肢痛	切除後、切断した脚、腕、胸、臓器周囲の筋肉に存在するトリガーポイントが周辺の組織に痛みを生じる
乳頭過敏症／衣服不耐症	大胸筋 [54]（両側を確認すること）
直立することができない	腰筋（大腰筋・小腰筋）[38]
長時間の座位での痛み	骨盤底筋 [41]、大殿筋 [78]、梨状筋 [82]、坐骨海綿体筋 [41]、会陰横筋 [41]、鼡径靭帯、仙結節靭帯
じっと座っていることが出来ない	大殿筋 [78]、内閉鎖筋 [84]、大内転筋上部 [87]
階段を上がることが困難	脊柱起立筋 [26]、腰方形筋 [40]、前脛骨筋 [97]、ヒラメ筋 [102]、長趾屈筋 [101]

これらの症状に関するトリガーポイントの情報については、以下を参考にしています。

Funt and Kinnie (1984)

Travell and Simons (1992)

Simons, Travell, and Simons (1999)

Starlanyl and Copeland (2001)

Doggweiler-Wiygul (2004)

Teachey (2004)

Bezerra Rocha, Ganz Sanchez, and Tesserolide Siqueira (2008)

Qerama, Kasch, and Fuglsang-Frederiksen (2008)

Sharkey (2008)

PART II

図解

症状の原因を調べる
～確認方法と対処法～

　Part IIでは、トリガーポイントの確認のしかたと対処法について解説します。各筋肉では「コントロールするためのヒント」という項目があり、施術者または患者へ向けて解説されています。これらを読むことで、その筋肉についての理解がより一層深まるでしょう。また、ストレッチを紹介している一般向けの書籍などでは、目的の筋肉をストレッチすることができないため、本書では各筋肉のストレッチ法について解説しています。

　各筋肉は解剖図で示しています。解剖図の濃い赤色の部分は筋肉であり、筋線維の向きも表示しています。筋線維の向きは、各筋肉を確認するときや治療するときに役立ちます。筋肉に続く腱は白色で表示しています。また、トリガーポイントや筋肉を探しやすいように、骨格などの身体構造についても示しています。

　さらに、関連痛パターンについても図示しています。関連痛パターンの図の濃い赤色の部分は強烈な痛みを生じる領域、薄い赤色の部分は波及的な痛みが生じる領域を示しています。このような関連痛パターンの領域に痛みが広がるときは、トリガーポイントが活性化しています。また、症状が非常に顕著な状態であり、場合によっては線維筋痛症を合併している可能性があります。筋肉や関連痛パターンは、身体の両側に存在する場合もありますが、本書ではほとんど片側を示しています。同じ筋肉でも異なった関連痛パターンがある場合は、トリガーポイントが存在する部位ごとに、身体の片側のパターンを示します。特に、多発的に関連痛が重なり合う場合や線維筋痛症が存在する場合は、関連痛パターンは患者によって異なることがあります。そのため、筋筋膜のトリガーポイントに精通している施術者は、関連痛パターンが異なる患者に出会うことがあるでしょう。

　なお、本書ではトリガーポイントの位置を「×」のような印で示していません。なぜなら、トリガーポイントは筋肉のどの部位にも生じる可能性があるからです。このような方針は、John Sharkeyによって初めて考案されました（2008）。トリガーポイントの位置を示している書籍もありますが、それは誤診を招くおそれがあります。なぜなら、多くの人は「×」の印を確認し、そこに何もなければ、その筋肉にはトリガーポイントがないと考えてしまうからです。このように「×」の印の周囲を検査する必要があることはあまり知られていません。

　触診と関連痛パターンによってトリガーポイントを見つける方法については、14章を参照してください。関連痛パターンは、トリガーポイントの位置を特定する重要な手がかりとなります。例えば、関連痛パターンは肩甲骨の周囲に存在していることが多いですが、多数のトリガーポイントを有する人は、独自の関連痛パターンを示すようになります。痛みのある領域とない領域を確認することは、トリガーポイントを見つけるうえで役に立ちます。

　本書の図は、一般的なトリガーポイントについて示しているので、関連痛パターンを理解することに効果的なものであるといえるでしょう。しかし、実際には、トリガーポイントどうしで相互作用が起こったり、まれに単独で形成されたりすることもあります。各章の初めには、様々な症状が生じている患者の症例を示しています。それは、複数のトリガーポイントを有していたり、それらが相互作用したりしている患者やその施術者にとって、有用な情報となるでしょう。

8章

顔面部、頭部、頚部の筋肉

はじめに

本書では特定の部位ごとに各筋肉をまとめて示していますが、これは意図的に分類したものです。しかし、脚後面のトリガーポイントによる関連痛が顎に生じるといった症例も存在します。

頭部と頚部のような異なる部位では、異なる領域に影響することがあります。例えば、鼻水はトリガーポイントにより生じる場合がありますが、鼻水がポタポタと落ちる機械的刺激は、鼻や喉の多数のトリガーポイントを活性化させる可能性があります。

このように、トリガーポイントは別のトリガーポイントに作用することがあります。これらのカスケード反応は、徐々にあるいはすぐに生じることがあります。トリガーポイントが活性化すると、健康な筋肉は障害を受けた筋肉の代償として補助的に働きます。その結果、組織は硬くなって痛みを生じるため、動作が最小限に抑えられ、トリガーポイントが存在する筋肉は保護されます。最終的には、脳は痛みのために可動できないという信号を受け取り、その筋肉はいっそう短縮してしまいます。このようにして負のスパイラルが生じます。本書では、この状態に陥らないように、様々な情報を解説しています。

運動

頭部と頚部は、アレルゲン、病原体、歯科治療による外傷、眼・耳・喉の疾患からの影響を受けやすい領域です。そして、この部位に最も影響を与えるのは、むち打ちと呼ばれる状態です。衝突や突発的に起こる頚部傷害に伴う過剰反応は、極端な筋収縮を誘発することが知られており、驚愕反応として現れます（Blouin, Inglis, and Siegmund 2006）。この反応は、思いがけない大きな音によって誘発されることもあります。

過剰な筋収縮はトリガーポイントの進展に関係しています。片頭痛を含む様々な頭痛は、トリガーポイントが原因となっています。筋肉が関与する「緊張型頭痛」は、「筋原性頭痛」と呼ばれることがあります。筋肉の緊張は、様々な原因によって起こりますが、一般に「緊張型」といわれる疾患は、精神的ストレスが原因である可能性があります。

側頭下顎骨における多くの症状は、治療可能なトリガーポイントが存在しています。子供の耳の痛み、原因不明の歯痛、上位性めまい、10代から音が聞き取りにくいなどの症状は、筋筋膜痛が原因である可能性があります。しかし、このような症状は、神経系の問題あるいは心理的因子によるものとして考えられることがあります。

精神的・生理的ストレスを受けると、肩をすくめ、頭を下方に向け、肩を内側に丸めるようになります。このようなうつむいた姿勢は、筋肉の外傷を生じる可能性があります。安静時、舌が口蓋内で正常な位置にない場合は、舌骨は正常な位置にないので、多くの筋肉が本来のアライメントからずれることで筋肉が損傷し、トリガーポイントが形成されます。また、舌骨が本来のアライメントからずれている場合、頚動脈検査で異常が認められることがあるため、診断が難しくなったり、場合によっては頚動脈が絞扼されていることもあります（Kolbel et al. 2008）。

このように、トリガーポイントは身体の構造が正常なアライメントでないことで形成される場合があります。そのため、正しい診断と治療がなされなければ永続的な組織変化を招くことになります。特に、後頚部にトリガーポイントを有する患者は、高確率で線維筋痛症を患っているため、注意が必要です（Sahin et al. 2008）。中枢性感作の状態は、機能的・精神的・身体的によるものと誤解されていることがあります。

トリガーポイント

片頭痛や群発性頭痛などの頭痛にはトリガーポイントが関係しています。トリガーポイントは多くの要因で生じ、様々な症状の原因となります。さらに、持続すると、中枢性感作の原因となることがあります（Calandre EP, et al. 2006）。中枢性感作は片頭痛や他の局所的な兆候から始まりますが、全身性の線維筋痛症に進行することがあります。

また、子供でもトリガーポイントによる頭痛を生じることがあります（Fernandez-de-las-Penas et al. 2006）。数年間持続している片頭痛は、トリガーポイントを治療することで改善する、あるいは、最小限に抑えられることがあります（Nelson, Fernandez-de-las-Penas, and Simons 2008）。

顎を前方に出す筋肉、靭帯、腱のトリガーポイントは、顎関節症（TMJD）の痛みに関与している可能性があります。そのほか、トリガーポイントは筋肉の効率的な動きを阻害するため、疲労が生じます。

慢性筋筋膜痛（CMP）

局所的に筋肉の痛みが生じている場合、たとえ施術者がトリガーポイントについて理解していても、その痛みの発生には多くの筋肉がかかわっているので、その原因を見つけることは難しいでしょう。

著者のStarlanylのトリガーポイントを治療したJustine Jeffreyは、肩と頭部の症状を組み合わた「ショネッド［shnead］」（ショルダー［shoulder］とヘッド［head］を組み合わせた造語）、肩と頚部の症状を組み合わせた「ショネック［shneck］」（ショルダー［shoulder］とネック［neck］を組み合わせた造語）という言葉を考案しました。

多発性トリガーポイントによる症状は、不必要な抗生物質の使用や真菌の異常増殖によって起こることがあります。原発性不眠症や睡眠時無呼吸症候群は、顎関節症（TMJD）の痛みと関連しており（Smith et al. 2009）、トリガーポイントが関係します。

慢性筋筋膜痛（CMP）の症例

数か月以上続く頭痛に悩まされる20歳の大学生が来院しました。持続的な右側の歯と顎の痛み、眼の疲れを訴えており、頭痛は主に側頭部に生じています。頭痛が始まる1か月前に右上歯の根管に問題がありましたが、頭痛により歯の治療を延期しています。

数週間後、右側の咽頭痛、リンパ腺の腫脹、耳痛が起こりました。その後、顎が再びうずき始めたため、歯科を受診しましたが、他の歯には問題が見つかりませんでした。しかし、最近は睡眠困難になり、日中集中することができません。2か月間、市販の抗炎症薬を服用しています。

検査の結果、トリガーポイントは右側頭筋前部、顎二腹筋後腹、外側翼突筋にありました。また、自分自身で関連痛パターンを評価し、治療として行ったストレッチ＆スプレーにより、痛みが軽減しました。指圧の方法を指導され、自宅でストレッチを行いました。1週間後、電話をすると、症状は現れておらず、抗炎症薬は中断しているとのことでした。

主な持続因子

一般的に、この部位には顎関節症（TMJD）、アレルギー、変形性関節症、外傷、その他の筋肉への過剰

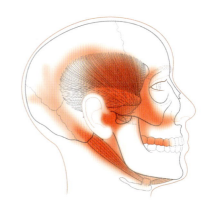

図8-1　患者の関連痛パターン

負荷、ホルモンや血液のアンバランス、慢性的な感染症、悪い姿勢（特にうつむいた姿勢や猫背）などが相互作用することで症状が生まれ、それらが持続因子となります。持続陽圧呼吸療法（CPAP：マスクをつけて気道内の圧力を調整）は、頭部と頚部にトリガーポイントを形成する原因となることがあります。

重たい眼鏡の使用、視力障害、異常呼吸、不動状態、長時間のコンピュータの使用、精神的ストレス、長期間の歯科治療でも同様の症状が起こる可能性があります。トリガーポイント治療を成功させるためには、頭部と頚部の持続因子を管理する必要があります。

歯科医への注意

トリガーポイントを有する患者は、咬み合わせの調整がトリガーポイントの軽減につながる可能性があるため、トリガーポイントの評価と治療を行う必要があります。このように評価や治療をしたり、持続因子を管理したりすることで、関節円板の悪化を防ぐことができます。

治療には、ストレッチ＆スプレー、アイスストローキング、ホットパック、局所麻酔などが用いられます（14章参照）。頻繁に休憩を取ったり、顎の動的ストレッチ、ストレッチ＆スプレー、ホットパックを行ったりすることは、長期間の歯科治療によるトリガーポイントの形成を防ぐことにつながります。

コントロールするためのヒント

口呼吸、異常呼吸、うつむいた姿勢、その他の異常姿勢などがあるかを確認しましょう。自分を写した写真を見ることで、姿勢を客観的に評価できます。

病歴や検査はトリガーポイントを探す手がかりとなることがあります。頚部における局所痛の治療は、頭部や顔面部の症状を改善させることがあります（Mellick and Mellick 2003）。ただし、持続因子を管理しなければ、治療の効果は現れないでしょう。

1 頬筋 (きょうきん)

英語 Buccinator
由来 ラテン語：bucca「頬」

解剖図

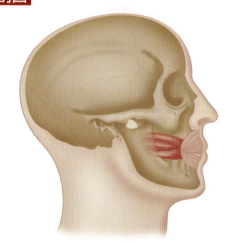

関連痛パターン

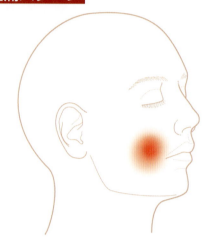

特徴

頬筋は、歯の間に食物を保持することで咀嚼作用を補助し、頬の大部分を形成します。下方の筋線維は上唇に走行し、上方の筋線維は下唇に交差する形で付着しています。物をしゃぶったり、口笛をふいたり、飲み込んだり、管楽器を吹いたり、唇をすぼめたり、顔の表情を作ったりすることにかかわります。

運動

頬筋は、風船を膨らましたり、ストローで液体を吸い込んだりするときに作用します。また、犬歯を露出させるときにも作用します。

トリガーポイント

頬筋のトリガーポイントは局所痛を生じ、その痛みは歯に波及することがあります。頬筋は上咽頭筋に付着しているので、このトリガーポイントは飲み込むときに違和感を起こすことがあります。

周辺の筋肉は、トリガーポイントからのストレスによって拘縮することがあります。このトリガーポイントが存在すると口元がピクピク動くことがあり、それによって耳下腺と唾液管を絞扼することがあります。固有受容器の機能障害を起こすと、舌を噛んだり、頬を噛んだりすることがあります。

また、頬筋のトリガーポイントは睡眠中のよだれやドライマウスに関与する可能性があります。このトリガーポイントは顔の表情を乏しくさせるので、非言語的なコミュニュケーションの能力を低下させるかもしれません。

ただし、口の側面に存在する深部の筋肉の塊にはトリガーポイントがない場合もあります。この部位は頬筋と口輪筋線維が相互に影響します。

主な持続因子

持続因子には、長時間硬い物を噛む、不適切な歯科検査、不正咬合、笑顔の欠如（できるだけ笑うようにする）などがあります。

コントロールするためのヒント

頬筋を伸ばしたままにすると、過度な緊張とこわばりを生じるため、この状態を維持することは避けましょう。頬筋の動的ストレッチでは、口をすぼめながら息を吐き出します。このとき、3〜4秒かけて全ての息をゆっくり吐き出すようにしましょう。頬と歯の間に指を入れ、それから口をすぼめてみると、歯と接触している指が頬筋に圧迫されて筋肉の収縮を感じることができます。

トリガーポイントが存在した場合は、その指と親指で結節（硬結）を圧迫しましょう。口腔内に使用される局所麻酔薬を使うと痛みが軽減することがあります。トリガーポイントが痛みの原因であったとしても、麻酔を使うとその領域の関連痛がなくなります。また、その部位の外側をホットパックで温めても症状を和らげることもできます。腫脹の進行を抑えたい場合は、冷湿布で冷やすことが推奨されています。

2 大頬骨筋、小頬骨筋

英語 Zygomaticus Major and Minor
由来 ギリシャ語：zugoma「帯」もしくは「ボルト」

解剖図

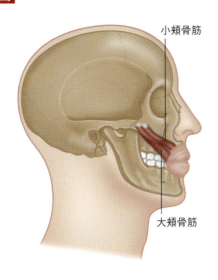

関連痛パターン

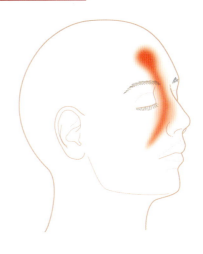

特徴

大頬骨筋と小頬骨筋は、微笑んだり笑ったりするときに、上唇を上方向や横方向に引き寄せます。

トリガーポイント

大頬骨筋と小頬骨筋のトリガーポイントは、鼻に沿って上方に孤を描くように伸びる痛みを誘発します。その痛みは鼻筋から前額部の中央まで広がります。

これらのトリガーポイントにより、2cm程度の開口制限が起こることがあります。つまり、サンドイッチなどを食べるときに十分に口を開くことができなければ、トリガーポイントが存在している可能性があります。著者のStarlanylは、この筋肉にトリガーポイントがある場合は、睡眠中のよだれの原因となることがあることを指摘しています。頬骨筋、眼輪筋、上唇挙筋のトリガーポイントは、三叉神経痛を生じることがあります（Yoon et al. 2009）。

主な持続因子

持続因子には、習慣的なしかめ面、斜視、視力低下、暗い照明、顎関節症（TMJD）、胸鎖乳突筋胸骨部のトリガーポイントなどがあります。

コントロールするためのヒント

大頬骨筋と小頬骨筋のストレッチは、キスのように口をすぼめる動作です。このストレッチは楽しく行うことができますが、長時間行うことは避けましょう。

トリガーポイントが存在する場合、口の中に人差し指を入れ、親指を外側に置くことで触れることができます。このとき、トリガーポイントに優しく圧をかけることが有効です。また、温めたり、冷やしたりすることも効果があるかもしれません。通常、親指と人差し指で活動性トリガーポイントをはさみ、ローリングしたり、押したりすることで治療しますが、これは優しく行わないと苦痛を生じます。

治療前後は顎が開口するかどうかを確認しましょう。治療が成功すれば、顎の制限は十分に緩まり、分厚いサンドイッチでも食べられるようになります。

ストレッチ

微笑んだり、笑ったりすることは、これらの筋肉にとってよい運動となります。また、「ワーイ！」と発声することも有効です。ただし、人前で「ワーイ！」と繰り返し発声すると、誤解を招くおそれがあります。しかし、周囲の人にもトリガーポイントを理解してもらえるよい機会になると思われます。

3 後頭前頭筋
こうとうぜんとうきん

英語 Occipitofrontalis
由来 ラテン語：occiput「後頭部」、frontalis「頭の前方」

解剖図

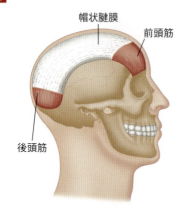

後頭前頭筋は2つの筋肉からなり、これらは線維性の腱膜によって接続している。

関連痛パターン

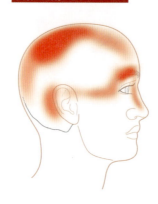
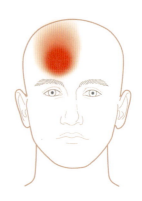

後頭筋　　　　　　　前頭筋

特徴

　後頭前頭筋の後頭筋と前頭筋は、同時に作用します。後頭筋は、頭皮を後方に動かし、眉毛を上げたり、額にしわを寄せたりするなど、前頭筋を補助する作用があります。一方、前頭筋は頭皮を前方に動かし、前頭部の皮膚に水平のしわを作ります。

運動

　背部の筋緊張は、後頭前頭筋の短縮を起こすことがあります。また、ハムストリングスや足底筋膜における筋スパズムは、後頭前頭筋の緊張を生じる可能性があります。この筋肉は頭部と頸部の緊張を増大させ、頭痛を生じたり、頸部を過度に伸ばしたりする原因となります。
　歩行中やランニング中に周囲を見渡すために、骨盤を後方に回転させるときにも補助的に作用します。このような動作は、トリガーポイントの形成の原因や持続因子になります。

トリガーポイント

　後頭前頭筋のトリガーポイントは、前頭部を越えて上方に関連痛を誘発します。痛みは、頭の中、眼球の中や奥、耳の奥、鼻の中、時にはまぶたにも及びます。
　このトリガーポイントは、聴覚過敏や光過敏などを誘発し、痛みを増悪させる可能性があります。また、患者は頭の重みに耐えられず、帽子を被ったり、カチューシャを着用したりすることができない場合があります。
　このトリガーポイントが誘発する深部痛は、後頸部のトリガーポイントによって生じる大後頭神経痛の絞扼に伴うチクチクと刺すような痛みと区別しなければなりません。前頭部を越えて広がる、鋭くて焼けつくような痛みが片側に存在する場合、前頭筋のトリガーポイントによって眼窩上神経の絞扼が起こっている可能性があります。前頭筋のトリガーポイントは、涙を過剰に産生することがあります。
　後頭筋のトリガーポイントは、視力低下や緑内障の患者に多く認められます。前頭筋のトリガーポイントはコンピュータの使用者に多く認められます。
　トリガーポイントが重複すると痛みが両側に生じますが、基本的に痛みはトリガーポイントと同じ側に起こります。トリガーポイントは、頭蓋骨の縫合線に沿った帽状腱膜で形成され、関連痛を誘発するという考えもありますが、著者のStarlanylは疑わしく思っています。一般的に、冷やすことは神経痛には有効であり、ホットパックなどで温めることは筋肉の痛みに有効です。

主な持続因子

　持続因子には、直接的な外傷、習慣的なしかめ面、前頭部のしわ寄せ、長時間のコンピュータの使用、視力低下、他のトリガーポイントなどがあります。

顔面部、頭部、頸部の筋肉

ストレッチ

指先を使った頭皮の優しいマッサージは、この部位を柔らかくしておくための理想的な方法です。眉毛を上げ下げしてみましょう。

また、このマッサージとストレッチを同時に行いましょう。何事に対しても、楽観的に考えることが大切です。

4 眼輪筋
（がんりんきん）

英語 Orbicularis Oculi
由来 ラテン語：orbiculus「小さな円板」、oculus「眼」

解剖図

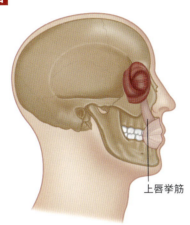

上唇挙筋

関連痛パターン

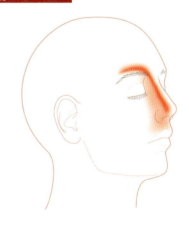

特徴

眼輪筋は、眼球を涙で潤すときにまぶたを閉じる作用があります。また、突然あるいは過度な明るい光から眼を守るため、眼を細くする作用があります。眼輪筋の一部は涙嚢を広げます。

運動

眼輪筋は複合的な筋肉です。ゆっくりまばたきをしたり、開いているまぶたを元に戻したりする作用があります。また、目尻のしわを作ったり、眼の外側を上げたりする作用もあります。

眼輪筋は、非言語的なコミュニケーションに重要な役割を果たします。そのため、トリガーポイントにより眼輪筋に負担がかかっている場合は、適切なコミュニケーションをとることが困難になります。

トリガーポイント

眼輪筋のトリガーポイントは、眉毛の上から鼻に沿った領域や、鼻の下の領域に関連痛を生じます。トリガーポイントが活性化すると副鼻腔に問題を生じるため、副鼻腔の痛みとして誤解されることがあります。

また、まぶたの痙攣に関与していることもあります。このトリガーポイントによる筋膜の絞扼は、涙管に影響を与えることがあります。上唇挙筋が関与している場合、このトリガーポイントは三叉神経痛と似たような症状を引き起こす可能性があります（Yoon et al. 2009）。例えば、強い対比色がある印刷物を見たとき、そのページが飛んでいるように感じるかもしれません。なお、この症状は、線維筋痛症に原因がある可能性があります。

主な持続因子

持続因子には、副鼻腔炎、眼の感染症、眼への刺激、未矯正の裸眼、長時間のコンピュータの使用などがあります。

コントロールするためのヒント

細かい印刷は眼に強い刺激を与えるため、本の上に専用フィルムを置くなどしてコントラストを弱めると、眼の負担も減るでしょう。しかし、トリガーポイントの治療は必要です。セルフケアとして、眼の周囲をホットパックで温めたり、冷やしたり、優しく指圧することなどが効果的です。

5 外眼筋（内側直筋、外側直筋、上直筋、下斜筋、上斜筋、下直筋）

英語 Extrinsic Eye Muscles (medial rectus, lateral rectus, superior rectus, inferior oblique, superior oblique, inferior rectus)
由来 ラテン語：extrinsecus「外側」

解剖図

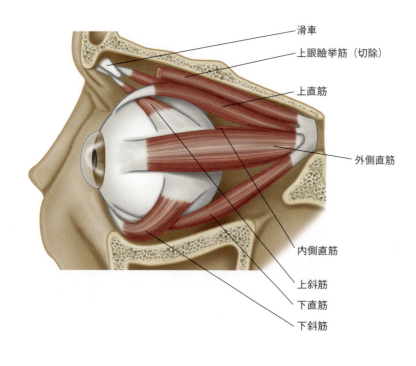

- 滑車
- 上眼瞼挙筋（切除）
- 上直筋
- 外側直筋
- 内側直筋
- 上斜筋
- 下直筋
- 下斜筋

特徴

　眼球には、上下運動、内外転運動、内外旋運動に関与する6つの筋肉が付着しています。内側直筋と外側直筋は、眼球を中心から内方（内転）や外方（外転）へ移動させる作用があります。

　直筋群は内外転運動だけでなく、眼を中央に引っ張る作用があります。上直筋は上方に引っ張り（挙上）、下直筋は下方に引っ張ります（下制）。斜筋群は上方と下方に動かすだけでなく、外方にも引っ張ります。上斜筋は下方と外方に引っ張られ、下斜筋は上方と外方に引っ張られます。

　滑車にはよくトリガーポイントが存在しています。眼の筋肉が正常に機能しているとき、脳の指示により、少なくとも3つの筋肉を協調運動させることで、眼球の動きを調整しています。

運動

　外眼筋の位置の変化は、後頭下筋群に影響を与えます。そのため、運動によって外眼筋のトリガーポイントの緊張を緩和させることは、頚部後面の筋緊張を緩和することにつながり、頭痛やその他の症状が改善されます。

トリガーポイント

　外眼筋のトリガーポイントは、それぞれの筋肉によって、頭痛、まぶたの痙攣、視界不良、眼の炎症、副鼻腔の痛みなどの症状を引き起こします。このトリガーポイントは、自己受容体の機能障害の原因となることがあります。また、眼を正常に機能させるためには、一体となって作用する必要があるため、それぞれの筋肉が正常に収縮しなければなりません。

　もし1つ以上の筋肉がトリガーポイントによって短縮した場合、急に前後や横に移動したり、目線を上げたり下げたりすると、めまいを含む視力障害を引き起こし、立体視の能力に影響を及ぼすことがあります。この変化は、身体機能を判断する脳の認識機能に影響を及ぼします。

　また、このトリガーポイントは、視覚変化の原因となる可能性がありますが、眼の運動を行うことで解決します。StarlanylとCopelandは外眼筋に注目し（2001, p83）、Fernandezde-las-Penasらは外眼筋にトリガーポイントが存在することを確認しています（2005）。

　そのほか、水晶体と瞳孔の拡張を調節する内眼筋にもトリガーポイントの存在が疑われていますが、まだ確認されていません。しかし、これらの筋肉をストレッチする眼の運動は、患者の症状を改善させます。

顔面部、頭部、頚部の筋肉

主な持続因子

外眼筋の疲労は、コンピュータの使用、縫い物、読書などのように、長時間、同じ視点を保つことによって生じます。アレルギーや刺激が強い煙は、副鼻腔炎や眼感染症と同様に、眼やこの筋肉にストレスを与えることがあります。

多くの市販の目薬は眼を乾燥させるため、頻繁に使用してはいけません。目薬は眼科医が推奨するものを使用しましょう。塩素で消毒されたプールなど、眼の刺激となるようなものは避けてください。持続陽圧呼吸療法（CPAP）を行う場合は、眼に空気が吹き込まれないように注意しましょう。

セルフケア

様々な方向に眼球を動かしたり、上方を見たりするような眼の運動をしてみましょう。このとき、眼で腕立て伏せするようなイメージで行います。

眼科医は、眼球での円の描き方を教えるとき、指の動きで指示する方法があります。これを参考にして、自らの指を目印とし、眼球を円のように動かしてみてください。この眼の運動により、トリガーポイントが存在する筋肉を探し出し、その筋肉をストレッチすることができます。

眼球を動かすことにより、トリガーポイントがどこにあるのかがはっきりとわかると思います。痛みを感じたら、眼球をゆっくりと1回転する運動を1日に数回行いましょう。

眼に強い痛みがあったり、頭痛が起きたりするようであれば、いったん、この眼の運動を止めましょう。それはストレッチが必要であるというサインなので、ストレッチを行います。再び、この眼の運動をするときは、指を眼に近づけて、同じように行ってください。

ストレッチは、素早く何度も行ってはいけません。日中に眼の筋肉をたくさん動かすようにしましょう。最終的には、眼球を各方向に、1日に数回繰り返して動かせるようになります。

この運動は、筋肉の柔軟性を維持することを助けます。そして、眼の使い方に注意しましょう。眼は多くの頚部の筋肉が補助して作用しています。細かい作業をするときは、適当な明るさかどうか、まぶしすぎるのではないかなどを確認しましょう。

眼の筋肉の緊張を和らげるには、冷やすことが有効です。そのため、冷蔵庫で保存できるゲル状の目薬を使用してよいか、眼科医に相談してみましょう。また、眼の上に冷たい湿った布を置くことも、眼の筋肉の緊張を和らげるのに役立ちます。

8章

5

外眼筋

6 鼻根筋、皺眉筋

英語 Procerus and Corrugator Supercilii
由来 ラテン語：procerus「長い」もしくは「広げた」、corrugare「しわになる」、supercilium「眉毛」

解剖図

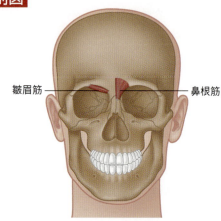

皺眉筋 ／ 鼻根筋

関連痛パターン

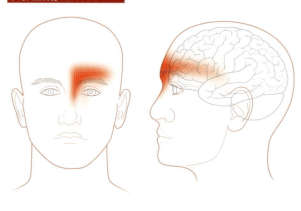

特徴

鼻根筋は鼻蓋を覆っている皮膜に付着し、鼻と前額部の間で鼻梁を形成しており、眉毛の下方中央に引き寄せます。鼻にしわを寄せ、前頭骨の作用を補助します。皺眉筋は、眉をひそめたり、眉を近づけたりするときに、眉毛を引き寄せると同時に引き下げます。

運動

鼻根筋と皺眉筋のトリガーポイントは、眉毛の間に垂直の深いしわを作る原因となることがあります。このようなしわは、顔面が非対称であることを示唆することがあります。

晴れた日にサングラスを着用すると、筋膜の緊張を減少させることができます。その運動連鎖による緊張を抑制するためには、足から全身に至るまでの緊張を解放する必要があります。中医学では、眼の間のしわは迷走神経の刺激を現すサインと考えられています（Yun Hsing Ho personal communications）。

トリガーポイント

鼻根筋と皺眉筋のトリガーポイントは、他の筋膜や筋肉にトリガーポイントを誘発させます。このトリガーポイントは脳前面の深部に鈍い頭痛を起こし、眼の奥に鈍痛を生じさせます。さらに、眼精疲労の原因となることがあります。また、このトリガーポイントは上眼瞼下垂（Ghalamkarpour Aghazedeh and Odaaei 2009）、片頭痛（Smuts Schultz and Barnard 2004）の原因となっている可能性があります。

主な持続因子

しかめ面をしていたり、非常に集中していたりするときに、鼻根筋と皺眉筋の収縮が起こります。持続陽圧呼吸療法（CPAP）でのマスクの使用、重い眼鏡の使用、長時間のコンピュータの使用やテレビの視聴は、トリガーポイントを持続させることがあります。

タバコの煙は、眼やこれらの筋肉を刺激するので、数秒間でもタバコを口にくわえていることは持続因子となります。そのため、タバコの煙を避け、長時間、コンピュータやテレビの画面を見ることを控えることが大切です。

コントロールするためのヒント

眉の間にしわを作るのは止めましょう。眉毛に沿って組織を軽くつまみ、顔面から優しく皮膚を引っ張ると、トリガーポイントを取り除くのに有効です。少なくとも90秒間、組織を優しくつまんだり、持ち上げることが重要です。皮膚がはね返るような強いつかみ方は、悪化するので避けましょう。

最初の位置からゆっくりと緩めていきます。眼の運動に関与する筋肉のトリガーポイント治療は、これらの筋肉のストレスを和らげる可能性があります。仕事時は頻繁に休憩をとり、文字は適切な拡大倍率で見るようにしましょう。また、適切な視力かを確認します。冷湿布や氷を当てることや、冷やした目薬は、このトリガーポイントによる圧を軽減させることがあります。現在、このトリガーポイントについては十分にわかっていません。今後、関連する研究が積極的に行われることが望まれます。

顔面部、頭部、頚部の筋肉

7 咬筋
こうきん

英語 Masseter
由来 ギリシャ語：maseter「噛む人」

解剖図

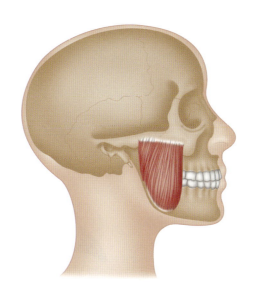

関連痛パターン

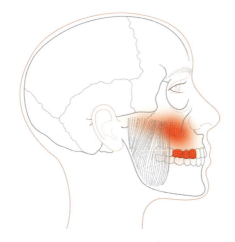

表層上部のトリガーポイント

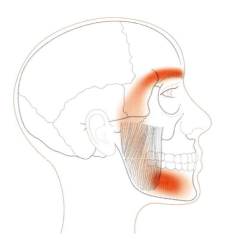

表層下部のトリガーポイント

特徴

咬筋には、下顎を持ち上げ、上歯と下歯をつける作用があります。また、表層の筋肉には顎を前方に出す作用があります。

運動

うつむいた姿勢は咬筋にストレスをかけます。腹筋群の使いすぎは、前咽頭筋にストレスを加えた後、咬筋にストレスを与えます。また、頚筋群後部の緊張も咬筋にストレスを与えます。

トリガーポイント

口を完全に開けなければ、咬筋に問題が生じていると考えられます。咬筋のトリガーポイントは、この領域の筋緊張を増加させ、頭痛の原因となります。

関連痛は、歯の圧力、高温や低温によって誘発されることがあります。咬筋のトリガーポイントによる症状として耳痛があるため、副鼻腔炎と誤診されることがあります。咬筋内面のトリガーポイントは、その周囲や耳の深部に関連痛を生じる可能性があります。

また、このトリガーポイントは耳鳴り（低音のうるさい音、鳴り響く音などの雑音）の原因となることが

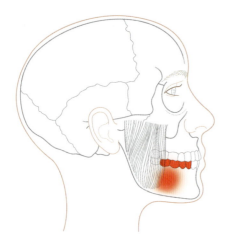

表層中央部のトリガーポイント

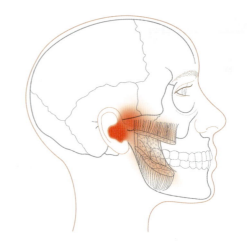

深層上部後方のトリガーポイント

あります。これらの雑音の持続因子の一部はトリガーポイントが関与している可能性があり、患者の生活を変えてしまうほど重篤になることがあります。

　咬筋のトリガーポイントは、歯を不衛生にしていたり、長期間の歯科治療をしていたりする子供で見落とされることがあります。このトリガーポイントによって生じる痛みは、トリガーポイントの存在を示すサインとなります。しかし、開口制限があったとしても、トリガーポイントの存在に全く気づかない人もいます。健康な人の場合、リラックスした状態で口を開くと、歯と歯の間に指の第1〜2関節まで入れることができるので、試してみてください。

主な持続因子

　持続因子には、不正咬合、異常呼吸、爪を噛む癖、パイプでの喫煙、歯を食いしばる、歯ぎしり、精神的ストレス、習慣的にガムを噛む、長期間の歯科治療、顎関節症、悪い姿勢（舌の位置を含む）などがあります。通常、口を閉じた状態では、舌は口蓋の表面と触れ、前方に舌尖があります。固い食物を噛んだり、積極的に硬い肉を咀嚼したりすることは、咬筋のトリガーポイントを持続させるおそれがあります。

コントロールするためのヒント

患者

　うつむいた姿勢を矯正しましょう。施術者と一緒に歯ぎしりの原因を見つけ、それをコントロールする方法を見つけましょう。必ずしもストレスが関与しているとは限りません。睡眠時の歯ぎしりは、睡眠障害を起こすことがあります。上顎と下顎が合うかどうか歯科医の診察を受け、確認します。

　また、咬合矯正をする前に、トリガーポイントを治療しましょう。歯科医には、この症状はトリガーポイントが存在しているために起こっており、筋肉自体に

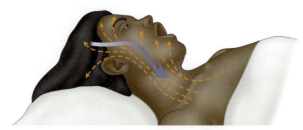

ストレッチの方向
アイスストローキングの方向

ストレッチとアイスストローキングの方向
対となる筋肉は一緒に作用するので、ストレッチは顔の両側を行うようにします。また、ストレッチの後は温めましょう。

は収縮する能力があることを説明しましょう。

施術者

　咬筋のトリガーポイントは、触診によって簡単に見つけられ、触診時のつかむような動きで治療できます。頚部のトリガーポイントをリリースすることで、咬筋と他の咀嚼筋を矯正することもできます。

　通常、咀嚼筋は両側とも罹患しています。片側の耳鳴りは、関連痛による感覚刺激や関連痛の領域内にある鼓膜張筋、アブミ骨筋の活動が原因である可能性があります。顎静脈は咬筋のトリガーポイントによって絞扼されることがあります。原因不明の耳の痛みは、咬筋深部や胸鎖乳突筋鎖骨部のトリガーポイントが原因の可能性があります。

セルフケア

　市販の麻酔薬を使用し、咬筋のトリガーポイントを治療する方法を学びましょう。通常、口腔内の治療は痛みます。ストレッチを始める前には、関節円板と顎の状態がストレッチによって悪化することはないか、歯科医と相談しましょう。ストレッチを行っても安全である場合は、顎をゆっくり開けると同時に、アイスストローキングを行いましょう。

顔面部、頭部、頚部の筋肉

側頭筋（そくとうきん）

英語 Temporalis
由来 ラテン語：temporalis「側頭に関する」

解剖図

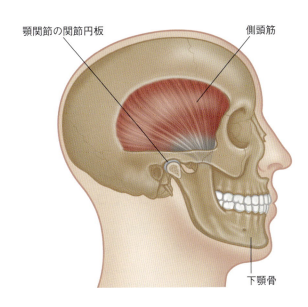

顎関節の関節円板／側頭筋／下顎骨

関連痛パターン

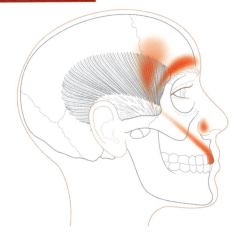
前方下部のトリガーポイント

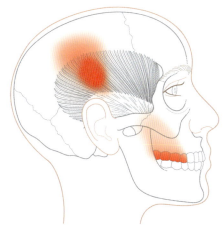
中央下部のトリガーポイント

特徴

側頭筋は咀嚼に作用します。側頭筋が収縮すると挙上し、下顎を引っ込めます。

運動

側頭筋は開口を調節するために咀嚼筋と共同して作用します。側頭筋のトリガーポイントが片側のみに存在する場合、両側に存在する場合とは症状が異なり、機能障害も加わります。僧帽筋が発達しすぎると、側頭筋が短縮してトリガーポイントが形成されたり、顎関節症の原因となったりします。側頭筋の短縮は歯を食いしばる原因となり、固有受容器を有する歯の表面を傷つけることになります。

また、側頭筋が短縮すると、開口制限、口の開閉時に協調性のないぎくしゃくした動きを起こし、違和感を感じるようになります。一方、反射性の側頭筋の短縮はトリガーポイントによって起こることがあり、二次的に慢性的な感作や炎症を引き起こしている可能性があります。これらの状態によって生じるトリガーポイントは治療しても持続することがあります。

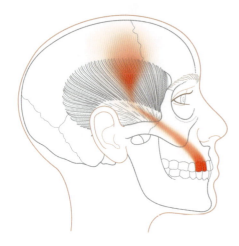
後方下部のトリガーポイント

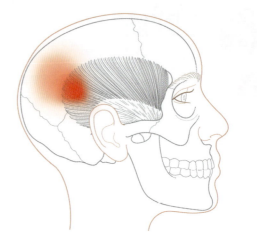
中央部（耳後方）のトリガーポイント

トリガーポイント

　側頭筋のトリガーポイントは、部位によって緊張型頭痛を生じる原因となります。このうずくような痛みは上歯まで及ぶこともあり、高温や低温、圧力に対して過敏になることがあります。

　トリガーポイントが存在する場合、歯は正確に合わず、咀嚼や口の開閉の際、協調性のないぎくしゃくとした動きになることがあります。また、このトリガーポイントは、歯ぎしりの原因となります。

　トリガーポイントに伴う固有受容器の機能障害に関連する症状として、めまい、吐き気、聴覚過敏、耳鳴りなどの聴力異常、音を識別できないなどがあります。また、トリガーポイントは三叉神経痛と似たような症状を呈し、視力障害も引き起こします。そのほか、緊張型頭痛や眼精疲労、さらには顎関節の関節円板に問題を起こします。

　トリガーポイントは筋肉を短縮させ、関節円板がその部位から引っ張られることによりずれが生じ、関節円板の変性の原因となります。さらに、関節円板の痛みや炎症は周囲の筋肉にストレスを与え、トリガーポイントを誘発することがあります。トリガーポイントを治療しなければ、最終的に関節円板を置換する必要があるかもしれません。

主な持続因子

　持続因子には、習慣的にガムを噛む、うつむいた姿勢、歯ぎしり、歯を食いしばる、長期間にわたる顎の固定、疲労した筋肉に冷たい風を受ける、交通事故などの直接的な外傷、きつい眼鏡のつる（テンプル）からの圧力などがあります。

コントロールするためのヒント

患者

　口を4分の3程度開くと、側頭筋は簡単に手で触診することができます。顎関節の関節円板に問題がなければ、睡眠前のホットパックはトリガーポイントを緩和させるのに有効なことがあります。

　長期間にわたって歯科治療を受けている人は、ゆっくりと口を開閉したり、顎を左右に動かしたりするような関節可動域でのストレッチを行うようにしましょう。また、氷や硬い食物を歯で割るようなことは避けましょう。

施術者

　側頭筋の緊張は、脳脊髄液の漏出、外側の運動連鎖や後頚部筋群を介した筋膜連鎖に障害を起こす可能性があります。甲状腺機能低下、代謝障害、栄養不足について確認してください。歯あるいは顎関節の関節円板の障害は、側頭筋のトリガーポイントを持続させる可能性があります。また、複数の疾患の相互作用によって症状が生じることがあります。

セルフケア

　軽く指圧するようなマッサージは、側頭筋に蓄積している緊張を和らげるのに有効です。マッサージと同時にゆっくりと口を開閉することもリリースにつながります。

　ホットパックやコールドパックを使用する際は、この部位を過剰に温めたり冷やしたりすることを避けましょう。自分にとって最良の方法を見つけることが大切です。

顔面部、頭部、頚部の筋肉

9 口腔と鼻腔の筋群
(鼻中隔、鼻甲介、鼻前頭管、前頭洞、上顎洞、口蓋垂、オトガイ舌筋、硬口蓋、舌背)

英語 Internal Mouth and Nose Muscles(nasal septum, turbinates, frontonasal duct, frontal and maxillary sinuses, uvula, genioglossus, hard palate, back of tongue)

解剖図

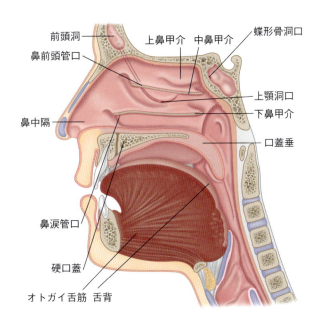

特徴

口腔と鼻腔の筋群のトリガーポイントは、困惑や誤解を招くような症状を生じます。口蓋垂は軟口蓋にぶら下がる軟部組織の塊であり、筋線維を有し、腺がブドウ状に分岐した結合組織となっています。

オトガイ舌筋は最大の上気道の散大筋であり、息を吸うときは前方に、吐くときは後方に動きます。

運動

口腔と鼻腔は、呼吸、会話、消化、排液にかかわります。この部位の大半は空間であり、重要な作用をもっています。例えば、鼻腔の存在により頭部が軽くなり、顔を上げて歩くことができます。

鼻と口は、呼吸により湿った空気を通すため、フィルターのような役割を果たしています。この領域には腺が開口し、食物の消化が開始されます。汚染物質、アレルゲンなどの刺激物質、スプレー式点鼻薬や経口薬などは、鼻や口を通して身体に入ります。鼻と口は敏感であり、痛みを感じる部位のため、頭痛や眼精疲労を引き起こすことがあります。また、舌と同様に、歯と歯茎の健康な状態はこの領域を活性化する役割があります。

トリガーポイント

舌後部のトリガーポイントは、咽頭痛や頭痛を起こすことがあります。切除した扁桃腺の幻想痛は、特定の周波数のマイクロカレント(FSM)による治療に影響する可能性があります。

鼻のトリガーポイントは、慢性頭痛を起こすことがあります(Abu-Samra, Gawad and Agha 2011)。さらに、鼻・口腔・咽頭のトリガーポイントはうっ血を増加させ、睡眠時に無呼吸を引き起こします。これらは、光や痛みに対する感受性や涙の産生量を増加させたり、眼を充血させたりすることに関連しています。

舌後方は後鼻漏の状態に影響され、咽頭や前頭部に関連痛を生じさせます。これらのトリガーポイントは互いに影響し合い、障害を起こします。胸鎖乳突筋のトリガーポイントが原因で鼻水が出ている患者に、不必要な抗生物質が投与されていることがあります。

また、ある抗生物質の投与は、真菌にとって最良の環境となり、後鼻漏を悪化させる可能性もあります。このような状態は、複数の持続因子を有する慢性筋筋膜痛患者にとって大きな問題となることがあります。

例えば、消化管や頭部の中枢性感作を引き起こし、線維筋痛症のような状態になることがあります。右扁桃部のトリガーポイントは舌咽神経痛を生じ(Kandt

関連痛パターン

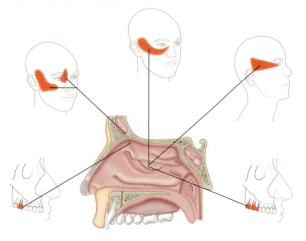

前頭洞、鼻前頭管、上顎洞口

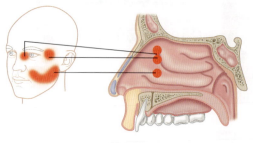

鼻中隔

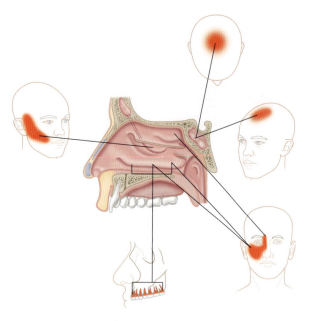

鼻甲介、蝶形骨洞

関連痛パターンの図は、Mccauliff GW Goodell H, Wolff HG (1943) の許可後、Lawrence A. Funt の許可を得て掲載しています。

and Daniel 1986)、口蓋垂のトリガーポイントはしゃっくりと関連があります (Travell 1977)。なお、口蓋垂のトリガーポイントは、スプーンの後ろで圧迫することで治療することができます。

著者のSharkeyは、なかなか治らない膝の痛みは、口腔内のトリガーポイントを治療することで症状が軽減すると報告しています (2008, p219)。また、Starlanylは、この領域にトリガーポイントが存在していると、フランス語やスペイン語などの舌を巻き込んで発音する「R」をはっきり言えないことを指摘し、オトガイ舌筋前方のトリガーポイントによって正常な発音が阻害されることを明らかにしました。

頚部前方の筋群のいくつかのトリガーポイントは、オトガイ舌筋を緊張させて引き寄せ、特に横になっているときに空気の流れを遮る原因となります。そのほか、内耳がこの領域のトリガーポイントに関与していることもあります。鼻甲介、導管、口は痛みに対して敏感であり、この領域に強く影響を及ぼします。これらの状態は、反応性の絞扼、頭部、頚部、肩の痛みを生じる可能性が高いと考えられています (McCauliff, Goodell and Wolff 1943)。

主な持続因子

後鼻漏による刺激は、口腔と鼻腔を特に悪化させます。舌背と咽頭が刺激されると、この領域は細菌にとって最良の環境となり、細菌は時間をかけて生体膜を形成します。生体膜は細菌を守るための微細な構造であり、一度、生体膜が形成されると、物質が細菌の内層に到達することが難しくなります。生体膜は抗生物質、抗真菌薬、細菌の生存を脅かすあらゆる物質から、細菌を保護する被膜を形成します。細菌は抵抗力をつけながら外層や防衛機構によって守られます。これらの細菌は、鼻と咽喉部に大量に潜伏していることがあります。

鼻水は、アレルギー、刺激物質、トリガーポイントなどによって生じるため、これらの持続因子は積極的に管理すべきです。細菌、ウイルス、真菌などの刺激を与えるものは、トリガーポイントを活性化させることがあります。トリガーポイントを有する患者は、副鼻腔あるいは閉塞性睡眠時無呼吸に対する手術を行う必要はありません。鼻腔と口腔のトリガーポイントは、周囲のトリガーポイントに作用してその他の部位を悪化させ、重度の状態を引き起こすことがあります。

コントロールするためのヒント

患者

歯、アレルギー、刺激物質、トリガーポイントなど

の持続因子の存在を確認し、これらを管理できるようにしましょう。このため、歯を清潔に保ち、喫煙を避けることが大切です。

舌後部のトリガーポイントは、舌をこする美容機器などの使用によって刺激されます。頚部の前方と後方への冷湿布は、咽喉の症状を和らげる可能性があります。炎症がある領域は温めないようにしましょう。

後鼻漏は暖かい食塩水を用いて粘液の分泌を促すようなセルフケアが有効です。ただし、細菌の感染が疑われる場合は、ネティポットを用いた鼻洗浄のようなセルフケアを行ってはいけません。

鼻咽頭が刺激されている場合はセルフケアを行いましょう。このとき、低濃度の食塩水やぬるま湯を用いて鼻洗浄をしましょう。鼻咽頭がヒリヒリと痛むことがありますが、線維筋痛症患者では、この感覚を強く感じることがあります。この場合、副鼻腔上を低周波治療器によるマッサージを行うことで軽減することがあります。しかし、細菌の感染が疑われる場合は、このような治療を行わないほうがよいでしょう。

なお、低周波治療器はくしゃみを誘発し、内耳などの感染領域を広げるおそれがあります。排膿が適切に行えるように、できるだけ組織の柔軟性を保っておきましょう。また、新鮮な水を十分に飲み、うっ血を起こさないようにしましょう。

施術者

鼻腔と口腔のいくつかのトリガーポイントは、綿棒などで塗る局所麻酔薬に反応します。この麻酔薬を用いるときは、口腔内に指圧を行っておくとよいでしょう。短期間でゆっくりであれば、小さな領域で治療ができます。

歯茎から始め、最終的には口腔全体まで行います。しかし、熟練したマッサージ師の治療では強い刺激が長時間続くため、線維筋痛症を悪化させることがあります。数分間の検査を受けるだけでも、どのくらいの治療に耐えられるのか、また、後遺症が遅発するのかが推定できます。

触診によってトリガーポイントがないことが判明した場合、口腔底部、舌筋、オトガイ舌筋、顎舌骨筋、顎二腹筋前腹、内側翼突筋、内舌筋群に舌圧子（木で舌を押さえる）を用いた運動を行います。処方されるスプレー式点鼻薬の臭化イプラトロピウムは、アセチルコリン阻害剤です。これは、他の点鼻薬よりも、トリガーポイントによって起こる鼻水に有効であるかもしれませんが、アレルギーである場合は追加の薬を必要とします。多くの慢性的な副鼻腔や感染は細菌によって生じますが、抗生物質の過剰摂取には注意してください。

10 内側翼突筋
ないそくよくとつきん

英語 Medial Pterygoid
由来 ギリシャ語：pterygoeides「羽のような」
ラテン語：medialis「中央」

解剖図

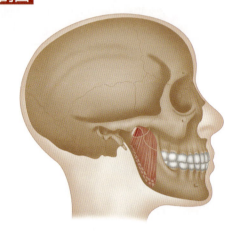

関連痛パターン

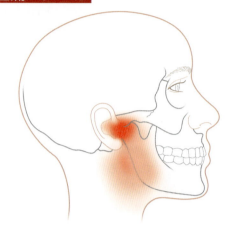

特徴

内側翼突筋には、口の開閉や顎を左右に動かす補助作用があります。この作用には舌骨を固定する舌骨下筋も関与しています。この筋肉の筋線維は上下に走っていますが、動いている感覚はわかりません。

運動

トリガーポイントによって内側翼突筋と周囲の筋膜が緊張すると、口蓋帆張筋は耳管で十分に広がることができず、トリガーポイントが存在する側の耳閉感を生じることがあります。内側翼突筋のトリガーポイントの痛みは、口を大きく開けたり、咀嚼をしたり、歯を食いしばったりしているときに増悪することがあります。この筋肉のトリガーポイントは、舌神経の一部の鼓索神経を絞扼し、結果として苦みや舌を刺すような感覚を生じます。

トリガーポイント

内側翼突筋のトリガーポイントは、局所痛、顎関節や上顎洞、舌、口の奥、咽頭、硬口蓋、鼻底部、耳、顎関節の後下部に関連痛を生じさせる可能性があります。飲み込むときに痛みが生じるため、嚥下困難となることがあります。このトリガーポイントは、咬合による障害も痛みの原因になることがあります。

また、トリガーポイントは、聴覚過敏、聴力低下、耳閉感、歯肉痛、耳痛の原因となる場合もあります。

そのほかトリガーポイントによって血管が絞扼されることで、上顎洞にうっ血が生じる可能性があります。

主な持続因子

持続因子には、うつむいた姿勢、幼少期以降の過剰な親指のおしゃぶり、習慣的にガムを噛む、歯を食いしばる、横方向への歯ぎしり、胃食道逆流症（GERD）、不安や精神的緊張、その領域での蜂巣炎や感染症などがあります。また、胸筋（大胸筋、小胸筋）の緊張も確認する必要があります。

コントロールするためのヒント

患者

トリガーポイント治療は、口腔内部の最も奥の臼歯から行います。トリガーポイントに指で触れるときは痛むため、ゆっくりと注意深く行ってください。

経口麻酔薬は徒手的なトリガーポイント治療をスムーズに行うために有効です。寝るときの枕が身体に合っているかどうかを確かめてください。睡眠時の姿勢と症状には関連性はありません。タブレットやカプセルの薬を飲み込むことが困難な人は、前歯の後ろの舌の下に薬を置き、水で流し込むと飲みやすくなることがあります。

施術者

内側翼突筋のトリガーポイントには、電気刺激や超音波による治療が有効となる場合があります。嚥下困

顔面部、頭部、頚部の筋肉

難がある場合は、胸鎖乳突筋、顎二腹筋、頭長筋、頚長筋にトリガーポイントがあるかどうかを確認してください。口腔内部を治療するときは、できる限り優しく行ってください。経口麻酔薬を使用すると、患者は治療を受けている感覚はありますが、痛みはあまり感じなくなります。また、患者の口に指を入れることが容易になります。

指と人差し指の間の水かき部分を添えます。このとき、舌の先端が前歯の後ろについている状態を維持してください。頚部を安定させ、その領域全体を支えてくれます。

下顎をゆっくりと下方へ動かし、伸びた感じがするまで動かします。快適と感じる範囲で、これを数回繰り返しましょう。ただし、正常な関節可動域を越えないように注意してください。

ストレッチ

力を抜いて座り、姿勢を正します。下顎の前面に親

11 外側翼突筋（がいそくよくとつきん）

英語 Lateral Pterygoid
由来 ギリシャ語：pterygoeides「羽のような」
ラテン語：lateralis「横に関する」

解剖図

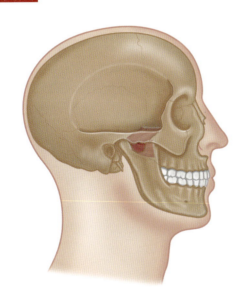
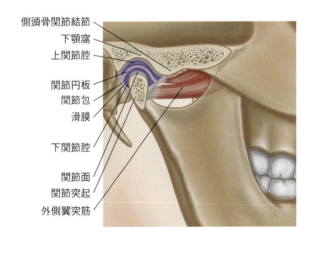

側頭骨関節結節
下顎窩
上関節腔
関節円板
関節包
滑膜
下関節腔
関節面
関節突起
外側翼突筋

特徴

下顎頭、関節円板、関節包を前方に引っ張り、口を開け、顎を左右に動かします。睡眠時に口を開けてしまう原因になります。

運動

外側翼突筋は筋力が弱く、ゆっくりと顎を閉めようとすると緊張します。この筋肉は8つの腱層からなり、それと付着している他の構造に影響を与える可能性があります。そのため、この筋肉が緊張すると、発声、歌、管楽器の演奏に影響を与えることがあります。上顎洞のうっ血は血管の絞扼によって悪化し、この筋肉のトリガーポイントは排膿を阻害することがあります。

トリガーポイント

外側翼突筋のトリガーポイントは、顎関節の深部や上顎洞の痛み、顎関節の運動時のパチパチという音、耳鳴り、口の奥の痛みを生じることがあります。そのほか、嚥下困難や上顎洞からの過剰分泌が起こることもあります。

関連痛パターン

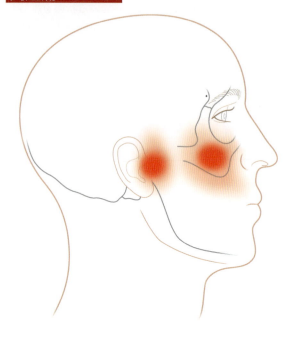

このトリガーポイントによる症状には、めまい、耳のうずきや痛み、歯肉痛などがあります。この筋肉は、顎関節の関節円板に付着しています。そのため、トリガーポイントは関節円板の転位を生じ、最終的には関節円板の崩壊につながることがあります。

この筋肉にトリガーポイントがある場合、咀嚼中に切歯と犬歯がゆがみ、噛み方が変わるため、不正咬合の原因となります。これは、トリガーポイントに関与した固有受容器の影響によって悪化し、咬舌や咬頬癖をもたらします。

主な持続因子

顎関節の退行性変化や歯ぎしりは、外側翼突筋のトリガーポイントによって生じることがあります。この筋肉におけるトリガーポイントは、脚長差、不均衡な半側小骨盤、頚部筋群の拘縮痙縮によるストレスなどによって生じることがあります。うつむいた姿勢、不適切な舌の位置、ビタミンBの欠乏、習慣的に爪やガムを噛む、親指をしゃぶる、管楽器やバイオリンの演奏なども、このトリガーポイントを活性化や持続を起こすことがあります。

コントロールするためのヒント

患者

外側翼突筋のトリガーポイントは、顎関節の関節炎あるいは副鼻腔炎と誤診されることがあります。口腔内での綿棒による局所麻酔は、3つの関節可動域の動きをスムーズにすることがあります。この筋肉の内外を指でマッサージすると、クリック音と痛みを軽減させることができます。

施術者

外側翼突筋のトリガーポイントによる症状には、蝶形骨と外側翼状板と内側翼状板の結合障害が原因となっていることがあります。頬神経が絞扼されている場合、このトリガーポイントは三叉神経痛と誤診される可能性があります。トリガーポイントリリース、電気刺激、超音波、ストレッチ＆スプレーによる治療が有効となる場合があります。

顔面部、頭部、頸部の筋肉

12 広頸筋

英語 Platysma
由来 ギリシャ語：platus「平面」

解剖図

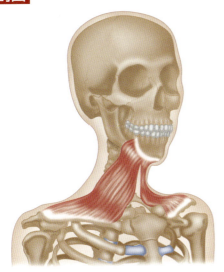

関連痛パターン

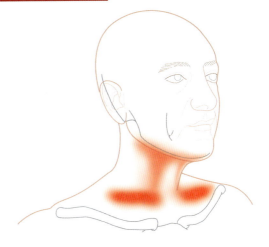

特徴

口を開いたり、恐怖の表情を作ったりするときの補助作用があります。口角を下方や横に動かすことで下唇を引っ張ります。なお、広頸筋は外皮系の筋肉であり、専門的には骨格筋には属しません。

運動

広頸筋は、馬の尾のように広くて平らな形をした筋肉です。重量挙げの選手がバーベルを持ち上げる際に浮き上がります。この筋肉は顔面筋を下げ、胸部の筋肉を引き上げます。

また、この筋肉は咬筋の緊張によって阻害され、咬筋のサテライトトリガーポイントになる可能性があります。この筋肉は甲状腺や多くの小形の筋肉を覆っているため、トリガーポイントによる筋緊張は、これらにも影響を与える可能性があります。

トリガーポイント

広頸筋は表層にあり、このトリガーポイントは下顎への関連痛のほか、頬や肩甲骨、頸部に渡ってチクチクとした痛みを生じます。広頸筋自体が痛むことはあまりありません。広頸筋にトリガーポイントがある場合、首に棘をもつ小さなヤマアラシが巻きついているような感覚が生じます。神経性のうずく痛みとは異なり、比較的浅いチクチクと刺すような痛みを広く感じます。

関連痛パターンは、トリガーポイントが存在する位置によって異なります。広頸筋の下部のトリガーポイントは、胸郭上部に関連痛を生じます。広頸筋の両側中上部のトリガーポイントは、鎖骨上部に関連痛が広がりますが、それらの間にある広頸筋には痛みを生じません。この筋肉のトリガーポイントは睡眠時の歯ぎしりの原因となり、随伴症状として咽頭前面のこわばりが生じます。広頸筋は頬筋や口輪筋と付着しているため、トリガーポイントはまばたきの回数を増加させる可能性があります。

主な持続因子

持続因子には、胸鎖乳突筋鎖骨部、咬筋、斜角筋、睡眠時の歯ぎしりなどがあります。

セルフケア

薄い布で覆った氷を筋肉に当てながら、可動域が完全に戻るまで口を開きます。次に、ゆっくりと口を閉じ、無理のない程度まで顎を前方に突出します。その後、無理せずに行えるようであれば、過度に伸展されている首を後ろに戻します。このとき、左右に顎を動かさないようにしてください。この運動を数回繰り返しますが、筋肉の下層が冷えるのを抑えるために、運動の途中で筋肉を温めましょう（14章参照）。

また、筋肉を伸ばしたままにしないでください。このような決められた運動を繰り返すことが大切です。

13 喉頭筋群（披裂筋、輪状甲状筋、披裂喉頭蓋筋、披裂喉頭筋、甲状披裂筋）

英語 Laryngeal Muscles(cricoarytenoid, cricothyroid, aryepiglottis, thyroepiglottis, thyroarytenoid)

由来 ギリシャ語：Laryngeal「咽頭に関する」、larugx「声帯を含む気管の上部」

解剖図

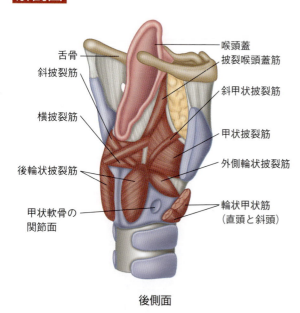

後側面

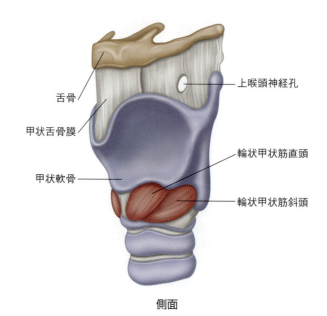

側面

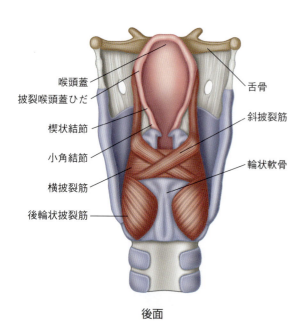

後面

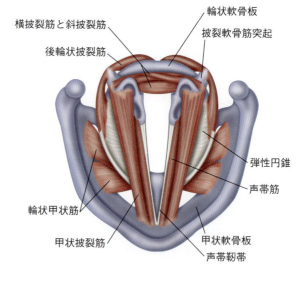

上面

特徴

喉頭筋群は、声帯筋の緊張をコントロールし、その筋肉に付着する靭帯と軟骨に影響を与えます。披裂喉頭蓋筋、甲状喉頭蓋筋、甲状披裂筋は、蓋を閉じるように、喉頭蓋を下方や後方に引っ張ることで、喉頭の空間に入ってくる食物を詰まらせずに通過させます。なお、この動きは、舌が後退する動きによっても補助されます。

披裂筋は声帯筋の開口する角度を調整しています。輪状甲状筋の緊張は、声帯筋の長さや緊張の度合いに影響を与えます。輪状披裂筋は、披裂軟骨を外転させたり内転させたりするため、声の調子を変えることができます。これは診断に役立つことがあります。舌骨はこれらの筋肉の一部ではありませんが、目印として役立ちます。

顔面部、頭部、頚部の筋肉

運動

喉頭筋群の過剰な緊張は、音程や音量に関する声音通路に影響を与えることがあります。これらの筋群から影響を受け、声門子音と呼ばれる特徴的な言語音を形成することがあります。

また、これらの筋緊張は、輪状披裂関節の移動に影響を与え、会話障害や失声を起こす場合があります。

トリガーポイント

喉頭筋群の緊張は多くの発声障害を起こします。このトリガーポイントは、後頭筋の緊張の原因にあることはあまりありません。

喉頭筋群の活動性トリガーポイントは、嗄声、咳払い、咳、緊張、喉の詰まったような声、失声、咽頭痛を生じることがあります。披裂喉頭蓋筋、甲状喉頭蓋筋、甲状披裂筋の障害は、正常な喉頭蓋の閉鎖を妨げることがあり、つばを飲み込むときに窒息感を感じることがあります。

主な持続因子

持続因子には、緊張やうつむいた姿勢などがあります。喫煙のように有害なガスを吸い込むことは、喉頭筋群のトリガーポイントを活性化させます。また、アルコールの過剰摂取や、長時間大きな声で叫んだり、怒鳴ったりすることのほか、挿管のような機械的刺激などは、トリガーポイントを活性化させます。

非常に熱いあるいは冷たい飲み物を飲むことは避けましょう。咳払いをするたびに声帯が刺激され、腫れ、粘液の産生、うっ血が生じるため、咳払いはできるだけしないようにしましょう。これらは、咳払いをしたい感覚を生み出し、再び声帯を刺激し、さらに悪化させる原因となります。咽喉頭酸逆流は、これらの組織に胃酸が流入し、トリガーポイントを活性化したり、後部喉頭粘膜を肥厚、浮腫、充血させたりします。

コントロールするためのヒント

嗄声が2週間以上続く場合は検査が必要です。喉頭筋群のトリガーポイントがコントロールできるかどうかは、原因と持続因子によって異なりますが、トリガーポイントの形成に関与する舌骨筋や関連組織の評価を行う必要があります。異常呼吸（特に口呼吸）、アレルギー、姿勢、汚染物質や有毒物質の吸入による暴露など、嗄声の原因を確認しなければなりません。

大きな声で話さなければならない場面を極力避け、トリガーポイントを理解している言語聴覚士から口腔健康法をアドバイスしてもらう必要があります。咽喉頭酸逆流が起こる人は、医師の管理下で、胃食道逆流症（GERD）に対する薬物治療が行われますが、これらの多くには深刻な副作用を伴います。消化の悪い食物の摂取、咀嚼不足、不十分な酵素など、胃食道逆流症の原因を確認してください。

また、インスリン抵抗性などの合併疾患を確認しましょう。咽喉頭酸逆流の原因が見つかり、コントロールできるのであれば、薬物治療は必要ありません。

セルフケア

冷湿布はトリガーポイントによる緊張やそれに続く痛みを軽減させるため、弱い指圧治療をできるようになります。また、自然な笑顔は、喉頭筋群の筋肉の運動に最適な方法です。ただし、わざと笑ってこれらの筋肉をストレッチする必要はありません。

咽頭を安全に動かし、頚部前部の筋肉の軟部組織をリリースすることができる、豊富な経験をもつ治療者を見つけましょう。冷却スプレーと振動マッサージは、これらのトリガーポイントを改善させられるため、数分で声が回復します。

注意

痙攣性発声障害に対して両側甲状披裂筋や輪状披裂筋後部へのボツリヌス注射が有効となる場合、トリガーポイントが存在する可能性があります。トリガーポイントによる声門上の収縮は、「最初に筋肉が緊張したときの発声困難」あるいは「筋肉を酷使したときの発声困難」として重要な因子です。

関節リウマチによる二次性トリガーポイントは、声門の機能障害に大きく影響することがあります。トリガーポイントが声帯の機能障害の原因になるかどうかについてはさらなる研究が必要となります。

14 その他の舌骨筋群と前頸部の筋群

英語 Other Hyoid and Anterior Neck Muscles
由来 ギリシャ語：huoeides「ギリシャ文字のイプシロン（ε）の形」

解剖図

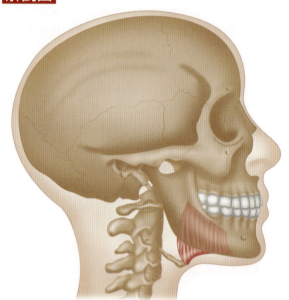

顎舌骨筋

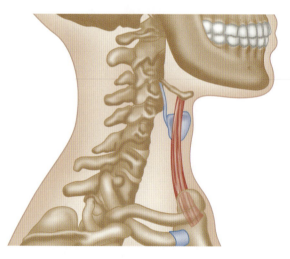

胸骨舌骨筋

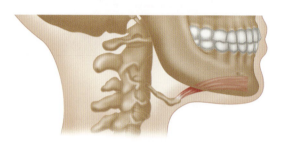

オトガイ舌骨筋

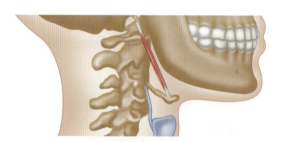

茎突舌骨筋

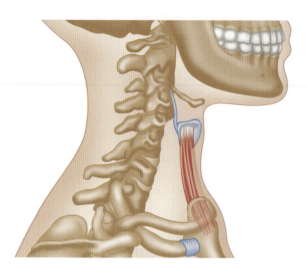

胸骨甲状筋

特徴

舌骨の位置を調節する補助作用があります。

運動

これらの全ての筋肉は、舌骨筋あるいは舌骨下筋群として舌骨に影響を与えます。舌骨は浮遊しており、舌骨の上下に筋肉が付着することで支えられています。舌骨とこれらの筋肉は、呼吸、発声、咀嚼、嚥下のときに一緒に作用します。

頸部のコリは、舌骨下筋、舌骨上筋、胸鎖乳突筋が原因となっています。舌が生理的安静位（口蓋内の前歯の後ろ）にないときは痛みを生じるため、舌骨筋が頸部の関節を補助することはできません。胸鎖乳突筋はこの痛みを代償するためにさらに収縮します。その結果、胸鎖乳突筋が短縮してうつむいた姿勢や猫背となり、全身の運動連鎖に影響を与えます。

トリガーポイント

活動性トリガーポイントが片側のみで生じると、嚥

顔面部、頭部、頚部の筋肉

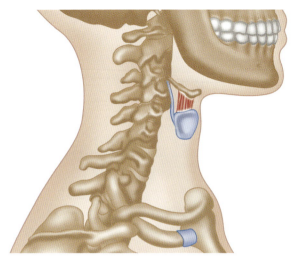

甲状舌骨筋

関連痛パターン

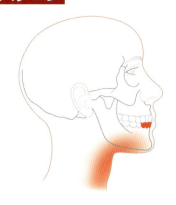

下障害や他の症状をさらに悪化させるので、その方向へ頭部を傾けることを避けるようになります。このトリガーポイントは、空気を嚥下する現象が頻繁に認められることがあります（Sato and Nakashima 2009）。

この現象は、持続陽圧呼吸療法（CPAP）を行う患者の重要な所見であり、睡眠を妨げる可能性があります。また、このトリガーポイントは声の震えに関連している可能性があります（Finnegan et al. 2003）。

主な持続因子

持続因子には、うつむいた姿勢、むち打ち、アレルギーなどによる上気道の炎症あるいは感染などがあります。長時間、首を片側に傾けて、肩を引き上げて寝たり座ったりすることは、このトリガーポイントを形成するだけでなく、持続させることになります。

うつむいた姿勢は、咬筋を引き下げ、下顎を過度のストレスがかかる位置へ移動させます。過剰な腹筋のトレーニングは、オトガイ舌骨筋、肩甲舌骨筋、顎二腹筋などの拮抗筋に痙攣を引き起こすことがあります。その後、咬筋を阻害し、筋肉にコリを引き起こすトリガーポイントを形成します。

後頭下筋に関連した変化は頭部と顔面筋群のバランスを変化させます。顎関節の位置の変化は頚椎の位置にも影響を及ぼします。顎関節のアライメントの矯正は、コア効率に注目するだけでなく、局所レベルにおいて咬筋と翼突筋群（内側翼突筋、外側翼突筋）の治療を必要とします。

コントロールするためのヒント

患者

冷湿布、弱い指圧（特定の筋肉を治療する技術を必要とする）、ストレッチ＆スプレー、筋膜リリースが有効となる場合があります。悪い姿勢を矯正し、安静時や運動時には舌を正常な位置に保持するようにしましょう。

施術者

外側輪状披裂筋への注射は、喉に詰まったような声の症状を緩和します（young and Blitzer 2007）。茎突舌骨筋のトリガーポイントは、外頚動脈と耳介動脈の絞扼を起こし、石灰化やイーグル症候群が存在しなくても、脳への血流量を減少させます（loch and Fehrmann 1990）。そのため、頚動脈検査において異常が認められることがあります。

ストレッチ

前頚部の筋群における適切な可動域を維持する方法は、ゆっくりと全方向にシンプルに動かすことです。しかし、頭部を回してはいけません。また、高層ビルの頂上を見上げるときに頚部を後方に曲げるような、頚部を過伸展した状態で維持してはいけません。

そして、等尺性ストレッチを行ってはいけません（高齢であるほど大切です）。このストレッチは血液供給と血圧の両方を減少させる可能性があり、転倒するリスクが高まります。この場合、転倒はそれほど問題にならなくても、転倒する際に筋肉が緊張することが重大な問題を引き起こします。

注意

これらの筋群の障害には理学療法が有用であることが知られています（Rubin, Blake, Matheieson 2007）。また、これらの筋群の過緊張は、声の質に関係しています（Kooijman et al. 2005）。

多く施術者は、これらの筋群が短縮して弱くなることにトリガーポイントが関与していることを理解していません。そのため、声の研究者と施術者が共同して治療にかかわっていく必要があるでしょう。

15 肩甲舌骨筋
けんこうぜっこつきん

英語 Omohyoid
由来 ギリシャ語：omos「肩」、huoeides「ギリシャ文字のイプシロン(ε)の形」

解剖図

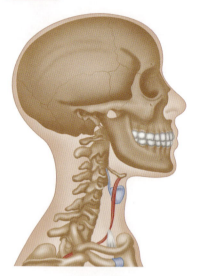

右肩甲舌骨筋

関連痛パターン

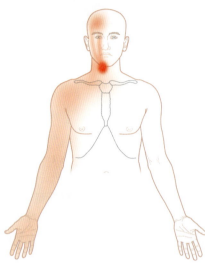

右肩甲舌骨筋

特徴

嚥下中、舌骨を上下させる作用があります。

運動

肩甲舌骨筋は二腹の長い筋肉からなり、これらは腱によって結合しており、運動連鎖の重要なつながり（リンク）となります。この筋肉は筋膜に包み込まれ、肺を拡張させたり、深呼吸したりするときに肺を引き上げます。この筋肉の緊張は、腕神経叢を通過する狭窄帯を形成し、第1肋骨を挙上させます。

また、緊張あるいは抑制すると、運動障害の原因となります。この筋肉の拘縮は僧帽筋と斜角筋群の伸展を阻害することがあります。肩甲舌骨筋は口から消化器に食物を送る役割があり、呼吸器に食物が入ることを抑制しています。

トリガーポイント

筋力低下、ヒリヒリ、チクチクという症状は、疼痛を伴うため、診断する際に混乱を招くおそれがあります。肩甲舌骨筋のトリガーポイントは、咽頭痛、嚥下障害、頸部領域の緊張を起こすことがあります。このトリガーポイントは、物が誤って気管に入ってしまったような息が詰まる感覚を生じることがあります。

唾液を飲み込むことでさえ、この感覚が生じるでしょう。このトリガーポイントは、慢性筋筋膜痛患者で多く認められ、胃に過剰に空気が入る原因となることがあります。なお、機能障害を起こすため、慎重に扱わなければなりません（RASK 1984）。

主な持続因子

持続因子には、嘔吐、激しい咳、胃食道逆流症（GERD）などの強く反復性のある筋肉への過剰負担があります。全身性疾患や栄養不足の有無を確認しましょう。

コントロールするためのヒント

第1肋骨を挙上させるための治療として、手術を第1に選択してはいけません。肋骨は頸部深部の筋膜につるされるような状態で存在しています。頭部を対側に傾けるとき、肩甲舌骨筋が著しく浮き上がります。姿勢に問題がないかを確認しましょう。

指圧によるトリガーポイントリリースは有効であり、息を吐き出している間はとても治療を行いやすいでしょう。しかし、この筋肉は長いため、全体をリリースする必要があります。また、トリガーポイントは冷湿布の影響を受けることがあります。このトリガーポイントが活性化している場合、十分に咀嚼して、ゆっくりと注意して食べましょう。特に、食事の最初に冷たい飲み物を一気に飲むのは避けましょう。このトリガーポイント治療では、全ての持続因子を完全に管理する必要があります。

ストレッチ

身体の横に右腕を置き、背筋を伸ばして座り、体幹を固定したまま、床に向けて右側の指を伸ばします。次に、筋肉が軽く伸びていることを感じるまで、左肩のほうへ左耳をゆっくり移動させます。元の位置に頭をすぐに戻し、反対側も行います。

顔面部、頭部、頚部の筋肉

16 顎二腹筋
（がくにふくきん）

英語 Digastric
由来 ラテン語：digastricus「2つの腹（筋）をもつ」

解剖図

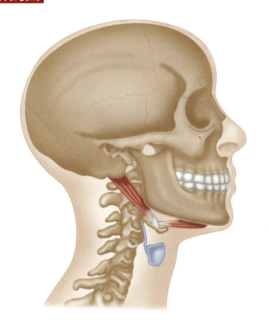

関連痛パターン

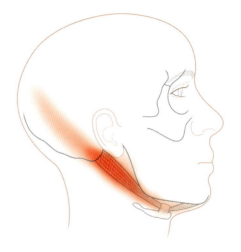

顎二腹筋後腹

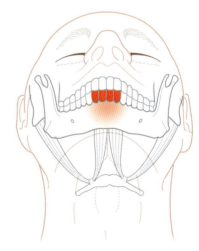

顎二腹筋前腹

特徴

舌骨を上げたり、下顎骨を下げて引っ込めたりする作用があります。

運動

顎二腹筋のトリガーポイントは、胸鎖乳突筋のトリガーポイントを持続させる可能性があります。この筋肉は舌骨の位置に影響を及ぼします。

人間の身体において、舌骨は、唯一、他の骨と付着していない特殊な骨です。この骨は下顎骨の下方ではなく、茎突舌骨筋や靭帯と同じように、茎状突起（耳のすぐ後ろに突出する骨で側頭骨の一部）にぶら下がっています。U字型をしており、舌の補助を行い、舌を動かす多くの筋肉の付着部としての役割があります。

この骨は、顎の直下を指で挟むことで触診することができます。周囲の筋肉がこの骨を適切な位置に固定することができない場合、広範囲に及ぶ異常感覚が生じます。

一般的に、喉に詰まるような感覚と嚥下困難を訴えます。臨床において、不適切な舌骨の位置は、頭部の回転や傾斜、下顎骨のずれ、トリガーポイントの形成の原因となることがあります。

トリガーポイント

顎二腹筋前腹のトリガーポイントは、前方下歯とその周囲組織に関連痛を生じます。関連痛は下唇中央と舌に生じることがあります。

顎二腹筋後腹のトリガーポイントは、顎のラインより後頭部に向かって曲線帯状に生じ、耳の真下の顎のつけ根にもひどい痛みを生じます。場合によっては内耳にも広がることがあり、喉に詰まる感覚が生じることがあります。このトリガーポイントは、舌骨に影響することで言語障害に関与することもあります。また、食物が誤って気管に入るような感覚が生じ、唾液

83

を飲み込むことが苦しい原因となります。そのため、嚥下障害を生じることが多くなります。

トリガーポイントの収縮結節（硬結）は、腫れた腺と勘違いされることがあります。胸鎖乳頭筋が症状に関与している場合は診断がさらに難しくなります。

主な持続因子

持続因子には、異常呼吸（特に口呼吸）、うつむいた姿勢、歯を食いしばる、歯ぎしり、不正咬合などがあります。顎二腹筋後腹のトリガーポイントは、イーグル症候群によって形成や持続が引き起こされることがあります。顎二腹筋のトリガーポイントは、管楽器を演奏したり、バイオリンや電話のように身体の所定の部位で物を固定するなどの慢性的な過剰負荷を与えたり、むち打ちなどの突然の過重負荷がかかったりすることによって形成や持続が引き起こされます。

コントロールするためのヒント

患者

顎二腹筋前腹のトリガーポイントによる痛みは、歯茎を磨いたり、局所麻酔薬を隣接する口領域に塗布することで軽減し、この領域をマッサージする際の痛みを和らげることができます。

また、断続的に冷やすことは、顎二腹筋後部の痛みを軽減させることができます。

施術者

全身の運動連鎖を評価し、頭部、頚部、上半身、骨盤、脚の治療を行います。身体は日常で行っている悪い習慣を無意識に覚えているため、その後に矯正してもよいでしょう。ただし、臨床経験から内外側の筋肉に差がある場合、最初にこの治療を優先することが大切となります。

セルフケア

顎二腹筋に優しくマッサージをしましょう。腕を支えるために机の上に肘を置いて座り、この領域を弱く指圧します。顎の下から始め、後ろへ向かって指圧していきます。たとえ痛みが片側のみでも、両側を治療しましょう。とにかく優しく行うことが大切です。

耳付近の領域は非常に緊張していることがあるため、指圧だけでほぐすには時間がかかるでしょう。しかし、これは指圧を練習するよい機会となります。

ホットパックは緊張に対して、アイスストローキングは痛みに対して有効となる場合があります。ストレッチでは、筋膜だけをリリースするのでなく、短縮した筋線維あるいは筋群を正常な長さに戻すことを意識しましょう。この治療の最後には、正常な範囲で口が開閉できるかどうかを確認しましょう。

顔面部、頭部、頚部の筋肉

17 頚長筋
けいちょうきん

英語 Longus Colli
由来 ラテン語：longus「長い」、colli「頚部」

解剖図

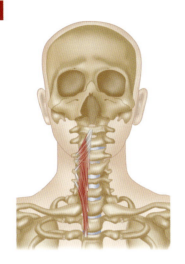

関連痛パターン

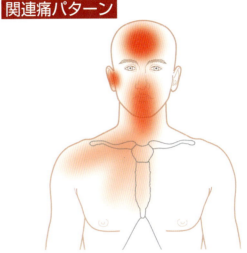

特徴

頚長筋には頚部を曲げる作用があります。頚長筋下位は側屈や回旋の補助作用があります。

運動

頚長筋は、脊柱の複数の領域に付着しており、この領域のつながりに強く影響しています。斜角筋や他の筋群の緊張や痙性麻痺は斜頚やうつむいた姿勢の原因となり、腰筋（大腰筋、小腰筋）の緊張や足にかけて影響します。実際、腰筋のトリガーポイントは頚長筋のトリガーポイントを持続させます。

トリガーポイント

頚長筋の関連痛パターンは、図のように広範囲に広がっており、時には眼にまで及ぶことがあります。頚長筋のトリガーポイントは、ドライマウス、持続的な喉のむずかゆさ、嚥下時の喉に詰まった感覚、舌痛、咽頭痛、胸苦しさを生じることがあります。

むち打ちは、このトリガーポイントを悪化させます。胸鎖乳突筋にトリガーポイントがある場合は、頚長筋も確認しましょう。

主な持続因子

持続因子には、うつむいた姿勢、首を急に引く（転んだり、転倒しそうになったときに姿勢を維持したり、リードをつないだ大型犬に引っ張られたりするときに起こる）、骨盤がねじれる、頚部を持続的に回旋する、片側に頭部を傾けて横になって読書する、首を上向きに曲げてソファの上で本を読む、その他の悪い姿勢などがあります。

コントロールするためのヒント

どんな持続因子であっても矯正する必要があります。運動連鎖にかかわる筋肉の周囲にはトリガーポイントが存在する可能性があります。

ストレッチ

頚長筋に締めつけられるような感覚があるほとんどの人は、ストレッチを行いたいと感じます。しかし、このときのストレッチは、一時的に症状が緩和されるだけかもしれません。動的ストレッチは気持ちがよいですが、筋緊張をほぐさなければ、さらに運動連鎖に問題が生じます。また、この筋肉を無理に静的ストレッチをしてもいけません。

まず、仰向けとなり、首の下に折りたたんだタオルなどを支えとして置きます。膝を曲げて、足を床にぴったりとつけます。片側に顔部を回旋させ、快適と感じるまで動かします。次に、肩のほうへ耳を傾け、ゆっくりとストレッチしましょう。最初の位置に戻し、反対側も行います。

このストレッチは、息を止めずに行います。このストレッチは、痛みの予防にも効果があります。

18 頭長筋（とうちょうきん）

英語　Longus Capitis
由来　ラテン語：longus「長い」、capitis「頭部」

解剖図

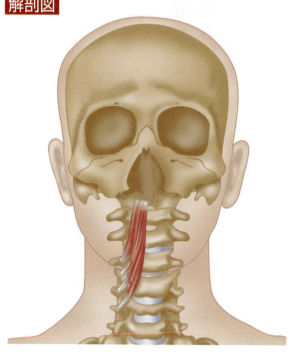

関連痛パターン

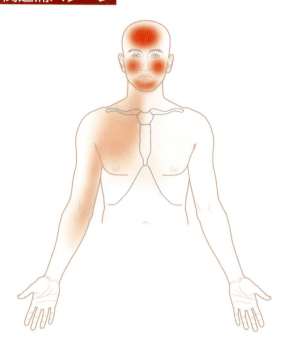

特徴

通常、頚部は抵抗に対して頭部を傾け、上位頚椎を曲げます。頭長筋は口と鼻腔間の気圧や音圧を均一にするメカニズムに関与します。

運動

頭長筋は頚部が急に伸展する際にその速度を下げるため、むち打ちを起こす原因となります。この筋肉の緊張は、特に腸筋（大腰筋、小腰筋）などの脚を安定させるために、スパズムを続発することがあります。

トリガーポイント

頭長筋のトリガーポイントは、耳と眼を含む頭部と顔面部の痛み、一部の頚部、胸部、腕の痛みを生じます。また、頚部前面の明らかな痛みとともに、副鼻腔の痛みを生じ、嚥下障害や喉に詰まった感覚が認められることと関係があるという報告があります（Yamawaki, Nishimura, and Suzuki 1996）。

主な持続因子

外傷あるいは環境ストレッサー（隙間風や刺激物質など）など、些細な持続的な変化であっても、誘発因子や持続因子となることがあります。

コントロールするためのヒント

他の筋肉を治療してもむち打ちの症状が持続している場合、頭長筋が関与していることがあります。また、全てのトリガーポイントと同様に、特定の周波数のマイクロカレント（FSM）、ストレッチ＆スプレー、冷湿布が有効となる場合があります。

細菌感染の兆候がない限り、副鼻腔に対して抗生物質を用いるのは避けましょう。また、細菌が存在する場合は、特定の抗生物質の感受性を検査する必要があります。

ストレッチ

頭長筋は、専門家の協力なしではストレッチすることが難しい筋肉です。この筋肉を可動域の範囲内でストレッチするには、快適と感じるまで頭部を後方に倒した後、顎を胸に近づけます。頚部の伸展ストレッチにおいて、めまいが生じたときは専門家に意見を求めましょう。

19 前頭直筋、外側頭直筋

英語 Rectus Capitis Anterior and Lateralis
由来 ラテン語：rectus「真っすぐ」、capitis「頭部」、anterior「前」、lateralis「横」

解剖図

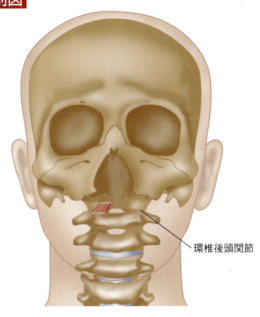

前頭直筋

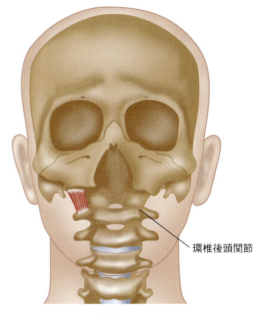

外側頭直筋

特徴

前頭直筋は、運動中や頭部を屈曲するときに環椎後頭関節を安定させる作用があります。外側頭直筋は、運動中や頭部を側屈する際に環椎後頭関節を安定させる作用があります。

運動

頭部の平均重量は約4.5kgであり、ボウリングのボールほどあります。運動連鎖に伴う多くの筋群の協調運動は、頭部のバランスを保つために重要であり、脊柱の最上部を安定させる作用があります。これらの筋群が短縮や緊張などにより柔軟性に欠けて協調性がなくなると機能障害を引き起こします。

この機能障害には固有受容感覚が関与しています。固有受容感覚は、頚部が周囲の環境のなかでどの位置にあるかを脳に伝え、他の身体の部位との関係を調節しています。胸鎖乳突筋は固有受容器の機能障害に関与することが知られていますが、多くの頚部の筋肉も同様に関与しています。

身体のぎこちない動作は、その経路に固有受容器の機能障害が存在する可能性があります。固有受容器の機能障害が存在すると、時間を管理することさえうまくできません。また、ドアや家具の角に頻繁に足をぶつけるので、平静でいることが難しいかもしれません。そのほかコップに入っている水の量に関係なく、その水を飲むことさえ困難になることがあります。

このようなことが起こるしくみを理解するには、運動連鎖の代償が身体のどの部位でも起こる可能性があり、頚部の筋群、特に胸鎖乳突筋のトリガーポイントに注目して考える必要があります。

トリガーポイント

前頭直筋と外側頭直筋のトリガーポイントは、頚部の後面に関連痛が生じたり、脳の奥に痛みが広がったりします。これは片頭痛のように感じたり、脳全体に症状を起こしたり、片頭痛を増強させたりする可能性があります。いくつかの頚部後方の筋群は、緊張型頭痛の原因となります。これらの筋肉はトリガーポイントやストレスによって緊張することがあります。そして、ストレスの1つがこの緊張の潜在的な誘発因子となります。精神的ストレスは常に原因因子となりますが、同様に身体的ストレスがあるかどうかも検討しなければなりません。

通常、光感受性の障害、頭部や頚部の緊張、日常的な注意力の欠如などが認められます。神経や血管の絞

関連痛パターン

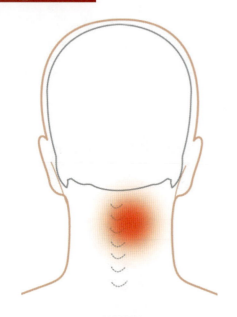

前頭直筋

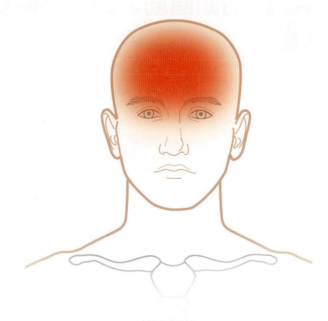

外側頭直筋

扼は、このトリガーポイントが原因となるかもしれませんが、これらの症状の全ては線維筋痛症が原因である可能性があります。

主な持続因子

持続因子には、精神的ストレス、むち打ち、冷えた筋肉への隙間風、悪い姿勢、感染症、身体的ストレスなどがあります。

コントロールするためのヒント

アイスストローキング、持続因子の矯正、過敏症に対する刺激の軽減、徒手療法などは有用である可能性があります。また、柔らかな頚椎カラーは、頭部を支えるのに有用です。ハンドタオルを折りたたんで固定してもよいでしょう。

ストレッチ

頚部後面が軽くストレッチされるのを感じるまで、ゆっくりと顎を胸のほうへ近づけます。最初の位置に戻し、少し時間をおいてから、頭部を少し右側に倒します。これをゆっくりと数回行います。次に、頭部を少し左側に倒し、これをゆっくりと数回行います。

顔面部、頭部、頚部の筋肉

20 大後頭直筋、小後頭直筋
英語 Rectus Capitis Posterior Major and Minor
由来 ラテン語：rectus「真っすぐ」、capitis「頭部」

解剖図

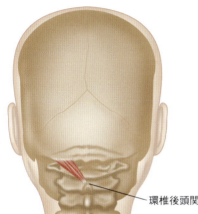
環椎後頭関節
大後頭直筋

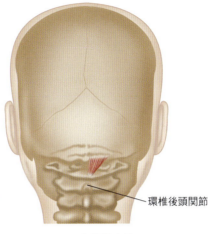
環椎後頭関節
小後頭直筋

関連痛パターン

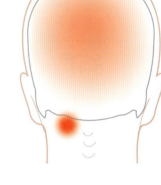

特徴
頚部を伸展したり、運動中に環椎後頭関節を固定したりする作用があります。また、頭部の位置情報・空間情報を脳へ送ります。

運動
大後頭直筋と小後頭直筋の深層筋群と環椎後頭横行線維膜の間にある結合組織の橋は、椎骨動脈に存在する血管周囲の組織を伸展します。これは、これらの筋群によって生じる頭痛の強度と関係しており、同時に硬膜（脊髄と脳の外層）と脳脊髄液の漏出量に影響を与えます。

これらの筋群は脊髄と脳の両方の硬膜に直接付着しているため、重要な機能的役割を果たしています。これらの筋群が短縮すると硬膜が引き寄せられるため、多くの患者が「脳の痛み」と表現するような痛みを訴えます。頭部を動かすと脊髄の外層が引き寄せられるため、これらの筋群により骨構造間が詰まることがないことを確認してください。

これらの筋群による深刻なむち打ちでは、関連する神経とは別の領域に症状が生じるため、見逃されることが多く、最終的には、筋肉が萎縮（衰弱）してしまいます。

トリガーポイント
大後頭直筋と小後頭直筋のトリガーポイントは、緊張型頭痛、片頭痛、バランスの悪い姿勢などが原因となることがあります。視覚症状と神経学的症状は、めまい、小発作様症状を含む頭痛や頚部痛を生じることがあります。このトリガーポイントによる痛みは、寝る状態になるとすぐに悪化するため、睡眠の質に影響を与えることがあります。

主な持続因子
睡眠時の頭部の動きに注意しましょう。仰向けで寝ているときに、支えなしで頭部を上げることは、トリガーポイントの形成や持続を引き起こします。同時に、脊柱上位での関節機能障害、持続的な筋肉の過剰負荷（バードウォッチングなど）、筋肉を冷やすことなども、トリガーポイントの形成や持続を引き起こします。

遠近矯正あるいは誤った視力矯正を行うと、頭部を頻繁に動かすことになるため、大後頭直筋にストレスがかかることがあります。うつむいた姿勢、顎を手で支えながらテーブルで読書するなどの悪い姿勢は、トリガーポイントの形成につながります。トリガーポイントが持続すると、小後頭直筋の筋萎縮が起こります。

コントロールするためのヒント

大後頭直筋と小後頭直筋にトリガーポイントが存在する場合、タートルネックの衣服が有用であり、寝るときであっても必要になる可能性があります。しかし、トリガーポイントが進行すると、タートルネックの圧に耐えられなくなることがあります。そのため、首の温かさを保ち、隙間風から身を守るために、別の方法を見つける必要があります。

例えば、ゆっくりと筋肉を伸展させたり、弱く指圧したりするような治療を行いましょう。このトリガーポイントは機能障害を引き起こし、恐怖心を覚えることがあるため、できるだけ早く治療を始めてください。

ストレッチ

頚部後面が軽く伸びたような感じがするまで、顎を胸に近づけます。その状態から元の位置に戻します。このストレッチを数回行います。この動作を速く行うと、めまいが生じることがあるので注意してください。筋膜リリースを含む手技療法が有効なので、定期的に行うようにしましょう。

21 斜角筋

英語 Scalenes
由来 ギリシャ語：skalenos「平行でない」

解剖図

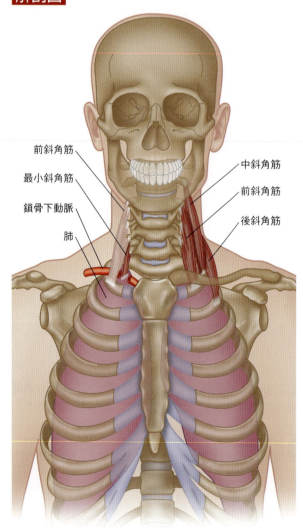

前斜角筋、中斜角筋、後斜角筋を合わせて大斜角筋と呼ぶ。

特徴

身体の片側には前斜角筋、中斜角筋、後斜角筋の3つの筋肉があり、頚部を曲げたり、頚部の回旋を制限したりする作用があります。前斜角筋と中斜角筋は、呼吸時に第1肋骨を固定あるいは挙上する補助作用があります。後斜角筋は、呼吸時に最小斜角筋と共同して、第2肋骨を固定あるいは挙上する補助作用があります。

運動

鎖骨下動脈と腕神経叢は斜角筋に通過しており、神経、リンパ管、血管を絞扼することがあります。斜角筋が短縮あるいは緊張している場合、同じ機能をもつ胸鎖乳突筋、僧帽筋上部、頭板状筋を確認しましょう。また、大胸筋、小胸筋、上腕三頭筋長頭、三角筋、上腕筋も全て確認しましょう。

肩甲舌骨筋は、腕神経叢を横切っている狭窄帯の形成に関与しており、斜角筋と僧帽筋のストレッチを抑制します。中斜角筋は、手根管症候群（CTS）や胸郭出口症候群（TOS）の症状を引き起こす神経絞扼の原因となることがあります。

トリガーポイント

トリガーポイントについての知識がない場合、不必要な手術につながることがあります。手根管症候群、胸郭出口症候群、第1肋骨の挙上、斜角筋症候群の治療では、手術は最後の選択肢となります。

顔面部、頭部、頚部の筋肉

斜角筋のトリガーポイントには、様々な症状があり、関連痛は広範囲に及び、睡眠障害が起こるほど重症になることがあります。このトリガーポイントは、血管やリンパ管、正中神経の絞扼を引き起こすことがあり、親指と人差し指がチクチクとする、しびれ、手の甲の腫脹、手のこわばりが生じる原因となることがあります。そのほか、早朝、指輪がきつく感じることがあります。

このトリガーポイントは、筋筋膜性の頭痛、狭心症のような痛み、胸部圧迫感を継続的に誘発し、手や腕の力が弱まったり、握力が弱くなることで物を落とすようになります。痛みと他の症状は、日や時間によって変わるため、診断を困難にすることがあります。

可動域の範囲で痛みのあるほうへ頭部を回旋させたり（片側にのみトリガーポイントがあると見なす）、鎖骨のほうへ顎を下げたときに症状が悪化する場合、斜角筋のトリガーポイントが原因であると考えられます。また、切断された腕の幻肢痛の原因となることもあります。

主な持続因子

持続因子には、悪い姿勢、異常呼吸、冷たい隙間風、重たい荷物を持つあるいは引っ張る、重いリュックサックを背負う、大きな胸、喘息や慢性閉塞性肺疾患（COPD）などの呼吸器疾患、呼吸器感染症、慢性的な咳、不適切な照明などがあります。読書やテレビを見るときに、首を斜めにした状態でソファに横になり、その状態から支えなしで頭を持ち上げることは、斜角筋のトリガーポイントの形成を誘発します。肩の上に乗って眠る猫も持続因子となります（睡眠時に首の痛みを生じさせないように、猫を預かってくれる猫好きな人を探してみましょう）。

上腕が短い人は、車の運転や本を読むときに、適切な肘かけを使用しましょう。可能であれば、ハンズフリーの電話を使用してください。

著者のStarlanylは、暴れ馬に長時間騎乗している騎手、寒い日に長時間泳ぐ水泳選手、しつけがされていない大型犬に引かれて散歩をする人には、このトリガーポイントが存在するという報告をしています。バイオリンなどの楽器を演奏することは、このトリガーポイントを持続させることがあり、同時に肩甲帯の軸が傾きます（立位での脚の不均衡、座位での半側小骨盤）。歩行障害は、このトリガーポイントの形成や持続を引き起こします。

コントロールするためのヒント

患者

読書灯は、壁ではなく、天井につけましょう。ベッ

関連痛パターン

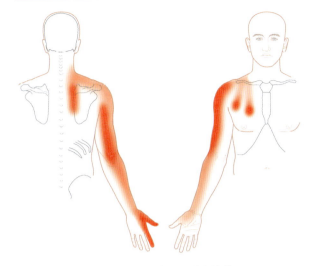

前斜角筋、中斜角筋、後斜角筋

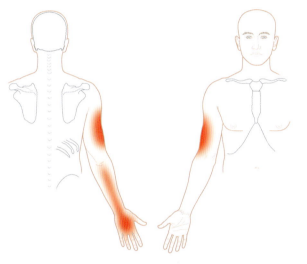

最小斜角筋

ドでの寝返り、ソファからの起き上がるときの適切な方法を学びましょう。また、常に正しい姿勢をとるようにしましょう（睡眠時の姿勢も学ぶ）。

肩の位置を定期的に確認・調整し、肩が耳のほうへ徐々に移動しないように気をつけましょう。このような予防は治療よりも効果があります。

上腕筋のトリガーポイントは、頚部外傷あるいは感染症の後、遅延型反応として生じることがあります。転倒による外傷や突然の頚部の痙攣などがある場合は、就寝前の15分間、斜角筋に対して弱い手技療法とホットパックを当て、症状を予防するように努めましょう。必要であれば、これらの筋肉を支えるために、折りたたんだタオルをピンで留め、柔らかいカラーを作りましょう。ただし、頚部が硬直するまでタオルをきつく締めないようにしてください。

頚部を温めるようにし、冷たい隙間風は避けましょう。また、スカーフやタートルネックの衣服を着用し

ましょう。異常呼吸と悪い姿勢を矯正し、視力が適切に矯正されているかを確認しましょう。上腕筋の領域は多くの神経と血管が存在するので、筋肉のマッサージなどの徒手療法を行うためには、専門家の指導が必要です。

　睡眠後に症状が悪化している場合は、睡眠の姿勢、枕、ベッドを確認しましょう。必要以上に高い枕を使うのは避け、頚部の弯曲に合っているかを確認しましょう。頚部の弯曲は治療によって変化することがあるので、これまでのサイズが合わなくなることもあります。必要であれば、頭側のベッドの高さを約7.5～10cm上げましょう。患者のなかには、リクライニングチェアで寝ることが効果的な人もいます。

施術者

　頭蓋筋膜リリースやその他の手技療法が有効なことがあります。カイロプラティックによる調整は一時的には有効かもしれませんが、神経絞扼の可能性がある場合は、強く圧がかかる手技は避けなければなりません。どのような調整を選択しても、トリガーポイントが存在する軟部組織を治療し、持続因子を管理しなければなりません。

　中斜角筋のトリガーポイントは、長胸神経を絞扼することがあります。第1肋骨の明らかな挙上と同時に起こる第1胸椎（T1）の関節機能障害は、頭最長筋のトリガーポイントによる椎骨の回旋が原因となることがあります。第4頚椎から第6頚椎（C4-C5-C6）の神経根障害あるいは椎間関節病変と同時に、斜角筋

の絞扼が生じている可能性があります。このような神経障害は、手首に関連痛を生じる前腕のトリガーポイントの形成を促進します。

　斜角筋のトリガーポイントと同様に、チクチクとする痛みや関連痛パターンを生じる肩甲舌骨筋のトリガーポイントについても必ず確認しましょう。

ストレッチ

　腰の後ろに手を置き、背筋を伸ばして座ります。片方の手でもう片方の手首を握り、握られた手の側の筋肉をストレッチしましょう。頚部を後方や横に曲げたりすると同時に、肩を下方へゆっくり動かします。頭部を前後にゆっくりと揺らして、筋肉を徐々にほぐしましょう。

　その後、最初の位置に戻し、反対側を行います。ストレッチするときは、普通に呼吸をしましょう。ストレッチをやりすぎてはいけません。このストレッチは、空間的定位感覚と平衡感覚にかかわる耳の前庭に強い影響を及ぼす可能性があります。この動的ストレッチを行っている間あるいは行った後に、めまいが生じることがあります。そのため、適切な方法でストレッチを行うようにしてください。

　この領域に緊張を感じている場合は、深呼吸をし、3秒程度息を止め、ゆっくりと吐き出しましょう。なお、このストレッチは、冠状動脈術後の患者には適していません。理学療法を受ける前に、医師の診察を受けましょう。

顔面部、頭部、頚部の筋肉

22 胸鎖乳突筋
きょう さ にゅうとつきん

英語 Sternocleidomastoid
由来 ギリシャ語：sternon「胸骨」、kleis「鍵」、mastos「乳」
ラテン語：mastoids「乳房状」

解剖図

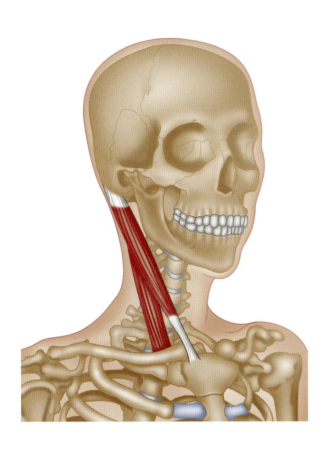

運動

　肩あるいは骨盤軸が平行ではない、何かが原因でコリが生じている、身体の片側に短縮がある場合、胸鎖乳突筋と斜角筋に過剰負荷がかかっている可能性があります。自然な状態でも、脳は視線を保つために筋肉の緊張を調整しているため、過剰負荷は生じています。身体のバランスは、「立ち直り反射」よって維持されています。

　あらゆる動物は、姿勢の変化を認知するためシステムとして、前庭系（内耳）、視覚系（眼）、体性感覚系（体性、感覚）の3つをもっています。前庭は内耳に位置し、頭部の動きや位置の変化を感知します。立ち直り反射は複雑なメカニズムが関与しており、その一部は内耳で処理されています。視覚系は、外界の変化から身体の位置情報を脳へ伝達します。体性感覚系は、皮膚、筋肉、関節から脳へ感覚情報を伝達します。これらの3つのシステムは、身体のバランスを維持するために組み合わせて使用されています。

　トリガーポイントによって筋肉が拘縮すると、うつむいた姿勢をとるようになります。この姿勢は、歩行異常、筋肉のアンバランス、運動連鎖に関連したサテライトトリガーポイントを含む組織変化に対する持続因子となります。

特徴

　胸鎖乳突筋は、SCMと略されることがあります。この筋肉は乳様突起に付着していますが、すぐに二腹に分かれます。一方は胸骨上部に付着し、もう一方は鎖骨に付着しています。両方が収縮するとき、胸鎖乳突筋は頭部を前方に引っ張り、鎖骨と肋骨を挙上するため、吸気を促進します。

　片側の胸鎖乳突筋にトリガーポイントがあり、この筋肉が収縮している場合、頭部を上げたり真っ直ぐに保ったりすることが困難となり、片側に頭部を傾けてしまいます。また、姿勢を安定させようとすると、反対側の胸鎖乳突筋にもトリガーポイントが形成され、さらなる緊張が生じます。

　筋肉はスパズムを生じることにより（多くのエネルギーと神経入力を必要とする）、トリガーポイントが形成されることがあります（エネルギーと神経入力を多少必要とする、あるいは全く必要としない）。

トリガーポイント

　胸鎖乳突筋のトリガーポイントは、線維筋痛症と誤診される症状を生じます。この筋肉の2つの部位のトリガーポイントは、全く異なる症状を呈します。

　胸骨下端に付着している筋肉（胸骨部）のトリガーポイントは、胸骨上部を下行する関連痛パターンを生じます。このトリガーポイントが圧迫されると、空咳を生じることがあります。一方、この他の胸鎖乳突筋（鎖骨部）のトリガーポイントは、上行する関連痛パターンを生じます。臨床上、非疼痛症状は誤診を招くおそれがあります。

　胸鎖乳突筋の鎖骨部には症状はありませんが、胸骨部に症状が生じることがあります。トリガーポイントの収縮結節（硬結）は、腺腫脹と間違われることがあります。トリガーポイントは必ずしも痛みと関連しているとは限りません。胸鎖乳突筋のトリガーポイントでは、感覚の変化に関係していることが立証されています。

関連痛パターン

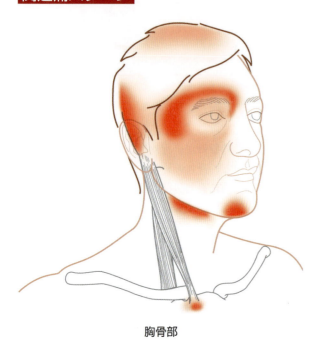

胸骨部 　　　　　　　　　　　　　鎖骨部

胸骨部

　胸鎖乳突筋胸骨部のトリガーポイントは、三叉神経痛と似た症状を生じることがあります。三叉神経痛は、胸骨痛を付随することはありませんが、このトリガーポイントはよく胸骨痛を生じます。また、このトリガーポイントは、三叉神経痛でみられるような顔のゆがみを生じません。全体像と病歴について、詳細に説明しましょう。

　この上部領域に生じたトリガーポイントは、頭皮に圧痛を伴い、頭蓋冠などの頭頂後部に関連痛症状が生じますが、この領域は耳からは離れています。ヘアブラシの接触でも激しい痛みが生じ、カチューシャや帽子の着用は非常に不愉快となることがあります。

　一般的に、このトリガーポイントの関連痛は同側の頬を横切り、よく指状に広がります。痛みは、顎、上頭部、眼の上、眼の奥にも生じます。内側縁の中間におけるトリガーポイントは、嚥下中に咽頭や舌の裏に関連痛を生じ、咽頭痛を起こします。顎の先の小円形領域に関連痛を生じることもあります。

　非疼痛症状として、エスカレーターや織物の柄など、複数の平行線を見たとき、涙目や視覚障害が起こることがあります。また、空港での荷物を運ぶベルトコンベヤを見たときに激しいめまいや方向感覚を失うことがあります。そのほか、落葉後の樹木が道路に作る光と影のパターンは、遁走状態、怒りの感情、方向感覚の欠如、精神錯乱などの小発作を生じることがあります。また、眼の充血や鼻水などの症状を生じる可能性もあります。これらの症状では、まぶたが下垂し、眼輪筋のスパズムの原因となっているかもしれません。

　この患者は上まぶたを挙げることができない場合もありますが、瞳孔の大きさと反応は正常です。また、視界がぼやけたり、光の感受性が低下したり、パチパチという音が聞こえたり、まれに片側が難聴となったりすることがあります。痛みと同じように、非疼痛症状は線維筋痛症によって増強することがあります。認知機能障害が組み合わさると、破壊的な状態になることがあります。

鎖骨部

　胸鎖乳突筋鎖骨上部のトリガーポイントは、通常、耳の深部と後方の領域に痛みを生じます。鎖骨中央部のトリガーポイントは、片側のみが活性化しても、前額部に関連痛を生じ、前頭部に痛みが広がる可能性があります。このトリガーポイントによる痛みは、頬や臼歯のものと区別がつきません。

　その他の症状としては、めまいや身体バランスの消失などが生じます。一時的な身体バランスの消失は、交差点を曲がるときのように、頭部を急に回旋させたときに生じることがあります。このバランスの消失は、頭部を片側に持続的に傾けた後に起こり、転倒の原因となります。このような動きは、回転性めまいや失神の原因となることがあります（Simons, Travell and Simons 1999, p. 310）。

　めまいは数秒間あるいは数時間続くことがあります。身体バランスの消失や方向感覚を失うことは、めまいとは別に生じることもあります。突然の転倒は、しゃがんだり、かがんだりしている間に起こるかもしれません。また、片側の機能障害は両目を開けたまま歩いているときに生じることさえあります。これは、

顔面部、頭部、頚部の筋肉

アルコールや薬による障害と鑑別するために重要な所見です。

一方、このトリガーポイントが姿勢の反応に影響があるという意見に対して異論を唱える人もいます。しかし、実際に上を見上げたときに後方に倒れたり、下を見たときに前方に倒れたりすることもあります。このような人は、家庭菜園をしたり、猫の砂箱を掃除したり、バードウォッチングをしたりする際に、危険を伴うかもしれません。また、ベッドやソファに横になっていると、傾いているような錯覚が生じるため、床に足をつけて安定感を得ようとすることがあります。

線維筋痛症であれば、これらの感覚変化は増強します。このような症状がある場合、しっかりと原因を追求することが大切です。さらに、この筋肉のトリガーポイントは、手に握った物の重さを認識することができないことがあります。これは、頚部の固有受容感覚のメカニズムが異常になっていることが原因である可能性があります。

このトリガーポイントからの刺激は、頚部の筋肉からの前庭機能に影響を与えるときと同様に、腕の筋肉からの固有受容感覚の情報処理を阻害します。この状態では、物の重さが正確に認識することができないため、物を放り投げたり、物を持ち上げたりする力を調整できなくなります。力の加減がうまくいかないので、コップや皿を投げつけてしまうことがあります。そのため、自分の動作に対して、混乱やイライラした気分になることがあります。

また、活動性トリガーポイントは船酔いや乗り物酔いの原因となり、吐き気（まれに嘔吐）や拒食症などの悪い食生活を招くこともあります。さらに、線維筋痛症ではこれらの症状を増強します。しかし、このトリガーポイントは治療可能であるということを覚えておきましょう。

このトリガーポイントが関係している自律神経症状には、局所的な発汗、血管収縮により皮膚が青白くなったり、冷たくなったり、あるいは赤くなったりすることがあります。これらの症状が顔の片側で生じている場合がまれにあり、診断をより難しくします。

著者の Starlabyl は、胸鎖乳突筋に複数のトリガーポイントがある場合、頚動脈を部分的に絞扼する可能性があり、この領域の圧受容器に影響を及ぼす可能性があることを報告しています。

主な持続因子

持続因子には、異常呼吸、持続的な筋肉への過剰負荷（過度にうつむいた姿勢をとる、長時間片側に頭部を倒した状態で座るなど）があります。また、うつむいた姿勢は近視の持続因子となる可能性があります。

機械的ストレスとして、天井を塗装するときのように頚部を持続的に伸展させる、バードウォッチング、むち打ち、頭部を支えるために2つの枕を使用するなどの睡眠時の不適切な姿勢があります。頭部を回転させる運動や手術時の挿管は、このトリガーポイントを活性化させるおそれがあります。そのため、頭部を後方に傾けたり、回旋させたりしてはいけません。

胸鎖乳突筋の障害では、上肢の動きが制限されることで構造的に非対称になることがあり、これがストレスの原因となります。また、きつい靴の着用による跛行など、正常とは著しく異なる歩き方も持続因子になります。このトリガーポイントは、大胸筋のトリガーポイントによって活性化されます。その結果、胸鎖乳突筋鎖骨頭は引き下げられたり、前方に引っ張られたりします。そのため、運動や靴などに注意する必要があります。

急に咳をしたり、咳をするたびに胸鎖乳突筋に関連した頭痛が生じる場合、胸鎖乳突筋にはトリガーポイントが存在していると考えられます。手に負えない大型犬を散歩したり、調教されていない馬に乗ったりすることは、胸鎖乳突筋に過剰な負荷を与えることがあります。また、胸鎖乳突筋にトリガーポイントが存在する場合、速いボールの動きを目で追うようなテニスの試合の観戦は難しいかもしれません。きつい襟やネクタイによる圧は、このトリガーポイントをさらに悪化させます。また、副鼻腔や歯などに慢性感染症を起こしたり、脊髄穿刺や骨髄造影を行った人では脳脊髄液の漏出が生じたりする可能性があります。このトリガーポイントにおいては、スイミングのクロールも持続因子となります。

コントロールするためのヒント

患者

シャツを着ると首周りが太くなるため、着用後に頭部を回旋させましょう。特に、呼吸する余裕があるシャツであるかどうかを確認してください。

電話は、受話器を肩と頭で挟んで使用してはいけません。肩を丸めたり、うつむいた姿勢をとったときに症状が生じる場合は、胸鎖乳突筋にトリガーポイントが存在する可能性があります。ベッドで寝返りをうつときは、頭部を枕から離さないようにしてください。

不適切な姿勢や動作は、活動性トリガーポイントを持続させることがあります。この筋肉の片側のみに活動性トリガーポイントが存在する場合は、トリガーポイントが存在する側で横になることが有効かもしれません。このとき、首がしっかりと支えられているか、顔で体重を受けていないかなどを確認してください。また、うつ伏せで寝てはいけません。胸鎖乳突筋が感作状態であるとき、その筋肉は固定せず支える必要があります。この場合、首のサポーターとして折りた

たんだタオルを使用することが有効です。

施術者

　めまいや身体の不均衡があり、活動性トリガーポイントが片側にある場合、目的の地点に目を向けて歩こうとすると、トリガーポイントが存在する側に身体を曲げられないままその地点へ進むため、その地点へ真っ直ぐに歩くことができません。しかし、この患者にはロンベルグ兆候あるいは眼振のどちらも認められません。

　線維筋痛症を有する場合は、前庭機能障害が合併します。胸鎖乳突筋の不均衡は、運動失調と似た症状を呈することがあります。附随する固有受容感覚の症状には主に空間識失調が関与するため、神経障害として誤診されることがあります。また、三叉神経（第V脳神経）を支配している領域に関連痛を生じることがあります。さらに、胸鎖乳突筋のトリガーポイントが上位頚神経や脊髄副頭蓋神経の領域にある場合、めまい、羞明、不安定性、転倒、食欲不振の原因となることがあります。

　最初に短縮した筋肉を治療してください。対立筋の影響により抑制された筋肉の神経機能は、対立筋のトリガーポイントを取り除くことで回復します。筋肉は筋紡錘を活性するようなストレッチや弱くたたくことによって、正常な状態に戻ります。胸鎖乳突筋のトリガーポイントが咽頭痛を誘発していることを確認するときは、この筋肉を強くつかみ、患者につばを飲み込むように指示してください。

　このとき、咽頭痛が消失する場合は、胸鎖乳突筋のトリガーポイントが関与しています。また、同側の鼓膜張筋のトリガーポイントにより誘発された乱反射が原因で、聴覚が低下することがあります。

　副神経（第XI脳神経）は、僧帽筋へ向かう途中で胸鎖乳突筋を貫通しており、胸鎖乳突筋の拘縮によって起こる筋原性斜頚は、同側の僧帽筋の感覚異常の原因となることがあります。これを触診するには、同側の頚部を側屈し、反対側に頭部を回旋させます。つまみ触診は、この筋肉の各領域で有用です。

　片側の胸鎖乳突筋でトリガーポイントが活性化していたり、以前にも活性化した病歴があったりする場合は、反対側の胸鎖乳突筋と斜角筋に潜在性トリガーポイントがあるかを確認してください。胸鎖乳突筋のトリガーポイントが活性化しているときは、常に頚長筋のトリガーポイントを確認してください。ストレッチ＆スプレーを行う場合は、加温パッドで再び温めてはいけません。患者の腕は、トリガーポイントリリースのために体幹の近くに置かなければなりません。そのため、加温パッドをひもで固定してください。

　胸鎖乳突筋のトリガーポイントは、その他多数のトリガーポイントにより激しい頭痛や局所痛を生じるため、注射や徒手療法の適応となるかもしれません。しかし、同時に両側への注射は、その直後に一時的に症状が悪化することから勧められません。トリガーポイントリリースは、常に両側の胸鎖乳突筋に対して行ってください。

　片側の徒手的リリースは、痛みやめまいを増強し、反対側の筋痙攣を生じることがあります。両側の胸鎖乳突筋に活動性トリガーポイントを有する患者は、片側のみの治療を受けると車を運転することが危険となり、治療後に自宅でセルフケアが必要となります。そのため、患者には、セルフケアの方法や、起こりうる反応や自律神経系の変化について記された手引を渡すようにしましょう。

　胸鎖乳突筋の治療は、広頚筋のトリガーポイントを誤って活性化させ、チクチクとする痛みが生じることがあります。

　治療後、患者の帰宅前に柔らかいタオルを半分にたたみ、首周囲を軽く固定した簡易カラーを着用させると、トリガーポイントの活性化を予防する効果があるかもしれません。このカラーには、頭部を回旋できる程度の空間を作ってください。ドラマミンの服用は、吐き気には有効かもしれませんが、めまいには効果がないでしょう。

ストレッチ

　胸鎖乳突筋を伸ばすとき、頭部が回旋しないように十分に注意してください。ストレッチでは、まず仰向けとなり、左耳が左肩につくようにゆっくりと近づけ、その状態でしばらく静止します。その後、元の位置に戻し、しばらく休みます。次に、右耳が右肩につくようにゆっくりと近づけます。その状態でしばらく静止し、元の位置に戻します。

　このストレッチは、筋肉を休めながら行うことが大切です。また、これは頚部後面の障害を予防し、うつむいた姿勢を改善させます。

顔面部、頭部、頚部の筋肉

23 下頭斜筋
かとうしゃきん

英語 Obliquus Capitis Inferior
由来 ラテン語：obliquus「傾いた」、capitis「頭部」、inferior「下方」

解剖図

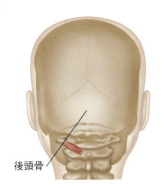

後頭骨

下頭斜筋は、他の頚部の斜筋群よりも大きく、下方に位置する。

関連痛パターン

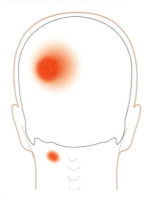
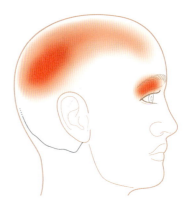

特徴

下頭斜筋は、第1頚椎（C1）と頭部の回旋に作用します。下頭斜筋という名前にもかかわらず、頭部ではなく、第1頚椎に付着しています。

運動

下頭斜筋のような深部の後頭下筋群は、大後頭神経を絞扼することがあります。

また、その他の後頭下筋と同様に、下頭斜筋にも固有受容器が多数存在しています。トリガーポイントによって生じる筋肉の持続的な短縮は、立位平衡を保持することが困難となることがあります。ただし、この症状は前庭機能障害や眼の不均衡によって起こることもあります。後頭下筋群は、脊柱の状態や仙骨のゆがみと関連することが知られています。

トリガーポイント

後頭下筋群にトリガーポイントが存在する場合、頭部の伸展や回旋が椎骨動脈の絞扼を強めることがあります。これは車をバックするとき、肩越しから後ろを見る運転手に起こることがあり、頭痛、めまい、さらには運転制御不能を起こす原因となります。

主な持続因子

持続因子には、持続的あるいは頻繁な精神的ストレス、うつむいた姿勢などの身体的ストレス、急激な冷却、隙間風、悪い姿勢などがあります。

コントロールするためのヒント

身体の向きを変えたとき、症状が生じるかどうかに注目しましょう。車をバックするとき、めまいや他の症状が増悪する場合は、この操作を補助するバックミラーを使用しましょう。また、縦列駐車を避けるようにしましょう。冷湿布はある程度痛みを和らげられます。眼や眼瞼上の冷水は、一時的にある程度の緊張と痛みを軽減することがあります。

ストレッチ

下頭斜筋と関連がある大後頭直筋、小後頭直筋、上頭斜筋は、眼球運動に関与しています。眼球を動かすことで、これらの筋緊張を軽減させることができます。まず顎を胸に近づけます。顎はできるだけ下げ、眼球を見上げるように動かします。その後、床へ視線を向けます。このときも、できる限り顎を胸に近づけておきます。この動作をすると脊柱の両端の緊張が緩むような感覚が生じるため、魔法がかかったように感じるかもしれません。眼自体に緊張がある場合は、眼周囲の筋肉にトリガーポイントがあるかどうかを確認してください。

頭部を伸展させることが禁忌である場合は、眼球の動きを利用して筋緊張が変化するか試しましょう。後頭骨の直下にある棘突起から指の爪1つ分の両側の領域に2、3本の指を置きます。この状態で眼球を上下・左右に動かすと、この筋肉の緊張が軽減していきます。これは「逆抑止」と呼ばれ、10秒間くらい行うことが重要です。その際、呼吸は普通に行ってください。眼球の動きと筋緊張の関係について研究を行っているKarel Lewitの業績に感謝いたします。

24 上頭斜筋
じょうとうしゃきん

英語 Obliquus Capitis Superior
由来 ラテン語：obliquus「傾いた」、capitis「頭部」、superior「より高い」

解剖図

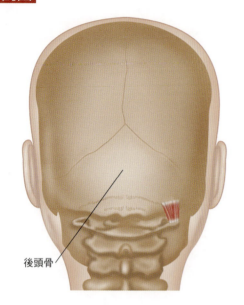

後頭骨

関連痛パターン

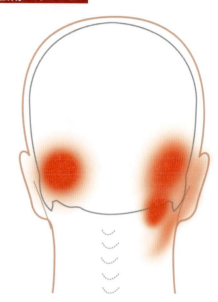

特徴

上頭斜筋は、頚部の伸展と側屈に作用します。

運動

小後頭筋には、固有受容器が多数存在しており、頭部を脊柱の適切な位置に保ちます。これらの小後頭下筋群は動作よりも、膜をつなぎ、固有受容器を保持する役割があると考えられています。

トリガーポイント

上頭斜筋のトリガーポイントは鈍痛を生じ、内耳に及ぶ深部痛、耳の深部のかゆみを引き起こします。枕の上に横になると痛みが生じるため、枕の角度を変えたり、顔の片側に体重をかけて休むようになるでしょう。しかし、このような頭部の位置は、他のトリガーポイントを形成する原因となります。

この筋肉のトリガーポイントは、めまい、神経障害と間違えるような様々な固有受容器の機能障害を生じる可能性があります。トリガーポイントや関連痛のパターン、症状を探すことが大切です。

主な持続因子

持続因子には、ぎくしゃくした予期せぬ頭部の動き、頭部を急な角度で支えるソファに横たわる、ヘルメットの圧、持続陽圧呼吸療法（CPAP）のマスクの着用などがあります。

コントロールするためのヒント

頭蓋仙骨への治療やその他の徒手療法は、この筋肉の緊張を軽減させることがあります。冷湿布は、一時的に症状を軽減できる場合があります。後頭下領域を冷やしたり、氷で圧迫するときには追加のケアが必要です。

ストレッチ

下頭斜筋 23 を参照してください。

9章 体幹の筋肉

はじめに

体幹はいわば身体の中心であり、心臓、肺、消化器などの臓器のほか、これらを支える組織である脊柱の大半からなります。そして、膜は身体の全てに影響を与えます。

体幹に存在する多くのトリガーポイントが誘発する症状は、医師からは「機能性〜」（「原因がわからない」ことを示す診断名）と診断され、謎の疾患として扱われます。しかし、これは全くの見当違いです。

例えば、頻繁な排尿や排便は、骨盤領域における圧や痛みを和らげるために起こります（Doggweiler-Wiygul 2004）。この状態のとき、片側に体重をかけて座り、骨盤の直下に脚を置くと、骨盤領域の圧を低下させることができます。しかし、この姿勢は大腿前面の筋群、さらには足や足首領域にストレスがかかります。トリガーポイントはこのようにして全身へ波及していきます。

また、自分自身では気づかないことが障害を起こしていることがあります。例えば、腸内の空気や液体による膨隆は、膨張感や腫脹が起こり、腸には痛みが生じないと考えられてきました。しかし、私たちは、これは間違っていると考えています。なぜなら、線維筋痛症、片頭痛、過敏性腸症候群（IBS）などの腸の膨張に伴う中枢性感作の状態では痛みを生じることがあるからです。

心不整脈、インポテンツ、過敏性腸症候群、前立腺症状、下痢、嘔吐、食物不耐症、性交痛、疝痛、尿意切迫、失禁、月経困難症、胃食道での逆流、ゲップ、さらには内臓に由来する多くの疾患は、トリガーポイントが原因であったり、症状を生じる要因になっていたりします。実際、トリガーポイントは、食欲不振のように、一見関係がないと思われるような症状の原因となることもあります。

また、腹直筋のトリガーポイントは、下痢や過剰なガスを伴う腹部膨張を引き起こします。トリガーポイントがその症状の原因となっているとき、トリガーポイント治療や持続因子を管理することで症状を軽減することができます。これらの治療を行っても症状が生じる場合は、1つ以上の持続因子が存在する可能性があります。

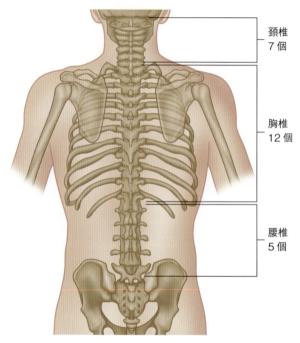

図9-1　脊柱
脊柱は解剖学的に3つの領域に分けられます。これらの領域に付着している筋群は、同じ部位における脊髄機能障害と相互作用があります。ある部位に機能障害が起こると、運動連鎖に伴って他の部位へ影響を及ぼすことがあります。

運動

体幹では、まずコアマッスルを触れることができるでしょう。コアマッスルとは、腹筋群、脊柱起立筋、多裂筋、腰筋（大腰筋、小腰筋）、殿筋群、ハムストリングスなど、骨盤に付着し、脊柱（図9-1）を守る役割がある深部の結合組織です。

椎骨は分節に分かれており、これらの分節に付着する筋群は、それぞれの分節に関連が深いといわれています。例えば、後頚部の筋群は頚椎との関連があります。筋肉をトレーニングするとき、多くの人は浅層と深層の筋肉を一緒に鍛えずに、浅層の筋群だけを鍛えてしまいます。しかし、筋肉は協調性が重要であるため、これは正しいトレーニング法ではありません。

末梢の筋機能は体幹の安定性と深く関係しています。体幹の筋力低下が起きると、他の筋肉が補助する必要があります。そして、その筋肉を使いすぎた場合、1つ以上のトリガーポイントにおいてカスケード

反応が起こります。

　私たちは、健康的かつ効果的に身体を動かすためには、運動連鎖を考慮した身体のバランスが大切であると考えています。慢性腰痛患者は、姿勢に問題があり（Jacobs Henry and Magle 2009）、体幹は硬く、固有受容器の機能が変化しています（Brumagne et al. 2008）。そのため、体幹と殿部のこわばりは、転倒する危険性を増加させます（Gruneberg et al. 2004）。これらの報告にはトリガーポイントについての記述はありませんが、トリガーポイントによって症状が生じることが示唆されます。

　また、慢性腰痛そのものは呼吸パターンに影響を与え（Smith, Coppieters, and Hodeges 2005）、腰痛を生じるトリガーポイントに影響を与える可能性もあります。この悪循環を遮断するためには、トリガーポイントについて理解することが大切です。

トリガーポイント

　体幹は、おそらくトリガーポイントが臓器に最も影響しやすい部位です。体性内臓反射の相互作用によってトリガーポイントが形成されたり、臓器の疾患や症状を生じることがあります。

　さらに、トリガーポイントは、神経、血管、リンパ管の絞扼を引き起こします。例えば、トリガーポイントが神経を絞扼すると腎疝痛が生じます（Eken, Durmaz, and Erol 2009）。また、絞扼された神経は胸椎と肩甲骨の間で、灼熱痛、かゆみ、発赤、しびれなどの原因となることもあります（Williams et al. 2010）。

　錯感覚性背痛と呼ばれる状態は、皮膚あるいは心理的に原因があると考えられていますが、ボツリヌス毒素、外科的な筋膜絞扼リリース、オステオパシーなどの治療によって改善することがあります。論理的には、トリガーポイントは少なくともこれらの症状にかかわっていることが示唆されています。トリガーポイントが胆嚢、消化器系、泌尿生殖器系、心臓、脊柱の疾患と似た症状を生じるだけでなく、実際の内臓疾患と同じように相互作用することもあります。

　内臓疾患とトリガーポイントに関係が形成されると、臓器と身体において相互作用が起こります。潰瘍、胆嚢疾患、食道での逆流、過敏性腸症候群（IBS）、胃腸感染症、心疾患、その他の内臓疾患は、病変部位や他の部位でトリガーポイントを活性化させる可能性があります。すなわち、トリガーポイントは臓器に影響を与え、臓器はトリガーポイントに影響を与えます。同時に、適切な治療がされるまで、症状の悪化を伴うような悪循環を起こすことがあります。

　腹部は、四角形状に4つの部位に分けられます。腹部のトリガーポイントの関連痛パターンは、正中線、斜め、後ろを横切るように、この四角形のあらゆる部分に出現します（図9-2）。そのため、他の部位のトリガーポイントのように、患者間で関連痛パターンが一致しません。

　身体の後面に存在するトリガーポイントは、腹部を悪化させることがあります。傍脊柱筋群のトリガーポイントは、殿部上方、腎領域、鼡径部、陰嚢部に関連痛を生じ、睾丸の陥凹を引き起こすこともあります。そのため、トリガーポイントの評価や管理は、脊柱側弯症、椎間板膨隆、変性円板疾患などの症例の予防につながることがあります。

　また、最初にトリガーポイントを治療することは、手術の回避や、手術の失敗によって生じた腰痛を防ぐことができる可能性があります。この腰痛には正式な診断名はありませんが、腰部の手術をした後に痛みが残っている場合を指します。

　整形外科や脳神経外科において、神経学的配慮を必要とする慢性腰痛は全症例の1%未満という報告があります（Rosomoff and Rosomoff 1999）。慢性腰痛とは、あくまで俗称であり、診断名ではありません。患者や施術者は、このような痛みの原因となるものを探す必要があります。

　私たちは、様々な腰部の手術を受けている患者を多く目にしています。最初に椎間板が悪化したり膨隆したりすると、手術を受けることになります。このとき、トリガーポイント治療は行われずに手術を受けるので、椎骨へのストレスは残ったままの状態です。この場合、上下の椎間板が補うようになるため、手術をしても改善することはありません。

　Husehらは、特定の頚部の椎間板膨隆と活動性トリガーポイントの間に有意な関連性があることを発見しました（1998）。彼らは、肩甲挙筋や広背筋のトリガーポイントは、第3頚椎から第4頚椎（C3-C4）の椎間板膨隆と関連があり、頭板状筋、三角筋、肩甲挙筋、小菱形筋、広背筋のトリガーポイントは、第4頚椎から第5頚椎（C4-C5）の椎間板膨隆と関連があることを報告しています。

　さらに、頭板状筋、三角筋、肩甲挙筋、広背筋、小菱形筋のトリガーポイントは、第5頚椎から第6頚椎（C5-C6）の椎間板膨隆と関連があり、広背筋と小菱形筋のトリガーポイントは、第6頚椎から第7頚椎（C6-C7）の椎間板膨隆と関連があることについても報告しています。

　著者のStarlanylは、トリガーポイントと椎間板、あるいは椎間関節の病態は、脊柱に沿って影響を及ぼすと考えています。トリガーポイントに伴う筋緊張は、少しずれた領域に椎骨を引っ張り、関連した組織の障害や骨棘を形成します。そのため、脊柱の変形性関節症、さらには椎間板疾患や椎間関節疾患が誘発されます。痛みや機能障害が生じている場合には、椎間

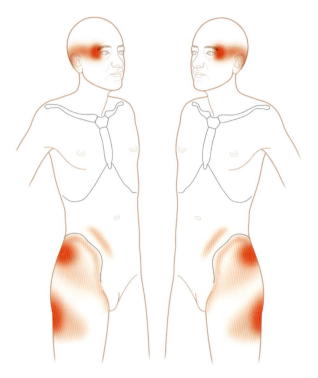

側面

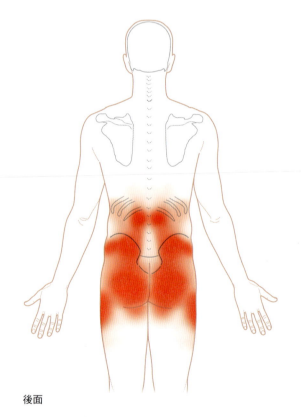

後面

図9-2　患者の関連痛パターン

板変性や変形性関節症が起こる前に、トリガーポイントの確認や治療、持続因子の管理を行うべきでしょう。Karel Lewitは、『Musculoskeletal Medicine：Manipulative Therapy（2010）』において、女性の月経痛は、初めに腰痛、頚椎の症状が生じ、さらには片頭痛が現れることを報告しています。その時点で画像所見がなくとも、トリガーポイントを発見し、持続因子を管理することができれば、さらなる苦痛は予防できるかもしれません。

慢性筋筋膜痛（CMP）

体幹における慢性筋筋膜痛（CMP）は、うっ血性閉塞性肺疾患、変性退行性椎間板疾患、胃食道逆流症（GERD）などの合併疾患と相互作用する可能性があります。トリガーポイントは内臓疾患と似た症状を生じることがありますが、逆にトリガーポイントが内臓疾患によって持続している可能性もあります。このような疑いがある場合は、トリガーポイントを確認することが大切です。

慢性筋筋膜痛（CMP）の症例

ここで紹介する患者は、本書の他の症例と同様に示します。ある51歳の男性看護師は、病院で肥満患者をよく持ち上げます。彼は他の人よりも強い筋力をもっていますが、この5年間、慢性的な腰背部痛に悩まされています。最近、帯状に広がる頭痛とともに、両目の奥に疼痛が生じましたが、眼科医からは「眼には特に問題がない」といわれました。そのため、彼は慢性痛に耐えていましたが、疲れがたまってきました。仕事から帰るとへたり込み、夕食を作ることができないときもあります。

2週間前、彼はゴルフの大会に参加しましたが、激しい腰痛が原因でホールアウトすることができませんでした。画像検査では、第4腰椎から第5腰椎（L4-L5）に関節円板の変性が見られました。

診察をすると、両側の頚板状筋、脊柱起立筋、腰部多裂筋、腰方形筋の深層と浅層にトリガーポイントが見つかりました。トリガーポイントに対しては、電気刺激、ストレッチ＆スプレー、ストレイン・カウンターストレインによる治療が行われました。また、難治性のトリガーポイントには、局所注射による治療が行われました。

彼には、夜勤中に数回のストレッチ、ゴルフの前にウォーミングアップをしてもらいました。そのほか、テニスボールによる圧迫法についても指導し、微小刺激による治療を行うようにしました。その結果、腰痛は腰方形筋のトリガーポイント治療で大幅に軽減し、異常な疲労感はなくなりました。5年にわたり追跡調査をしたところ、椎間板の変性はありますが、症状は増悪していませんでした。

主な持続因子

持続因子には、傷痕、外傷、瘢痕や癒着などの後遺症、呼吸系、循環器系、胃腸や他の臓器に影響する病

態などがあります。脊柱、上肢帯、骨盤帯（下肢帯）は、体幹のトリガーポイントと相互作用があります。

腸の過剰な透過性は、多発性代謝疾患が生じる因子であるため、胃腸の治療を優先させる必要があります。1つの持続因子を管理することは、他の持続因子を管理することにもつながります。

コントロールするためのヒント

患者

テニスボールを用いたセルフケア治療を始めると、トリガーポイントがあらゆる部位に存在することがわかるようになります。トリガーポイントは、探す前からその部位に存在しています。本書の内容を理解することで、トリガーポイントの位置や症状がわかるようになります。しかし、これらを理解していたとしても、実際にはトリガーポイントが形成されるような生活を送っているのではないでしょうか。

今、まさに、トリガーポイント治療を始める絶好の機会です。施術者に持続因子を見つけてもらい、それらを管理する方法を一緒に考えましょう。目的のトリガーポイントを治療する際に、他のトリガーポイントが見つかったとしても、驚いたり、落胆したり、困惑したりしないようにしましょう。治療には十分な時間をとり、治癒を目指しましょう。

施術者

腰痛に対するどのような筋筋膜リリースであっても、両側のハムストリングスのリリースから始めるべきでしょう。身体の安定に必要な深層に存在する靭帯や腱にもトリガーポイントが存在するかを確認してください。多発性の持続因子や合併疾患があるときは、治療は難しくなりますが、焦ってはいけません。この場合、患者にとっても負担のかかる治療となります。施術者は患者と一緒になって筋筋膜を治療しなければなりません。

25 後頚部の筋群（頭半棘筋、頚半棘筋、頭最長筋）

英語 Posterior Cervial Muscles (semispinalis capitis, semispinalis cervicis, longissimus capitis)
由来 ラテン語：semi「半分」、spinalis「脊髄に関する」、capitis「頭部の」、cervicis「頚部の」、longissimus「最も長い」

解剖図

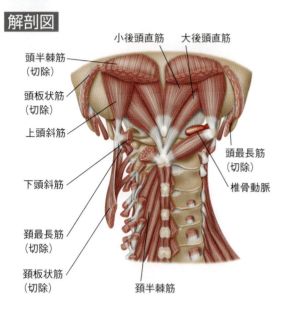

一般的には、「頚（首）」とは頭部と胴部の間の部位を指しますが、解剖学的には、子宮などの構造にも「頚（首）」という用語が用いられます。そのため、本書では、解剖学的な記述については「頚部」という用語を使用しています。頚部の多裂筋と回旋筋については、29、30で説明します。

特徴

頭半棘筋は主に頭部を伸展させ、回旋を補助します。頭最長筋は頭部を伸展・回旋させる**コアマッスル**で、脊椎上部を解剖学的に正常な位置に維持し、上背部の脊柱弯曲を保持する役割があります。半棘筋は脊椎上部を伸展させ、回旋を補助します。半棘筋の作用により、見上げたり、後ろに振り向くような頭部の回旋ができるようになります。これらの筋肉と付着部の柔軟性は緊張や硬膜管の位置に関係するため、中枢神経系に影響を及ぼすことがあります。

運動

人間は、フクロウのように頭部を完全に回旋させることができません。細長い半棘筋の緊張は、身の回りの物を見渡すために全身を動かすような頭部の回旋を制限します。最長筋は細長いにもかかわらず、しなやかな動きを必要とする脊椎の柔軟性や動きを補助します。これらの筋群は脊椎上部の健康的な弯曲を作り出し、多裂筋と脊椎を支えている他の筋群と同時に作用します。

この領域における他の組織に注目することが大切です。緊張が1か所でもあれば、他の領域にも影響を及ぼすことがあります。運動連鎖のつながりは、特に脊柱に沿って生じています。そのため、これらの筋群の付着部付近にトリガーポイントがあるかを確認しましょう。

このトリガーポイントは椎骨を引っ張ったり、ずらしたりするような緊張を生じる原因となるため、変形性関節症（OA）や退行性の椎間板疾患を生じるだけでなく、骨粗鬆症による老人性円背を生じることがあります。また、これらの疾患はトリガーポイントを持続させることがあります。

トリガーポイント

頭半棘筋上部のトリガーポイントは、眼から上方に帯状の関連痛を放散し、側頭部領域に強い症状を生じます。頭部の片側を枕につけて横になるような姿勢をとると痛む場合があります。

このトリガーポイントの緊張は、大後頭神経を絞扼することがあります。そのため、帽子や持続陽圧呼吸療法（CPAP）のマスクなどの着用は難しいかもしれません。

頭半棘筋と頚半棘筋の中間領域のトリガーポイント（その筋群の縦方向を検索）は、頭部後面に痛みと灼熱感を生じることがあります。このトリガーポイントは、仰向けで寝たり、この領域を圧迫するような重い衣類や締めつけの強い衣服を着用したりすると不快感を生じることがあります。さらに、頚部の痛み、コリ、可動域制限の原因となることもあります。

また、このトリガーポイントは、脊椎に関連する全てのものに影響を及ぼすため、中枢神経系と相互作用することがあります。線維筋痛症が合併する場合は、慎重に確認するほうがよいでしょう。このトリガーポイントが持続すると、その領域は線維化することがあります。この場合、この領域は緊張し、岩のように固くなるため、触診することが難しいかもしれません。しかし、我慢強く、検索することが大切です。

なお、頭最長筋のトリガーポイントは、耳やその周囲に関連痛を誘発するため、カチューシャ、眼鏡、ヘッドフォンを身につけることが難しくなります。

関連痛パターン

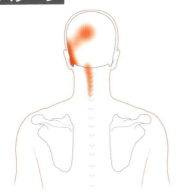

頭最長筋

この関連痛パターンには、眼窩周囲の深部と眼球の後ろも含まれます。

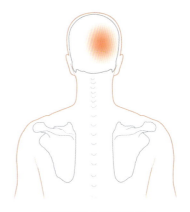

頭半棘筋（中部表層）

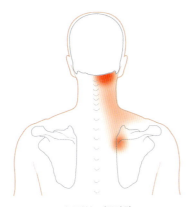

多裂筋（頸部）

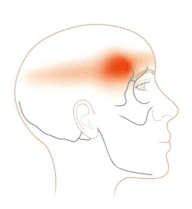

頭半棘筋（上部）

主な持続因子

むち打ちは、後頸部の筋群のトリガーポイントの形成や活性化を引き起こす起爆剤となります。頸部を冷やす、長時間のうつむいた姿勢、長時間のバードウォッチングのような慢性的な屈曲や伸展を伴う動作、不適切なランバーサポートの使用、長い首、身体に合わない枕、支えとならない枕、多数の枕の使用、度が合っていない眼鏡の使用、うつ病、脊椎関節疾患、脊椎変形、退行性疾患などは、頸部の筋肉を緊張させることがあります。

コントロールするためのヒント

患者

柔らかいハンドタオルあるいはキッチンタオルを優しく首に巻きつけて固定することで、日中は首を支えることができます。温熱治療や徒手療法の後、冷たさが不快でなければ、ストレッチ＆スプレー、ストレッチ＆アイスストローキングを行うと、症状が緩和することがあります。治療計画では、必ず持続因子の管理を入れるようにしてください。

椎間板疾患がなければ、2個のテニスボールを入れたハイソックスを用いたストレッチは、非常に有効となる場合があります（14章参照）。ただし、頭部を回すような運動は避けるようにしましょう。

施術者

後頸部の筋群のトリガーポイントは、継続的な治療が必要となるかもしれません。不適切な家具や悪い姿勢など、持続因子を明らかにしたうえで、患者を治療するようにしてください。また、関連のある関節機能障害を確認しましょう。関節機能障害が存在するときは、後頭下減圧を目的とした徒手療法が有効となる場合があります（Simons, Travell and Simons 1999, p445）。

ストレッチ

不快でなければ、真っ直ぐに立った姿勢でストレッチを行います。顎を胸のほうへ引くと同時に指を床に向け、肩を落とします。頭部の後ろに片方の手を置き、ゆっくりと顎を胸のほうに近づけていきます。これを反対側の手でも行います。

ストレッチしていると感じているとき、頭部を左右にゆっくりと回旋させてもよいでしょう。呼吸は普通にゆっくりと行います。

26 脊柱起立筋

英語 Erector Spinae
由来 ラテン語：erigere「引き上げること」または「直立すること」、spina「脊柱」または「棘」

解剖図

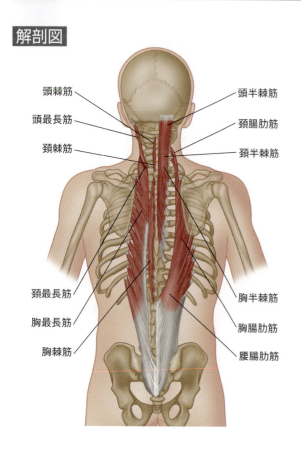

関連痛パターン

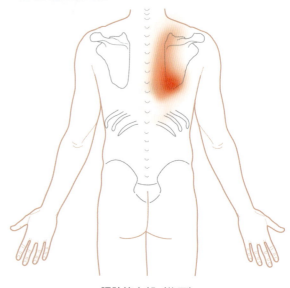

腸肋筋上部（後面）

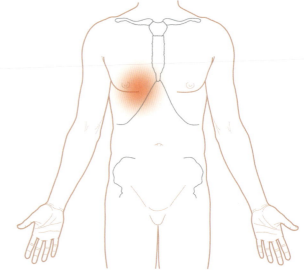

腸肋筋上部（前面）

特徴

　脊柱起立筋は、**コアマッスル**のなかでも重要なグループに含まれますが、複雑であるため、混同することがあります。各筋肉は脊柱付近で円柱を形成する小さな一対の筋線維と腱を作っており、その対は厚さが異なります。

　脊柱起立筋は、腸肋筋、最長筋、棘筋、多裂筋から構成されています（頭最長筋と多裂筋は 25、29 で説明）。頭半棘筋と頭最長筋は、頭部を回旋・伸展させる作用があります。頚腸肋筋と頚最長筋は、頚部の椎骨を伸展させる作用があります。胸最長筋、胸腸肋筋、腰腸肋筋は、胸椎を伸展・側屈させる作用と、肋骨を回旋させる作用があります。胸半棘筋と腰最長筋は、脊椎を伸展・回旋させる作用があります。

　これらの筋肉の一部は垂直に付着していますが、短く斜めに付着しているものもあります。また、下位では厚い腱となっています。

　これらの筋群は、脊椎を固定し、姿勢や脊柱の弯曲を維持して、真っ直ぐ歩けるように調整する作用があります。

運動

　脊柱起立筋の長い連鎖は頭蓋骨から脊柱の底部まで達しており、中心の靭帯にもつながっているため、脊柱の一部はその長さによって分割されます。腸肋筋の緊張は下位肋骨や股関節の位置に影響を及ぼすことがあり、その間にある全ての組織を圧迫します。

　腹筋群の筋力低下が起こると、拮抗筋である脊柱起立筋は傷害を受ける危険性が増大します。

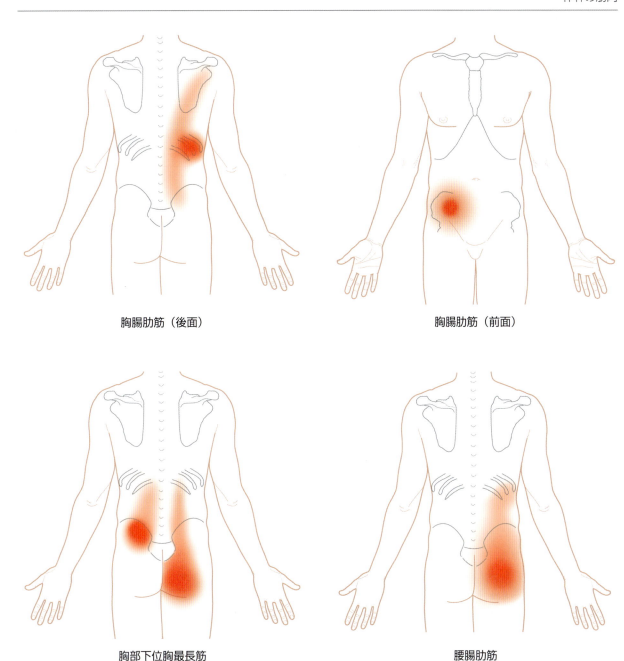

胸腸肋筋（後面）　　　　胸腸肋筋（前面）

胸部下位胸最長筋　　　　腰腸肋筋

トリガーポイント

　脊柱起立筋のトリガーポイントは、脊柱の柔軟性を低下させる可能性があります。また、股関節痛、殿部痛、脊柱側弯の著しい変化、仙腸骨痛、深部脊柱の骨痛、夜間に悪化する腰痛などの原因となることがあります。さらに、尾骨痛、睾丸の陥凹が生じ、大腿部の後面や外側に痛みが下りることもあります。

　いくつかのトリガーポイントは、通常、トリガーポイントが存在する同じ高さの身体の前面にも関連痛を生じます。この痛みは、狭心症、腎疝痛、胆嚢痛、その他の臓器の痛みと勘違いするかもしれません。そのほか、虫垂炎の症状と似た深部の圧痛や腹部硬直が認められることがあります（Simons, Travell, and Simons 1999, p916）。

　肩甲棘の側端に沿って存在する胸腸肋筋のトリガーポイントは、トリガーポイントと同側の乳房下部の筋痙攣の原因となる可能性があります。この筋痙攣は、靴ひもを結んだり、物を拾い上げたりするときなど、身体をかがめる際に起こることがあります。

　椎間板や椎間関節の問題はトリガーポイントと相互作用している可能性があり、症状が悪循環して、しだいに悪化します。いくつかの脊髄神経は傍脊柱筋群を通過しています。そのため、傍脊柱筋群が緊張するとその神経が圧迫され、焼けるような痛み、槍で刺されるような痛み、しびれ、その他の感覚異常が皮膚の表面に生じることがあります。合併疾患を確認し、トリガーポイントに速やかに対処しましょう。

　筋肉にストレスが蓄積されると、少しの間違った動きによって強い痛みを生じる可能性がある他、助けを借りないと椅子から立ち上がれないような状態になってしまうかもしれません。

主な持続因子

　持続因子には、転倒、むち打ちのような外傷（脊柱起立筋は頚部にもある）、物を持ち上げるときの不適切な身体の動き（特に身体をねじる、曲げるなど）、出産時や排便時のいきみ、咳、慢性あるいは急性の筋肉の過剰負荷、身体の非対称、脱水症、異常歩行、支えが不十分なベッド（ウォーターベッドなど）での睡眠、不動状態、ぎこちない姿勢の持続、ゴルフなどの反復運動、妊娠後期の不安定な体重負荷などがあります。腰部の椎間関節や椎間板の問題は、脊柱起立筋のトリガーポイントを持続させますが、不必要な手術を行わないという選択肢も考えられます。

コントロールするためのヒント

患者

　平日は椅子に座り続けるデスクワークをして、週末は庭の畑を耕したり、スポーツをしたりする人がいます。このような人は、週末の活動で緊張している筋肉を使いすぎていると気づいていないかもしれませんが、身体をひねってしまったり、翌日に目が覚めたときに強い痛みを感じたりするでしょう。

　特に、積もった雪をシャベルで雪かきをするときは注意する必要があります。なぜなら、不適切な運動と痛みには因果関係があるからです。不動状態は、筋肉の運動連鎖に影響を及ぼします。そのため、この状態をとらなければならない人は、筋肉の柔軟性と強さを保っておく必要があります。

　脊柱起立筋が緊張しているとき、腹筋は使いすぎて弱っていることがあります。そのため、腹筋も同様に評価する必要があります。職場、睡眠、余暇における姿勢（読書、コンピュータ、テレビなど）が人間工学に基づいているかを確認し、身体に適した姿勢や習慣を身につけることが大切です。

施術者

　緊張した筋肉や結合組織をゆっくりと優しくストレッチすることが重要であり、これらの組織はストレッチ＆スプレーによって緩和されることがあります。ストレッチを行うとともに冷却スプレーで冷やした後、再び温めると、筋紡錘の活動を抑えることができます。

　電気刺激、バックノバー（backnobber）やテニスボールは、これらの筋肉の治療でよく利用されます。姿勢を頻繁に変えることも有効かもしれません。脊柱起立筋にトリガーポイントが存在している場合、階段を上がったり、椅子から立ち上がることが難しくなるかもしれません。しかし、身体の向きを変えると、これらの動作が行いやすくなることがあります。

　皮膚がトリガーポイント上にある皮下組織と癒合しているように感じる場合は、皮膚をこすると激しく痛むことがあります。また、トリガーポイント上の皮膚を横から圧を加えると、まるでオレンジの皮をむくときのように皮膚がはがれることがあります。

ストレッチ、セルフケア

　脱水症状の予防は、柔軟性があり、曲げやすい組織を保つことにつながります。脊柱起立筋はストレッチをしやすい筋肉ではありません。椅子の端に座り、腕で自分自身を包み込むように大きく抱きしめます。そして、両脚を大きく開きます。腕を両側に垂らし、頭部の基部から前屈を始め、脊柱を前下方に丸めていきます。このとき、ゆっくりと前屈し、各脊柱が動いていることを意識してください。

　快適と感じるまで行い、元の状態に戻します。このような動きを繰り返し行います。このストレッチの呼吸では、前方に丸まるときは息を吐き出し、お腹をへこませます。元の状態に戻るときは、息を吸い、お腹を膨らませます。

体幹の筋肉

27 頭板状筋
とうばんじょうきん

英語 Splenius Capitis
由来 ギリシャ語：splenion「包帯」または「巻き布」
ラテン語：capitis「頭部の」

解剖図

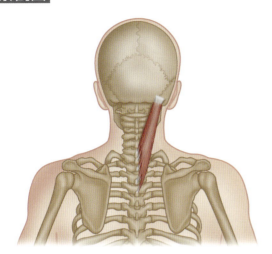

関連痛パターン

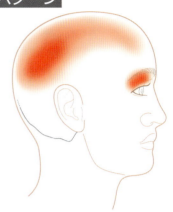

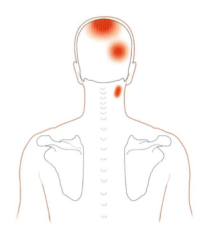

特徴

頭板状筋は、頸部を伸展させるときに頸板状筋とともに作用します。

運動

頭板状筋は、頸部とその周辺組織の一部であり、頭部を支えたり、動かしたりすることにかかわっています。これらの筋肉が緊張し、柔軟性がないときは、椎間板や椎間関節を含む他の組織に影響を及ぼし、相互に影響し合います。

トリガーポイント

頭板状筋のトリガーポイントは、思わず立ち止まってしまうような激しい痛みを生じることがあります。このトリガーポイントは、緊張型頭痛の原因となり、関連痛パターンは頭頂部や眼の後ろに生じます。トリガーポイントが存在する側に眼のぼやけ（近視）が生じることがあります（トリガーポイントが両側にあれば両側に生じます）。

また、あたかも髪の毛が痛むように感じることがあります。このトリガーポイントは、しびれ、かゆみ、感覚の変化が起こる原因となり、患者と施術者を困惑させます。胸部と前頸部にトリガーポイントが存在する場合、このトリガーポイントを検索する前に、これらを治療する必要があるかもしれません。

主な持続因子

むち打ちは頭板状筋に急性の過剰負荷を与えます。一方、顕微鏡での観察や、ジグソーパズルをするなど、長時間じっとして行う動作は、頭板状筋に慢性の過剰負荷を与えます。このように頭板状筋の持続因子には様々なものがあります。

急性外傷などによる極端な姿勢によるストレスや、うつむいた姿勢などによる長時間の静的負荷も、頭板状筋に悪影響を及ぼします。コンピュータの画面が強い光として気になる人は、このトリガーポイント治療が有効な場合があります。コンピュータや職場の備品が人間工学に基づいて設計されていなければ、この筋肉にストレスがかかってしまいます。これは、定期的に職場が変わる人にも問題となります。

非対称や反復的な動作、継続的なうつむいた姿勢は、このトリガーポイントの形成や持続を引き起こします。頸部の筋群は、疲れていたり、冷たい隙間風に

さらされたりすると、傷害を受けやすくなります。また、頭部を回旋するような動作は極力避けるようにしましょう。

コントロールするためのヒント

患者

持続因子を取り除き、活動量を慎重に調整するようにしましょう。そして、適切な姿勢をとるように気をつけましょう。

頭部や頚部を回旋させたり、曲げたりすることは最小限に抑えましょう。睡眠時、頭部は自然な位置とし、片側に顎を曲げることは避けましょう。

眼上方の関連痛領域を冷水で冷やすと、一時的に視覚の症状を軽減できることがあります。また、トリガーポイントが存在する領域を冷圧迫すると、頭痛の緩和に有効となる場合があります。

施術者

頭板状筋のトリガーポイントは、神経あるいは精神的な問題ではないかと間違うような症状を生じることがあります。頚椎機能障害と相互作用があるかを確認しましょう。

ストレッチ

頭板状筋のストレッチは、頚部を屈曲し、ストレッチしたいほうから離れるように回旋します。罹患側の肩の位置を固定し、罹患側の手で椅子をしっかりとつかんで倒していきます。ある程度ストレッチがされていると感じるまで、耳を肩のほうへ近づけていきます。それから自然な状態（前方を向く）に頭部を戻し、少し休憩します。次に、1、2回ストレッチを繰り返します。その後、椅子をつかむ手を変え、反対側もストレッチをします。

28 頚板状筋（けいばんじょうきん）

英語 Splenius Cervicis
由来 ギリシャ語：splenion「包帯」または「巻き布」
ラテン語：crvicis「頚部の」

解剖図

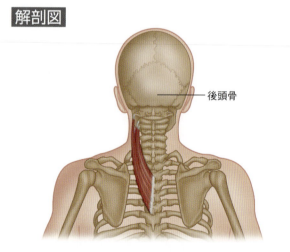
後頭骨

特徴

頚板状筋は、頚部を伸展させるときに頭板状筋とともに作用します。また、頭部を若干回旋し、側屈します。さらに、頚部を側屈し、頚椎が直立した状態を保持します。

運動

頚板状筋は頚部とその周辺組織の一部であり、頭部を支えたり、いろいろな方向に動かしたりすることにかかわっています。これらの筋肉が緊張し、柔軟性がないときは、他の組織に影響を及ぼします。

椎間板や椎間関節などのストレスを受けやすい領域は、これらの筋肉と相互に影響し合います。この筋肉の緊張は姿勢の代償に伴う運動連鎖に問題を生じることがあり、トリガーポイントのカスケード反応を引き起こします。

トリガーポイント

頚板状筋のトリガーポイントは、頚部と肩甲骨の痛みだけでなく、頭蓋骨内や眼の後ろに頭痛が生じることがあります。

いくつかの症状は、脳が痛むような不思議な感覚を引き起こすことがあります。このトリガーポイントによる可動域の制限は、頚部のこわばりの原因となります。トリガーポイントが存在する側の視界がぼやけたり、肩甲骨の縁や頚部に関連痛が生じたりすることがあります。後頭部のしびれは、特によく現れます。

ある患者は、施術者に「しびれていて痛みを感じないのだから、よかったですね」と心ないことを言われたそうです（このようなことを言う施術者はすぐに代

えてください）。突発的に生じるしびれは問題があります。また、トリガーポイントの関連痛領域に、感覚の変化が起こることがあります。「脳がうずいている感覚がある」という感覚を理解できない施術者には、本書を提示してみましょう。

主な持続因子

持続因子には、むち打ち、身体の非対称、うつむいた姿勢などがあります。バーベルなどの過度な重量の運動器具を持ち上げると、頚板状筋に急性の過剰負荷を与えます。一方、頚部が曲がった状態（台所の作業台など）を保つ姿勢は、頚板状筋に慢性の過剰負荷を与えます。

頚部の筋群は、疲れていたり、冷たい隙間風にさらされたりすると、傷害を受けやすくなります。また、頭部を回旋するような動作は避けましょう。身体の非対称は、後天的に生じることがあります。例えば、片脚をギプスで固定すると、踵の位置は他方より高くなります。また、高すぎる杖の使用も身体の非対称を引き起こします。

コントロールするためのヒント

患者

持続因子を取り除き、ストレッチの計画を施術者と一緒に立てて、それを行うようにしましょう。頭部と頚部の頻繁な回転や回旋は最小限に抑えましょう。

頚板状筋のトリガーポイントが活性化したときや、でこぼこした道を自転車で走るときには、柔らかいキッチンタオルやハンドタオルを頚部に巻きつけて固定するとよいでしょう。職場だけではなく、睡眠時の姿勢も確認しましょう。

頭部はできる限り、自然な位置に保つようにしましょう。この領域にアイスパックあるいはホットパックのどちらが心地よいかを確認しましょう。

施術者

頚板状筋のトリガーポイントを検索する前に、胸部と頚部前部のトリガーポイントを治療する必要があるかもしれません。頚部機能障害との相互作用を確認してください。

ストレッチ

頚板状筋のストレッチは、頚部を屈曲し、ストレッ

関連痛パターン

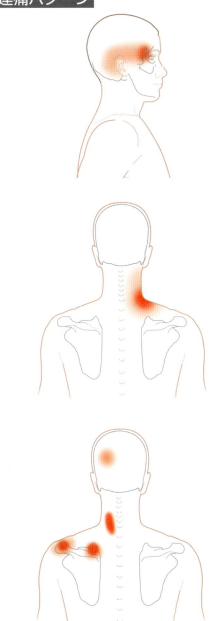

頚板状筋の関連痛は、いくつかのトリガーポイントが組み合わさることで生じ、トリガーポイントの位置に依存しています。

チしたいほうから離れるように回旋します。罹患している側の肩の位置を固定し、罹患側の手で椅子をしっかりとつかんで倒していきます。ある程度ストレッチがされていると感じるまで、耳を肩のほうへ近づけていきます。そして自然な状態（前方を向く）に頭部を戻し、少し休憩します。次に、1、2回ストレッチを繰り返します。その後、椅子をつかむ手を変え、反対側もストレッチをします。

29 多裂筋
たれつきん

英語 Multifidi
由来 ラテン語：multi「多くの」、findere「分割すること」

解剖図

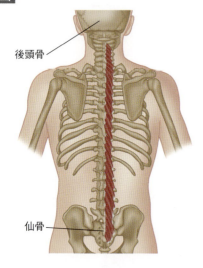

関連痛パターン

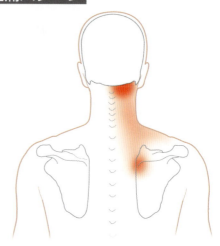

頚部の多裂筋

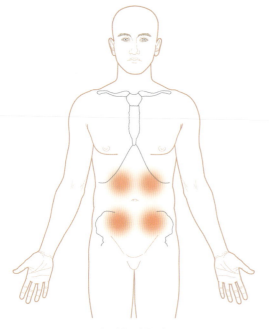

多裂筋（前面）

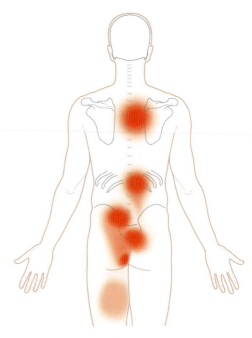

胸部と腰部の多裂筋（後面）

多裂筋のトリガーポイントは1つ以上存在し、関連痛はトリガーポイントの位置に依存しています。

特徴

　多裂筋は**コアマッスル**であり、全ての脊椎の回旋・伸展・屈曲に作用します。また、骨盤の伸展・側屈に作用し、脊柱の固定にかかわります。

運動

　多裂筋は、脊柱と体幹の衝撃を吸収したり、緊張を和らげたりする役割がある深部の筋肉です。これらの線維は、頚部から仙骨後部まで走っています。これらの筋群が短縮してこわばり、筋緊張が起こると、衝撃を吸収する能力の低下や喪失が生じ、脊柱の神経筋の調整に影響を及ぼします。多裂筋は回旋筋とともに作

用し、脊柱を固定して椎骨間の空間を維持します。

トリガーポイント

頚部の多裂筋は、後頭部と頚椎部に表在痛を放散し、菱形筋にも広がる痛みを誘発します。胸部のトリガーポイントは、腰部や肩甲骨に関連痛を生じます。第1腰椎から第5腰椎（L1-L5）の多裂筋のトリガーポイントは、腹部前面に関連痛を生じます。また、これらは過敏性腸症候群（IBS）を慢性化させることがあります。この関連痛は全て腹部前面で生じますが、胸部と頚部では報告されていません。

多裂筋のトリガーポイントは多発し、治療が難しい下位の腰痛の原因となります。しかし、その痛みはあたかも骨由来のものと感じることがあります。

脊柱に沿って目に見えるほどの筋肉の膨隆が見られます。仙骨の多裂筋が関与している場合、仙骨のつけ根は膨隆していることがあります。妊娠期は、成長する胎児を保持しようと身体のバランスが不安定となるため、この時期の腰痛は多裂筋のトリガーポイントによって生じている可能性があります。第1仙骨（S1）における多裂筋のトリガーポイントは、尾骨に関連痛を生じます。

下位傍脊柱筋群は、殿部上方と腎臓領域に関連痛を生じさせます。また、鼠径部や陰嚢に痛みを生じ、睾丸の陥凹が起こることもあります。多裂筋のトリガーポイントは、著しい脊柱の可動域制限だけではなく、皮膚の過敏性、神経絞扼によるしびれ、感覚の低下なども生じます。神経絞扼が起こる部位によっては、他の症状が出現することがあります。

慢性腰痛の研究において、トリガーポイント治療を怠ると、罹患した多裂筋は衰えるという報告があります（Wallwork et al. 2009）。このトリガーポイントは、椎骨のアライメントがわずかにずれるようなこわばりを生じ、変性椎間板症の原因となることがあります。なお、筋筋膜トリガーポイントは、変形性関節症（OA）の原因となることがあります。しかし、トリガーポイントの位置を正確に見つけ、直ちに治療すれば、変形性関節症の発症を予防できたり、発症しても最小限に抑えることができます。

主な持続因子

持続因子には、慢性あるいは急性の過剰負荷があり

ます。急に曲げたり、ねじったりする動作は、その直後に痛みを引き起こすことがあります。

筋肉の疲労、筋肉が冷えているときに引っ張られる、むち打ち、ダイビング中の事故、スポーツによる傷害、頭部や脊柱に衝撃を与えるような転倒は、多裂筋にトリガーポイントを生じます。急に曲げたり、ねじったりする運動は、痛みなどの症状が始まる原因であるかもしれません。

患者から、「少し違う方向に背中を曲げた途端、動かなくなりました」という訴えをよく耳にします。このような患者は、どのような動作が症状の原因であるかを教えてくれる人に出会えなかったために治療が遅れており、回復に時間を要することがあります。また、妊娠時の腰痛は多裂筋のトリガーポイントを生じさせます。分娩では、新たなトリガーポイントが生じたり、すでに存在しているトリガーポイントを悪化させたりすることがあります。

コントロールするためのヒント

身体力学を理解し、身体を注意しながら動かすような、丁寧な動作が極めて重要です。筋肉はある程度のストレスには対処できますが、それには限界があります。持続因子を管理し、誘発因子は避けましょう。妊娠中、腹部のサポートは有効です。

身体のために多裂筋や傍脊柱筋群にストレスを与える運動を行って満足している人がいますが、その結果起こる痛みなどの症状には、想像もつかない費用がかかることがあります。

ストレッチ

脊柱起立筋 26 で説明したようなストレッチは、多裂筋に対しても有効です。これらの筋群の立位でのストレッチは、まず足と膝を肩幅くらいに広げます。腕を両側に垂らし、頭部の基部から前屈を始め、脊柱を前下方に丸めていきます。このとき、ゆっくりと前屈し、各脊柱が動いていることを意識してください。快適と感じるまで行い、元の状態に戻します。このような動きを繰り返し行います。

このストレッチの呼吸では、前方に丸まるときは息を吐き出し、お腹をへこませます。元の状態に戻るときは、息を吸い、お腹を膨らませます。

30 回旋筋
かいせんきん

英語 Rotators
由来 ラテン語：rotare「回転すること」

解剖図

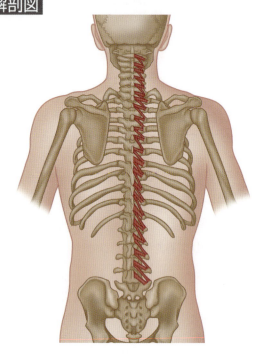

多裂筋と回旋筋は、傍脊柱筋群の深層を形成する筋肉です。回旋筋のトリガーポイントは、同じ領域にある多裂筋のトリガーポイントと同じあるいは似たような関連痛パターンを生じます。

特徴

回旋筋は、胸部付近の椎骨を伸ばしたり、回旋させたりする作用があります。

運動

回旋筋群（脊柱回旋筋群とも呼ばれる）は**コアマッスル**ですが、椎骨と椎骨を対角につないでおり、靭帯に近い役割があるといえます。これらの筋肉は、椎骨を固定し、姿勢の変化に応じて伸びたり縮んだりして、衝撃を吸収する役割があります。また、椎骨間の空間を微調整しています。そのほか、固有受容感覚の能力が高く、立位の姿勢をコントロールする重要な役割があります（McGill 2004, p325）。

トリガーポイント

回旋筋のトリガーポイントは、多裂筋のトリガーポイントと同じような症状を生じます。その痛みは、骨の深部痛のように感じるので、診断の混乱を招くだけでなく、患者に大きな不安感をもたらします。

回旋筋のトリガーポイントは、頭蓋骨の付着部、頚部、肩甲骨、腰部に痛みを生じ、この筋肉の病態やトリガーポイントの状態を知る手がかりとなります。頭部付近の回旋筋は頭部の付着部に、腰部付近の回旋筋はその領域に痛みが生じる可能性が高いでしょう。

これらの筋群は、椎間板の機能障害の影響を受け、脊柱の変形性関節症（OA）にかかわることがあります。また、これらの筋群のトリガーポイントが脊柱側弯症の症状の悪化にも関与している疑いがあります。これは、van der Pallts、Veldhuizen、Verkerkeによって行われた研究（2007）でも示されていますが、彼らはトリガーポイントに精通した研究者ではありません。乳児や子供のトリガーポイントを確認し、治療することで、多くの脊柱側弯症を予防できる可能性があります。

主な持続因子

慢性あるいは急性の過剰負荷は、回旋筋にトリガーポイントを形成することがあります。急に曲げたり、ねじったりする動作は、その直後に痛みを引き起こすことがあります。

筋肉の疲労、筋肉が冷えているときに引っ張られる、むち打ち、ダイビング中の事故、スポーツによる傷害、頭部や脊柱に衝撃を与えるような転倒は、回旋筋にトリガーポイントを生じます。妊娠中期から後期にかけて、特に1人以上の子供や、大きな乳児がいる場合、回旋筋と付着部が慢性的に緊張すると、これらの領域に過剰負荷をかけることになります。この症状は、線維筋痛症を合併している妊娠10か月目で多く認められます。

コントロールするためのヒント

多裂筋を観察してみましょう。椅子に座ったり、椅子から立ち上がったり、階段を上ったりするときには注意が必要です。階段を上るときは、身体を階段の正面に向けるのではなく、対角に向けることで、この筋群のストレスを軽減させることができます。また、椅子に座ったり、椅子から立ち上がったりするときも、身体を椅子と対角に向けることでストレスを軽減させることができます。このような工夫をすることで、筋肉の痛みを少なくすることができます。

特に、妊娠後期では痛みを軽減させる工夫をすることが重要です。妊娠時の余分な痛みは、お腹を蹴る赤ちゃんだけで十分です。

ストレッチ

椅子に座って、できる限り膝を開きます。腕を真っ直ぐに垂らし、完全に屈曲するまで胴体をゆっくり倒していきます。そして、身体を片側に少し回旋し、対側も同様に回旋してストレッチを行います。このとき、わずかに回旋することで、全ての脊柱の表層や深部組織をストレッチできます。

各筋肉を意識すると、脊柱によい影響を与えることができます。その後、脚の前面に手を置き、元の状態に戻します。ストレッチはゆっくりと繰り返し行います。呼吸は、前方に丸まるときは息を吐き出し、元の状態に戻るときは息を吸い込みます。

31 最長筋（さいちょうきん）

英語 Longissimus Capitis
由来 ラテン語：longissimus「最も長い」、capitis「頭部の」

解剖図

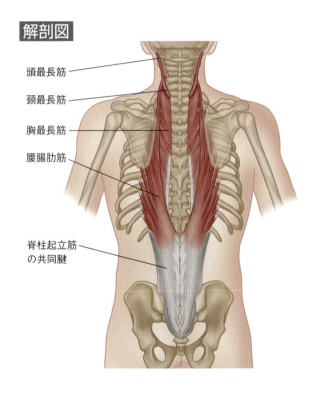

- 頭最長筋
- 頚最長筋
- 胸最長筋
- 腰腸肋筋
- 脊柱起立筋の共同腱

特徴

頭最長筋は脊柱の反対側に対をなす筋肉とともに頭部を伸展し、回旋させる作用があります。正常な最長筋は、真っ直ぐ立つことを補助し、適切な脊柱の位置を維持します。

運動

頚部深部の筋群は脊柱起立筋の一部であり、対になった最長筋に属しています。頭最長筋は頚椎から頭蓋骨まで伸展しています。胸最長筋は椎骨から肋骨に付着しています。腰部では、最長筋は腰腸肋筋と合併しています。

トリガーポイント

頭最長筋のトリガーポイントは、頭痛、頚部の痛みやこわばり、可動域制限を生じることがあります。耳後方の痛みは、強く感じることがあります。このトリガーポイントは、頭皮のしびれやチクチクとした感覚と関係しています。

関連痛パターンは、頚部や眼の後ろに広がることもあります。このトリガーポイントは、第1胸椎（T1）の椎骨を回旋し、第1肋骨の挙上させるため、最終的には関節機能障害を起こします。

胸最長筋のトリガーポイントは、殿部だけではなく、仙腸関節へ下るような痛みを生じます。それらの痛みは、脊柱の深部での慢性的な痛みを生じ、悪化した部位を補おうとして反対側の筋肉にも広がります。これは、サテライトトリガーポイントの形成の原因となる可能性があります。

また、トリガーポイントは腱付着部で見つかります。これと同じような症状を生じる多種多様の疾患は、トリガーポイントと相互作用することがあります。著者のStarlanyは、胸最長筋の腱付着部のトリガーポイントによる関連痛は、幼児の脊柱側弯症の悪化に関与しているのではないかと疑っています。今後、さらなる研究が必要となります。

主な持続因子

急性の過剰負荷となる持続因子には、むち打ちによ

る外傷や転倒などがあります。慢性の過剰負荷となる持続因子には、悪い姿勢、不適切な視力矯正、トレーニングマシンなどによる過剰な反復運動、睡眠時の不適切な首のサポートなどがあります。

コントロールするためのヒント

棘筋の柔軟性と長さを正常にしましょう。筋肉を意識的に動かし、持続因子を管理することが重要です。脊柱の位置は写真で確認することができます。

枕は、人によって合うものが異なるため、自分の頚部に合った枕を探しましょう。頚部の弯曲は治療によって変化することがあるので、枕の高さを調整したり、他のものに変える必要があります。そのため、調整できる水枕が有効となる場合があります。

ストレッチ

床に正座し、各脊柱が動いていることを意識しながらゆっくりと前屈します。腕は両側に垂らしておきます。顎を胸のほうへ近づけ、頭部の基部から前方へ丸めていきます。快適と感じるまで行い、元の状態に戻します。このような動きを繰り返し行います。このストレッチの呼吸では、前方に丸まるときは息を吐き出し、お腹をへこませます。元の状態に戻るときは、息を吸い、お腹を膨らませます。

関連痛パターン

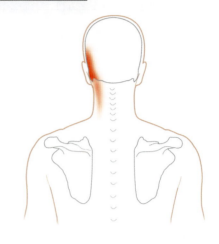

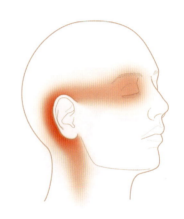

体幹の筋肉

32 外側肋間筋、内側肋間筋

英語 External and Internal Intercostals
由来 ラテン語：inter「間」、costa「肋骨」

解剖図

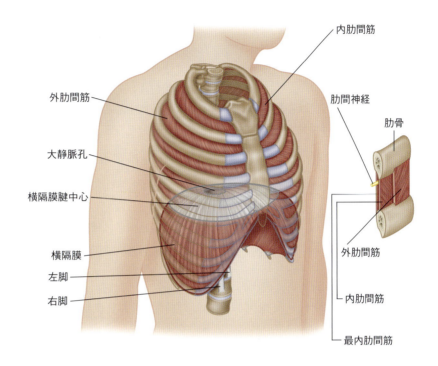

関連痛パターン

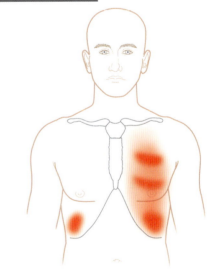

特徴

肋間筋は肋骨を動きを変える作用があります。呼吸の総力の約25％を提供し、胸腔を安定させます。

運動

肋間筋は肋骨の間を満たす3層の筋肉からなります。外肋間筋は肋骨下縁から肋骨上縁に斜めに付着しています。下位の肋間筋は外腹斜筋と融合しています。内肋間筋は各肋骨の軟骨から肋骨下の上縁に付着しています。最内肋間筋は最も深部にあります。

肋間神経は、最内肋間筋と内肋間筋の間を走行しており、その領域のトリガーポイントは神経を絞扼することがあります。肋間筋は呼吸時に横隔膜腱中心を下方へ引っ張ります。これらの筋肉の状態は、身体の酸塩基平衡を大きく左右します。肋間筋が短縮すると、側線に沿って前面の運動連鎖に影響を及ぼします。

トリガーポイント

肋間筋のトリガーポイントは局所痛を生じ、脊柱で胸部の回旋を制限することがあります。このトリガーポイントは、肺活量を有意に減少させ、運動の最初にその症状が顕著に現れることから、運動誘発性喘息と誤診されることがあります。このトリガーポイントを有する人は、ジョギングをしようとすると肋骨に槍が突き刺さるような痛みを感じるため、ジョギングをする習慣がなくなります。

胸の痛みと肺活量の減少が組み合わさると、慢性閉塞性肺疾患（COPD）や肺気腫などの呼吸機能障害を有する人にとって重大な問題となります。咳やくしゃ

みなど、あらゆる種類の呼吸でも、強い痛みが生じることがあります。心不整脈は、右側の肋間筋のトリガーポイントによって生じていることがあります。

肋間筋のトリガーポイントは、ブラジャーを着用するときに耐えられない苦痛をもたらすことがあります。午前中は楽に着用できたブラジャーが、1時間後には我慢できなくなることがあります。不必要なポケットがついている女性用の上着も、同様の症状を引き起こします。横たわったときなど、このトリガーポイントにどんな圧がかかっても、我慢できないことがあります。

右利きの人では右胸部、左利きの人では左胸部の下方の肋間筋のトリガーポイントは、目で見てわかるほどの筋緊張を生じることがあります。これは、長時間にわたってコンピュータを使用したり、前かがみになって靴ひもを結んだりするときに、突然生じることがあります。

未治療の肋間筋のトリガーポイントは、肩甲下筋のトリガーポイントや五十肩の症状の原因となることがあります。肋間筋のトリガーポイントによる症状は、疼痛性肋骨症候群（Hughes 1998）、胸壁痛、帯状疱疹後神経痛（Weiner and Schmader 2006）、腹部の肋間神経痛などと表現されたり、肋軟骨炎と誤診されたりすることがあります。

さらに、胸部後面に存在する肋間筋のトリガーポイントは、前面に関連痛を生じる傾向があり、関連痛はいくつかの肋骨に重なることがあります。1つのトリガーポイントを見つけたら、他にもトリガーポイントがないかを確認しましょう。

持続陽圧呼吸療法（CPAP）や呼吸補助器具を使用したときに、このトリガーポイントやその付近のトリガーポイントが存在することが明らかになる場合があります。治療後、胸腔は拡張されるため、筋肉はストレッチされます。そのときに一時的に痛みが生じることがありますが、その理由を患者に知らせておかなければ不安にさせてしまうので、施術者は注意してください。

主な持続因子

一般的な持続因子には、異常呼吸、うつむいた姿勢、横隔膜のトリガーポイント、衣服による圧迫、慢性的な咳、吸入性アレルギー、下気道感染症、嘔吐、咳、くしゃみ、職場の傾いた机、胸部と腹部の疾患の合併などがあります。

車のハンドルへの激突などによる胸部の損傷や、胸部の外科手術などは、肋間筋にトリガーポイントが生じることがあります。また、このトリガーポイントは、帯状疱疹の発作、肋骨の骨折、豊胸手術、二次的な腫瘍の後に生じることもあります。

コントロールするためのヒント

肋間筋のトリガーポイントは、指圧、バリアリリース、組織のマニュピレーションで対処することはできますが、持続因子は管理しなければなりません。スパズムと似た肋間筋の緊張は、姿勢などの持続因子を改善することで抑えることができる可能性があります。

痙攣を起こした筋肉へのカリソプロドール350 mg/mLの局所投与は、痙攣性の緊張の弛緩に有効となる場合があります。このトリガーポイントは、腹筋のトリガーポイントとよく同時に形成されます。このトリガーポイントを治療しても効果が認められないときは、持続因子を探し、それを改善させましょう。

ストレッチ

自然な状態で両足を床につけて立ちます。両腕を上げていき、頭上で手掌を合わせます。息を吸いながら片側に曲げていきます。このとき、快適と感じる範囲で行います。息を吐きながら元の状態に戻し、少し休憩します。このストレッチを反対側でも行います。ストレッチの間、骨盤が上がるなどの不自然な動きをしないように注意しましょう。身体のバランスを保つのが難しい場合は、足を肩幅くらいに広げましょう。

体幹の筋肉

33 横隔膜(おうかくまく)

英語 Diaphragm
由来 ギリシャ語；dia「横断する」、phragma「仕切り」または「壁」

解剖図

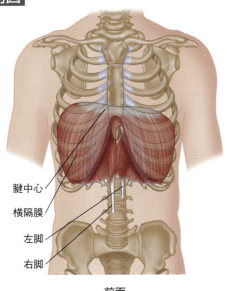

前面

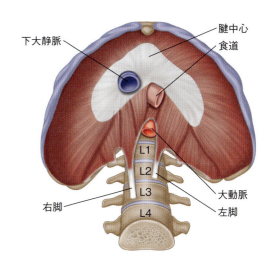

下面

特徴

横隔膜は呼吸運動を起こす作用があります。安静時の呼吸では、息を吸い込むために必要な70〜80%の力を生み出します。

運動

胸部の横隔膜は、直接見ることができないため、多くの人は四角形の扁平な筋肉だと思っているでしょう。しかし、重度の疾患がある場合を除いて、それは勘違いです。

弛緩した状態の横隔膜は動的で柔軟性があり、クローバーの形をしたドーム状になっています。この筋腱の右側と左側の半分はアーチ状に広がり、融合して大きな腱中心となっています。腱中心が下方に引っ張られると、肺気量は増加し、外気の吸入が起こります。横隔膜が弛緩すると、息が吐き出されます。深い呼吸をするときは、呼吸運動に腹部の筋肉の作用が加わります。

横隔膜の開口部は裂孔と呼ばれ、大静脈、食道、大動脈などが通っています。胃食道接合部がその孔を貫通している場合、胃食道裂孔ヘルニアとなります。また、静脈や動脈も横隔膜を通過しています。横隔膜は腹圧の増加にも関与しており、嘔吐や排便などにかかわっています。

関連痛パターン

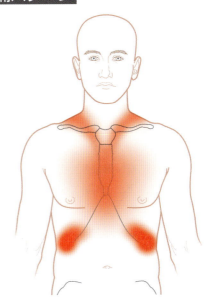

横隔膜のスパズムは、しゃっくりを生じます。横隔膜は、腹内圧の調整に関連して脊柱のコリに影響を与えます。また、声の質にも関与し、歌や笛の演奏、声の調子にも影響を与えます。

横隔膜の右脚や左脚のような腱構造は腰部の一部から横隔膜に伸びており、前縦靭帯と融合して脊柱に付着しています。そのため、脚の緊張は脊柱や前縦靭帯に影響を及ぼします（Shirley et al. 2003）。

脚付着部のリリースは、硬膜管の徒手療法の一部として行わなければなりません。横隔膜は、食道を圧迫することで胃酸の逆流を防ぐ作用があり、右脚が下部食道括約筋の一部になっています。横隔神経が横隔膜の緊張をコントロールしているので、第3頚椎（C3）、第4頚椎（C4）、第5頚椎（C5）の損傷は、横隔膜の筋緊張を変化させることがあります。

トリガーポイント

痛みには、はっきりと異なる2つのパターンがあります。横隔膜の腱中心のトリガーポイントは、同側の頚部角周囲の肩上縁まで痛みを放散します。一方、横隔膜の末梢領域のトリガーポイントは、肋骨領域に痛みを放散し、脇腹の痛みの原因となります。

横隔膜のトリガーポイントは、胸の痛みや息切れ、腰痛を引き起こしたり、その一因となったりします。また、胃や腹部にそわそわした違和感を生じることがあります。神経過敏や不安感がある状態でこの領域が緊張すると、トリガーポイントは活性化し、胃痙攣を引き起こします。この痙攣はしゃっくりの原因となります。さらに、前かがみで息を吸い込むと、トリガーポイントによる症状は悪化することがあります。

トリガーポイントが形成される部位は、酸素が欠乏している状態であることを覚えておきましょう。身体の酸素量は、横隔膜の作用を含め、様々な状態に依存しています。横隔膜にトリガーポイントが存在する場合、息切れが生じ、慢性的に酸素が欠乏している状態になります。

慢性的なストレスや急性で激しいストレスを受けた場合には、このトリガーポイントは激しい症状を引き起こします。痛みとともに発作性の横隔膜スパスムが起こり、その結果、深呼吸することができなくなることがあります。横隔膜が緊張した患者は、心理的に絶望感を感じるため、死が近づいていると思うかもしれません。患者と施術者は互いにこの状態を抑え、コントロールするために、このトリガーポイントについて理解する必要があります。

ある研究では、このトリガーポイントに関連した異常な呼吸感覚があることを報告しています（Pickering and Jones 2002）。これには、吐き気、めまい、不整脈などの心臓にかかわる症状が含まれています。この症状により、横隔膜に活動性トリガーポイントが存在する人が排便をするときに、心拍を認識することが説明できるかもしれません。これらの研究がさらに行われることが望まれます。

主な持続因子

横隔膜のトリガーポイントは、この領域に他のトリガーポイントが存在していたり、線維筋痛症であったりする場合、腹腔鏡手術によって誘発されることがあります。

持続因子には、異常呼吸、慢性的な咳、吐き気、嘔吐、うつむいた姿勢、肩をすぼめた姿勢、浅い呼吸、裂孔ヘルニアなどがあります。このトリガーポイントは、相互作用によって症状が生じることがあります。例えば、トリガーポイントによる息切れは、筋肉を緊張させ、さらに息切れが生じ、結果として、より多くのトリガーポイントが形成されます。

コントロールするためのヒント

横隔膜に付着する肋骨の徒手療法では、患者は机に座り、腕を施術者の肩に乗せ、施術者に身を任せるようにして行うとよいでしょう。この姿勢により、横隔膜の大半の治療が可能となります。また、患者が椅子に座り、その背後に施術者が立ち、患者の胸郭下部に手を置いて徒手療法を行ってもよいでしょう。特に、慢性的な咳や吐き気がある場合は、横隔膜に関連する部位と脚にトリガーポイントがあるかどうかを確認してください。

脚の緊張は、これに隣接する背部の筋肉のトリガーポイントに広がることがあります。持続陽圧呼吸療法（CPAP）や呼吸補助器具を使用したときに、このトリガーポイントやその付近のトリガーポイントが存在することが明らかになる場合があります。その場合は、筋肉をストレッチしましょう。横隔膜に痛みが生じることがありますが、その理由を患者に知らせておかなければ不安にさせてしまうので、施術者は注意してください。

ストレッチ

正常な腹式呼吸や大笑いは、横隔膜に適した運動となります。著者のSharkeyは、マッサージの専門家であるLeon Chaitowの治療を受けていました。彼は、治療では施術者や患者の呼吸が重要であることを強調しています。

横隔膜は手が届かないところにありますが、ストレッチの効果が出やすい領域です。横隔膜の動的ストレッチを安全かつ効果的に行うためには、椅子に座り、足を肩幅くらいに広げます。膝に手を置き、軽い屈曲姿勢から後屈します。このとき、口をすぼめて、力強く完全に息を吐き出します。最初は咳やめまいを生じるかもしれませんが、しだいに慣れてきます。一連の動作の間、口をすぼめて強制呼気を2、3回行い、十分な量の空気を吸い込みましょう。

34 内腹斜筋
ないふくしゃきん

英語 Internal Abdominal Oblique
由来 ラテン語：internus「内側の」、abdomen「腹部」、obliquus「傾斜している」

解剖図

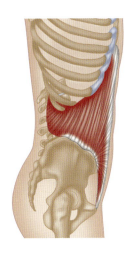

関連痛パターン

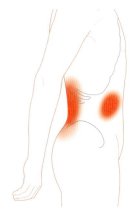

腹斜筋のトリガーポイントは、患者によって関連痛パターンが大きく異なります。

特徴

　内腹斜筋は**コアマッスル**であり、腹壁を支えています。また、腹圧を高めたり、強制呼吸を補助したり、正中から離れて体幹の上半身が動くように両側の筋肉を補助したりしています。

　体幹の屈曲では、外腹斜筋と腹直筋とともに作用します。この筋肉の下部線維は1つにまとまることで下位腹横筋と融合する腱膜（平らな腱）を形成し、恥骨に付着する結合腱になります。結合腱は、鼠径管の後壁を支えています。

運動

　内腹斜筋は、主な器官や結合組織を含む筋肉のネットワークの一部となっています。腹斜筋は臓器を支えており、深呼吸、排便、出産時など、必要に応じて腹腔内圧を高める作用があります。腹筋と慢性腰痛には密接な関係があります。

トリガーポイント

　一般的に、トリガーポイントが存在する位置によって症状は異なりますが、腹筋のトリガーポイントは、患者によって症状が大きく異なります。

　下痢は下位腹斜筋のトリガーポイントで生じ、胸焼けは上位外腹斜筋のトリガーポイントで生じることがあります。このように、腹筋のトリガーポイントは扱いにくい症状を起こすことがあります。

　また、腹筋の右側に存在するトリガーポイントは、その領域だけでなく、左側、両側、胸部へも関連痛を放散することがあります。腹斜筋のトリガーポイントは、直線だけでなく、対角線上にも痛みを生じることがあるほか、背部痛も引き起こすことがあります。このトリガーポイントによって、関連痛が生じる代わりに、腹部膨満、腹壁がヒリヒリと感じることもあります。また、噴出性嘔吐、げっぷ、鼠径部痛、性器痛、月経困難症、下痢、食物不耐症（Simons, Travell, and Simons 1999 p98）、消化不良が生じることがあります。

　さらに、このトリガーポイントによって、尿閉が生じることがあります。特に、子供に多くみられる夜尿（寝小便）が、大人になっても生じることがあります。これは、あたかも尿がひっきりなしに出てしまうように感じられますが、筋スパズムを生じることで、膀胱を空にできないことが原因かもしれません。このような症状がある場合は、専門家に相談しましょう。そして、薬物治療あるいは手術が行われる前に、トリガーポイントを探してみましょう。筋肉の痛みは後部に広がっている可能性があります。

　げっぷの原因となるトリガーポイントは後部で見つかることがあります。そのため、全ての筋肉と付着部においてトリガーポイントがあるかを確認しましょう。

主な持続因子

　持続因子には、腹部の手術、出産時の疲労、外傷、慢性的あるいは反復的な体幹のねじれ、慢性的あるいは重度の咳、異常呼吸、悪い姿勢、身体の非対称、長期的あるいは激しい嘔吐、筋肉の過剰な運動、ストレ

ス、感染症などがあります。

コントロールするためのヒント

　どんな腹部の痛みも治療を行う必要があります。そのため、体性内臓反射や内臓体性反射について理解しておくことが重要です。トリガーポイントによる痛みは、はっきりとした臓器の異常が認められないため、実感できないことがありますが、内臓疾患が隠れていることもあります。疑わしい症状がある場合は、トリガーポイントを確認することが大切です。

ストレッチ

　腹筋群は同時に運動しなければなりません。正常の状態では、筋肉は共同で作用することで機能しています。各筋肉のストレッチでは、統合機能の障害を起こし、正常な骨盤傾斜や運動連鎖を変化させるため、身体にストレスを与えます。

　ベッドあるいは床に横になり、最も症状がある部位に枕を入れます。そして、脚を真っ直ぐに伸ばし、膝を少し曲げます。頭上に罹患側の腕を上げ、ゆっくりと耳のほうに腕を近づけていくことで、ストレッチをします。ストレッチされたと感じたら、元の状態に戻します。このような動作を繰り返し行います。その後、反対側も行います。体幹の中心に枕を入れ、ストレッチする側を弧上に描く動作を追加してもよいでしょう。

35 外腹斜筋（がいふくしゃきん）

英語 External Abdominal Oblique
由来 ラテン語：externus「外側の」、abdomen「腹部」、obliquus「傾斜している」

解剖図

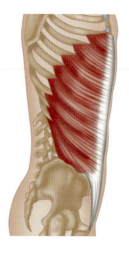

特徴

　外腹斜筋は多彩な**コアマッスル**であり、腹壁を支えています。また、腹圧を高めたり、強制呼吸を補助したり、正中から離れて体幹の上半身が動くように両側の筋肉を補助したりしています。体幹の屈曲は、外腹斜筋と腹直筋とともに作用します。

運動

　外腹斜筋の上部線維は下位肋骨に付着しています。下部線維は、大腿筋膜張筋が付着する鼠径靭帯を形成する腱膜（平らな腱）に融合しています。

トリガーポイント

　外腹斜筋のトリガーポイントは、胆嚢痛、裂孔ヘルニアに似た症状や、深部の胃痛を生じます。このトリガーポイントは、激しい腹痛、吐き気、胸焼け、過敏性腸症候群（IBS）、下痢、疝痛、月経困難症、膀胱痛、膀胱機能障害、鼠径部痛、性器痛などの非疼痛症状を生じることがあります。また、月経中は腹斜筋群

関連痛パターン

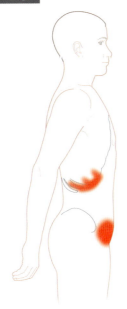

外腹斜筋（側面）

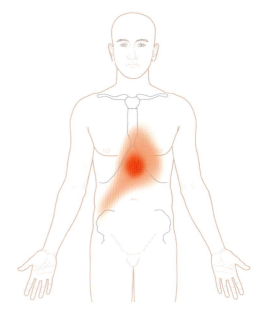

外腹斜筋（前面）

腹斜筋のトリガーポイントは、患者によって関連痛パターンが大きく異なります。

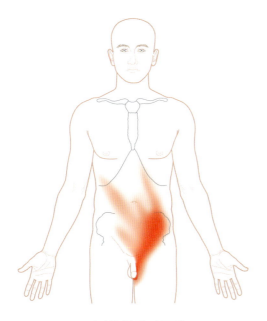

下部外側腹壁（前面）

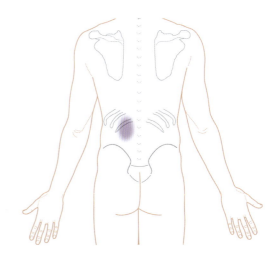

噴出を誘発する領域：下位後面腹壁

下部のトリガーポイントが悪化することがあります。

　腹筋群のトリガーポイントは、様々な関連痛パターンを生じることを思い出しましょう。この筋肉の後縁に存在するトリガーポイントは、腰痛、げっぷ、嘔吐を生じたり、その一因となったりします。肋骨に沿って生じるトリガーポイントは、肋軟骨炎として誤診されることがあります。

　胸部の外腹斜筋下部のトリガーポイントは、この領域の腫れやスパズムの原因となることがあります。外腹斜筋肋骨のトリガーポイントは虫垂炎と似た症状を生じることがあり、右上部外側縁のトリガーポイントは胆嚢痛と誤診されることがあります。このような症状が生じた場合は、トリガーポイントを確認し、身体を休めることが大切です。

主な持続因子

　持続因子には、異常呼吸、身体の非対称、感染症、筋肉の過剰な運動、床でのねじり腹筋、トレーニングマシンでの腹筋運動、有毒物質、内臓疾患の合併、全身の疲労、精神的ストレス、外傷、瘢痕組織、便秘時のいきみ、冷たい隙間風などがあります。また、外腹斜筋上部前面のトリガーポイントは、胃食道逆流症によって持続することがあります。

コントロールするためのヒント

どんな腹部の痛みも治療を行う必要があります。そのため、体性内臓反射や内臓体性反射について理解しておくことが重要です。

外腹斜筋のトリガーポイントは多くの疾患と似た症状を誘発しますが、内臓病変が存在している可能性もあります。他の部位のトリガーポイントや内臓疾患はこのトリガーポイントを持続させることがあるため、トリガーポイント治療によって一時的に痛みが軽減する可能性があります。

例えば、トリガーポイントが胆嚢疾患と似た症状を生じることがありますが、胆嚢疾患がトリガーポイントを持続している可能性があります。そのため、最終的には、胆嚢疾患による発作が起きてしまうかもしれません。疑わしい症状がある場合は、トリガーポイントを確認することが大切です。

ストレッチ

外腹斜筋の運動では、運動連鎖の働きが重要です。

この筋肉が機能するためには、収縮と弛緩の両方が必要で、中間位で緊張が緩みます。特に、この筋肉のストレッチには、太極拳や水泳のクロールが有効です。

身体の状態がよい場合は、注意しながら室内で水泳の動きをまねてもよいでしょう。身体の状態が悪い場合は、太極拳が身体のバランスをとるうえで有効かもしれません。笑うこと（特に大笑い）で、この筋肉がストレッチされます。ヨガのコブラのポーズは、この筋肉のストレッチに有効ですが、ストレッチを長く行わないでください。また、子供のポーズに続いてコブラのポーズを行うと、反対側の筋肉を動かすことができます。

理想的なストレッチは、まず仰向けになり、頭上に両腕を置きます。片側に動かし、ストレッチをしていきます。次に膝を曲げ、反対側に両足を落とします。これにより体幹の回旋を起こり、目的の筋肉を動的ストレッチすることができます。

また、このストレッチには、運動連鎖によって全ての膜が関与します。元の状態に戻し、反対側も行います。ゆっくりと動かし、自然に呼吸をすることが大切です。

体幹の筋肉

36 腹横筋
ふくおうきん

英語 Transversus Abdominis
由来 ラテン語：transversus「横断する」、abdominis「腹部の」

特徴

腹横筋は**コアマッスル**であり、他の腹壁筋群を補助する作用があります。また、腹腔内圧を強制的に高めることにより、排出する作用があります。体幹の回旋や屈曲では、腹斜筋群とともに作用します。

運動

腹横筋は、腹壁筋の最も深部にあります。その線維は水平に近いことから、腹横筋と呼ばれています。この筋肉は、強い咳やくしゃみを引き起こす要因となるだけでなく、強制呼気、排尿、排便、嘔吐、出産などの補助をしています。横隔膜の正常な筋緊張によって腹壁内圧が高まります。腹横筋の底にある広大な腱は、内腹斜筋と結合腱を形成しています。

トリガーポイント

腹横筋は特徴的な関連痛パターンや体性内臓症状を生じます。この筋肉の活動性トリガーポイントは、胸焼け、吐き気、嘔吐、食物不耐症、疝痛、膨満感、下痢、鼠径部痛、性器痛を生じることがあります。この筋肉上部のトリガーポイントは、剣状突起に痛みを生じるため、心臓痛と誤診されることがあります。肋骨付着部のトリガーポイントは、咳をすることで激しい痛みを生じることがあります。

主な持続因子

持続因子には、悪い姿勢、異常呼吸、身体の非対称、手術などによる外傷、慢性的な反復運動、全身の疲労、癒着、筋肉の使いすぎ、不適切な腹筋の反復運動、冷え、排便時のいきみ、難産、感染症、慢性的な精神的ストレスなどがあります。

コントロールするためのヒント

患者

一般的に、ノバー（knobber）という圧を加える道具は治療に有効ですが、この深部腹筋群には圧は届か

解剖図
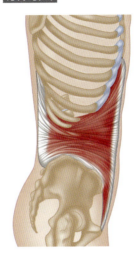

関連痛パターン
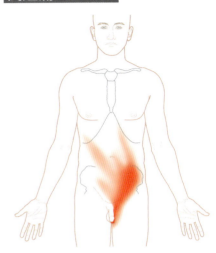

ないでしょう。

腹横筋にトリガーポイントが存在する場合は、他の腹筋群にもトリガーポイントが存在する可能性があります。そのため、体性内臓反射や内臓体性反射の関連性について理解していることが重要です。このトリガーポイントは多くの疾患と似た症状を誘発しますが、原因である疾患がわかりにくく、線維筋痛症はこれらの全ての症状を増強させることがあります。疑わしい症状がある場合は、トリガーポイントを確認することが大切です。

施術者

腹横筋のトリガーポイントを触診することはとても難しいでしょう。腹横筋を見つけるためには、筋線維の特徴が手がかりとなるかもしれません。一部の男性では、精索が腹横筋下縁を通過しているため、この筋肉が作用すると絞扼されることがあります。このトリガーポイントにより感染症が悪化したり、その症状が慢性化したりする可能性があります。そのため、症状があっても、抗生物質、抗真菌剤、抗ウイルス薬を投与する必要がないことがあります。このような場合、トリガーポイントを確認することが大切です。

ストレッチ

腹横筋のトリガーポイントに対する運動は、筋肉を伸展させるために行うのであり、筋力を強くする目的で行うわけではありません。大笑い、骨盤傾斜運動、ヨガのコブラやネコのポーズは有効です。

37 腹直筋、錐体筋

英語 Rectus Abdominis and Pyramidalis
由来 ラテン語：rectus「真っ直ぐな」、abdominis「腹部の」
ギリシャ語：puramis「円錐形の」

解剖図

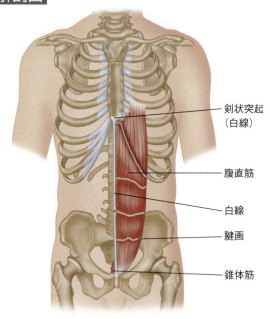

- 剣状突起（白線）
- 腹直筋
- 白線
- 腱画
- 錐体筋

特徴

腹直筋は下位胸椎と腰椎を曲げる作用があります。錐体筋は小さな**コアマッスル**であり、白線の緊張を引き起こし、屈曲時の腹筋群の固定に役立ちます。

運動

腹直筋は**コアマッスル**の筋群であり、ボディービルダーが目標とする腹部の「シックスパック」を形成しますが、実際には6つ以上に分割されています。これらの筋肉は線維鞘に囲まれており、各部分は腱によって分離されています。

白線は、2つの腹直筋の間を正中線で下行する線維性の白い帯であり、腹横筋や腹斜筋に付着しています。妊娠後期では、白線は伸ばされています。

錐体筋は、通常、腹直筋の前の腹直筋鞘の内側に見つかります。しかし、全ての人がもっているわけではないため、見つからない場合もあります。

トリガーポイント

腹直筋のトリガーポイントは、非疼痛性の症状を生じます。また、マックバーネー点の近くのトリガーポイントは、腹部を横断して片側の側方に痛みを生じたり、背面に平行な帯状の関連痛を生じたりすることがあります。

後面の痛みが片側の範囲内にある場合、腹直筋のトリガーポイントが原因ではないことがあります。痛みが背部に帯状に生じる場合、同じ高さにトリガーポイントがあるかどうか探してみましょう。トリガーポイントは、筋肉のどの領域にも生じることがあるので、帯状の関連痛はあらゆる高さで生じることがあります。

関連痛パターンの図は、一例を示しているにすぎません。腹直筋のトリガーポイントによる症状は、その位置から手がかりが得られることがあります。

腹部上部のトリガーポイントは、下位肋骨間の痛み、嘔吐、幼少期の過剰なガスと疝痛、心臓痛を伴う消化不良、胃膨満感、食欲不振などを生じることがあります。へその下方のトリガーポイントは、月経困難症、下痢、月経前の痛み、骨盤痛、中程度から重度の筋痙攣、胆嚢あるいは腎疾患と似た痛み、虫垂炎、前立腺炎、膀胱炎、憩室痛、疝痛、げっぷ、性器痛などを生じることがあります。

恥骨の真上のトリガーポイントは、排尿筋や尿道括約筋のスパズムを生じることがあります。排尿筋は尿を排出するのを補助する作用があります。そのため、このトリガーポイントは、排尿、膀胱を完全に空にする能力、トイレまでの排尿を我慢する能力に影響を与えます。

腹直筋のトリガーポイントは、下痢、過剰なガスを伴う腹部膨張の原因となることがあり、お腹をへこませることができなくなる場合があります。このとき、膨らんだ腹部のために、頻繁に腹筋を強化する運動を処方されることがありますが、このような運動は、トリガーポイントに対しては禁忌となっています。

このトリガーポイントは、人生が変わるほどの影響を受けることがあるので、真剣に受け止めなければなりません。多発性トリガーポイントと線維筋痛症の組み合わせは、破滅的になるかもしれません。

月に1度の月経前や月経中の痛みは、学校や仕事を数日間休む原因となることがあり、QOL（生活の質）を著しく低下させます。いくつかの症例においては、ある月の月経の影響が翌月まで及ぶことがあります。これらは腰部や大腿部を下行するズキズキとする痛みを起こすため、腰筋（大腰筋、小腰筋）や他のトリガーポイントに影響を及ぼす可能性があります。

腹直筋あるいは腹直筋鞘は、脊髄神経前枝を絞扼

関連痛パターン

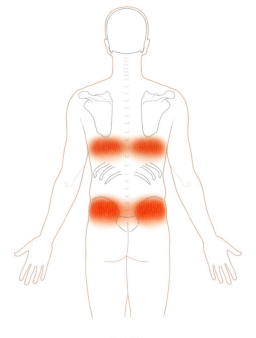
腹直筋

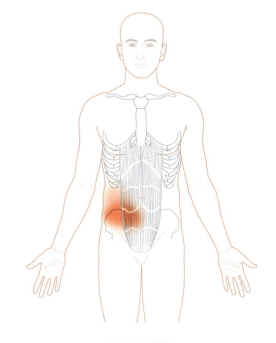
右腹直筋外側

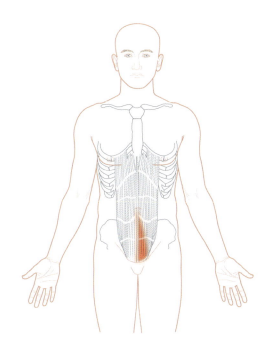
錐体筋

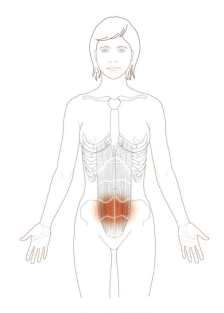
腹直筋中部下位

し、激しい骨盤の痛みを生じることがあります。そのため、どんな腹部の痛みでも注意し、体性内臓反射や内臓体性反射について理解しておくことが重要です。このトリガーポイントは、多くの疾患と似た症状を誘発することがあり、内臓病変が隠れていることもあります。

疑わしい症状がある場合は、潜んでいる疾患を調査する必要があります。

主な持続因子

腹腔鏡検査、帝王切開を含む腹部手術、重たい物を持ち上げることによる急性の筋肉への過剰負荷、外傷などは、腹直筋や錐体筋のトリガーポイントを生じることがあります。持続因子には、悪い姿勢、異常呼吸、身体の非対称、骨盤の緊張、冷え、締めつけの強い衣服、感染症、床での腹筋運動、トレーニングマシ

ンでの腹筋運動、仕事による反復運動、ゴルフのような反復運動を伴うスポーツなどがあります。また、精神的な緊張あるいは水分保持は、トリガーポイントによる症状の悪化やトリガーポイントの活性化を引き起こすことがあります。

コントロールするためのヒント

患者は、腹直筋や錐体筋のトリガーポイントに対するバリアリリースを学ぶとよいでしょう。外科的に各層を切開する前に、その周囲の領域に局所麻酔をすることで、この領域にトリガーポイントが存在するかどうかを調べることができます。

アイシングは、一時的に症状を軽減させることがありますが、トリガーポイントに当てなければなりません。痛みの原因であるトリガーポイントではなく、痛みのある部位にアイシングをしても効果はありません。多発性トリガーポイントが存在する場合は、全てのトリガーポイントを治療しなければなりません。

腰筋（大腰筋、小腰筋）の関与が疑われる場合は、膝を開き、鼠径部をアイシングすることで、腰筋の関与を確認すると同時に、一時的に症状を軽減させることができます。疝痛、筋痙攣、過剰なガスが認められる場合は、へその周囲にトリガーポイントがあるかどうかを確認しましょう。

月経による痙攣は、恥骨の上を冷やしたり、ホットパック（moist heat）を置いたりすることで軽減することがあります。月経痛は、他のトリガーポイントを生じることがあります。そのため、その原因を見つける目的で腰部の上にアイスパックを乗せ、その周囲を動かしてみましょう。月経期に床にテニスボールを置いて恥骨領域を圧迫する場合、トリガーポイントを圧迫するととても痛いため、優しく行いましょう。このときに生じる痛みは、トリガーポイントの存在を確定するサインとなります。

トリガーポイントによる月経痛では強い圧痛を生じることがあるため、この時期に圧をリリースすることが最も簡単な治療となります。腹直筋の硬くなった組織を徒手的に緩めることは極めて有効な治療ですが、その刺激によってトリガーポイントが活性化する場合もあります。そのため、この筋肉に対する徒手療法で

は、薬物治療の追加が必要となるかもしれません。特に、線維筋痛症を有する患者は、遅れて痛みが生じることがあります。患者は、この痛みが症状の悪化を示しているわけではないことを理解しておく必要があります。

このトリガーポイントが痛むときは、腹部の皮膚上にトリガーポイントがあるかどうかを確認しましょう。なお、線維筋痛症が悪化する可能性があるため、その症状をコントロールするために、薬物治療の追加を考慮しておきましょう。症状の原因を探し出し、正しく治療することが大切です。

ストレッチ

面白いことがなくても、笑うという行為は腹直筋や錐体筋のトリガーポイントにとってよい薬となります。これらの筋肉は、座位、立位、側臥位で動的ストレッチを行うことができます。

バランスボールを用いると様々なストレッチを行うことができて楽しいかもしれませんが、平衡障害を伴う人にとっては適切ではありません。施術者と医師に確認したうえで、このストレッチを行う場合は、補助してくれる人が必要となります。

バランスボールによる運動では、まずボールの上に横になります。背中がきちんと支えられているか、足が股関節の幅になっているかを確認しましょう。なお、ボールは膝と股関節が一直線になり、膝関節が直角に曲がる高さにしましょう。小さなボールのような軽い物を手に持ちます。次に、手をへその上に置いた後、頭上まで腕を挙げていきます。足が安定していることを確認しながら、腕を伸ばしましょう。快適と感じるまで伸ばしたら、最初の状態に戻します。このストレッチは、立位や座位で行うことができます。

多くの人は背中を曲げることを避けようとしますが、ストレッチにおいては、わずかにアーチ状に曲げることはよいことです。しかし、この動作を素早く行うことは危険であるということを忘れないでください。ストレッチでは、身体の状態を注意深く観察し、上下にゆれたり、ぎくしゃくした動きをしたりすることを極力避けてください。腕を頭上に挙げるときは息を吸い込み、元の状態に戻るときは息を吐き出します。

体幹の筋肉

38 大腰筋、小腰筋

英語 Psoas Major and Minor
由来 ギリシャ語：psoa「腰筋」
ラテン語：major「大きい」、minor「小さい」

解剖図

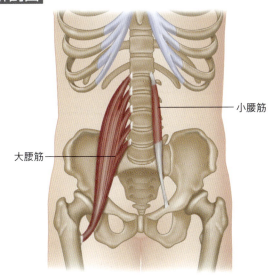

- 小腰筋
- 大腰筋

関連痛パターン

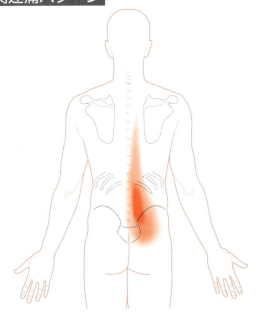

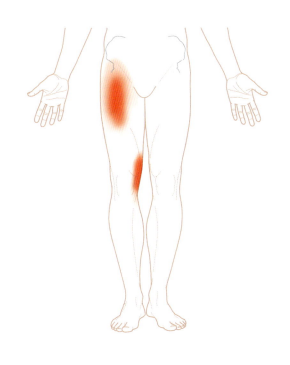

特徴

　大腰筋は股関節の屈曲や内旋※をする作用があります。この筋肉の付着部を介して、座ったり歩いたりするときの補助作用があり、さらには脊椎の安定性と骨盤底筋群の緊張に大きな影響を及ぼします。
　小腰筋は体幹の屈曲にかかわります。これらの筋肉は**コアマッスル**です。

※訳者注：本書では股関節の内旋と記載していますが、本によっては股関節の外旋として記載する場合も多くあります。

運動

　腰筋（大腰筋、小腰筋）は深層筋であり、体幹から下半身へのつながりを形成しています。これらの筋肉は腸骨筋とグループを形成し、腸腰筋としてまとめられます。なお、小腰筋は約半分の人が欠損しており、筋肉というよりも、膜の帯として残っています。
　短く緊張した腰筋は、殿筋群を抑制し、運動連鎖に関連した部位にトリガーポイントを形成します。その他の体幹筋の不均衡は腰筋で補うため、さらなる緊張やこわばりを引き起こします。これらの筋肉にかかるストレスに気をつけ、注意して動くことが重要です。これらの筋肉は腰椎に付着しており、腰椎と骨盤の位置に保持する重要な役割があります。

トリガーポイント

　腰筋（大腰筋、小腰筋）のトリガーポイントは複数で存在することが多く、高い頻度でその領域の他のトリガーポイントと関連性があります。腰筋、腸骨筋、腰方形筋、小殿筋にトリガーポイントが存在する場合は、強い痛みを誘発します。
　腰筋のトリガーポイントによる痛みは、脊柱による

痛みとは異なることが知られており、体重負荷により悪化しますが、体重がその筋肉にかからなければ、痛みは若干軽減されます。その関連領域は大腿部の後面および前面の痛みと同時に緊張し、トリガーポイントの同側に痛みを生じることがあります。

腰筋のトリガーポイントは、膝内側領域への関連痛や筋力低下を起こすことがあります。このトリガーポイントが存在すると、深い椅子から立ち上がることが難しくなったり、またはできなくなったりするかもしれません。さらに、トリガーポイントが深刻な場合、歩くことが難しくなり、這って動かなければならなくなる可能性もあります。

さらに、このトリガーポイントは月経中に悪化することがあります。特に、便の塊が回盲弁を圧迫する場合、前面は便秘を伴って悪化します。回盲弁のマッサージは便の通過を助け、痛みを若干軽減させることがあります。

また、腰筋の痛みは、虫垂炎に似ていて深刻であり、重い荷物を持って運ぶときに鋭い痛みを生じる原因となります。突然の激しい痛みによって持っている荷物を落としてしまったり、苦痛のために地面に転倒したりすることがあります。

そのほか、大腿神経、腸骨鼠径神経、腸骨下腹神経、閉鎖神経、陰部大腿神経、外側大腿皮神経などの神経が絞扼される可能性があります。このような絞扼が起こったときは、これらの筋肉の外側縁と内側縁を確認しましょう。このとき、鼠径部、性器、大腿上部において、鋭痛、知覚障害、感覚の低下を生じます。また、このトリガーポイントは外陰部痛の原因となります。

過度な脊椎前弯により腰部を曲げて歩く、いわゆる猫背は、高齢者に多く認められ、身長が数cm減少し、寛骨の上部と肋骨底の間にある空間が圧迫されます。この状況がトリガーポイントを生じさせている場合は、調整により治療することができます。

腰筋のトリガーポイントは、腰部の手術の失敗によって生じます。トリガーポイントに加えて、外科的問題があったり、トリガーポイントのみが原因となっていたりするかもしれません。トリガーポイントの評価と治療は手術前に必要不可欠であり、詳細に検討することが大切です。

主な持続因子

腰筋（大腰筋、小腰筋）のトリガーポイントを持続させるような筋肉の負担は、股関節屈筋群の不動状態により、正常な機能や血液循環が損なわれることで起こる場合があります。

胎児のように身体を丸める姿勢や股関節を曲げた姿勢で寝ることは、このトリガーポイントが生じる原因

となります。この場合、ベッドから立ち上がるときや、長時間の会議後に椅子から立ち上がるときに、真っ直ぐ立つことができなくなるかもしれません。

一般的な持続因子には、繰り返しボールを蹴る、ジョギング、ランニング、椎間板病変、悪い姿勢、脊柱側弯、腰部融合、慢性便秘、仙腸関節機能障害、妊娠、不規則な歩行、身体の非対称、腹筋運動、トレーニングマシンでの腹筋運動などがあります。トレーニングマシンの使用の有無に関係なく、座位での腹筋運動は持続因子となるため、これらの運動を避ける必要があります。腰筋のトリガーポイントは、通常、サテライトトリガーポイントとなりますが、膝を曲げて長時間座っていたり、胎児のように身体を丸めて寝たりする姿勢で生じることもあります。

コントロールするためのヒント

患者

長時間の車の運転において、クルーズコントロール（オートクルーズ）を使用すると、運転手は姿勢を変えることができます。また、休憩中に何度もストレッチを行うようにしましょう。飛行機内ではストレッチをしたり、席から立ち上がって歩いたりするようにしましょう。どんなときでも、動かない状態を続けてはいけません。

睡眠時の姿勢は簡単に変えることができますが、トリガーポイントの持続因子を理解し、適切な姿勢にすることが大切です。膝下にトリガーポイントがないのであれば、膝下に小さな枕を入れると、筋肉の緊張を軽減させることができます。また、筋肉にホットパックを置くことで痛みが軽減することがあります。

そのほか、四つ這いになることも、一時的にこの筋肉の緊張を軽減させることができます。股関節を外旋させて膝を横に広げ、鼠径部にアイスパックとホットパック（moist heat）を置くと、一時的に症状を軽減できることがあります。潜在性トリガーポイントが存在する場合は、治療により活性化するため、痛みは左右の交互に移動する場合がありますが、これは治療の過程でよく起こるため、心配する必要はありません。

施術者

腰筋（大腰筋、小腰筋）に痛みが生じているとき、特に抗凝固薬を服用している患者は、これらの筋肉に出血が起こることがあるので注意しましょう。腰筋での出血は、自然に起こったり、微小な外傷から起こったりすることがあります。

ストレッチ

身体のバランスを補助するために、バランスボール

体幹の筋肉

を使用した動的ストレッチが推奨されています。トレーニングを重ねるにつれ、空気を少し抜いたボールを使ってストレッチしたり、ボールを使わずにストレッチをしたりしてみましょう。例えば、図のように、ボールに座った状態から、片膝を立たせ、一方の足を大きく後ろに下げて広げ、ボールの脇でバランスをとってみましょう。

　頭部が上からつられているように、身体を伸ばします。このとき、頭上にひもがついていて、上から引っ張り上げられているようなイメージをもってください。片脚は膝を曲げ、膝と踵を一列とし、他方の足のつま先を立てます。膝を伸ばしたまま、股関節前面が伸びた状態にしてください。

　ボールをコントロールできるところに置き、前後に揺れるように動かします。素早く行ったり、ぎこちない動きをすることは極力避けてください。この動作を数回繰り返した後は反対側も行いましょう。

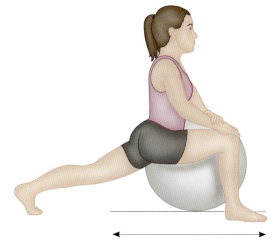

腰筋のストレッチ

39 腸骨筋

英語 Iliacus
由来 ラテン語：ilia「横腹」

解剖図

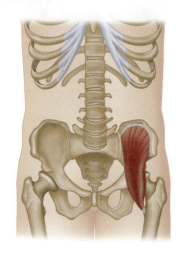

関連痛パターン

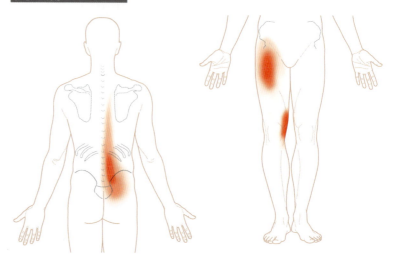

特徴

腸骨筋は股関節を屈曲し、固定する作用があります。

運動

腸骨筋はコアマッスルであり、骨盤壁とつながり、腸腰筋として大腰筋と融合しています。横になるとき、腸骨筋は腰筋（大腰筋、小腰筋）とともに作用します。座ったり歩いたりするとき、片脚を上方に動かすのに役立ちます。この筋肉は、大腿骨が股関節に付着することを補助しています。また、下前腸骨棘とつながっていて、大腰筋と連動しており、筋紡錘に富んでいます。そのため、ストレスがかかると短縮しやすい傾向があります。腸骨筋の緊張は脊椎などの連結部を引き寄せ、脊椎下部の病変が腸骨筋に影響を及ぼすことがあります。

トリガーポイント

大腰筋、小腰筋 38 を参照してください。

主な持続因子

腰筋（大腰筋、小腰筋）、大腿骨、脊柱、深部の靭帯などのように、腸骨筋の付着部にストレスをかける全てのものが腸骨筋のストレスとなります。一般的な持続因子には、繰り返し物を蹴る、ジョギング、ランニング、椎間板病変、悪い姿勢、脊柱側弯、腰部融合、便秘、仙腸関節機能障害、妊娠、不規則な歩行、身体の非対称、腹筋運動、トレーニングマシンでの腹筋運動、筋肉のアンバランスなどがあります。

コントロールするためのヒント

腸骨筋は大腿骨とつながっている深部の筋肉のため、腸骨筋を触診することは難しいでしょう。腸骨筋が付着している部位を緩めると、間接的に緊張を軽減させることができます。持続因子を管理することは、トリガーポイントをコントロールする鍵となります。

ストレッチ

腸骨筋のストレッチは、座位よりも立位で行うほうがよいでしょう。症状がない側の足の上に罹患側の足を置き、足首で脚を組むようにします。罹患側の手を天井に届くように挙げ、症状がない側に曲げていきます。側屈している他方の手の指は、床に伸ばします。手を伸ばすとストレッチは強化されるので、ゆっくり行うようにしてください。このストレッチは、素早く行ったり、反動をつけたり、息を止めたりして行うのはやめましょう。楽な状態で息を吸ったり吐いたりしましょう。ゆっくりと元の状態に戻し、反対側をストレッチします。

体幹の筋肉

40 腰方形筋

英語 Quadratus Lumborum
由来 ラテン語：quadratus「四角い形をした」、lumbus「腰」

解剖図

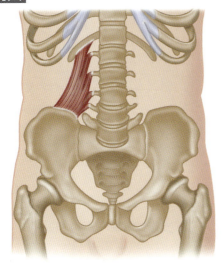

特徴

腰方形筋は同側に体幹を側屈する作用があります。また、大きく息を吸っている間は第12肋骨を固定し、横隔膜を維持しています。

片脚で立つ際には、体重がかからない側に骨盤が落ちないように固定します。両側の腰方形筋は、下位腰椎の伸展や固定をともに行っています。この筋肉は横隔膜に作用し、下位椎体の安定を補助します。

運動

腰方形筋は**コアマッスル**であり、その状態は立位や座位での耐性を左右します。この筋肉は、第12肋骨、第1腰椎から第4腰椎（L1-L4）、寛骨に付着しています。腰方形筋の片側が緊張すると、運動連鎖によって調整しようとします。

骨盤は最も大きな影響を受ける部位で、前方に回転することがあります。このとき、対側の内転筋群が短くなることで、大腿骨が寛骨臼で安定化します。また、片側のみが緊張すると、片脚が短いように見えます。この場合、ヒールリフトの使用が推奨されています。脚は解剖学的ではなく、機能的に短くなり、症状は悪化していきます。

片側の腰方形筋の緊張は、機能性側弯症を生じることがあります。さらに、骨盤におけるストレスは、恥骨結合あるいは仙腸関節における亜脱臼、部分的脱臼を引き起こします。この筋肉は腰痛において重要な鍵となりますが、見落とされることがあります。

トリガーポイント

腰方形筋のトリガーポイントによる痛みは非常に強いため、軽く考えてはいけません。線維筋痛症患者では痛みが増強します。たとえこのトリガーポイントが軽度であったとしても、階段を上がるときに痛みを伴うことがあります。トリガーポイントが持続すると、痛みは安静時だけでなく、立位でも悪化することがあります。そのため、立ち上がるときは、痛みを軽減させるために手を腰に当てなければならないかもしれません。この動作により腰椎への圧を抑え、腰方形筋への圧を減少させることができます。

腕の筋肉の下に小さな枕を入れて横になると、いくらか痛みは軽減するかもしれません。このトリガーポイントは即座に治療すべきものなので、この動作は一時的な手段になります。椅子から立ち上がったり、横向きになったりするためには、手と腕を使う必要があるかもしれません。また、前かがみになることが難しくなり、歩くことができなくなる可能性があります。そして、立つことができなくなると、トイレまで這って行かなければならなくなります。さらに、関連痛は、仙腸関節、鼠径部、生殖器にも及ぶ可能性があります。

このトリガーポイントは、ふくらはぎや大腿部の痙攣による重苦しい感覚が生じたり、手や足に焼けるような感覚が生じたりすることがあります。このトリガーポイントが活性化し、腰方形筋が影響を受けると、背中にナイフが刺さるような強い痛みを感じるかもしれません。

股関節から大腿前面、さらには膝蓋骨外側に下る、稲妻のような痛みが広がります。この痛みが生じると、実際に電気が流れるように感じます。そして、患者は、この痛みを引き起こす咳やくしゃみ、その他の行動を避けるようになります。この痛みが生じるときは、大きい衝撃があるので、地面に倒れ込むことがあります。

このトリガーポイントによる股関節の痛みは、大転子滑液包炎と誤診されることがあります。睡眠中、特に寝返りを打とうとするときに目が覚めてしまうことがあります。大腿骨大転子の周辺部（寛骨臼に大腿骨

関連痛パターン

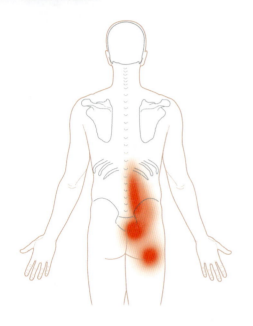

腰方形筋深部（後面）

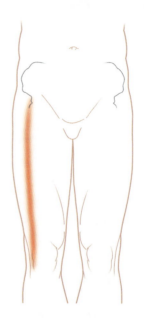

腰方形筋の稲妻のような痛み

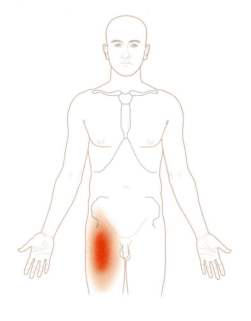

腰方形筋大腿部

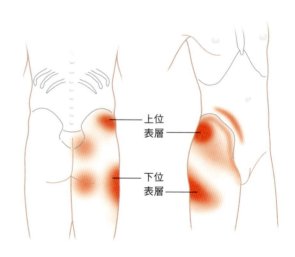

腰方形筋表層

が合う部位）は圧痛が強すぎて、その部位に圧をかけることができません。このトリガーポイントは大幅にエネルギーが消耗され、全身疲労を伴います。

主な持続因子

持続因子には、外傷、前かがみ、物を持ち上げてねじる動作、身体の非対称（上腕が短いことも含む）、悪い姿勢、腹筋群の筋力低下、脊柱側弯症、腹部領域での感染症、大動脈瘤、下位脊髄病変、慢性化した重度のくしゃみや咳、片側の腰方形筋を短縮させる動作（子供を持ち上げる、片側に体重をかける）、傾斜面を歩いたり走ったりする、雪かき、仰向けから何度も起き上がる、苦しい姿勢を保つなどがあります。

また、ゴルフのように片側にストレスを何度もかけるスポーツは、腰方形筋のトリガーポイントを活性化させます。そのほか、立って下着を履くときにバランスを崩したり、職場で壁に寄り掛かるほど苦しかったりする場合は、このトリガーポイントを確認しましょう。就寝時の姿勢はこの筋肉に多大な影響を与えるこ

とがあります。

コントロールするためのヒント

患者

　症状が最小限になるような姿勢で横になり、上の脚を下の脚の後ろに置きます。腰方形筋のトリガーポイントのロープ状の硬結と塊は、指でゆっくりと下方へ動かしていきます。反対側の下に小さな枕を置くことで、腰方形筋の領域が広がり、触診や治療をしやすくなります。

　腰方形筋は、深く息を吸い込むと簡単に確認することができます。腰方形筋の後部は、テニスボールで圧迫することにより治療することができます。トリガーポイントによる殿筋群の影響を確認し、全ての持続因子を管理できるようにしましょう。そのため、ゴルフは少しの間だけ控えるようにしてください。

　また、片側にストレスがかかるボーリングなども避けてください。手に負えない犬との散歩は他の人に頼み、服従訓練を受けさせましょう。通常、このトリガーポイントは完治するまでに長期間かかります。階段を上るときは、身体の安定させるため、階段に対して斜め（約45°）に足先を向けましょう。

　腰仙部のサポートは、急性症例で有効な場合がありますが、トリガーポイントを治療するために配慮が必要となります。この筋肉にトリガーポイントが認められない場合は、注意しながら筋力が低下した腹筋を強化しましょう。

　腰方形筋のトリガーポイントが左右対称に存在する場合、治療によっていくつかのトリガーポイントが消散したり、他の筋肉が関連するために片側から反対側へと痛みが移ったりすることは珍しくありません。筋肉の両側の治療とストレッチを行いましょう。

　ベッドが身体に合っているかどうかを確認し、姿勢や家具についても評価しましょう。身体力学に合った動作をするようにしてください。横向きに寝るときは脚の下に枕を、仰向けで寝るときは膝下に枕を入れましょう。これにより、この筋肉にかかる圧を軽減できます。

施術者

　患者が腰痛により寝たきりになっている場合、まず腰方形筋にトリガーポイントがあるかどうかを探してください。他の筋肉を治療したにもかかわらず、腰痛が治らないときも、腰方形筋を確認しましょう。

　片側の股関節が引き上がり、その脚が短く見える場合は、骨盤の回旋あるいは代償作用があるかどうかを確認しましょう。機能的に脚の長さが異なっている場合、短い脚を高くする治療は、さらなる持続因子となるかもしれません。腰方形筋のトリガーポイントが存在する場合、脚の長さが約3mm異なっているだけでも、十分な持続因子となります。そのため、片脚が短い原因を確認しましょう。

　また、身体の圧の分布を測定する必要があるかもしれません。骨盤の回旋を治療し、骨盤が均等であるかどうかを確認しましょう。若者がこのトリガーポイントを生じた場合、機能性側弯症が生じたり、成長パターンが変化する可能性があります。このときはできる限り早くトリガーポイントを確認し、治療することが必要不可欠です。

　骨は拘縮した筋肉によって引っ張られるため、仙腸関節の結合は亜脱臼している可能性があります。これを治療しようとすると、身体の4分の1にトリガーポイントが生じることがあります。

　病歴は、最初のトリガーポイントのカスケード反応の兆候を明らかにします。腰方形筋のトリガーポイントは腰部の手術の失敗によって生じることがあり、これは椎間関節性腰痛と誤診されることがあります。また、陰部神経痛の原因となることもありますが、単独で起こることはほとんどありません。

　腰方形筋のトリガーポイントが活性化している場合、脊柱起立筋、多裂筋、殿筋群、梨状筋、腸肋筋、腹斜筋群、腹直筋、広背筋、腸腰筋、骨盤深部の安定化にかかわる靭帯にトリガーポイントがあるかどうかを確認しましょう。腰方形筋とその周囲のトリガーポイントによる痛みは、和らぐことはなく、身体を消耗し続けます。そのため、患者に悲壮感が漂うようになり、精神性疾患と誤診されることがあります。

　腰方形筋は、薄い枕を膝の間に挟み、症状が少ない側に横たわると、簡単に徒手療法を行うことができます。腰方形筋の片側だけにトリガーポイントがある場合、立位時に反対側に下向きとなる骨盤傾斜が認められます。腰方形筋の両側にトリガーポイントがある場合、下位肋骨と腸骨稜の間にある空間は大きく短縮します。

ストレッチ

　腰方形筋のストレッチは、オーバーストレッチとならないように管理する必要があります。このストレッチは座位でも立位でも行うことができます。

　背すじを伸ばして座り、腕は両脇に、指は床に向かって垂らします。上体を片側にゆっくりと曲げていき、快適な範囲まで動かし、最初の状態に戻します。座っている場合は、椅子の上に殿部をしっかりと保持します。そして、反対側も同様に行います。このストレッチを強く行う場合は、腕を頭上に伸ばしてから、ストレッチされていると感じるまで上体を片側にゆっくりと曲げていきます。最初の状態に戻し、反対側も同様に行います。

41 骨盤底筋

英語 Pelvic Floor

解剖図

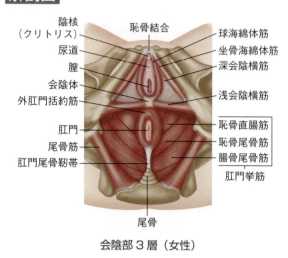

会陰部3層（女性）

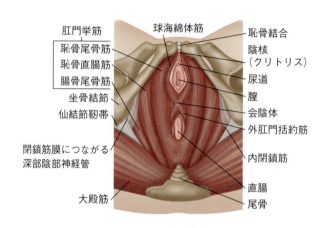

会陰部2層（女性）

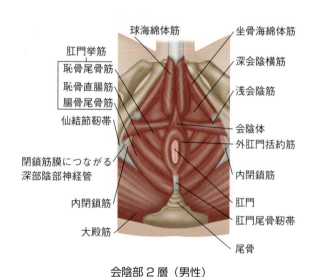

会陰部2層（男性）

骨盤底筋は**コアマッスル**であり、いくつかの筋肉とその他の組織によって形成されています。これらの全てはトリガーポイントを進展させる可能性があります。そのため、トリガーポイントによって生じる多種多様な症状に気づいていないかもしれません。

この筋肉の内部のトリガーポイントは、典型的なトリガーポイントのような収縮性の小結節ではなく、ほとんどは縦の硬結となっています。この領域のトリガーポイントで生じる症状は、誤診されることがあります。また、骨盤底筋の緊張が持続している人も多く存在します。すなわち、この状態が生活の一部となっているため、緊張していることに気づかないのです。

例えば、立ち上がるとき、殿部は肛門をギュッと閉めた状態で緊張していますが、骨盤は過剰な持続的な緊張を抑えるためのしくみをもちません。治療における最初の一歩は、この緊張を自覚することです。そうすることで、治療を始めることができます。

骨盤底筋のトリガーポイントによる症状は、慢性無菌性前立腺炎、慢性骨盤痛、尾骨痛、勃起障害、挙筋のスパズム、肛門挙筋症候群、陰部神経痛、肛門周囲痛、緊張した骨盤底筋、前立腺痛、緊張型筋肉痛、外陰部痛など、様々な専門用語で表現されます。これらの用語は症状を表現しているのであり、症状の原因を示しているわけではありません。

神経伝達物質に関する多くの研究は、線維筋痛症やメンタルヘルスケアの分野で行われており、この筋肉が骨盤の活動をコントロールすることが知られています。骨盤が機能するためには、この筋肉が正常に緊張する必要があります。そして、骨盤底筋が引き起こす最も一般的な症状は、筋筋膜トリガーポイントによるものであり、QOL（生活の質）に大きな影響を与えます（Itza et al. 2010）。これらは、様々な内臓疾患と似た症状を引き起こします。

また、疾患とともにトリガーポイントが生じ、これらの疾患が治癒した後もその症状が持続することがあります。これらの症状の多くには線維筋痛症が関与しており、線維筋痛症はどんな原因であっても悪化します。これらを治療や治癒するためには、まず原因を確認しなければなりません。ただし、これらの症状はよく認められますが、必ずしもトリガーポイントが関与しているわけではありません。

体幹の筋肉

トリガーポイントが存在する骨盤底筋の組織は、周囲の各組織と連携して作用しているわけではありません。骨盤底筋は柔軟性が少なく、著しく柔軟性が欠乏すると、激しい機能障害を生じることがあります。骨盤の機能障害が起こると、感染や外傷で明らかとなったり、時間とともに生じたり、突然発症したりします。そして、これらは蓄積されることもあります。骨盤がかかわる疾患が生じた場合、卵巣嚢胞、前立腺感染症、悪性腫瘍などのあらゆる疾患の存在を確認しましょう。しかし、トリガーポイントは、間質性膀胱炎、慢性骨盤痛、排尿機能障害などを起こす唯一の原因となっていることがあります（Doggweiler-Wiygul and Wiygul 2002）。

一般的に、骨盤底筋の筋力低下はトリガーポイントによるものであり、筋肉疲労によるものではありません（Fitzgerald and Kotarinos 2003a）。そのため、トリガーポイントが存在する筋肉のストレッチは逆効果になることがあります。幸いにも、手術をしなくても、これらの症状をなくしたり軽減させたりするための方法はあります（Fitzgerald and Kotarinos 2003b）。

老化によって生じるいくつかの状態は、同様に予防できることがあります。例えば、加齢に伴う緊張性尿失禁を有する人は、尿道括約筋あるいは筋膜の筋力低下を補うことで、骨盤底筋を回復させることができます（Madill and McLean 2010）。

運動

骨盤底筋は骨盤内の臓器の維持や保護にかかわり、腸や膀胱を随意調節し、性機能や生殖機能の調整を行っています。正常な弾力性のある骨盤底筋は、姿勢と呼吸機能に関与しています（hodege Spasford and Pengel 2007）。また、骨盤と椎骨を保持し、胎児の成長を補助し、性的興奮にもかかわっています。

骨盤底筋が緊張して筋力が低下すると、これらの全ての機能が影響を受けます。陰部神経（S2-S4）は膀胱筋をコントロールしていますが、基本的に排尿行為は学習行動によるものです。

骨盤底筋にトリガーポイントが存在している場合、たとえ短時間であっても座ることがつらいかもしれません。笑ったり、咳をしたり、くしゃみをしたり、物を持ち上げたり、前かがみになったりすることにより、緊張性尿失禁を生じることがあります。

女性では、特に排尿の終わりに尿が内股を流れ落ちることがあります。男性では、早漏や尿の滴下を経験するかもしれません。男女ともに、骨盤底筋が緊張していると、鼻をかんだり、腹圧が増加したりしなければ、スムーズに排尿や排便をすることは難しいかもしれません。さらに、性的興奮や性的欲望が低下することがあります。

トリガーポイント

骨盤底筋のトリガーポイント治療は専門的な分野のため、ここでは多くの専門用語を用いています。骨盤底筋の多くのトリガーポイントは殿部に関連痛を生じますが、全ての人がそうなるとは限りません。

個々のトリガーポイントは、存在する領域を知る手がかりとなる特徴的な症状を生じることがあります。このようなトリガーポイントの手がかりは、Wise と Anderson による『a Headache（2008）』という書籍に記載されています。

このトリガーポイントは、女性では性交時に痛みが生じます。特に、挿入時、外陰部に痛みが生じ、肛門と生殖器の間がうずくことがあります。また、男性では勃起障害や慢性前立腺炎を生じたり、その一因となったりします。

骨盤底筋の後部半分にあるトリガーポイントは、広範囲に探すことが難しい痛みを生じます。このトリガーポイントが存在する場合、頻繁に座る姿勢を変えたり、長時間の座位から立ち上がるときに痛みを生じるため、余計な力を必要とします。さらに、いくつかのトリガーポイントは、外陰部や肛門のかゆみ、ヒリヒリとした感覚が生じる原因となります。

このトリガーポイントが血管やリンパ管の絞扼を起こすと、骨盤底筋にうっ血が生じる可能性があります。陰部神経の絞扼は陰部痛の原因となります。この絞扼は、通常、仙結節靭帯、仙棘靭帯、陰部神経管（アルコック管）の内部で生じます。また、陰茎あるいは陰核の神経は、恥骨付近で絞扼されることがありますが（Sedy 2008）、一般的に、痛みよりもしびれが生じます。

通常、間質性膀胱炎は2つの状態を説明するために使われます。1つは、恥骨の痛み、ヒリヒリとした感覚に伴う会陰部痛などの様々な痛みの組み合わせを説明するときに使われます。

もう1つは、膀胱壁の崩壊や粘膜過敏、膀胱の微出血、潰瘍を含む原因不明の状態を説明するときに使われます。トリガーポイントは、これらの2つの状態が生じる原因となることがあり、唯一の原因である可能性があります。

最初はトリガーポイントの領域で生じる圧や痛みを軽減するために頻尿が起こり、排尿の頻度が増えます（Doggweiler-Wiygul 2004）。排便は直腸とその周囲の筋肉の圧を軽減しようとするために生じることがあります。患者は片側に重心をかけて座る傾向があり、その圧を軽減させるために、脚を骨盤の下に置くことがあります。このような姿勢は大腿前面にストレスを与え、トリガーポイントのカスケード反応を引き起こすことがありますが、この持続因子は回避することができます。

関連痛パターン

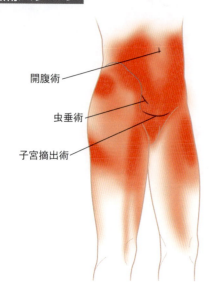
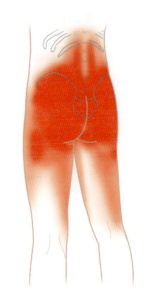
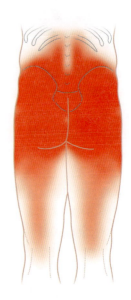
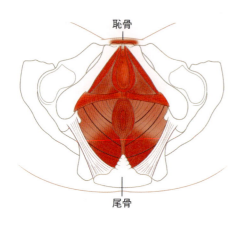
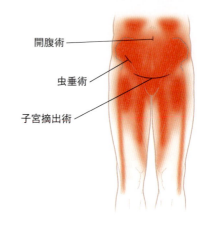

瘢痕のトリガーポイント

子宮摘出による膣断端などの骨盤内腹手術によって生じた瘢痕組織にトリガーポイントが形成されることがあります。このトリガーポイントは、卵巣痛、月経痙攣、膀胱痙攣を生じることがあります。また、稲妻のような痛みを生じることもあります。痛みの強さは、瘢痕の大きさが反映されるわけではありません。

子宮摘出時に、虫垂あるいは卵巣が取り除かれると、いくつかの瘢痕は隠れることがあります。手術直前に表面麻酔を切開部に注入すると、手術痕に伴うトリガーポイントが形成される可能性は少なくなります。この領域は、皮膚下の脂肪層に非筋膜性トリガーポイントが生じることがあり、仙腸関節領域に存在する脂肪の膨らみは脂肪腫と呼ばれています。

慢性筋筋膜痛（CMP）の症例

ここで、42歳の女性教師の例を紹介します。彼女は骨盤の痛みを軽減させるために、16歳から経口避妊薬を服用していますが、痛みは続いています。経血には膜状のものや血塊を含みます。その症状は月経の1週前から始まり、月経後も数日続くため、学校へ通うのが大変でした。骨盤や腹部、大腿部への放散する痛みは、最終的に過敏性腸症候群（IBS）を引き起こしました。しかし、腹腔鏡検査は陰性でした。

35歳で子宮を全摘出した後、一時的に経口避妊薬の服用を止めました。月経による月1回の痛みはなくなりましたが、腰部と脚に一時的な痛みと痙攣性腹痛を生じ、過敏性腸症候群の症状はそのまま続きました。そのため、彼女はホルモン薬を服用し、痛みに有効であると感じました。

彼女は28歳で結婚しました。子宮摘出前の5年間は、慢性骨盤痛と外陰部痛により性交渉への興味は消失しました。排尿への切迫感と頻尿もありました。疲れがとれる深い睡眠と、有機栽培の食材から作ったバランスのよい食事を心がけました。10年以上、心理学者と精神科医の診察を受け続け、様々なうつ病の治療を行いました。彼女は、痛みをコントロールする方法が見つからないために、うつ病になったと思っていました。

長時間座ることが難しく、診察の間も数回立ち上る必要がありました。本人は否定しましたが、精神科医

は彼女は夫を愛しておらず、性的虐待を受けた可能性を彼女に指摘しました。しかし、夫は彼女を支援しており、良好な関係が築けています。彼女は抗うつ薬を服用しており、回復すると思っていますが、慢性痛に耐えることができません。

彼女のトリガーポイントによる関連痛を検査し、すぐに治療を開始しました。検査の結果、全腹斜筋群（下方向へ関連痛が認められる）、多発性瘢痕、腹直筋、錐体筋、腰方形筋、会陰筋、大内転筋、肛門挙筋、肛門括約筋、坐骨海綿体筋、球海綿体筋、梨状筋、中殿筋、大殿筋に活動性トリガーポイントが存在することが明らかになりました。潜在性トリガーポイントは、その他の腹筋、傍脊柱筋群、殿筋、大腿筋で見つかりました。

持続因子は、骨盤底筋の緊張、異常呼吸、うつむいた姿勢、ストレス、小人症、比較的短い下腿、過敏性腸症候群（IBS）などがありました。トリガーポイントが治療後に活性化したため、一時的に症状が悪化しましたが、新たな精神科医により抗うつ薬が処方されました。徒手療法、太極拳やストレッチなどの運動を開始するため、一時的に生じる局所痛に対する薬物治療を追加しました。その結果、彼女の症状は数週間で有意に軽減しました。

膜様月経困難症は、プロゲステロン濃度の高値が関与しており、骨盤底筋の痛みの持続因子となります。エストロゲン補充療法は、中枢性感作と内臓感受性を減少させる可能性があります（Sanoja and Cevero 2010）。膜状の経血が認められるため、ホルモン療法が有効でした。エストロゲン濃度を測定するために血液検査が行われ、局所薬が処方されました。

数週間、エストロゲン補充療法を続けた結果、若い女性と同程度の値になりました。また、ハムストリングスの圧迫を避けるため、自宅と教室で脚の引き上げる足載せ台を使用しました。過敏性腸症候群は、トリガーポイント治療、直腸の局所麻酔、シメチコンの投与、持続因子の管理により、有意に改善しました。新しい精神科医は、彼女の失った年月への嘆きに対して有効なカウンセリングを行いました。

トリガーポイントの知識がない施術者は、持続因子となることがあります。慢性骨盤痛と過敏性腸症候群は、同じ患者で発症する場合があります（Rodriguez et al. 2009）。骨盤底筋の異常は過敏性腸症候群患者に多く認められます（Suttor et al. 2010）。慢性骨盤痛と過敏性腸症候群の患者では、たった2回のオステオパシー治療で72%の症状が12か月間軽減し、有意に減少したという報告があります（Riot et al. 2004）。

主な持続因子

ここでは、一般的な持続因子を紹介します。珍しい症状が生じる特定の部位ばかりに気をとられていると、甲状腺抵抗性、インスリン抵抗性、栄養不足、前かがみの姿勢、身体に合っていない椅子など、重要な持続因子を見落としてしまうことがあります。

骨盤底筋が緊張するような習慣は、以前からあったのかもしれません。その習慣は、幼少期のトイレトレーニングのときから始まっていた可能性があり、さらに排尿あるいは排便する時間が十分にとれないような生活を続けていると進行することがあります。そのため、不必要な腹圧が骨盤底筋に強制的にかかるようになります。学校の授業などの合間に十分なトイレ休憩がとれない場合も起こるかもしれません。

体操などのスポーツ、ダンス、出産あるいは骨盤内の手術などによる外傷、妊娠中に乳児を低いところで抱えることなどによる持続的な圧迫は、骨盤底筋にストレスがかかり、急性の筋肉の過剰負荷を生じることがあります。締めつけの強い衣服、長時間自転車に乗る、バイクの運転、乗馬、座位でのコンピュータの使用、慢性的な痔など、血液循環を妨げる全てのものが持続因子となります。

また、その他の持続因子として、癒着、瘢痕、椎間板病変、関節病変（仙腸関節や恥骨結合など）、慢性的な骨盤の炎症（子宮内膜症など）、間質性膀胱炎、慢性感染症（ウイルス性、細菌性、真菌性）などがあります。さらに、弛緩した靭帯と腱もトリガーポイントを持続させる場合があります。硬膜管の緊張と骨盤のねじれにより、骨盤の方へ尾骨が引っ張られることがあります。これは男女ともに、その領域への圧迫の原因となりますが、治療することができます。

便秘によるいきみも持続因子となります。いきみはトリガーポイントによって生じた直腸における膨満感の原因となることがあります。特に性的虐待などの身体的ストレスは、トリガーポイントを生じたり、持続因子となったりすることがあります。しかし、虐待による症状は、精神的ストレスによって生じていると考えられることが多いため、トリガーポイントが見落とされることがあります。

骨盤底筋の緊張は、妊娠前にしっかりと調査し、正確に評価する必要があります。そうすることで、括約筋の裂傷、陰部神経の圧迫や損傷などが起こる可能性が低くなります。そのため、トリガーポイントは即座に治療するようにしましょう。骨盤底筋のトリガーポイントを治療するには忍耐と時間が求められます。

関連痛パターン

会陰部

骨盤底筋のトリガーポイントは会陰部に生じることが多くあります（Jarrell 2003a）。一般的な会陰部のトリガーポイントの1つは、処女膜から離れたところ

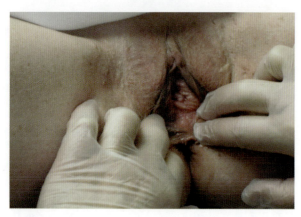

一般的な会陰部のトリガーポイントの1つは、処女膜から離れたところにあります。写真はJohn Jarrell医師によって提供されました。

にあります。これは、会陰部に1%キシロカイン1〜2 ccを投与することで治療することができます（Jarrell 2003b）。

このトリガーポイントは、性交を妨げるほどの強い痛みを生じることがあります。会陰部痛は下殿神経の絞扼が原因となり、外側肛門側端、陰嚢、大陰唇、殿部内側、大腿上方に焼けるような関連痛が生じます（Darnis et al. 2008）。

男女ともに、会陰部のトリガーポイントは、触診時に直腸への関連痛を生じます。持続因子や誘発因子には、座位、普通分娩、スポーツの怪我などによる持続的な圧迫、ダッシュを繰り返す、足で物を蹴る、ねじることなどがあります。普通分娩の約3分の1において、この部位が引き裂かれることを防ぐために、会陰切開が行われています。この切開に伴う瘢痕、あるいは切開せずに裂けた部位から生じたトリガーポイントは、鋭い痛みを生じることがあります。

浅会陰横筋のトリガーポイントは、腰部、股関節、尾骨、肛門、骨盤底後部から由来しているようなはっきりしないうずく痛みを生じることがあります。周辺粘膜のトリガーポイントによる会陰部痛は、局所麻酔や弛緩薬の使用で一時的に軽減することがあります。

肛門挙筋

肛門挙筋には、前立腺挙筋（男性）、膣挙筋（女性）、恥骨直腸筋、恥骨尾骨筋、腸骨尾骨筋があります。肛門挙筋は骨盤底の挙上や支持、排便や排尿をコントロールする肛門や尿道括約筋の補助をします。肛門挙筋のトリガーポイントは、仙骨の痛みと同様に、腰部、股関節、尾骨、肛門、骨盤底後部から由来しているようなはっきりしないうずく痛みを生じることがあります。尾骨の痛みは、「肛門挙筋症候群」と呼ばれることがあります。

男性の恥骨直腸筋の上前部には、前立腺の圧迫感と膨満感とともに、陰茎の尖端、陰茎体、膀胱および尿道に関連痛が生じることがあります。男性の恥骨直腸筋の下前では、会陰部、陰茎基部、前立腺に関連痛や圧迫感が生じることがあります。肛門挙筋のトリガーポイントは全ての骨盤筋を悪化させます。

直腸後方にある恥骨直腸筋のトリガーポイントには、膣や殿部へのトリガーポイント注射を行います（Kotarinos 2010）。前立腺挙筋には、頻尿や排尿への切迫感とともに、陰茎基部、前立腺、膀胱、骨盤に関連痛が生じることがあります。腸骨尾骨筋には、骨盤壁、会陰部、肛門括約筋、前方挙筋、前立腺の側方に関連痛が生じたり、前立腺の膨満感が生じたりすることがあります。

女性の肛門挙筋の下前部には、膣、膀胱、尿道、陰核、恥丘に関連痛が生じ、膀胱や尿道に不快感や排尿への切迫感を生じることがあります。男女ともに、恥骨尾骨筋はオーガズムに伴って収縮しますが、この筋肉にトリガーポイントがある場合、非常に痛むことがあります。この筋肉の収縮は、排尿の終わりに尿道を空にすることを補助します。トリガーポイントによって拘縮する場合、尿失禁（腹圧性尿失禁など）、早漏が生じることがあります。また、左右の睾丸は近づくと熱をもつため、活性化された精子の数が減少します。男女ともに肛門挙筋を強化するために骨盤底筋体操（Kegel運動）が行われますが、この筋肉にトリガーポイントを有する人は、その運動によりトリガーポイントが生じ、症状が悪化することがあります。

肛門括約筋

肛門周囲の環状筋は随意筋ですが、下痢で困っている人がいるように、常に随意調節下にあるわけではありません。肛門括約筋のトリガーポイントは会陰部痛を引き起こす原因になる可能性が最も高く、仰向けで寝ると悪化し、快適に座ることができません。痛みは排便によって悪化することがあります。

このトリガーポイントは、骨盤底後部と膣に関連痛を生じ、腰部、股関節、尾骨、肛門、骨盤底後部から由来しているようなはっきりしないうずく痛みを生じます。排便時の痛み、直腸の焼けるような感覚、かゆみ、圧迫、痛みの原因となることがあります。肛門括約筋は、いきみ、話すこと、咳、笑うこと、重量挙げなどによって増強され、持続的に収縮することで全てのトリガーポイントを悪化させます。

坐骨海綿体筋

男性において、坐骨海綿体筋のトリガーポイントは、会陰部や隣接した泌尿生殖器、特に陰嚢の真下の陰茎基部に関連痛を生じ、勃起や射精の機能障害や排尿後の尿の滴下の原因となります。女性において、このトリガーポイントは、会陰部や隣接した泌尿生殖器に関連痛を生じます。会陰部に性交痛（特に挿入時）

やうずく痛みを生じることがあります。骨盤底筋体操（Kegel 運動）ではこの筋肉の緊張を調整できますが、トリガーポイントが存在する場合、これはトリガーポイントがなくなるまで状態を悪化させます。

球海綿体筋

女性において、球海綿体筋のトリガーポイントは、性交痛（特に挿入時）、会陰部のうずく痛み、膣痛の原因となります。男性において、陰嚢後側や陰茎基部に関連痛が生じ、座位時に不快感を引き起こします。会陰部や隣接した泌尿生殖器に関連痛が生じ、勃起や射精の機能障害、排尿後の尿の滴下の原因となります。男女において、このトリガーポイントは球海綿体筋と浅会陰横筋の接合部で生じます。関連痛は、男女ともに尿道付近に排尿への切迫感を生じ、男性においては、刺すような鋭い痛みが陰茎の尖端開口部に生じます（Kotarinos 2010）。

尾骨筋

尾を有する動物では、尾骨筋は尾を動かすための筋肉です。尾骨筋のトリガーポイントは仙骨部に痛みを生じます。尾骨の痛みは主に回転翼尾と尾骨筋に生じます。脊柱基部がぶつかるように尻もちをついたときに、このトリガーポイントが生じることがあります。

たとえ殿部に多くの脂肪がついていたとしても、尾骨は地面に着地するのに不向きであり、硬膜の反射性収縮を伴う中枢神経系に刺激を与えることがあります。このトリガーポイントは、尾骨、股関節、腰部に関連痛を生じ、尾骨は触診時に圧痛が生じることがあります。肛門や大殿筋の痛み、排便前後の痛み、腸膨満感、妊娠後期の腰痛の原因となる場合があります。固定されて動かない尾骨は、骨盤痛が生じる持続因子となるため、尾骨を動くことができるようにする必要があります。

トリガーポイント

直腸

現在、直腸のトリガーポイントについてはよくわかっていません。索状硬結の触診で膣のトリガーポイントに触れることはできますが、直腸のトリガーポイントは 1〜2 cm で、膣口付近の薄い直腸粘膜の狭い領域に存在することがあります。非常に敏感で粘膜面のように感じますが、関連痛は消化管の奥深くに生じます。また、比較的平坦のように感じますが、直腸の粘膜内層は薄く、収縮結節（硬結）のような感触があります。

胃腸の専門医は、炎症を起こした粘膜の薄い領域に痛みを確認することができます。このトリガーポイントを有する 5 人の被験者全員に多発的なトリガーポイントと過敏性腸症候群（IBS）が存在していることが

確認されました。これが悪化すると、骨盤底筋はさらに緊張します。このトリガーポイントは消化管と同様に、会陰部や肛門括約筋に関連痛を生じ、排尿への切迫感と関連しています。これらは、腸にアロディニアが生じる原因となり、微小血管の狭窄が生じることがあります（Kotarinos 2010）。

また、このトリガーポイントによる痛みは、局所麻酔薬の使用で一時的に軽減することがあります。Verne は、局所麻酔薬（リドカイン）を使用すると、過敏性腸症候群（IBS）に伴う臓器と皮膚の痛覚過敏を軽減できることを発見し（2013）、これは中枢神経系をブロックすることによって起こるという結論に至りましたが、このトリガーポイントが関与している可能性もあります。

膣

膣のトリガーポイントは、下腹部や子宮頚部に関連痛を生じます。この痛みは、膀胱痙攣、月経困難症、生理痛と呼ばれることがあります。

膣口から約 2.5〜3.8 cm 内側の膣壁に存在するトリガーポイントは、下腹部に関連痛や圧痛を生じます（Simons Travell and Simons 1999, p956）。このトリガーポイントの硬結は骨盤内検査で感じられ、膣内を縦横に動かすことで見つかる場合があります。しかし、骨盤内検査は、これらと他の領域のトリガーポイントを活性化させ、筋痙攣や痛みが 1 週間以上続くことがあります。これは、検査前の筋弛緩薬の使用、検査中の局所麻酔薬（リドカイン）や弛緩薬（カリソプロドールやジアゼパム）の使用などにより、最小限に抑えられる可能性があります。

膣壁のトリガーポイントは、外陰部痛や会陰部痛の原因となることがあります。子宮摘出による膣断端にはトリガーポイントがよく認められますが、手術前に局所麻酔薬を切断部位に注入することで防ぐことができる場合があります。

一部の膣痙は中枢性感作状態になっています。膣口が非常に緊張し、挿入ができないほど骨盤底筋のスパズムが生じています。タンポンの使用や骨盤内検査での検鏡でも、我慢することができない場合があります。トリガーポイントと線維筋痛症は、この状態を持続させることがあるので、今後より一層の研究が行われることが望まれます。

骨盤底筋の外側の筋群は、腹直筋、その他の腹壁群、内転筋群、殿筋群（小殿筋、中殿筋、大殿筋）、腸骨筋、梨状筋、腰筋（大腰筋、小腰筋）、腰方形筋に影響し、骨盤に関連痛を生じる可能性があります。局所痛を生じる大内転筋上部のトリガーポイントは、骨盤に広範囲に存在するため、見つけにくく、よく見落とされます。また、会陰部、直腸、膣、膀胱、鼠径部深部、恥骨にも痛みが生じることがあります。

骨盤内側に急に伸びるような槍でつつかれた鋭い痛みや、性交中のみに痛みが生じたり、直腸に異物が入ったような感覚が生じたりもします。内閉鎖筋のトリガーポイントは、陰部神経を絞扼することがあります。外陰部痛や肛門周囲、尾骨への痛みのほか、直腸の膨満感を生じることがあります。このトリガーポイントは、排尿困難、頻尿、ヒリヒリとした感覚、排尿への切迫感、便秘、排便時に痛みを伴うことがあります。

恥骨筋は鼠径部に痛みや異常感覚を生じます。腰方形筋と外腹斜筋は女性の外陰部と膣に関連痛を生じます。中殿筋は膣に関連痛が放散します。小殿筋は膣深部に痛みを誘発します。このトリガーポイントを診断や治療をするためには、全ての関連痛パターンを理解し、忍耐力、優しさ、必ず治療するという信念をもつことが大切です。

コントロールするためのヒント

基礎疾患が取り除かれ、その症状がトリガーポイントによって生じることがわかったときは、耐え難く、持続する症状であったとしても、徒手療法によって有意に軽減できる可能性があります。これまでの研究では、以下のことが示唆されています。

・筋膜の治療により、慢性骨盤痛、慢性前立腺炎、間質性膀胱炎、痛みを伴う膀胱症状が改善されたと報告されています（Fitzgerald et al. 2009）。
・骨盤底の痛みに関連した症状は、結合組織の触診、トリガーポイントリリース、神経モビライゼーション、短骨盤底筋群のストレッチ、骨盤底筋に影響する構造や身体の変形を調整することで、コントロールできます（Fitzgerald and Kotarinos 2003b）。
・尿失禁は、深い腹式呼吸に併せて骨盤底筋と腹筋群を強化することにより、症状を有意に軽減できる場合があります（Hung et al. 2010）。
・間質性膀胱炎、頻尿、排尿への切迫感は、特定の徒手療法によって効果的に治療することができます（weisss 2001）。
・慢性骨盤痛および慢性前立腺炎を伴う男性の性機能障害には、性欲減退、射精痛、勃起障害、射精機能障害などがあります。これらは、トリガーポイントリリースや弛緩トレーニングによって劇的に改善できることがあります（Anderson et al. 2006）。
・骨盤底筋の運動と圧力計によるバイオフィードバックは、勃起機能障害に使用されるバイアグラと同等の効果があります（Dorey et al. 2004）。
・トリガーポイントリリースと弛緩トレーニングは、骨盤痛、泌尿器症状、性欲、射精痛、勃起射精機能障害を有意に改善できる可能性があります（Anderson et al. 2006）。

骨盤底筋のトリガーポイントは、ホットパック（moist heat）、マッサージ、ストレッチ、超音波、電気刺激、姿勢の矯正などの影響を受けるため、持続因子を管理することは極めて重要です。特定の周波数のマイクロカレント（FSM）は、この領域を安全に治療することができます。

球海綿体筋、坐骨海綿体筋におけるボトックス注射は、男女ともに、早漏、骨盤底筋スパズム、骨盤の痛みなどの症状に対して、生涯にわたる長期間の治療を余儀なくされます。しかし、その注射を行う前に、トリガーポイントリリースやその他のトリガーポイント治療を行うことをお勧めします。

骨盤底筋に関連する他の筋肉への治療も有効です。棘下筋と棘上筋のような遠くにある筋群でも、骨盤に関連する症状を生じることがあります（Doggweiler 2010）。骨盤領域に影響を与える運動連鎖に沿った筋群にトリガーポイントがあるかを確認しましょう。

高度に弛緩した結合組織に対する増力療法は、細心の注意を払い、トリガーポイントが原因で生じる捻転によって過剰な弛緩が起こらないように注意する必要があります。トリガーポイントに対する徒手療法は非常に有効となる場合がありますが、経験のある施術者を見つけることが難しいかもしれません。骨盤底筋の治療を専門とするクリニックでは、看護師や理学療法士に、この分野に特化した施術者がいます。本書に記されたこの治療法をできる人を見つけることができない場合、前述のWiseとAndersonによる書籍で勉強しましょう。そして、トリガーポイントの位置を確認するために図表を用いましょう。

また、骨盤底筋のトリガーポイントをマッサージできる道具は、Current Medical Technologies, Inc（www.cmtmedical.com）から入手することができます。治療はゆっくりと注意深く、安全に行いましょう。このトリガーポイント治療では、カスケード反応が生じることがありますが、最終的には症状が緩和されるでしょう。この治療には少量のリドカインが必要になることがあります。

男性患者は、トリガーポイントについて理解している泌尿器医を見つける必要があります。実際、いくつかのクリニックでは男性患者がみられます。骨盤底筋の筋筋膜トリガーポイントは触知しやすいものではありませんが、筋膜上に広がる索状硬結は到達可能な領域に存在しています（Jarrell 2004）。必要であれば、膣痙が生じる原因に対して綿棒を使って優しく治療を行いましょう。

膣内へのジアゼパム錠5 mgあるいは10 mgの使用や、バクロフェン20～40 mg/mL、アミトリプチン20 mg/mL、ガバペンチン300 mg/mLの合成クリームも助けとなるため、患者の状態に合わせて使用します（Doggweiler 2010）。経皮的ゲルであるカリソンプ

ロトール 350 mg/mL を局所投与すると、腟と直腸の組織を弛緩することができます。そのため、腟へのジアゼパム座薬は、有効となる場合があります（Rogalski et al. 2010）。

5％リドカイン軟膏の局所投与は徒手によるトリガーポイント治療を悪化させることがあり、患者には耐え難い治療となります。トリガーポイントに対するストリッピングマッサージは、耐え難いほどの苦痛をもたらす可能性があります。そのため、リドカインあるいはその他の安全な局所麻酔薬、筋弛緩薬を使用します。経口筋弛緩薬や追加の鎮痛薬は、施術後の痛みを軽減させ、治療を行いやすくします。これを使用せずに治療を行うことは難しいかもしれません。また、骨盤内の筋筋膜トリガーポイントに対して開発されたステッキは極めて有用かもしれません（Anderson et al. 2011）。

新しい治療を始めるときは、患者の反応を確認するために、ゆっくり、やさしく、短時間で行います。ただし、遅発性の筋痙攣や他の後遺症が生じる可能性があるため、治療中は、痛みスケールを使用し、弱い痛みの状態を維持しましょう。

実際には、治療前に痛みが7以上であることは珍しいことではありません。治療では、中枢性感作を誘発したり、増加したりすることを避けなければなりません。治療を我慢できるかどうかは、患者のトリガーポイントの感受性、中枢性感作の存在などに左右されます。患者は、治療が安全であるという意識をもたなければなりません。治療を安心して受けるには十分な時間を必要とするため、急いで進めてはいけません。トリガーポイントリリースでは、じっくりと時間をかけて行い、患者の深呼吸に合わせて、心をこめて圧を加えましょう。

トリガーポイントとその筋肉のリリースには多くの時間が必要です。筋肉の緊張が生じるまでには多くの時間が経過しているため、リリースするためにも多くの時間がかかります。トリガーポイントが1つずつリリースされていくにつれ、感情も解放されるでしょう。治療の直後に性行為を計画している患者に対しては、局所麻酔薬の使用を避けてください。このとき、局所麻酔薬を使用すると、その患者は二度と治療をしなくなるでしょう。

腟断端に局所麻酔薬を使用すると、腹筋のトリガーポイントがリリースされることがあります。また、トリガーポイント注射により、緻密線維組織や子宮摘出後の線維性小結節にも、影響されるトリガーポイントが存在することがあります（Jarrell 2003a）。出産時におけるトリガーポイント注射や硬膜外鎮痛薬の投与は、予防効果がある可能性があります（Tsen and Camann 1997）。瘢痕のトリガーポイントは局所麻酔薬に反応します。さらに、瘢痕化は局所麻酔薬の使用

で防ぐことができる場合があります。

患者は骨盤底筋の緊張と収縮を評価する方法を習得する必要があります。骨盤が排便中に後方、または排尿中に前方に傾く場合、評価は簡単になります（Carriere 2002）。どんなによいデザインであっても、椅子は身体に合っていなければなりません。しゃがみ込むことが可能であれば、そのときに骨盤筋は伸ばされます。

筋肉の活動を意識する太極拳は、素晴らしい運動であり、大いに推奨できます。どんな運動でも、筋肉を伸展させる目的で行わなければなりません。骨盤底筋のストレッチを行うようにしてください。なお、骨盤底筋の筋力トレーニングを行う前には、必ずトリガーポイントを消失させなければなりません。骨盤傾斜、ヨガのコブラのポーズ、スクワット、膝を曲げる、骨盤を突き出すなどのストレッチが効果的です。骨盤底筋の個々の筋肉を意識させる多くの運動があります。これらの筋肉を自覚することができれば、その緊張の度合いがわかるようになります。

快適な姿勢で仰向けになり、ゆっくりと呼吸をします。その際、骨盤領域を認識しましょう。片側の膝をゆっくり上げて曲げます。片脚を胸のほうにゆっくりと膝をもっていきます。これを数分間かけて行います。その後、同じようにゆっくりと下げ、1つずつの筋肉を緩めていきます。数分間休憩してから、反対側の膝も同じように行います。その他の有効な運動としては、お尻をギュッと締め、肛門開口部を緊張させ、3秒間維持します。それから筋肉をリリースします。1度に繰り返し行うことはやめましょう。日中に数回、1度ずつ行うとよいでしょう。

患者はトリガーポイントを理解している徒手療法者を見つけ、治療のための運動を学び、まずは筋肉の緊張を正常に戻すことに集中しましょう。そして、緊張によって阻害されていた筋肉を治療しましょう。内診では、その担当者に治療をお願いしてよいかを注意深く検討しましょう。

ほとんどの理学療法士、特に主な仕事は筋力を強化することだと教えられてきた人は、衰えた筋肉を見つけると、ひたすら筋力強化を指示します。そのような人はトリガーポイントを理解していないかもしれません。筋力低下は、相反性抑制によってトリガーポイントが生じることがあります。そのため、トリガーポイントが存在する筋肉は、筋力強化をすることはお勧めできません。理学療法士は、このことを理解する必要があります。

骨盤内を治療する施術者を選ぶ場合は、トリガーポイントについて理解しているかどうかを確認し、筋力強化が逆効果になったり、カスケード反応を起こす可能性があることを理解しているのかを注意して確認しましょう。本書が患者に必要とされ、治療者が十分な内診ができるようになる参考書となることを願います。

10章 肩、腕、手の筋肉

はじめに

フォークを使って口に食物を持っていくなどの単純な作業は協調運動によるものであり、運ばれた食物を口に入れることは自然の動作です。各組織が共同して機能しないとき、トリガーポイントは運動統合障害を生じる原因か、少なくともその要因となっています。

運動

身体は様々な動作ができるようなしくみをもっていますが、ある姿勢を保持したまま仕事や趣味を行うことは、トラブルの原因となります。このときに生じる身体の変化は、手が届く範囲が狭くなったり、関節可動域が減少したりしなければ、気づかないかもしれません。そして、緊急事態に陥ると、緊張した筋膜や拘縮した筋肉の存在に気づくことになります。

以前は、このような身体の変化が起きる原因は、単に加齢にあると考えられていました。しかし、現在では筋、筋膜に関する研究が数多く行われ、施術者も詳しくなっているため、この身体の変化の大半は防ぐことができます。すなわち、持続因子を管理することができれば、数十年間持続しているトリガーポイントでも治療することができます。

トリガーポイント

真の五十肩とは、癒着性関節包炎が生じた状態を指します。骨の周囲の被膜は肩を固定しています。五十肩のような症状を有する人は、肩の動きを制限するトリガーポイントを確認すべきです。真の五十肩では、大きなトリガーポイントが存在している可能性があります。肩関節包は固くなり、肩の筋肉が動かないため、トリガーポイントを治療することでその問題を解決できます。また、トリガーポイントは肩領域の組織に発生することもあります。

ローテーターカフ（棘上筋、棘下筋、小円筋、肩甲下筋）にトリガーポイントが存在していると問題が生じます。不適切な運動などの持続因子を抑えることは、このトリガーポイントの治療につながり、さらなる筋肉の損傷を防ぐことができます。

一般的に、ローテーターカフの筋肉を増やそうと求める傾向があります。トレーニングジムでは、これらの筋肉を座位で鍛えることがありますが、このような運動では、運動連鎖が壊れ、脚から肩関節の動きが分離してしまいます。通常、肩を動かすために必要な力は脚で生じ、その力は膜によって胴体を通して肩に伝わります。小さなローテーターカフの筋肉は微細に作用しますが、運動連鎖から離れたところにも強い力が生じることがあります。

例えば、腰筋（大腰筋、小腰筋）が緊張すると、大殿筋が抑制されることがあります。下半身に機能障害が起こると、運動連鎖に沿って緊張が生じ、ローテーターカフの断裂が生じます。ローテーターカフの筋機能を有効にするためには、初めに痙攣性の腰筋をリリースし、大殿筋の働きを改善する必要があります。

胸郭出口症候群（TOS）は、第1肋骨や鎖骨領域に付着する筋肉のトリガーポイントによって、腕神経叢や鎖骨下筋が圧迫されて起こると説明されます。斜角筋、小胸筋、鎖骨下筋のトリガーポイントは、真の胸郭出口症候群を生じることがありますが、その一方で、偽の胸郭出口症候群も存在します。これは、脳卒中などでよく認められ、大胸筋、広背筋、大円筋、鎖骨下筋のトリガーポイントが関与している可能性があります。

手根管症候群（CTS）は、他の疾患と誤診されることがあります。手根管症候群は正中神経の絞扼によって生じます。親指、その他の指、手掌のしびれ、ヒリヒリとする痛み、肘や手の痛み、微細な運動制御の消失、握力などの筋力の低下は、手を走行する神経、すなわち、手根管と呼ばれる領域で絞扼が起こった結果に生じたと説明されます。

筋膜は、いくつかの領域で正中神経を絞扼することがあります。神経周囲の組織を効果的にリリースするため、トリガーポイントに対しては徒手療法が行われます。これによって、手術を行ったりステロイドを使用したりせずに、これらの症状を軽減することができます。

また、持続因子を管理することは再発の予防につながります。徒手的な筋膜リリースにストレッチや運動を加えるプログラムが手術より効果的であるという報告もあります（Sucher 1993）。

慢性筋筋膜痛（CMP）

烏口突起圧迫症候群では、腕神経叢を圧迫するトリガーポイントが確認されることがあります。このような場合、猫背姿勢を矯正し、小胸筋、大胸筋胸骨部、僧帽筋下部のトリガーポイントを治療する必要があります。

上腕骨を押し下げる原因となっている場合は、広背筋を確認しましょう。その状態は典型的なものではなく、大きく進行している可能性があります。

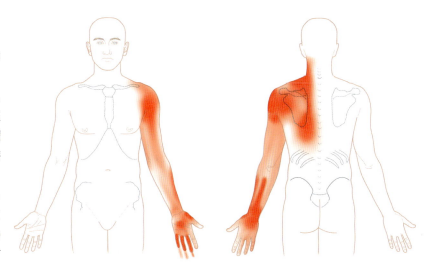

図10-1　患者の関連痛パターン

慢性筋筋膜痛（CMP）の症例

ここで、37歳男性のバイオリン奏者の症例を紹介します。彼は最近、左手の微細な動きに違和感を感じ、その動きができなくなる疑いがありました。旅行中にバイオリンケースを落とすことが度々あるものの、慢性痛ではないと思っていました。海外の講演に初めて招待されたので、この症状は精神的な問題だと考えていました。

彼は演奏するときにバイオリンを支える左手を使って重い荷物を引っ張っていました。また、病歴として、6か月前に左手を広げた状態で前のめりとなり、はしごから落ちたことがあると答えました。そのため、当初はローテーターカフの障害の可能性を考えました。彼は冷やすことでその怪我を治療し、三角巾でしばらく腕をつり、アスピリンを飲み、肩の動きを最小限に抑えました。

そして、この2か月間はしっかりと働き、大きなコンサートに備え、今まで以上に練習に時間を費やしました。筋力の低下が認められたため、演奏するときは手首を固定する装具を着用しました。何か問題がないか尋ねると、「手の後面に間欠的なしびれがある」と訴えました。このしびれが起きると、三角巾を再び着用するので、さらに動きが制限されていました。

診察により、頚部、左肩、左腕、手の関節可動域の制限が認められました。そして、左側へ傾いたうつむきの姿勢となっていました。左側の肩甲挙筋、棘下筋、肩甲下筋、小円筋、広背筋、前腕屈筋群、母指内転筋、長母指内転筋、短橈側手根伸筋に潜在性トリガーポイントが認められました。徒手療法によるストレッチ、テニスボールやバックノバー（backnobber）を用いた自宅でのセルフケアが導入されました。バイオリンの握る部分の調整を行い、腕の三角巾は着用しないように伝えました。基本的なバリアリリース、適切な労働時間、腕のストレスを避ける方法などを指導すると、最終的に彼の機能は回復しました。

主な持続因子

前腕のトリガーポイントは、他の部位に関連痛パターンを広げるだけでなく、中枢性感作の原因にもなります（Fernandez-Carnero et al. 2007）。トリガーポイントの早期発見と早期治療は、これらの進行を防ぐことになります。トリガーポイントが引き起こす症状などのつながりを探してみることが大切です。

例えば、冠状動脈疾患では肩領域が緊張するため、肩にトリガーポイントが形成されます。このような状態は、初期の症状であると考えられています。合併しているトリガーポイントを確認し、治療することができれば、いくつかの機能は回復し、症状と薬物治療を最小限に抑えることができるでしょう。

コントロールするためのヒント

多数のトリガーポイントが存在している場合、最初はそれぞれを別々に考えることは難しいでしょう。まずは、わかりやすい1つのトリガーポイントを発見して治療し、持続因子を管理します。

その後、運動連鎖を確認します。そこで他のトリガーポイントが見つかれば、その都度、治療を行います。これらは治療過程のため、根気よく続けていくことが大切です。

42 僧帽筋

英語 Trapezius
由来 ギリシャ語：trapezoeides「テーブルの形をした」

解剖図

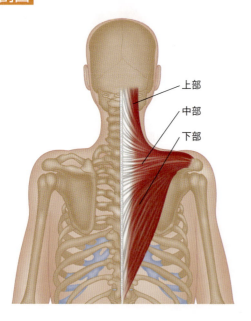

関連痛パターン

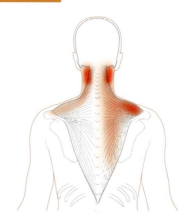

左側の関連痛パターンは、左側の僧帽筋最上部の線維で見つかるトリガーポイントによるものです。右側の関連痛パターンは、右側の僧帽筋下部で見つかるトリガーポイントによるもので、肩甲骨と椎骨の間、肩甲骨に非常に近い領域に痛みを放散します。

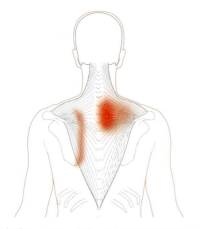

左側の関連痛パターンは、通常、左側の僧帽筋で見つかるトリガーポイントから放散されるもので、トリガーポイントは肩甲骨を覆う筋付着部の上部に出現します。右側の関連痛パターンは、通常、僧帽筋中部の水平線維にトリガーポイントが生じ、内側に痛みを生じます。

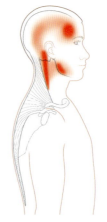

全体あるいは一部の関連痛パターンは、僧帽筋上部に存在するトリガーポイントによって生じ、鎖骨と後頭部の付着部の間で、頚部に沿って痛みが生じます。

特徴

僧帽筋は、上部4分の1と腕の動きを土台に、肩甲骨を固定させる作用があります。肩甲骨を挙上・内転させ、上方に回旋させます。僧帽筋上部は肩甲骨を挙上させます。また、両側で一緒に頚部を伸展させます。片側のみが収縮すると、上部は片側に側屈します。僧帽筋中部は肩甲骨を内転させます。僧帽筋下部は肩を下に引っ張り、肩甲骨を下制させます。

僧帽筋の上部と下部は、一緒に肩甲骨を上方に回旋させる作用があります。これらは作用する部位によって全く異なる動きをするため、最も典型的な作用を示しています。

例えば、肩甲骨が固定されていると、僧帽筋は頚部を伸展・側屈させます。僧帽筋は胸椎に付着しており、書籍やテキストなどには記載されていませんが、張力が膜を通して椎骨に影響することが確認されています。

肩、腕、手の筋肉

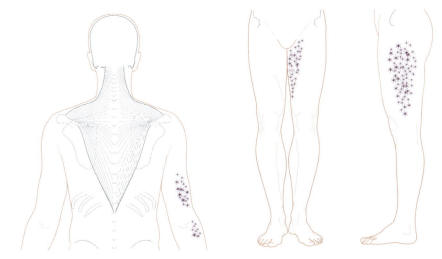

図には痛みにより鳥肌が生じるパターンを示していますが、これには個人差があります。このトリガーポイントは、肩甲骨三角地帯の内側上部より楕円形の領域でよく見つかります。その他に僧帽筋上部外側の付着部領域に認められることがあります。この領域のトリガーポイントは局所痛を生じます。

運動

　僧帽筋は、大きくて平たいシート状の構造として表在しており、広範囲に及びます。また、多くの付着部があり、多様な関連痛パターンを生じます。

　左右の僧帽筋の上部、中部、下部は、それぞれ作用や特徴があります。頭蓋底と鎖骨に付着する上部は、精神的ストレスの影響を最も受ける筋肉の1つです。僧帽筋により肩をすくめることができますが、疲れていたり、筋力が低下していたりするとき、頭上で腕をつかむことが難しくなります。

　この筋肉は、ローテーターカフの障害を補います。この筋肉が緊張すると、多裂筋に緊張を引き起こし、脊髄神経の絞扼が起こる原因となります。僧帽筋の上部と下部、前鋸筋の緊張は、肩関節のコリと関連しています。

トリガーポイント

　僧帽筋上部のトリガーポイントは、筋原性頭痛や外傷性頭痛の原因となることがあります。両側の僧帽筋のトリガーポイントは、両方の側頭を包み込むような片頭痛の原因となることがあります。一方、片側の僧帽筋のトリガーポイントは、片側の片頭痛あるいは両側の片頭痛のどちらも生じる可能性があります。しかし、片側の片頭痛は、ほとんどの場合、片側の僧帽筋のトリガーポイントによって生じていると考えられています。このトリガーポイントは、頭部に特徴的なフック状の関連痛を誘発します。側頭部、顎、頚部にとてもはっきりとした痛みを生じ、下位の大臼歯も含むことがあります。僧帽筋上部のトリガーポイントは、線維筋痛症患者において、肩痛と頚部痛の原因となることがあります（Ge et al. 2009）。

　僧帽筋のトリガーポイントでは、反対側のトリガーポイントが頭部と頚部の自動回旋を制限することはありません。もし片側しか制限がない場合は、自動回旋が痛みの原因となっています。片側にトリガーポイントが存在する場合、関与していない側に側屈しようとしても、過度に制限されることがあります。さらに、僧帽筋のトリガーポイントは、肩関節の可動域を制限することがあります。このトリガーポイントは、衣服の重さ、特に厚手のコートなどに敏感となったり、抵抗感を感じたりすることがあります。

　時々、痛みは、下顎角さらには外耳まで生じることがあります。僧帽筋のトリガーポイントは、吐き気、視覚障害、不安定感などの症状も生じることがあります（Teachey 2004）。僧帽筋上部の水平部のトリガーポイントは、他のトリガーポイントや線維筋痛症から生じている場合を除いて、頭痛がなければ、後頭部の真下に頚部痛を生じる傾向があります。トリガーポイントはよく肩甲骨と脊椎の間に存在しており、僧帽筋線維は下方に移動します。その領域の組織が腫脹している場合、その部位にトリガーポイントが隠れていることがあります。これは上背部と頚部の潜在性トリガーポイントの原因となり、持続因子が取り除かれるまで見落とされることがあります。

　僧帽筋中部のトリガーポイントは、皮膚の深部に焼けるような痛みを生じ、その症状はより深部で起こることがあります。この領域のトリガーポイントはめまいや平衡感覚障害を起こすことがあり、椎間板性疼痛、神経痛、滑液包炎、関節炎と誤診されることがあります。僧帽筋中部の肩関節付着部のトリガーポイントは肩の上にうずくような痛みを引き起こすことがあります。僧帽筋中部で肩甲骨内側上角（上位）に表在するトリガーポイントは、鳥肌や不愉快な震えが同時に生じる兆候が見られることもあります。

主な持続因子

僧帽筋のトリガーポイントは、天井に絵を描く、日よけをつり下げる、シーツを折り畳むなどの持続的な肩の挙上を含む、反復的あるいは連続的な機械的ストレスや精神的ストレスによって生じることがあります。このトリガーポイントは、うつむいた姿勢、肘を支えずに電話をする、横からのむち打ちのような急性外傷、きついブラジャーによる圧迫、重い財布やバッグ、コートなどが持続要因となります。そのため、高すぎる机やキーボードで仕事をするのは避けましょう。

また、肘を支えずに膝の上に本を置いて読むのはやめましょう。長すぎる杖の使用は、このトリガーポイントの形成や持続を引き起こすことがあります。適切な長さの杖とは、肩の高さで腕を楽に下ろし、足の横で肘を30〜40°曲げることができるものです。

大きな胸は、これらの症状が起こる要因となります。このような人に対する乳房縮小術は、筋力低下となる身体障害や、僧帽筋の中部と下部、菱形筋の痛みを有意に減少させる可能性があります（Chao et al. 2002）。

長時間電話をすることは、このトリガーポイントを活性化させる可能性があります。バイオリンを弾くなど、片側に長時間頭部を回旋する状態は、僧帽筋のトリガーポイントを持続させることにつながります。また、身体は非対称でないか、上腕は短くないか、枕は首の弯曲に合っているか、首を十分に支えているかなどについて確認しましょう。

不動状態を維持しなければならない仕事はどのようなものであっても、トリガーポイントを容易に生じます。8分間以上の連続した僧帽筋の活動は、頚部痛が生じる危険性を増加させます（Ostensvik, Veiersted, and Nilsen 2009）。パソコンで文章を打ち込むような作業は、僧帽筋上部、短母指外転筋、母指対立筋にストレスがかかるため、持続因子となります。緊張や悲しみなどの精神的ストレスは僧帽筋上部にとって重大な問題を生じます。

コントロールするためのヒント

患者

猫背姿勢や過剰なうつむいた姿勢を矯正しましょう。枕は、首の弯曲に合っていて、首を支えられるものにしましょう。人間工学に基づいて職場を設計すると、姿勢や動きを有意に改善させることができます。そのほか、斜角筋、肩甲挙筋、胸鎖乳突筋のトリガーポイントを確認しましょう。

施術者

僧帽筋の筋肉痛とは、単に僧帽筋に痛みがあることを意味します。そのため、この痛みの本当の原因を見つける必要があります。しかし、僧帽筋のトリガーポイントに苦しんでいる患者は、頚椎症性神経根症や非定型顔面痛と誤診されているかもしれません。このトリガーポイントは、頚椎椎間板病変や脊椎病変を続発することがあり、これらは持続因子となることがあります。

どのような治療を行ったとしても、侵襲的な治療は最小限にしなければなりません。そのため、超音波は有効と考えられます。第3頚椎、第4頚椎（C3-C4）に影響する脊椎のマニュピレーションは、僧帽筋上部のトリガーポイントの圧痛あるいは痛みの感受性を軽減させることがあります（Ruiz-Saez et al. 2007）。乳房全摘を行った患者は、僧帽筋、腰部と胸部の軟部組織に存在するトリガーポイントを評価する必要があります。なぜなら、トリガーポイントは機能を低下、損失させることがあるからです（Shamley et al. 2007）。

頚部神経根障害に続発する僧帽筋上部のトリガーポイントは、第4頚椎、第5頚椎（C4-C5）の関節注射によって軽減することがあります（Tsai et al. 2009）。いくつかの治療は、潜在性トリガーポイントを活性化させ、一時的にめまいや見当障害が生じるため、治療後に自宅まで送り届けなければならなくなるかもしれません。この反応は、治療の翌日やそれ以降に遅れて生じることもあります。新たな治療をする際は、慎重に経過を観察する必要があります。

ストレッチ

日常生活では、僧帽筋上部が短縮した緊張状態をよく経験します。肩や頚部の緊張を感じたとき、どのようなことをしているでしょうか。

静的ストレッチは、目的の組織を収縮させることで、痛みが生じることがあります。そのため、肩を上下、前後に流れるように動かしましょう。また、快適と感じる範囲で、頭部を前後左右に動かすストレッチを加えるとよいでしょう。

肩、腕、手の筋肉

43 菱形筋群

英語 Rhomboids
由来 ギリシャ語：rhomboeides「平行四辺形」

解剖図

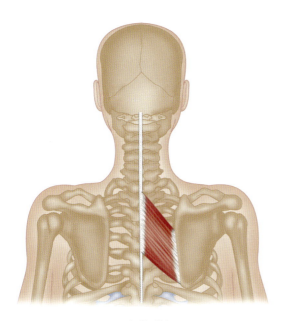
大菱形筋

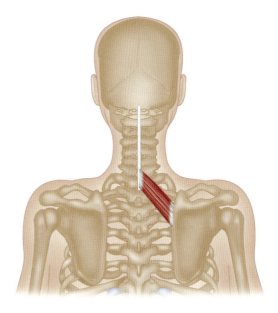
小菱形筋

特徴

菱形筋群は肩甲骨から椎骨に付着し、それらを固定します。肩甲骨を正中方向に動かす（内転）ときに、他の筋肉とともに作用します。また、腕を動かす際、同時に肩甲骨の挙上と内転を行います。

運動

菱形筋群の柔軟性は、肩甲骨や前鋸筋の位置の調節と動きに影響します。この筋肉は外腹斜筋などに影響し、トリガーポイントのカスケード反応を誘発します。僧帽筋と菱形筋群がともに働くと肩をすくめることができるため、僧帽筋が緊張しているときは菱形筋群も評価しなければなりません。

菱形筋群は、各方向に対して、肩甲骨を引き寄せるときには僧帽筋中部とともに、肩甲骨を挙上させるときには肩甲挙筋とともに作用します。

トリガーポイント

菱形筋群のトリガーポイントは、安静時にも持続した痛みを生じます。肩甲骨を動かしたとき、菱形筋群

関連痛パターン

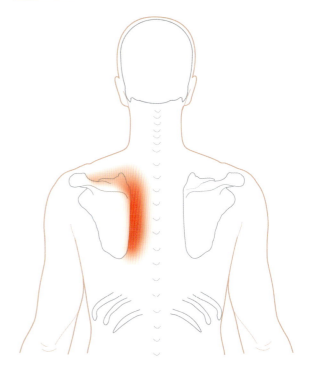

大菱形筋、小菱形筋、その付着部のトリガーポイントの関連痛パターンは似ています。

からパチパチという音やはじけるような音が聞こえる場合は、トリガーポイントが存在していることを示しています。

何かを取ろうと手を前方に伸ばしたり、下方に伸ばしたりしたとき、このトリガーポイントから痛みが生じることがあります。菱形筋群にトリガーポイントが存在する場合は、胸筋（大胸筋、小胸筋）のトリガーポイントも確認しましょう。菱形筋群にトリガーポイントが存在すると、他の筋肉と共同作業ができなくなりますが、おそらく他の筋肉にもトリガーポイントがあるでしょう。

主な持続因子

円背のようなうつむいた姿勢（普段の様子を写真に撮り姿勢を確認する）、片側の肩に重たいバッグやリュックサックを持って運ぶ、反復的あるいは連続的に頭上で作業を行うことは、菱形筋群のトリガーポイントの形成や持続を引き起こします。特に乳腺切除のような胸部外科手術は、このトリガーポイントを生じることがあります。

持続因子には、特発性脊柱側弯症、身体の非対称、回転性骨盤、脚長差、上腕が短いなどがあります。大きな胸はこれらが起こる要因となります。このような人に対する乳房縮小術は、筋力低下を起こす障害や、僧帽筋の中部と下部、菱形筋の痛みを有意に減少させる可能性があります（Chao et al. 2002）。

コントロールするためのヒント

患者

長時間にわたって座る場合は、背中の傾斜に対して適切なランバーサポートを使用しましょう。治療中には、菱形筋群を伸ばすことは避けましょう。

菱形筋群のトリガーポイントは、テニスボールを壁に押しつけてトリガーポイントを圧迫することでマッサージできます。ただし、柔らかいボールであっても、繰り返し使用すると壁を傷つけることがあるため、適した場所で行いましょう。

また、床の上に仰向けとなり、菱形筋群と床の間にテニスボールを入れることでも、トリガーポイントを治療することができます。しかし、トリガーポイントによっては、この方法では治療できないかもしれません。そのため、ステッキ型の治療器具は、セルフケアにとても有効かもしれません。長距離を運転するときは、ハンドルを持つ手の位置を変え、腰部と座席の間にボールを入れましょう。

施術者

菱形筋群のトリガーポイントを有する患者は、歩行中、腕の動きが制限される傾向があります。重症の場合は、自然な状態で腕を前方に向けたままの状態になることがあります。患者が治療をあきらめない限り、菱形筋群にトリガーポイントが存在するかどうかを確認しましょう。

ストレッチ

バランスボールの上に乗り、腕と大腿前面でボールを抱きかかえます。このストレッチは、尾骨に向かう基部から後正中線全体に対して行われます。それぞれの方向に優しくボールを回転させることができれば、斜走線維に刺激を与えることができます。

バランスボールは動的ストレッチに最適であり、ボールの曲面がとても効果があります。ただし、バランスボールを使用する際は、専門家の助言を求めることが必要不可欠です。

また、適切なストレッチを行うためには、最初の指導が肝心です。バランスボールは、腕、背部、肩のストレッチも行うことができます。

肩、腕、手の筋肉

44 小胸筋（しょうきょうきん）

英語 Pectoralis Minor
由来 ラテン語：pectoralis「胸に関する」

解剖図

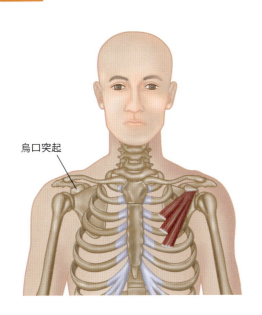

烏口突起

関連痛パターン

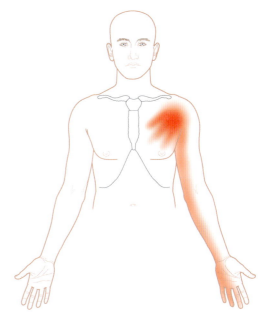

特徴

小胸筋は、押したり、たたいたり、両腕を横に上げたり（外転）、両腕を元に戻したり（内転）するときに、肩甲骨を前下方に引っ張り、烏口突起を引き下ろします（肩甲骨の下制）。この筋肉は、抵抗に対して肩甲骨を回転するときに働きます。また、肩甲骨の固定や、呼吸困難時に起こる胸式呼吸の吸気を補助する作用があります。

運動

小胸筋は薄くて平らであり、肋骨から肩甲骨に付着しています。また、大胸筋の下方にあるため、触診することが難しいでしょう。

小胸筋のトリガーポイントは、特徴的な関連痛パターンを生じます。この筋肉の緊張は、腕を肩の高さに上げたり、後方あるいは前方や前上方にある物に触れようとしたりするときに問題となることがあります。可動域の最終域感（エンドフィール）や可動域制限による痛みは、この筋肉に問題があることを示しています。この筋肉の代償として、胸郭出口症候群、手根管症候群、五十肩などの疾患が生じます。これらの疾患名を聞いたときは、手術を第一選択とせず、トリガーポイント治療も検討してください。この筋肉のト

リガーポイントによる血管の絞扼は、レイノー症候群の原因となることがあります。

トリガーポイント

僧帽筋下部の筋力低下は、小胸筋にトリガーポイントを生じ、神経や血管を絞扼することがあります。斜角筋、小胸筋、鎖骨下筋のトリガーポイントは、真の胸郭出口症候群（TOS）を生じる場合があります。

トリガーポイントを治療することは、不必要な手術を避けることにつながります。特に、前かがみとなって作業をしたり、横たわったりすると、少なくとも3本の指あるいは手や腕がしびれたり、チクチクとしたりするでしょう。また、これらの領域は、コンピュータ作業を行った後、冷えたりこわばったりすることがあります。

橈骨動脈は、腕を特定の位置から上げた際に動脈が絞扼されるため、拍動が消失します。このトリガーポイントは、心不整脈の原因となったり、関連痛が狭心症や心臓麻痺と誤診されることがあります。トリガーポイントが関連している場合、ストレッチ＆スプレーを行った直後に痛みが取り除かれます。

トリガーポイントの疑いがある場合は、よく調べることが大切です。温かくチクチクとするような痛みや、刺すような痛みが胸筋（大胸筋、小胸筋）に存在

する場合、烏口突起付着部に瘢痕組織のトリガーポイントがあるかどうかを確認しましょう。スポーツ選手において、この領域のトリガーポイントが見落とされると、他の障害を起こすことになり、選手生命が不必要に短くなってしまうでしょう。

主な持続因子

持続因子には、異常呼吸、うつむいた姿勢、身体に合わないリュックサック、過度に重いリュックサック、心臓の異常、ハイキングやスキーでのストックの使用、長期間の松葉づえの使用、乳児の看護、長時間うつむいた姿勢で子供や猫を抱く、重い子供を抱いて運ぶ、園芸、前方に肩を丸めて寝るなどがあります。また、このトリガーポイントは手術中の異常な姿勢によっても誘発されることがあります（Hsin et al. 2002）。

コントロールするためのヒント

呼吸や姿勢を確認し、職場の環境を調整しましょう。大胸筋、斜角筋、胸鎖乳突筋だけでなく、トリガーポイントと関連があるその他の領域も確認しましょう。トリガーポイント治療によって、これらのトリガーポイントが原因となり生じる心疾患の症状が一時的に取り除かれたとしても、他の症状が持続しているときは、内臓検査を行ってください。

ストレッチ

バランスボールの上に仰向けで寝て、足を床につけ、安定した状態を維持します。両手でほうきの柄のような棒状のものを持ち、きついと感じる位置までへそから頭上に向けて手を持ち上げ、元に戻します。この動作を繰り返し、手を上方に上げる範囲を少しずつ増やして可動域を広げていきます。このように小さなステップでも積み重ねていくことが大切です。時間とともに関節可動域が広がっていくでしょう。素早く反復的に行うと、悪化することがあります。

バランスボールでのストレッチが難しい人は、ベッドに仰向けになり、ストレッチをしましょう。頭上に腕と棒を持っていきます。そして、腕が落下しないようにコントロールしましょう。ただし、1人のときは、このようなストレッチを行わないようにしましょう。このストレッチが難しいときは、他の人に補助してもらってください。

「1回で効果があるのならば、10回行うと10倍の効果がある」という考えは誤りです。可動域制限を考慮し、時間をかけて調整しましょう。そして、このストレッチは身体に耳を傾けながら行い、痛みが生じないようにしましょう。ただし、関節可動域を広げるためには、多少の不快感があっても行うことが大切です。

注意：この筋肉の静的ストレッチは、一時的に腫脹、しびれ、チクチクとする痛みが生じることがあります。

肩、腕、手の筋肉

45 棘上筋
きょくじょうきん

英語 Supraspinatus
由来 ラテン語：supra「上に」、spina「脊椎」

解剖図

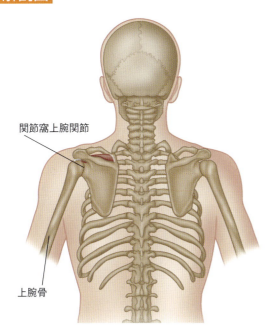

- 関節窩上腕関節
- 上腕骨

関連痛パターン

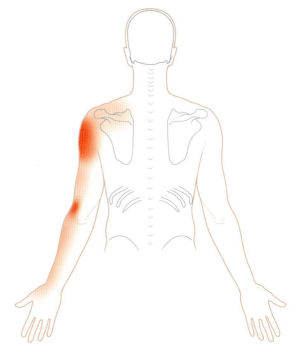

棘上筋上部の付着部のトリガーポイント

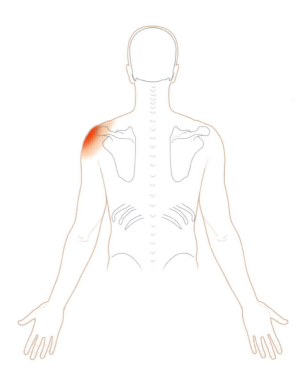

関節窩上腕関節へ付着する棘上筋腱領域のトリガーポイント

特徴

棘上筋は肩関節の安定性を補助し、腕を外転させる作用があります。また、外転する際に、三角筋とともに作用します。

運動

棘上筋は、棘下筋、小円筋、肩甲下筋とともに上腕骨に付着し、ローテーターカフを構成しています。棘上筋が緊張すると、腕を頭上に持ち上げることが難しくなったり、できなくなったりします。女性は服の背中のファスナーを閉めることが難しくなり、男性はひげを剃るときに手を顔に近づけることが難しくなるでしょう。

また、背伸びをしたり、シャツを頭から被ったりすることもできなくなるでしょう。歯を磨くときでさえ、痛みが生じることがあります。この筋肉は関節に近い、上腕骨大結節に付着しています。三角筋が上腕を持ち上げるとき、三角筋よりも小さな棘上筋が上腕骨頭を肩関節に引き寄せます。そのため、上腕骨上部が肩関節にとどまります。棘上筋の筋力が低下すると、肩関節複合体の軟部組織に痛みや障害が生じる危険性が高まります。

トリガーポイント

棘上筋は、横たわると肩甲骨外側の大円筋上方にあり、簡単に触診することができます。痛みにより動きが制限されている場合、骨膜のトリガーポイントが癒着性関節包炎を起こしている可能性があります。安静時、棘上筋のトリガーポイントは鈍痛を生じ、動きにより増悪することがあります。このトリガーポイントは肩のコリや睡眠を妨げる鈍痛の原因となります。

また、肩を回すときに押しつぶされたり、はじけるような音が生じたりする原因となります。石灰化沈着は、腱付着部に生じることがあります。このトリガーポイントは、癒着性関節包炎あるいは滑液包炎、これらの合併症と誤診されることがあります。

主な持続因子

持続因子には、僧帽筋の筋力低下、腕を頭上に上げて眠る、両腕を垂らして重い荷物を運ぶ（家具を動かしたり、重い荷物を運んだりするなど）、筋力トレーニングで重い物を持ち上げる、ローイングマシンの使用、持続的な頭上での作業、手に負えない大型犬に引っ張られる、ゴルフやボーリングのような反復運動を伴うスポーツなどがあります。

コントロールするためのヒント

患者

冷やした後、シャワーやホットパック（moist heat）などで温めると、動的ストレッチが行いやすくなります。熱刺激は血液供給量を増加させ、有害物質を流し出すため、紅潮が起こります。これは炎症物質を減少させることもありますが、逆に炎症の危険性が増大する可能性もあります。

また、冷刺激や冷水による治療は浮腫の危険性を減少させ、神経伝達作用を遅らせることがあります。バックノバー（backnobber）などの圧を加える道具は、肩甲骨の上部に注意して使用すると、棘上筋のトリガーポイントを治療できることがあります。スポーツを行う前には、入念なウォーミングアップと動的ストレッチを行いましょう。

これらは、最初に訓練を行い、反復的に行えるようにしましょう。反復する回数ではなく、運動のしかたに着目することが大切であり、神経筋の動きの連動を意識しましょう。運動している間は、身体を温めるなどして、棘上筋に血液が供給されるようにしてください。

施術者

トリガーポイントが存在する領域の筋肉や腱を評価しましょう。腱の石灰化やシュウ酸カルシウム結晶は、特定の周波数のマイクロカレント（FSM）に反応します。ドライニードリング、超音波、電気刺激が有効となる場合があります。

ストレッチ

右手で棒の端を持ち、棒を立てたまま背中の後ろへ移動させます。次に、左手で棒の端を持ち、快適と感じる範囲あるいは限界を感じるまで上方に棒を持ち上げます。このストレッチでは、右側の棘上筋を伸ばすことができます。

右手の指関節は床方向を指すようにします。腕をゆっくりと元の状態に戻します。その後、左手の指関節を床方向に指すようにして、左側のストレッチを行います。菱形筋のバランスボールによるストレッチは、棘上筋に対しても効果的です。

注意：ローテーターカフの断裂の疑いがある場合は、棘上筋のストレッチを行ってはいけません。

肩、腕、手の筋肉

46 棘下筋
きょくかきん

英語 Infraspinatus
由来 ラテン語：infra「下方に」、spina「脊椎」

解剖図

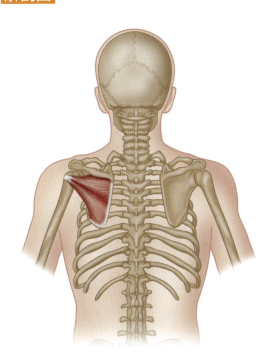

関連痛パターン

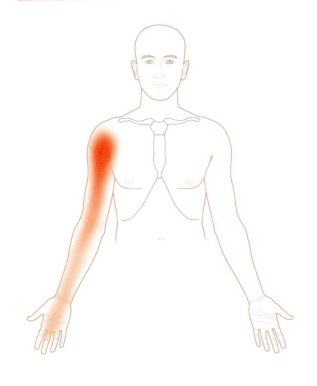

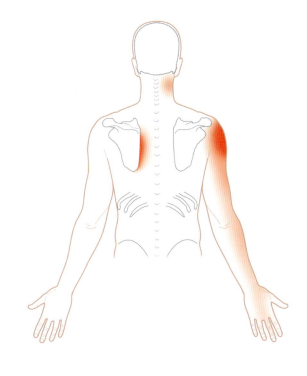

棘下筋付着部の腱のトリガーポイントによる関連痛は、トリガーポイントの領域とその付近に生じ、肩甲骨内側縁に沿って生じます。

特徴

棘下筋は、上腕を外旋するときに小円筋とともに作用し、肩関節を安定させます。

運動

棘下筋はローテーターカフを構成し、肩甲骨を適した位置に保持するのに重要な役割を果たしています。また、肩関節の屈曲や内旋を減速させる作用があります。後ろのポケットやブラジャーのホックに手をやったり、服の背中のファスナーを閉めたりすることがつらい場合は、棘下筋と三角筋前部に制限や緊張が生じている可能性があります。

トリガーポイント

棘下筋のトリガーポイントは、癒着性関節包炎と誤診されることがあります。肩関節の深部にズキズキとする痛みを生じ、特徴的な関連痛パターンに沿ってうずくことがあります。

肩関節には痛みや疲労だけでなく、著しく筋力が低

下する可能性があります。

また、関連痛パターンに沿って皮膚の温度感覚が異常になることがあります。さらに、握力の低下により、握った物を落とすことがあります。髪を洗ったり、歯を磨いたりすることでさえ、苦痛を感じることもあります。

主な持続因子

突然、腕を頭上に過度に伸ばすなど、棘下筋に圧がかかる全ての動作が持続因子となります。身体が疲れているにもかかわらず、無理して身体を動かすと、筋肉に障害が生じます。痛みは、そのような危険を事前に知らせてくれます。自分自身が身体を休めない限り、痛みが続くでしょう。

後方に転倒した際に、身体をかばって手を伸ばすと、このトリガーポイントが誘発されることがあります。また、腕の下に枕を入れ、非罹患側を下にして寝ることが有効であるという報告もあります。

しかし、人によっては症状がない部位が存在しない場合もあります。片側の棘下筋にトリガーポイントが存在する場合、反対側が過敏となるという報告があります（Ge et al. 2008a）。

前鋸筋とその関連領域にトリガーポイントが存在している場合、非常に敏感になっているため、枕を使用することができないでしょう。

コントロールするためのヒント

睡眠時であっても、悪い姿勢を矯正する必要があります。不適切な動作を改善し、頻繁に休憩をとるようにしましょう。疲労、冷え、筋肉にストレスがかかるようなことは避けましょう。

テニスボールあるいはノバー（knobber）のような道具による圧迫も治療となります。就寝前の15分間、肩甲骨にホットパック（moist pack）を置いて温めましょう。頚部を的確に支えることができる枕を使って仰向けで寝ると、よい睡眠がとれることがあります。トリガーポイントを確認するときは、関連する腱と靭帯も考慮してください。シャツを着るときは、痛みが生じる動作を避けるため、トリガーポイントが存在する腕からシャツに手を入れましょう。

ストレッチ

仰向けに横たわり、お尻の下に右手の手掌を下にして入れます。膝を90°に曲げて、右側に膝を倒します。そして、快適なストレスを感じるまで、左側に身体を傾けます。元の状態に戻し、反対側もストレッチを行います。

症状が弱い側からストレッチを行います。このストレッチでは、上半身の筋肉や結合組織、肩関節の動きに関与する筋肉がストレッチされます。

肩、腕、手の筋肉

47 小円筋
しょうえんきん

英語 Teres Minor
由来 ラテン語：teres「円形の」または「微細に鋭い」、minor「小さい」

解剖図

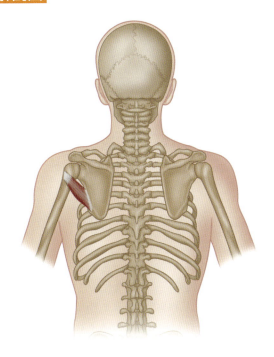

関連痛パターン

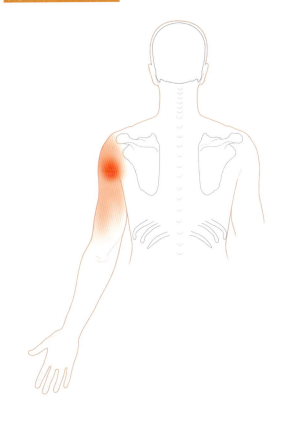

特徴

小円筋は、上腕を正中から離れるように外旋し、肩関節を安定させる作用があります。

運動

小円筋は、ローテーターカフのなかで最も小さい筋肉です。他の組織の障害などによる代償作用は、この筋肉で最初に行われます。

例えば、肩が左外側に下がっている人が多くみられますが、それは自然な姿ではありません。肩の動きを補助するための力は、実際は脚などの下半身に由来しています。これらの力は、腰背部の骨盤股関節領域から肩へと変換されます。体幹の神経筋の結合が弱まると、これらの筋肉は肩関節を固定しようとするため、肩付近の筋肉が引っ張られます。その結果、筋肉の過剰負荷、コリ、疲労、障害、トリガーポイントの形成が起こります。体幹機能を改善させたり、仙腸関節を安定化させたりすることは、その筋肉の機能を正常にするために重要であり、トリガーポイントの消失につながるでしょう。

トリガーポイント

小円筋のトリガーポイントは、滑液包炎あるいは腱板炎と誤診されることがあります。このトリガーポイントによる特徴的ではっきりとした深部の痛みは、薬指と小指にしびれやチクチクとする痛みを引き起こすことがあります。棘下筋がリリースされるまで、このトリガーポイントの存在に気づかないかもしれませんが、しばらくすると身体が悲鳴を上げ始めます。

なお、このような痛みは、状態が悪化しているわけではありません。この筋肉を治療することができれば、他の筋肉の痛みは鎮まります。治療には忍耐力が必要であり、繰り返し確認することが大切です。

主な持続因子

小円筋のトリガーポイントは、棘下筋、肩甲下筋、

広背筋、大円筋、大胸筋にトリガーポイントを形成したり、持続させたりします。まずは、肩甲骨の周囲の靭帯と腱を確認しましょう。

なお、解剖学において、靭帯の「帯」はベルトのような役割がある全ての構造を指します。肩甲骨は肩周囲の結合組織と輪状に結合しているので、肩には厚みがあります。

持続因子には、猫背、うつむいた姿勢、交通事故（特に運転手）、横になったときの腕への圧迫、水泳、ボートを漕ぐ、テニスやバレーボールのように繰り返し投げる動作を伴うスポーツ、それに似た動作を伴う反復運動などがあります。

コントロールするためのヒント

患者

腕の下から腋窩後部に手を入れると、小円筋の触診が可能です。また、腕を外旋しながら触診すると、この筋肉の収縮を感じることができます。ゆったりとした姿勢に腕を戻すと、この筋肉はリラックスします。トリガーポイントをはさんで触診し、親指とその他の指で優しく軽擦することでマッサージを行いましょう。

このトリガーポイントは、ストレッチ＆スプレー、アイシングをしながらのストレッチ、テニスボールを使用した治療などの徒手療法が有効です。睡眠時の姿勢が持続因子である場合は、寝る前に温めたり、ホットパックを行ったりしましょう。

横向きで寝る場合は、胸郭の下に平らな枕を入れると、下側の小円筋にかかる圧をある程度取り除くことができます。このとき、身体の前方にふっくらした枕を置いておくと、上腕がベッドから落ちることを防ぐことができます。なお、この筋肉を伸展させた状態にしておくことは避けましょう。

施術者

小円筋のトリガーポイントは、尺骨神経障害や第8頚椎（C8）神経根障害と似た症状を引き起こすことがあります。このトリガーポイントは、局所麻酔薬の注射、ドライニードリングなどで治療することができますが、他の領域のトリガーポイントが消失するか、全ての持続因子が管理されるまでは完治することはありません。

ストレッチ

垂らした腕を直角に肘を曲げます。快適と感じるまで腕を外旋し、脇の近くに肘を保持します。可能な範囲まで行ったら、身体に触れるまで内旋させます。その後、反対側も行います。このストレッチを1日に2セット行いましょう。

肩、腕、手の筋肉

48 肩甲下筋(けんこうかきん)

英語 Subscapularis
由来 ラテン語：sub「下へ」、scapula「肩甲骨」

解剖図

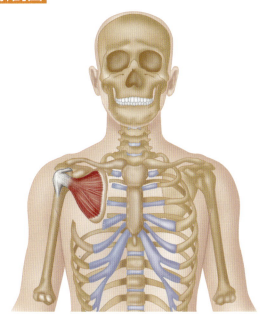

関連痛パターン

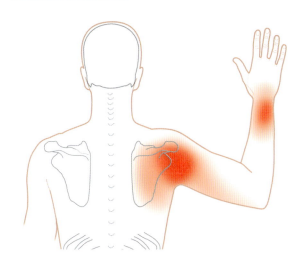

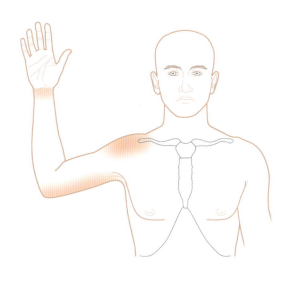

特徴

肩甲下筋は上腕を内旋させ、肩関節を安定させます。また、腕が動いている間、上腕骨を上方へ引き寄せます。

運動

肩甲下筋はローテーターカフを構成し、脇下の後部を形成します。肩甲骨前面の空間の大部分を占めており、「五十肩」や「手根管症候群」と診断された場合は、最初にこの筋肉の障害が疑われます。

トリガーポイント

肩甲下筋のトリガーポイントは、安静時と動作中に、歯痛に似た激しい拍動性のある痛みやうずく痛みを生じます。さらに、手首の痛みも同時に発生します（手首の後面で悪化する）。

肩甲下筋のトリガーポイントの強烈な痛みは鮮烈に記憶され、絶望的な気持ちになるかもしれません。初期の段階では、このトリガーポイントは手を伸ばしたり、前方に動かしたりすることはできますが、野球の投球やテニスのサーブをするときのように、腕を後方にもっていくことができません。また、前腕のかゆみによってひどくイライラしたり、悩んだり、可動域が著しく制限されたりすることがあります。髪をかき上げるために腕を上げることが難しくなったり、できなくなったりするかもしれません。紙を折り畳むときも痛みで震えてしまうことがあります。

腕を反対側の腕へ、胸を越えて伸ばすことが難しい場合は、肩甲下筋のトリガーポイントを疑いましょう。肩甲下筋のトリガーポイントは、偽の胸郭出口症候群（TOS）を引き起こす大胸筋、広背筋、大円筋のトリガーポイントと関係していることがあります。

ローテーターカフの筋肉のトリガーポイントで注意することは、断裂が生じたり、その手術を防いだりすることになります。このトリガーポイントを治療しな

ければ、上腕の脱臼が起こる可能性が高まります。トリガーポイントが活性化すると、微小循環に問題が起こり、筋萎縮が起こることがあります（Simons, Travell, and Simons 1999, p. 602）。

肩甲下筋のトリガーポイントによる痛みとこわばりは、癒着性関節包炎、ローテーターカフの断裂、手根管症候群（CTS）、滑液包炎、関節炎、腱炎と誤診されることがあります。このトリガーポイントは頚椎椎間板疾患と関連しており、腕を回旋することができないために上肢の機能が低下することがあります。これが活性化した場合は、この領域の靭帯と腱付近のトリガーポイントを確認しましょう。

主な持続因子

持続因子には、うつむいた姿勢、肩をすぼめた姿勢、椎間板疾患、長期間の腕の固定、長距離運転などの不動状態、ボートを漕ぐ、水泳のクロール、それと似た動作を行うトレーニングマシンによる反復運動などがあります。

肩甲下筋のトリガーポイントは、ゴルフやバレーボールの選手、片麻痺患者（腕の使いすぎや誤った使い方などが原因）でよく認められます。身体の横で重い荷物を持ち上げると、このトリガーポイントが活性化することがあります。また、肩甲下筋の持続的な短縮は、これを慢性化させることがあります。

コントロールするためのヒント

肩甲下筋は、肩甲骨下面に付着しているので、セル

フケアを行うことは難しいでしょう。ノバー（knobber）、床あるいは壁にテニスボールを置いて圧迫することが有効となる場合があります。棘下筋と小円筋のトリガーポイントは、肩甲下筋のトリガーポイントを治療する前に対処しておく必要があります。ゆっくりとストレッチする際には、アイスストローキングは有効ですが、適切な方法で行うためには訓練が必要となります。

どれほど慢性化していたとしても、手術よりも侵襲の少ない治療が重要であるという報告があります。肩甲下筋のトリガーポイントに対するドライニードリングは、ストレッチによる治療と併用することで、手術が予定されていたスポーツ選手の肩のインピンジメント症状を改善できたという報告があります（Ingber 2000）。

また、肩甲棘内側へのトリガーポイント注射は、肩甲肋骨症候群の多くの機能を回復させる素晴らしい効果があります（Ormandy 1994）。

ストレッチ

右手でほうきの柄のような棒状のものを持ちます。棒の端を指で包み込み、前腕はゆったりと休め、背後に棒を移動させます。次に、左手で棒の反対の端を持ち、ゆっくりと右外旋させると同時に、その動きを補助するために左手で前方に棒を引っ張ります。

関節可動域の終わり、あるいは困難と感じる範囲までゆっくりと下げていきます。反対側も同じように行います。少しの不快感が生じることはしかたないとしても、痛みの伴う動作は避けてください。

肩、腕、手の筋肉

49 大円筋
英語 Teres Major
由来 ラテン語：teres「円形の」または「微細に鋭い」、major「大きい」

解剖図

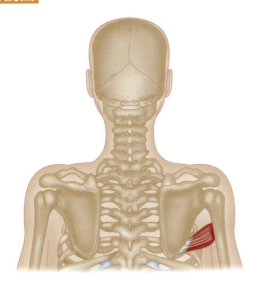

関連痛パターン

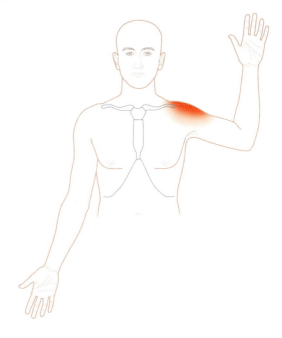

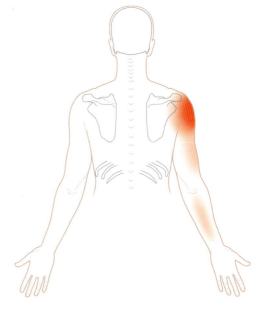

特徴

大円筋は、肩関節の周囲の筋肉とともに、主に内旋や後下方に引っ張る作用があります。

運動

大円筋は肩甲骨の外側に付着しており、肩甲骨の位置に影響を与えています。緊張した大円筋は、肩甲骨の外側に付着する他の筋肉を引っ張ります。この筋肉は、上腕では広背筋の隣に付着しているため、広背筋の「リトルヘルパー」と呼ばれています。

トリガーポイント

大円筋が緊張すると、腕を真っ直ぐに伸ばして頭部に近づけるような動作で痛みが生じたり、動きが制限されたりすることがあります。このトリガーポイントは痛みだけでなく、感覚の変化を起こすことがあります。シーツや大きなタオルを折りたたむような作業で痛みが生じますが、ベッド越しに折りたたむようにするなど、工夫をすれば行うことができます。

そのほか、学校などで手を挙げるような動作でも、強烈な痛みが生じることがあります。この場合、先生に相談し、手を挙げる以外の別の方法を考えましょう。あまり適当な行為ではないかもしれませんが、手の代わりに棒などを挙げることが有効かもしれません。大円筋のトリガーポイントは、大胸筋、広背筋、肩甲下筋のトリガーポイントとともに、偽の胸郭出口症候群（TOS）を生じます。

主な持続因子

持続因子には、両腕を上に伸ばす、過剰に手を挙げ

る動作を行う、ボートを漕ぐ、水泳のクロール、頭上にバーベルを持ち上げる、それと似た動作を行うトレーニングマシンによる反復運動、松葉杖の使用、痛みのある慢性腰痛を腕で補う、ハンドル操作に力を必要とする車の運転などがあります。

コントロールするためのヒント

患者

　最も頻度の高い大円筋のトリガーポイントは、腋窩後壁前面の深部へのはさみ触診やマッサージによって触れることができます。この筋肉は肩甲骨外側下部に付着しており、頭部を腕のほうへ傾けると同時に胸郭上部は丸くなります。床に置いたテニスボールによる圧迫、ホットパック（moist heat）は、セルフケアとして非常に有効です。

施術者

　特定の周波数のマイクロカレント（FSM）、トリガーポイント注射、ドライニードリングは、特に有効

かもしれません。大円筋のトリガーポイントは、乳房手術あるいはその後に活性化して痛みが生じますが、これは治療できる可能性があります。瘢痕にトリガーポイントを確認しましょう。

ストレッチ

　股関節の幅の2倍程度に足を広げて立ち、足先を軽く外側に向けるか、あるいは横向きに寝ます。上腕二頭筋が耳のちょうど後ろに当たるように、頭部を越えて腕を伸ばすように動かします。快適と感じるまで動かしたら、腕を戻します。次に、反対側も同じように行います。ゆっくりと繰り返し行い、急に動かすことは避けましょう。

　最近、冠状動脈の症状が生じたり、心臓手術を行ったりした人は、両腕を同時に頭上に上げることは避けましょう。また、高い物を見上げるなど、頚部を過度に伸ばさないようにしましょう。片側ずつ腕をストレッチすることが適切です。このストレッチを行う際は、念のため、かかりつけ医に確認してください。

肩、腕、手の筋肉

50 前鋸筋
ぜんきょきん

英語 Serratus Anterior
由来 ラテン語：serratus「のこぎり歯状」、anterior「前の」

解剖図

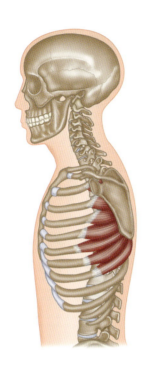

特徴

前鋸筋は、肩甲骨を突出したり、外転させたりする作用があります。また、肩甲骨の固定を補助する作用もあります。前鋸筋は、ボクシングのような動きを行う筋肉であり、押したり、パンチをしたり、投げたりする作用をもちます。この筋肉の筋力が低下すると、翼状肩甲骨となり、羽が生えたように突き出します。この筋肉は、大きくて平らで、指状に放射しており、トリガーポイントを触診することができます。

運動

前鋸筋が緊張すると、胸郭の拡大と流入する空気の量が減少するため、呼吸が制限されます。すでに呼吸や心臓に問題を抱えている人にとっては脅威となります。前鋸筋の支配神経は、斜角筋のトリガーポイントによって絞扼されることがあります。

トリガーポイント

前鋸筋にトリガーポイントが潜んでいる場合、最初に息切れが現れます。通常、この症状は姿勢を変えても緩和しません。この筋肉がトリガーポイントによって緊張していると、深呼吸や可動域制限を越えてストレッチを行うことはつらいでしょう。

また、走ったときにわき腹に痛みを生じる原因となります。活動性トリガーポイントが存在する場合、安静時でさえ非常に強い痛みを胸部に感じることがあります。浅い呼吸ができたとしても、歌ったり、話したりすることができなくなることがあります。

このトリガーポイントは、身体に酸素を取り込むことを制限させるため、口呼吸や息切れなどをするようになります。線維筋痛症や酸素欠乏症が合併していると、この状態はさらに悪化します。話しをするだけで息切れになる場合は、トリガーポイントが原因である可能性が高いでしょう。

胸部や肩甲骨内側底の痛みを含め、全体の関連痛パターンを確認しましょう。また、進行性慢性閉塞性肺疾患（COPD）、肺気腫、その他の呼吸疾患においても、このトリガーポイントを確認しましょう。呼吸筋の柔軟性を保つことは、呼吸に影響を及ぼす合併疾患による症状を最小限に抑える手助けとなることがあります。また、横隔膜と呼吸筋のトリガーポイントを確認しましょう。

主な持続因子

咳風邪、アレルギー、反復的で重篤な咳を生じるどんな疾患であっても、このトリガーポイントを活性化させることがあります。腕立て伏せ、懸垂、頭上にバーベルを持ち上げる、それと似た動作を行うトレーニングマシンによる反復運動は、症状をさらに悪化させます。頭上を越えるストロークで泳ぐ、テニスや野球などのスポーツは、このトリガーポイントを持続させます。

コントロールするためのヒント

患者

異常呼吸を修正しましょう。この筋肉は薄く、触診の技術と圧リリースの経験があれば、セルフケアを行うことができます。指先の圧（フィンガーグリップ）を利用して、このトリガーポイントを上手く治療してみましょう。

この筋肉を触診・治療しやすいように、腕を頭の上に乗せ、苦痛がない側に横になります。その後、反対

関連痛パターン

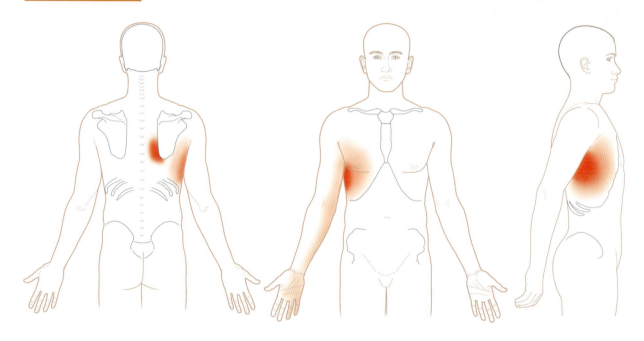

側も同じように行います。立位で温かいシャワーを浴びながら、治療を行うことは有効かもしれません。しかし、炎症を軽減させるためには、治療後にこの領域を冷やしましょう。壁を背にしてテニスボールの圧を加えることも効果的です。

施術者

肩インピンジメント症候群は、神経の絞扼によって生じることがあります。翼状肩甲骨がある場合、前胸筋あるいは僧帽筋のトリガーポイントが長胸神経あるいは副神経を絞扼しているかを確認しましょう。これらの筋肉のトリガーポイントを評価し、治療する必要があります。

手術を検討する前には、全ての持続因子が管理できているかどうかを確認しましょう。

ストレッチ

立位または座位になり、手を腰の後方に置きます。次に、左手で右側の手首をつかみます。左側が伸びていると感じるまで、左腕を右側に優しく引っ張ります。右耳を右肩に近づけると同時に、肩を押し下げます。その後、元の位置に戻します。少し休憩してから反対側も同じように行います。普通に息をするように心がけてください（異常呼吸があっても、そうでないと思い込む）。繰り返し行うと可動域が広がっていくことがわかるでしょう。しかし、熱心に行いすぎてはいけません。ストレッチの回数を増やす前に、翌日の状況を確認してください。最初は数回から始めますが、身体がこのストレッチを必要とするならば、1日に行う回数を増やすことができます。

肩、腕、手の筋肉

51 上後鋸筋
じょうこうきょきん

英語 Serratus Posterior Superior
由来 ラテン語：serratus「のこぎり歯状」、posterior「後の」、superior「より高い」

解剖図
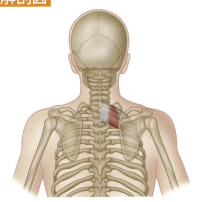

関連痛パターン
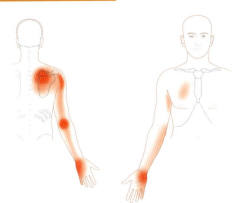

右側の上後鋸筋

特徴

上後鋸筋とその周囲の膜は、固有受容器とかかわっています（Vilensky et al. 2001）。また、浅い呼吸の吸入時に付着部である上位肋骨を挙げると呼吸を補助できることが報告されています（Loukas et al. 2008）。

運動

自然な状態では、深い腹式呼吸が行われています。口呼吸のような浅い呼吸を継続的に行うと、上後鋸筋などの小さな筋肉はすぐに悲鳴を上げるでしょう。上後鋸筋は個々の肋骨に別々に付着し、指状に見える薄い筋肉です。適切に作用しないときは、痛みが全体に広がります。

このトリガーポイントは、ほとんどの場合、筋肉の付着部で認められ、肩甲骨と肋骨あるいは緊張した肋間筋の間の領域に存在しています。横向きに寝たり、この領域を肩ひもや重い荷物で圧迫したり、腕を前方に伸ばしたりしたときに関連痛が悪化する場合は、この筋肉を疑いましょう。一般的に、このトリガーポイントはよく見落とされます。

トリガーポイント

上後鋸筋のトリガーポイントは、安静時でさえ深部痛を引き起こし、小指にチクチクとする痛みを生じることがあるため、手根管症候群（CTS）と誤診されることがあります。上後鋸筋のトリガーポイントによる複雑な関連痛パターンは、他の筋肉のトリガーポイントと判別する目安となります。この筋肉は他の筋肉と関連していることが多く、他の筋肉を治療するまで隠れていることがあります。さらに、このトリガーポイントは肩甲骨によって覆われており、索状硬結は筋肉の下部に存在することがあります。

主な持続因子

持続因子には、異常呼吸、身体に合わない机を使用した際のうつむいた姿勢、下部呼吸器感染症、喘息や肺疾患による慢性的な咳、脊柱側弯症によるストレス、脊柱などの構造的変形などがあります。

コントロールするためのヒント

上後鋸筋のトリガーポイントの最も多い持続因子は異常呼吸です。もし深呼吸が可能であれば、やる気がある患者は治療することができます。最初のステップとして、全ての呼吸筋のトリガーポイントを評価しましょう。このトリガーポイントは、深呼吸を行う際の機能にかかわっています。異常呼吸はそれ自体が持続因子となることがあり、管理しなければなりません。

慢性肺疾患患者において、深呼吸はとても重要であるため、トリガーポイントの評価や治療は、病気の治療と同じくらい慎重に行わなければなりません。特定の周波数のマイクロカレント（FSM）あるいはストレッチ＆スプレーは、この潜在性トリガーポイントの治療に極めて有効です。

ストレッチ

足を床にぴったりとつけ、股関節の幅の２倍に広げて立ちます。バランスボールを抱え、左右に胴体を回旋させます。

52 下後鋸筋
かこうきょきん

英語 Serratus Posterior Inferior
由来 ラテン語：serratus「のこぎり歯状」、posterior「後の」、inferior「下の」

解剖図

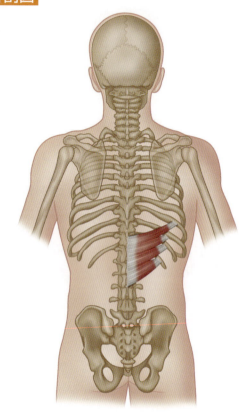

関連痛パターン

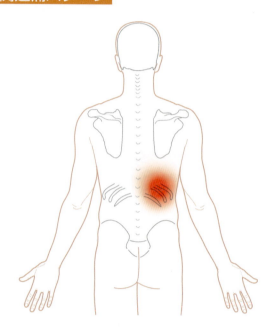

も、慢性的にうずく痛みが生じることもあります。すなわち、他の筋肉が治療されるまで、上後鋸筋のトリガーポイントは見つからないことがあります。

主な持続因子

下後鋸筋のトリガーポイントは、その領域の他の筋肉が急性腰椎捻挫を起こすことで誘発されます。持続因子には、異常呼吸、たるんでいて支えとならないマットレスの使用（柔らかいソファやウォーターベッドで寝るなど）、不適当なランバーサポートを置いた椅子、身体の非対称、帯状疱疹などがあります。

コントロールするためのヒント

持続因子を管理しましょう。テニスボールによる圧迫、筋筋膜リリース、マッサージが有効です。

ストレッチ

胸の高さで手首を上向きにして、前で腕を組みます。次に、ゆっくりと肺の奥まで息を吸い込みながら、組んだ腕を額の前面まで挙げます。その後、息を吐きながら、腕を下ろします。少しの休憩をとったら（数回の呼吸）、同じような動作を1～2回行います。このストレッチを1日に数回行いましょう。

特徴

下後鋸筋は主に固有受容感覚を生じます。また、腰部を支える構造的な役割があり、下位4本の肋骨を安定させ、下方や後方に引くときに役立ちます。

運動

下後鋸筋は、腸肋筋、最長筋、腰方形筋とともに作用します。脊柱伸展受容体あるいは運動学的制御として機能するときに、上後鋸筋とともに作用しているかもしれません（Vilensky et al. 2001）。下後鋸筋はあまり注目されることがなく、診察においてこの筋肉の緊張は見落とされる傾向があります。

トリガーポイント

下後鋸筋のトリガーポイントは、まれに筋肉やその周囲に放射状の痛みを生じます。これは腰部と下位肋骨に広がり、胸部や身体の前面に広がることがあります。また、他のトリガーポイントが不活性化した後で

肩、腕、手の筋肉

53 肩甲挙筋

英語 Levator Scapulae
由来 ラテン語：levare「引き上げる」、scapulae「肩甲骨の」

解剖図

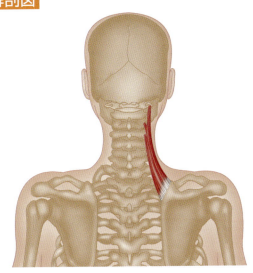

関連痛パターン

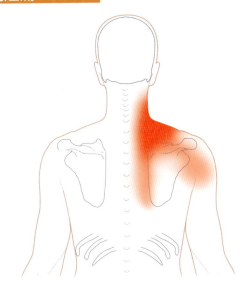

特徴

肩甲挙筋は、肩甲骨を挙上させる作用があります。

運動

肩甲挙筋は肩をすくめるときに関与します。重大な責任を背負うような立場の人は、この筋肉に影響を受けることがあります。肩甲挙筋は僧帽筋の下方にあり、僧帽筋とともに作用します。上肢帯を持ち上げたり、引っ込めたり、下向きに押されたりすることに対し、僧帽筋とともに上肢帯の挙上を保持します。

肩甲挙筋の両側の収縮により、頸部が伸展することができます。また、この筋肉の片側が収縮することで、頸部を側屈できます。これらの筋肉は肩甲骨を安定させる役割があります。なお、頭上部の頸椎に付着しているため、このトリガーポイントは、脊椎のずれや変形に関与している可能性があります。

トリガーポイント

肩甲挙筋のトリガーポイントは、一般的にはむち打ちや静的な筋肉の過剰負荷によって生じますが、このトリガーポイントは多くの誘発因子や持続因子によって形成されます。このトリガーポイントは、頸部のコリ、関節可動域の減少、頭痛、息切れの原因となることがあります。

重症である場合は、安静時でもトリガーポイントによる痛みを感じます。トリガーポイントはこの筋肉を緊張させるので、ショルダーバッグが滑り落ちることがあります。通常、このトリガーポイントは斜頸の原因とされていますが、頭部が片側に大きく傾いている場合は、胸鎖乳突筋のトリガーポイントが原因である可能性が高いでしょう。

主な持続因子

持続因子には、長時間の頸部の不動状態、片側の照明でテレビを見たり本を読んだりする、とても高い枕の使用、肩と耳の間に電話を挟む、コンピュータの使用あるいは動かない仕事での悪い姿勢、精神的ストレス、うつむいた姿勢、肩をグッと引き上げる姿勢、不十分な視力矯正、複数の枕の使用、とても薄い枕の使用、頸部に風が当たる、筋肉の疲労時に冷たい水で長時間クロールで泳ぐ、重いショルダーバッグや鞄を運ぶ（郵便職員はこのトリガーポイントが進展する）、短い上腕、長時間テニスの試合を見る、頸部の外傷、身体の非対称、異常歩行などがあります。

呼吸器疾患や感染症（口腔ヘルペス、扁桃腺炎、歯の腫瘍など）の初期段階では、このトリガーポイント

は活性化しやすくなります。症状が始まる数日前か
ら、感受性が変化し、この状態が何週間も続きます。

コントロールするためのヒント

患者

　短時間であっても片側に頚部を回旋させることは避
けましょう。仕事を調整し、頻繁にストレッチを行い
ましょう。姿勢を矯正し、隙間風に当たることは避け
てください。枕が支えとなっているか、家具が身体に
合っているかを確認しましょう。

　なお、杖は使用する人に合っていなければなりませ
ん。通常、杖を逆さまにして立てたとき、杖の先端が
手首の高さになっていることが理想的です。杖を使用
したとき、片側の肩が上がるようであれば、その杖は
身体に合っていないかもしれません。

　肩甲挙筋のトリガーポイントはよく認められ、再発
しやすいといわれています。教育を受けた患者はトリ
ガーポイントの活性化を認識することができ、セルフ
ケアを行うことができます。ノバー（knobber）の使
用は有効ですが、片側に痛みがある場合でも、反応性
の筋痙攣を防ぐために両側に対して注意深く行わなけ
ればなりません。最低限の治療を行うようにし、症状
のない側から始めるようにしましょう。

　また、持続因子の管理を行うことが大切です。ホッ
トパックの使用はこの筋肉をリラックスさせます。冥
想、イメージトレーニング、祈りなどの精神を安定さ
せるような方法を見つけ、それを続けることが有効と

なる場合があります。まずは、ストレスを減少させる
方法を見つけましょう。太極拳のように、精神と身体
を組み合わせた運動が有効です。

施術者

　頭部を回転させたり、頚部を固定したりすると、肩
甲挙筋が緊張し、キアリ症候群、頚椎症性神経根症、
硬膜管狭窄症を引き起こし、結果として神経の圧縮を
増悪させる可能性があります。肩甲挙筋は、第3頚椎
から第4頚椎（C3-C4）、第4頚椎から第5頚椎（C4-
C5）、第5頚椎から第6頚椎（C5-C6）の椎間板の異
常と関連があるといわれています（Hsueh et al. 1998）。

　50％以上の遺体には、肩甲骨、前鋸筋や肩甲挙筋の
間に滑液包が存在するという報告があります（Men-
achem, Kaplan and Dekel 1993）。これらの関連痛パ
ターンは肩甲挙筋のものとよく似ているので、まずは
肩甲挙筋のトリガーポイントを確認しましょう。

ストレッチ

　ストレッチを行う側から離れるように頚部を側屈さ
せます。このとき、鎖骨は固定したままにしてくださ
い。罹患側の手で椅子を持つと、肩が安定し、安全に
側屈することができます。やや筋肉が伸びたことを感
じるまで、耳を肩のほうへ近づけます。その後、自然
な状態に頭部を戻し（前方を向く）、反対側を同じよ
うに行います。このストレッチは、両側に1～2回行
います。

肩、腕、手の筋肉

54 大胸筋、胸骨筋

英語由来 Pectoralis Major and Sternalis
ラテン語：pectoralis「胸に関する」、major「大きい」、sternalis「胸骨に関する」
ギリシャ語：sternon「胸」

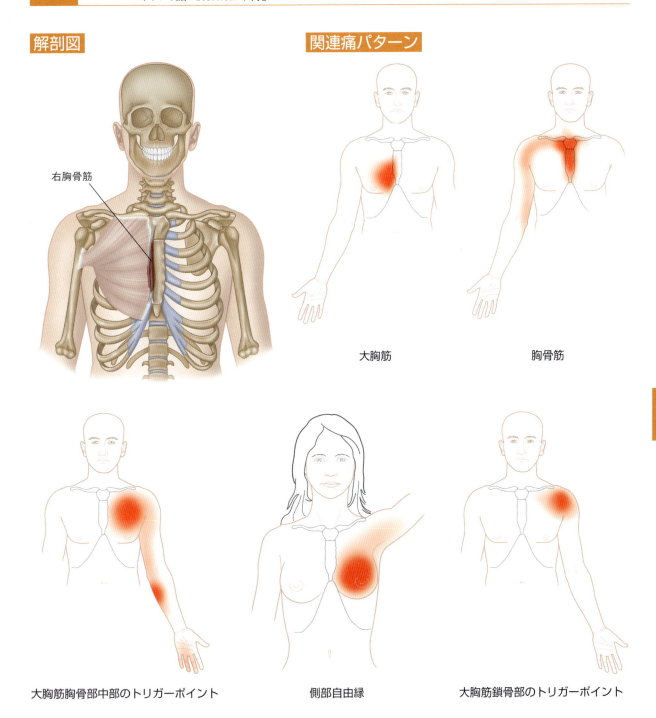

解剖図
右胸骨筋

関連痛パターン
大胸筋　　胸骨筋
大胸筋胸骨部中部のトリガーポイント　　側部自由縁　　大胸筋鎖骨部のトリガーポイント

特徴

　大胸筋は、呼吸困難などで深呼吸をするときに胸郭を挙上させる作用があります。また、肩を固定し、上腕を内旋し（手掌を内側に向ける）、物を上から下に引き寄せ、上半身を横切って腕を前方に動かす（反対側の肘をかくときなど）ときに働きます。なお、胸骨筋は腹直筋につながっていますが、あまり注目されない筋肉の1つです。

運動

　大胸筋は、頭上に挙げた腕でよじ登るときに働く筋肉であり、身体を上方に引っ張る広背筋とともに作用します。多くの武道において、押したり、パンチをしたり、投げたりするときなどに力強く作用します。通

169

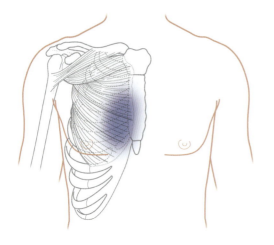

心不整脈の原因となりうるトリガーポイントが存在する領域

常、胸部からのリンパドレナージは、大胸筋の前方や腋窩のリンパ節に移動します。リンパ管の絞扼による症状と兆候は、大胸筋に対する徒手療法によって軽減します。

ほとんどの人は胸骨筋をもっていませんが、視診、画像検査、特にマンモグラフィーで確認されることがあり、混乱を招くことがあります。胸骨筋は小胸筋頂上の横に存在し、形によっては胸部の病理的な塊と誤診されることがあります。なお、この筋肉の形や長さは非常に多様であり、胸骨の片側あるいは両側に存在することがあります。

トリガーポイント

胸骨筋のトリガーポイントは、乳房疾患、心疾患、肺疾患などと似た症状を生じるため、知識が不足していると多くの不必要な検査を行うことになります。このトリガーポイントは、胸骨上に眠りを妨げるような激しい痛みや、胸骨の真下に深部痛を生じることがあります。また、心臓麻痺によって活性化し、治療されるまで慢性的な痛みを生じます。そのため、これらの痛みは、心臓麻痺あるいは狭心症によるものと誤診されることがあります。

大胸筋と胸骨筋のトリガーポイントは、危険を伴う心疾患と関与することがあります。右側の大胸筋や胸骨付近のトリガーポイントは心不整脈と関連していることがあり、トリガーポイント治療が成功すると、不整脈がなくなることがあります。また、このトリガーポイントは、不整脈と似た痛みを生じます。トリガーポイントによる痛みは、活動に応じて活性化するため、狭心症より症状が変化しやすいでしょう。

トリガーポイントは心疾患と関連が深く、心疾患もトリガーポイントと関連が深いため、切り離して考えることはできません。

また、大胸筋の緊張は猫背やうつむいた姿勢の原因となり、上背部の筋力低下が起こります。トリガーポイントで短縮した大胸筋は、胸鎖乳突筋を強く引き寄せることがあります。その場合は、胸筋群（大胸筋、小胸筋）のトリガーポイントを最初にリリースし、その後に胸鎖乳突筋を治療することで、症状が軽減しやすくなります。

適切な治療をしたにもかかわらず、いくつかのトリガーポイントが残存して持続因子となり、命を脅かすような事態を招くことがあります。疑わしい部位がある場合はよく確認しましょう。医療従事者でも、トリガーポイントが心疾患や内臓疾患と似た症状を生じることを知らない人もいるため、救急外来に行く際は、本書を一緒に持っていくとよいでしょう。

なお、大胸筋のトリガーポイントは、偽の胸郭出口症候群（TOS）の原因となる肩甲下筋、広背筋、大円筋のトリガーポイントと影響し合うことがあります。胸筋は何層にも重なっており、各層に多数のトリガーポイントが存在する可能性があります。それらが存在する領域によって、激しい乳房痛、過敏症、ゴルフ肘、テニス肘、胸部の緊張を含む特徴的な関連痛を生じます。そのため、このトリガーポイントは、注意深く治療しなければなりません。

トリガーポイントが活性化している場合は、完璧に治療し、他の疾患を悪化させないようにする必要があります。持続陽圧呼吸療法（CPAP）や呼吸補助器具を使用するとき、このトリガーポイントやその付近のトリガーポイントの存在が明らかになることがあります。なお、長期間にわたり制限された胸腔が治療によって突然拡大すると、強い痛みや筋肉痛を生じることがあります。

主な持続因子

大胸筋と胸骨筋のトリガーポイントは、腰部の慢性疾患、交通事故によるシートベルト外傷、異常呼吸（これを起こす疾患）、腕の不動状態、長時間の座位、猫背、うつむいた姿勢（この姿勢を促進させる職場や精神状態）、長時間のキーボード入力、大きな胸、締めつけが強いあるいはアンダーワイヤーが入ったブラジャーの着用、ベンチプレスのような反復運動（この運動を繰り返すトレーニングマシンの使用）などによって活性化されます。

そのほか、ランニングマシン（トレッドミル）の手すりに体重を乗せる、ボートを漕ぐ、スキーやハイキングでの過剰なストックの使用、それと似た動作を行うトレーニングマシンによる反復運動は、このトリガーポイントの形成や持続を引き起こします。歩行器具の使用は、このトリガーポイントの形成や持続を引き起こすことや、浅い呼吸周期を持続することで、健康状態を悪化させます。

肩、腕、手の筋肉

コントロールするためのヒント

患者

持続因子を管理しましょう。胸部あるいは頭部の上で腕を組んで寝ないようにしてください。指圧や冷湿布で両側の胸骨筋を治療しましょう。胸部や乳頭の過敏は、これらの領域に衣服がこすれることで気がつきます。大胸筋の縁のトリガーポイントを治療することにより、この問題が軽減することがあります。

女性はアンダーワイヤーが入ったブラジャーを着用することをやめ、軟らかいスポーツブラあるいは下着を身につけることをお勧めします。また、適切な衣服を選択することで、一部の患者は問題が解決するかもしれません。

施術者

一般的に、不整脈を起こすトリガーポイントは、胸骨と乳頭の中間、右側の第5肋骨と第6肋骨の間で見つかります（Simons, Travell, and Simons 1999, p. 822）。冷却スプレーあるいはアイスストローキングは、痛みを和らげたり、その他の症状をコントロールしたり、不安感を減少させたりしますが、この治療は心臓の痛みにも有効です。

亜硝酸化合物によって心臓の痛みは軽減しますが、これにトリガーポイントが関連していないという報告はありません（Simons, Travell, and Simons 1999, P. 832）。亜硝酸化合物は、末梢循環を拡張させ、一時的にトリガーポイントやレイノー現象に対して効果を現します。心疾患に関する要因を除外した後、このトリガーポイントを治療し、持続因子を調査します。また、大胸筋と同じ高さの脊柱起立筋、多裂筋にトリガーポイントが存在するかを確認しましょう。

トリガーポイントと心疾患が合併している場合、トリガーポイントを治療することは、その症状を最小限に抑えることができる可能性があります。痛みが生じる際に強力な血管収縮物質が放出されるため、痛みをコントロールすることは極めて有効です。冠状動脈疾患やトリガーポイントによる血管の絞扼がある場合、これらの治療を行うことは、患者のQOL（生活の質）を向上させることにつながります。患者は症状を治療する方法が複数存在することを知ることで、安心感を得られます。

ストレッチ

ドアを利用したストレッチでは、まず戸口に立ち、

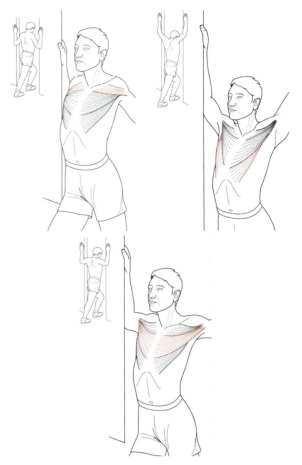

ドアを利用したストレッチ

ドアの枠にぴったりと前腕をつけます。ドアの枠をつかんだり、しがみついたりせず、腕と手をぴったりとつけます。片足を前方に出し、その脚の膝を曲げていきます。

足先は真っ直ぐに前方に向けます。うつむいた姿勢にならないように、頭部を上げて背筋を伸ばした状態で身体を浮かすようにします。前方の膝はゆっくりと優しく曲げますが、膝がつま先を越えてはいけません。ストレッチと同時に息を吐き出し、胸部と肩を適度に緊張させるように動かしてみましょう。

元の状態にゆっくりと戻り、それと同時に息を吸い込みます。その後、反対側もストレッチをします。この動的ストレッチでは、ドアの枠に手をつける高さを変えることによって、様々な領域を治療することができます。緊張している領域だけでなく、全体をストレッチするようにしましょう。

55 鎖骨下筋（さこつかきん）

英語 Subclavius
由来 ラテン語：sub「下へ」、clavis「鍵」

解剖図

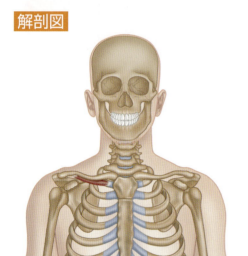

関連痛パターン

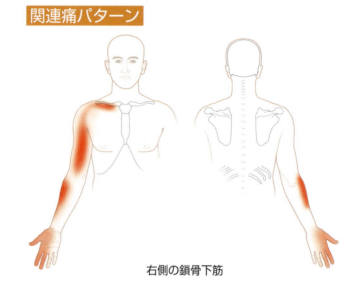

右側の鎖骨下筋

特徴

鎖骨下筋は、鎖骨を固定する作用があります。

運動

鎖骨下筋が緊張している場合、骨盤の筋力が低下していないかどうかを評価します。また、肩甲骨が正確な位置にあるかどうかも確認します。どちらも鎖骨下筋が問題となっている場合があります。緊張した鎖骨下筋は、鎖骨を後方に下げることがあり、正常な位置よりも極端な角度となることがあります。

トリガーポイント

鎖骨下筋のトリガーポイントは、肩、腕、手をピンで留められたり針で刺されたりするような感覚を生じることがあります。この関連痛パターンは、親指、人差し指、中指の前後面に生じることがあります。トリガーポイントの位置を知る手がかりは、どこに痛みがあるかだけでなく、どこに痛みがないかも重要な情報になります。これは、他のトリガーポイントを除外するのに有効です。この筋肉が緊張している場合、疲れていたり冷えていたりするときに、使いすぎないようにしましょう。

このトリガーポイントは、手根管症候群（CTS）と誤診されるような痛みを生じることがあります。トリガーポイントと冠状動脈疾患が合併しているとき、トリガーポイントによる血管の絞扼が相互作用することがあります。そのため、心臓の専門医は、この潜在的なトリガーポイントについて理解する必要があります。

トリガーポイントの活性化によって突然の絞扼が生じると、予想外の血管閉塞を引き起こすことがあります。これは直ちにストレッチ＆スプレーによって改善することがあります。そのため、この知識をもっておくことが重要であり、それにより救われる命もあるでしょう。

主な持続因子

鎖骨下筋のトリガーポイントは、外傷、心臓麻痺、その他の内臓疾患、ギプスによる固定、つり包帯による腕の固定、筋肉の使いすぎによって生じることがあります。またこのトリガーポイントは、歩道の除雪、屋根裏からゴミを取り除くときなどに生じます。手を前方に伸ばしたまま力仕事を行う、前かがみの姿勢、チェーンソーなどの屈曲姿勢で長時間物を持つ動作などにより、この組織にストレスが加わります。仕事は、一度に多くを行うのではなく、自分のペースで行うようにしましょう。

コントロールするためのヒント

患者

可能性のある全ての持続因子を管理しましょう。ドアを利用したストレッチを頻繁に行うようにしましょう（大胸筋、胸骨筋 54 を参照）。肩を回したり、

肩、腕、手の筋肉

ホットパックを当てたりするなど、痛みを和らげることを試みましょう。

施術者

鎖骨下筋、小胸筋、斜角筋のトリガーポイントは、真の胸郭出口症候群（TOS）を引き起こすことがあります。第1肋骨に存在するトリガーポイントが見落されると、肩甲骨は鎖骨下筋の緊張によって引っ張られ、鎖骨下動脈と鎖骨下静脈に衝突します。そのため、手術は選択肢にはなりえません。

トリガーポイントを確認して治療し、持続因子を管理しましょう。持続因子を取り除くと、痛みや症状が軽減し、医療費を削減できることを保険会社に説明する必要があります。危険性のあるトリガーポイントや他の疾患に影響を及ぼす可能性のある全ての組織を評価しましょう。

ストレッチ

握りこぶしをつくり、肘が直角になるように腕を曲げます。指の爪が床に向くように、肩の高さまで腕を外転させます。快適と感じる範囲まで肘を後方に移動させていきます。次に、身体の前方に同側の腕が伸びるように、空気をパンチするような動作を行います。その後、元の状態に戻し、反対側をストレッチします。

このストレッチは、ドアを利用したストレッチを合わせて行ったり、その代用としても行ったりすることもできます。ストレッチする側から離れるように頭部を回旋させることで微調整も可能です。なお、ストレッチと同時に鼻から息を吸って、口から息を吐きます。このとき、痛みを吐き出すようなイメージで呼吸を行いましょう。

56 広背筋（こうはいきん）

英語 Latissimus Dorsi
由来 ラテン語：latissimus「最も広い」、dorsi「背中の」

解剖図

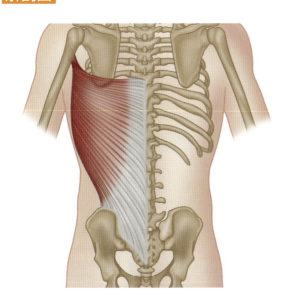

吸では、広背筋は下位肋骨を挙上させます。

運動

広背筋は、大きくて平らであり、背中の大部分を覆っている**コアマッスル**です。この筋肉は大円筋に巻きついており、肩関節に付着する前で一緒になります。また、肩甲骨の最下層と脊柱のつけ根で椎骨に付着するとともに、股関節にも付着しています。

骨盤が傾いていたり回旋したりしている場合、この筋肉を調整しなければ、この代償的な回旋を矯正することはできません。頑固なくしゃみと咳により、この筋肉は胸郭や腹部を圧迫します。広背筋は、傷害を受けた組織に対する代償として、手術で切除されることが頻繁にあります。その結果、運動連鎖に欠落が生じ、バランスが崩れます。この筋肉が緊張している場合は、ストレッチは有効ですが、筋肉の圧によって生じる痛みは睡眠を妨げることがあります。

特徴

広背筋は、腕を伸ばしたり、曲げたりする作用があります。上腕が肩甲骨とともに固定されているとき、広背筋が胸部帯を牽引します。また、肩関節で上腕中央を内旋させます。この筋肉は、よじ登るときに働き、大胸筋とともに胴体を上方に引っ張ります。深呼

トリガーポイント

広背筋のトリガーポイントは、姿勢や活動を変えても痛みが持続します。これは、くしゃみや咳をするときに感じることができます。椅子から立ち上がるとき

関連痛パターン

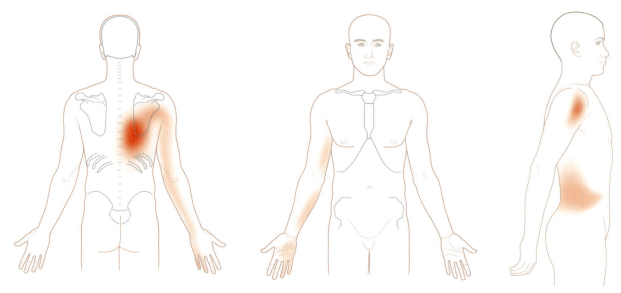

関連痛パターンは、広背筋のトリガーポイントの位置を知る手がかりとなります。

に、腕を使うことや、頭上の物を引き寄せることがつらい場合は、このトリガーポイントが原因である可能性があります。また、胸部の疾患として誤診されることがあります。

さらに、第3頚椎から第4頚椎（C3-C4）、第5頚椎から第6頚椎（C5-C6）、第6頚椎から第7頚椎（C6-C7）の椎間板の問題と関連していることがあります。このトリガーポイントを誘発する可能性がある潜在性トリガーポイントが他の筋肉にあるかどうかを確認しましょう。弛緩していたり垂れたりしている腹部、息切れ、股関節上部や腋窩などの脇腹の痛みには、トリガーポイントが関連していることがあります。

広背筋のトリガーポイントは、大胸筋、肩甲下筋、大円筋のトリガーポイントとともに、偽の胸郭出口症候群（TOS）の原因となることがあります。下位中間でのトリガーポイントは、腕の下に関連痛を生じる場合があります。

主な持続因子

腕の使いすぎ、痛みのある腰部をかばうなどの動作は、広背筋のトリガーポイントが進展することがあります。このトリガーポイントは、肩の高さで重い道具を使用したり、頭上に重い物を持ち上げたりすることで生じる場合があります。上から下への動作は持続因子となることがあります。反復的な肩の伸展、内転、内旋を求められる体操、長期間にわたる松葉杖の使用、テニスやゴルフのような反復運動を伴うスポーツは、このトリガーポイントを持続させます。

患者は、どのような活動がトリガーポイントを生じる可能性があるかについて気づいていません。そのほか、きついブラジャーの着用も、筋肉の血液循環と酸素を制限するので、持続因子となることがあります。これはメタボリックシンドロームあるいは線維筋痛症などで生じる、突発的な間質性浮腫によって悪化することがあります。

コントロールするためのヒント

ストレッチ＆スプレー、テニスボールによる圧迫（身体の側面のトリガーポイントを含む）、ケーンノバー（cane knobber）、ホットパック（moist heat）、ストレッチが有効となる場合があります。全ての可動域を確認しましょう。

ストレッチ

両足をつけて立ち、自然な状態で頭上に両腕を上げます。左側をストレッチするときは、右手で左手首をつかみます。次に、息を吸いながら右側に曲げていき、快適と感じる範囲まで動かします。元の状態に戻るときには、息を吐き出します。つかむ手首を変えて、反対側もこの動的ストレッチを行います。さらにストレッチするためには、手首をつかんでいる手を使って、腕を優しく上方に上げていきます。

ストレッチ中には、骨盤が上がるなどの不必要な動きをしないように注意しましょう。バランスを保つのが難しいときは、足を広げて立ちます。頭部よりも腕を高く上げることができないのであれば、側臥位でこのストレッチを行ってみましょう。ただし、ストレッチを変更するときは、施術者にそのことを伝えてください。

肩、腕、手の筋肉

57 三角筋(さんかくきん)

英語 Deltoid
由来 ギリシャ語：deltoeides「ギリシャ文字のデルタ(Δ)の形」

解剖図

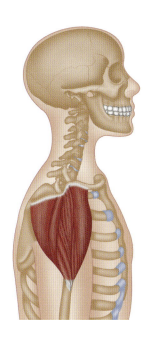

関連痛パターン

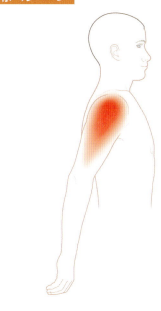

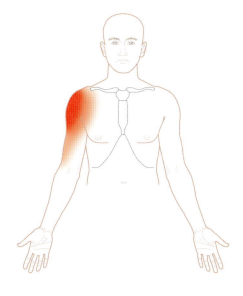

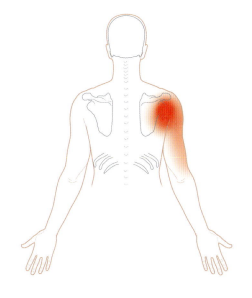

特徴

　三角筋は、肩を円形状に取り囲む3つの部位からなる筋肉です。三角筋の前部線維、後部線維、中部線維は、腕を挙上させる作用があり、肩関節を安定させます。三角筋の前部線維は鎖骨に付着しており、腕を屈曲・内旋させる作用があります。中部線維は棘上筋を補助し、腕を外転する作用があります。後部線維は肩甲骨に付着しており、広背筋と大円筋とともに腕を伸展・外旋させる作用があります。

運動

　コアマッスルの筋力が低下したり、不完全となったりしたとき、肩の多くの筋肉は補助的に作用します。コアマッスルの安定性を評価し、三角筋領域を回復させるように治療する必要があります。

　三角筋は、特定の動作や作業が行えるように肩甲骨と鎖骨に結合しており、上肢の動きを作り出します。三角筋が緊張していると、後ろのポケットに手を伸ばすことがつらくなります。この筋肉の柔軟性を保ち、

緊張をなくすことが慢性的な腱板断裂や肩の変形性関節症（OA）を予防することにつながります（Berth et al. 2009）。

トリガーポイント

　三角筋には、多くのトリガーポイントが存在する可能性があります。腕を挙げて手を振る際に、この特徴的な関連痛パターンが生じた場合、おそらく三角筋に問題があります。三角筋のトリガーポイントは、肩の筋力低下の原因となりますが、安静時に生じる三角筋付近の痛みは、他の筋肉が引き起こしている可能性があります。実際、多くの筋肉が三角筋領域に痛みを放散しています。そのため、関連痛パターンをきちんと理解したうえで、自分の関連痛パターンを検討しましょう。

　三角筋の痛みは肘の下方に放散しますが、ほとんどの場合、トリガーポイントは局所に存在します。三角筋のトリガーポイントは、腕を収縮させた際に鈍い深部痛を生じるため、腱板炎の障害と誤診されることがあります。また、三角筋のトリガーポイントの多くは、潜在性トリガーポイントとなります。

主な持続因子

　持続因子には、反復的に上下左右に手を動かすことなどがあります。例えば、適切な高さでないコンピュータのキーボードの使用、肩の高さで道具を使い続ける、片方の腕で重い物（子供や重い本など）を繰り返し持ち上げる、長時間物を持つことなどが含まれます。三角筋のトリガーポイントは、スポーツによる傷害、交通事故による外傷などによって形成されます。ワクチンなどの刺激性物質が三角筋のトリガーポイントへ注射されると、トリガーポイントのカスケード反応が生じることがあります。外科医、歯科衛生士などの不動状態での作業でも、このトリガーポイントが持続されます。

コントロールするためのヒント

　テニスボールやノバー（knobber）による圧迫やマッサージなどの徒手療法が有効となる場合があります。スポーツや作業を行う前には、肩を温めるようにしましょう。

ストレッチ

　自然な状態から最終可動域付近まで、痛みが生じない範囲で腕を前後させる運動を行いましょう。最終可動域では減速し、ゆっくりと腕を振る運動を行ってもよいでしょう。ただし、三角筋の中部線維は治療者の補助なしでストレッチを行うことは難しいでしょう。

58 上腕二頭筋（じょうわんにとうきん）

英語 Biceps Brachii
由来 ラテン語：biceps「2つの頭をもつ筋肉（二頭筋）」、brachii「腕の」

解剖図

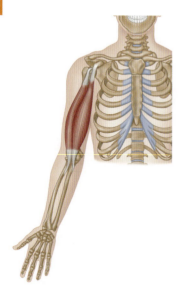

特徴

　上腕二頭筋には、肘と肩関節の屈曲と前腕の回外を補助する作用があります。また、上腕三頭筋とともに肩関節の固定を補助し、肘を安定させます。

運動

　上腕二頭筋の上部末端の二頭は肩甲骨に付着しています。下部末端は、前腕の橈骨粗面へ腱が90°回転した状態で付着しています。そのため、この筋肉は肩と肘関節に影響を与えます。また、この筋肉はコップを持ち上げたり、ペットボトルを開けたり、口に食物を運んだりする際に作用します。

関連痛パターン

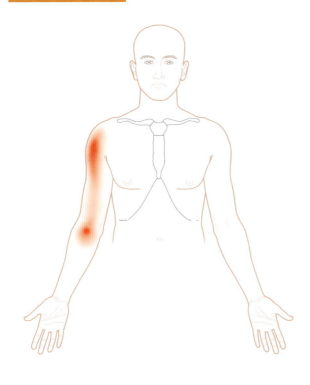

トリガーポイント

　上腕二頭筋のトリガーポイントは、腱炎あるいは滑液包炎と誤診されることがあります。筋力低下が起きているときに頭上に腕を挙げても、めったに痛みが生じません。このトリガーポイントは表面にうずく感覚を生じ、さらに伸展制限や上腕の筋力低下が同時に生じることがあります。その症状は安静時でも持続し、腕を挙げるときに特に悪化します。

　上腕二頭筋のトリガーポイントは、棘下筋のトリガーポイントとは異なり、罹患側に横たわることができないことはめったにありません。上腕二頭筋のトリガーポイントの特徴は、肘内側（肘窩）付近が痛むことです。このトリガーポイントが関連痛を誘発している間、献血や検査などでその領域から採血することは避けたほうがよいでしょう。もし、採血を避けられない場合は、トリガーポイントによる関連痛が存在することや、トリガーポイントのカスケード反応を引き起こす可能性があることを採血者に伝えましょう。また、採血後は冷湿布を使用するなど、痛みをコントロールする方法を相談しましょう。

主な持続因子

　上腕二頭筋のトリガーポイントは、スポーツによる傷害などで突然過剰に伸展したり、手を上げて腕を伸ばしたまま重い荷物を持ち上げたりすることなどによって生じます。温めたり、ストレッチをする前に筋肉を使いすぎたり、手術あるいはギプスによって固定したりすることは、このトリガーポイントを活性化させることがあります。また、腕を曲げて学校の教科書などの重い荷物を運ぶことも、トリガーポイントを活性化させる原因、さらには持続因子となることもあります。

　そのほか、雪かき、工場の機械の操作、楽器の演奏、腕を曲げた状態で反復的な動作を必要とする車の運転やコンピュータの使用など、肘を曲げる動作を何度も繰り返すことも原因となります。腕を完全に曲げた状態で寝ることも、このトリガーポイントを持続させることがあります。また、腕立て伏せやダンベル運動、それと似た動作を行うトレーニングマシーンによる反復運動でも同じことが起こります。

コントロールするためのヒント

患者

　物を運ぶとき、重すぎないかを確認しましょう。物を運ぶときは手掌を下に向けて運ぶようにします。そして、物を持ち上げるために適した身体力学を学びましょう。作業内容を変えたり、頻繁に上腕二頭筋をストレッチしたりするようにします。さらに、持続因子を極力少なくしましょう。特に、キーボードや職場が人間工学に基づいているかを確認するようにしてください。

施術者

　膜の厚さは筋肉によって異なります。例えば、上腕二頭筋の膜は薄く、上腕三頭筋と上腕骨外側上顆付近の膜は厚くなっています。トリガーポイントのドライニードリングを行っている施術者にとって、これは重要な情報となります。

　腕の中点の真下の膜には孔が空いています。この孔には尺側皮静脈とリンパ管が通過しており、ドライニードリングでは必ず避けなければなりません。

ストレッチ

　腰（骨盤上部）の高さよりも低いテーブルに背を向けて立ち、テーブルの上に両方の手掌を置きます。テーブルに手掌を触れたまま、一歩前に進み、上腕二頭筋を通して両腕が伸びている感じがするまでゆっくりと身体を前方に突き出したり、しゃがみ込んだりします。その後、元の状態に戻します。膝が足趾を越えるまで曲げてはいけません。なぜなら、この状態では足首が不安定となり、怪我をする危険性が高まるからです。膝蓋骨と中趾（第3趾）が一致する位置で保ちましょう。

59 烏口腕筋

英語 Coracobrachialis
由来 ギリシャ語：korakoeides「カラスのような」
ラテン語：brachialis「腕に関する」

解剖図

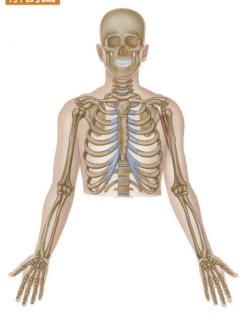

関連痛パターン

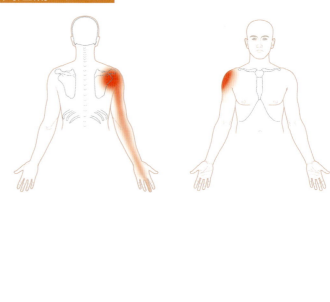

特徴

烏口腕筋には、腕を内転・屈曲させる作用があります。上腕骨を前方に動かしたり（肩関節を屈曲）、身体のほうへ動かしたり（肩関節を内転）する作用があります。一般的に、胸筋（大胸筋、小胸筋）と上腕二頭筋は注目されることが多いですが、烏口腕筋はあまり注目されることはありません。

運動

烏口腕筋は、腱付着部を通じて、胸部、肩甲骨、腕につながっています。過剰な運動によって烏口腕筋が肥大すると、そこを通過する筋皮神経を圧迫することがあります。これは運動選手でよく認められます（Colak et al. 2009）。解剖学的異常がある場合、この筋肉が緊張すると、正中神経が圧迫されることがあります（Tatar et al. 2004）。

トリガーポイント

烏口腕筋のトリガーポイントは、広い範囲に関連痛が生じます。腰をまたいで手を伸ばすときに痛みが悪化します。この筋肉の関連痛パターンを共有する他のトリガーポイントをリリースするまで、このトリガーポイントの存在に気づくことはありません。

このトリガーポイントは単独で起こることはほとんどなく、可動域制限はわずかですが、動けないほどの強い痛みを生じることがあります。烏口突起では、他のトリガーポイントが存在するかを確認すべきでしょう（Karim et al. 2005）。

主な持続因子

重い荷物を持ち上げるときは、前面に腕を広げるようにしましょう。このとき、肘は胴体に近づけます。キーボードによる入力、アイスホッケーのパックを打つ練習などは、この筋肉の使いすぎの原因となります。

コントロールするためのヒント

動的ストレッチの前後にホットパック（moist heat）で温めると、運動後に生じる痛みを最小限に抑えることができます。

セルフケア

従来のストレッチの方法では、全身の筋肉をストレッチできないことがあります。烏口腕筋に沿って手や指で膜や皮膚を滑走させることで癒着をリリースすると、烏口腕筋の長さを調整したり、緊張を軽減したりすることができます。

60 上腕筋（じょうわんきん）

英語 Brachialis
由来 ラテン語：brachialis「腕に関する」

解剖図 / 関連痛パターン

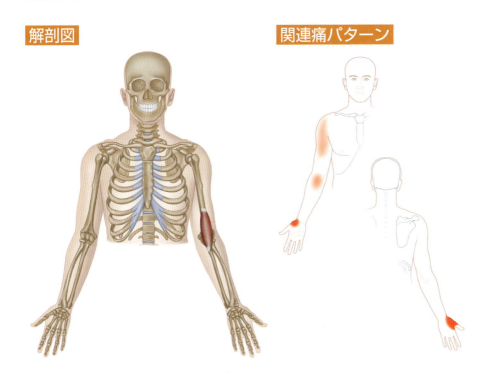

特徴

上腕筋は肘を屈曲させる作用があります。また、重力に対して腕を伸展する補助作用があります。

運動

上腕筋は上腕と前腕をつないでいます。この筋肉が緊張すると橈骨神経が絞扼し、しびれ、神経痛、感覚異常を生じることがあります。これらの症状は、手根管症候群（CTS）と誤診されることがあります。また、この筋肉の緊張は正中神経の絞扼の原因となることもあります（Bilecenoglu, Uz, and Karalezli 2005）。

トリガーポイント

上腕筋のトリガーポイントは、特徴的な腕や親指付近の痛み、しびれ、チクチクとする痛みを生じることがあります。二次的な痛みとして、腕を挙げる際に肩に痛みが生じることがあります。また、「テニス肘」の原因となることもあります。

肘内側領域（肘前部の折りたたむ領域から数センチ上の領域）に痛みが生じることがあります。この筋肉と関連する領域では、触ることに対して敏感になったり、感覚異常が生じたりすることがあります。通常、肘を曲げるときに痛みは増悪しますが、安静時に痛みを生じることもあります。親指がチクチクとする、過敏になる、しびれるなどの感覚異常がよく認められ、神経の絞扼によって起こっている可能性があります。

親指のつけ根の痛みは、回外筋、腕橈骨筋、母指内転筋のトリガーポイントによって生じることもあります。

主な持続因子

懸垂のような反復運動、重量挙げ、鋭く肘を曲げて長時間物をつかむ（電話やアイロンなど）、杖の使用、重い荷物を運ぶ、重い財布やバッグを肘を曲げて前腕で保持する、買い物袋を運ぶ、長時間指を使う作業（バイオリンやギターなど）を行うなど、前腕の過剰負荷が持続因子となります。

コントロールするためのヒント

微小な圧を加える道具は、このトリガーポイントの治療に役立ちます。物を持ち上げる際は、手掌が上を向いているか確認しましょう。寝るときは腕を折り曲げ、この筋肉が緊張した状態にならないように、肘の間に枕を入れます。持続因子は極力避けましょう。

ストレッチ

運動を行う側の肘を曲げ、手掌を外側（体感とは反対側）に向けます。次に、腕を伸ばすとき、手掌が前方に向くように手を回転させます。関節可動域を確保するために、肩の高さで腕を伸ばしましょう。その後、元の状態に戻し、反対側も同じような動作を行います。

症状が改善したら肘を伸ばし、片手を使って目的の腕の指と手首を伸展させることで、さらにストレッチをしてもよいでしょう。

61 上腕三頭筋 (じょうわんさんとうきん)

英語 Triceps Brachii
由来 ラテン語：triceps「3つの頭をもつ筋肉（三頭筋）」、brachii「腕の」

解剖図

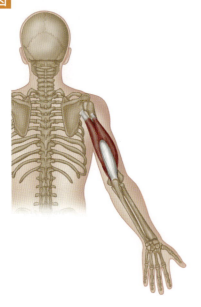

関連痛パターン

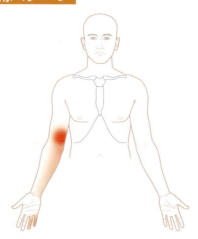

右内側頭内側縁深部のトリガーポイント

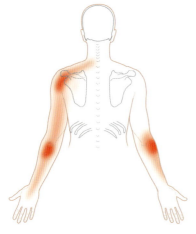

左三頭筋中央部のトリガーポイント、右深部内側頭中央部のトリガーポイント

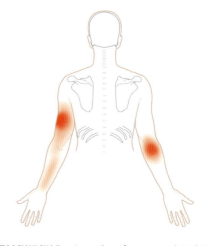

左外側頭外側縁領域のトリガーポイント、右深部腱筋腱付着部のトリガーポイント

特徴

　上腕三頭筋は、肘を伸展し、腕を真っ直ぐに伸ばす作用があります。また、広背筋とともに肩関節を伸ばします。

　上腕三頭筋の三頭は、いずれも肘に付着しています。長頭は、肩関節を固定し、腕を内転させ、曲げた状態から伸ばす作用があります。腕を伸展させるとき、内側頭は肘関節包を引っ込めます。どの部位でも神経の絞扼は起こりますが、特に外側頭で橈骨神経が絞扼されることがあります。

運動

　上腕三頭筋は上腕後面にある大きな筋肉で、上腕二頭筋と反対の作用があります。そのため、片側が伸展すると反対側は収縮します。三頭は厚い腱で1つとなりますが、多くの筋肉と同じように、三頭は付着する部位によって作用も異なります。

　武道家は、押したり、パンチをしたり、チョップをしたりする際にこの筋肉が使われます。クロスカントリースキーをする人はストックを使用する際に、テニスの選手はバックハンドをする際にこの筋肉が使われ

肩、腕、手の筋肉

ます。そのほか、野球の投手、重量挙げやゴルフの選手、アメリカンフットボールのクォーターバックは、この筋肉がとても重要となります。体操選手は、平行棒やつり輪のトレーニングでこの筋肉を使います。

腕立て伏せでは、体幹を上げる際に作用します。椅子から立ち上がったり、椅子に座ったり、杖やステッキを使用して歩いたりするときに作用します。車椅子のタイヤを回転させるときにもこの筋肉が使われます。

トリガーポイント

上腕三頭筋の三頭のトリガーポイントはそれぞれの関連痛を生じますが、関節炎と誤診されることがあります。上腕三頭筋のトリガーポイントは、テニス肘やゴルフ肘を起こすことがあります。この痛みは肘から生じているわけではないため、スポーツをしていなくても、テニス肘やゴルフ肘になることがあります。このトリガーポイントが活性化すると、肘の表面を触れても強烈な痛みを生じることがあります。

このトリガーポイントは、上腕後面や前腕前面に痛みを誘発し、薬指と小指にも関連痛が生じることがあります。また、橈骨神経を絞扼することもあり、その結果、前腕後面の上方、手首、中指にチクチクとする痛みやしびれを生じることがあります。このトリガーポイントは、肩後面や上腕に激しい局所痛を生じるため、混乱することがあります。

痛みの代わりに耐えがたいかゆみを生じることがあり、睡眠を妨げるほど、重症である場合があります。このトリガーポイントを有する患者は、痛みを最小限に抑えるためにわずかに腕を屈曲させ、腕を身体から離している傾向があります。

主な持続因子

持続因子には、長すぎる松葉杖や杖の使用、短い上腕、飛行機や自動車などで胸部や腹部の前方に肘をおいて長時間座ることなどがあります。上腕三頭筋のトリガーポイントは、刺繍のような繊細な作業や肘のサポーターを使用せずに書き物をすることで持続することがあります。このトリガーポイントは、反復運動を伴うスポーツ（ラケットを用いたスポーツ、重量挙げなど）、クロスカントリースキーでのストックの使用、杖の使用、これらと似た動作を行うトレーニングマシーンによる反復運動など、この筋肉に過剰なストレスがかかることによって生じます。

コントロールするためのヒント

深部組織マッサージ、動的ストレッチ、テニスボールによる圧迫、指圧が有効となる場合があります。ストレッチをしているとき、腕後面を軽視してはいけません。キーボードによる入力、書き物、読書をする際は、上腕を垂直に保持した状態で、肘を前方に伸ばしてはいけません。筋肉のストレスとなる活動や機械的因子を取り除きましょう。不適切な肘かけの椅子は使用しないようにしましょう。胸部後面に肘を保持し、上方に突出することは避けましょう。適切な高さの肘かけの椅子に座り、可能な限り肘を支えるようにしてください。なお、冷やすことにより、かゆみを軽減させることができます。

ストレッチ

同側の肩甲骨に手を伸ばし、頭部の近くで腕を保持します。反対側の腕で、優しく肘を押してストレッチします。目的の腕の力こぶをつかむと、上腕二頭筋が短縮し、肘関節を曲げずに上腕三頭筋をストレッチすることができます。ほんの少しだけ側屈すると、さらに快適にストレッチができます。このストレッチは両側に行いましょう。

62 肘筋

英語 Anconeus
由来 ラテン語：anconeus「肘に関する」

解剖図

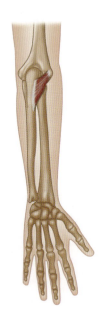

関連痛パターン

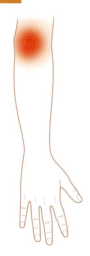

特徴

肘筋は、上腕三頭筋とともに肘の伸展に作用します。

運動

肘筋は、ドアの開閉や、物に触るために手を伸ばすときに作用します。

トリガーポイント

肘筋の活動性トリガーポイントは、局所痛を起こす原因となります。この局所痛はテニス肘や外側上顆炎と呼ばれ、肘を曲げることや、手掌を上に向けることが困難になります。このトリガーポイントは、尺骨神経を圧迫する原因となることがあります。潜在性トリガーポイントとなると、関節炎と誤診されることがあります。

主な持続因子

持続因子には、ギプスで固定した腕をつったときのような不動状態、反復運動などがあります。肘筋は、体幹を支えたり、トリガーポイントによって筋力低下を起こした筋肉を補助する働きがあります。松葉杖の使用やスポーツによるこの筋肉の使いすぎは、トリガーポイントを持続させることがあります。

コントロールするためのヒント

患者

テニスのラケット、ゴルフクラブ、ペンを強く握らないようにしましょう。マジックペンあるいは軟らかい鉛筆（2Bやそれよりも軟らかいもの）を使用しましょう。書き物やコンピュータの作業などの合間に、ストレッチを繰り返し行いましょう。

施術者

肘筋のトリガーポイントに対する尺骨神経を圧迫する治療は、トリガーポイント治療によって行われるべきであり、この筋肉を外科手術してはいけません。すなわち、症状が起こらないように予防することが大切です。

ストレッチ

肘筋のストレッチでは、肘後面の筋肉と膜を伸ばすようにします。座位あるいは立位で背伸びをし、天井に右手の指先を向けるように伸ばします。次に、肘を真っ直ぐ伸ばしたまま、右側の上腕二頭筋を耳に近づけます。右側の手掌が肩甲骨を触ることができるように（あるいはできるだけ近づける）、右側の肘を曲げます。このとき、肘後面が真っ直ぐになるようにしましょう。左手でこの肘を支え、ストレッチを感じるまで優しく後ろに押します。その後、右手を開いたり閉じたりします。元の状態に戻し、反対側も同じように行います。

肩、腕、手の筋肉

63 前腕屈筋群、手根支帯（浅指屈筋、深指屈筋、長母指屈筋、橈側手根屈筋、尺側手根屈筋）

英語 Forearm Flexors and the Wrist Retinaculum (flexor digitorum superficialis and profundus, flexor pollicis longus, flexor carpi radialis and ulnaris)

由来 ラテン語：flectere「曲げるための」、retinacula「縄」

解剖図

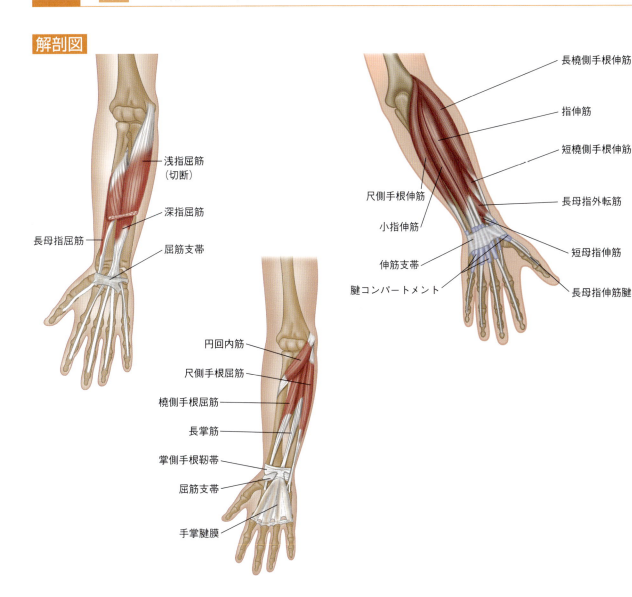

伸筋支帯は伸筋を束ねています。伸筋支帯のトリガーポイントは、コンピュータをよく使う人で多く認められます。屈筋支帯のトリガーポイントは、体操選手によく認められます。

特徴

前腕屈筋群は、主に手首と指を曲げる作用があります。橈側手根屈筋は、外転（橈屈）する作用があります（正中線から遠ざけるように手首を回す）。

また、尺側手根屈筋は、内転（尺屈）する作用があります（正中線に向かって手首を回す）。橈側手根屈筋と尺側手根屈筋は、手首を曲げ（屈曲）、手関節を固定する作用があります。この筋群のその他の筋肉は指を曲げる作用があります。支帯は手首の腱を固定し、固有受容感覚を補助する作用があります。

運動

前腕屈筋群はグループを形成しており、多くの共通点が存在するため、同じ方法で治療することができます。この筋群は手首と指の作用に影響を与えますが、様々な関連痛パターンを生じます。

中心部が弱まると、一般的に前腕屈筋群は短縮したり緊張したりします。支帯は、多様な手首の動きにより力がかかりますが、前腕腱の大部分を手首の骨の近くに保持し、肥厚した深部膜の強力な線維網を形成しています。トリガーポイントに関連した支帯が緊張す

関連痛パターン

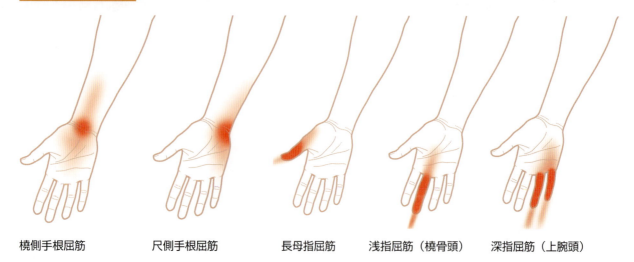

橈側手根屈筋　　尺側手根屈筋　　長母指屈筋　　浅指屈筋（橈骨頭）　　深指屈筋（上腕頭）

ると、柔軟性が失われるため、手首を円形に滑らかに動かすことができなくなります。このときにみられる手首の円形の動きは、どれくらいのトリガーポイントが関係し、それらがどの領域にあるかによって異なります。

トリガーポイント

　前腕屈筋群に存在する全てのトリガーポイントは、手関節背側横紋に集中して痛みを生じますが、関連痛が起こる領域は少し異なります。浅指屈筋と深指屈筋は指やその周囲に関連痛を生じます。この痛みは指を越えて突き抜けるように感じるでしょう。また、この痛みは、あたかも指がなくなっているような切断術後の幻肢痛に似ています。浅在筋は深部に広がっています。これらの筋領域に広がるトリガーポイントは、小指と薬指から手掌に向かって関連痛を生じます。手掌の親指に近い筋領域は、中指から手掌に向かって関連痛を生じます。

　一方、浅指屈筋は正中神経を絞扼することがあります（Bilrcrnoglu, UZ, and Karalezli 2005）。尺骨神経の絞扼は、尺側手根屈筋、浅指屈筋、深指屈筋のトリガーポイントによって生じることがあります。肘部管に関連した神経の絞扼は、「肘部管症候群」と呼ばれる疾患を引き起こすことがあります。適切に治療されれば、痛みや感覚変化は改善することができます。症状としては、薬指と小指に灼熱痛としびれを含む感覚変化が生じます。

　長母指屈筋のトリガーポイントは、親指（特に第1関節）、またはそれを越えて痛みが生じます。このトリガーポイントが存在すると、瓶のふたを開けることができなくなるので、そのときに気づくかもしれません。さらに、このトリガーポイントが増悪すると、瓶のふたを開けようとするだけで痛みが走るようになり、その痛みに悲鳴を上げるかもしれません。洗濯物を絞るときでさえ激痛が生じ、筋肉に力が入らないため、この作業ができなくなります。

　手指屈筋のトリガーポイントは、指の細かい運動に影響を及ぼし、結果として、握ることがぎこちなく、力が弱くなります。また、庭を手入れしたり、髪を洗ったり、厚い布をはさみで切ったりすることが困難となります。さらに、「ばね指」と関連していることもあります。ばね指は、痛みはありませんが、指がロックされた状態であり、強制的に真っ直ぐ伸ばすまで曲がったままになります。

　一方、伸筋腱は伸筋支帯の影響を受けることが知られていますが（Khazzam, Patillo, and Gainor 2008; VanHeesat et al. 2007）、私たちが知る範囲で、本書が支帯のトリガーポイントについて書かれた最初の書籍です。

　私（Starlanyl）は、これまで支帯のトリガーポイントの有する人を数十人も診察しました。伸筋のトリガーポイントは多くみられますが、支帯のトリガーポイントは線維筋痛症と慢性筋筋膜痛を合併していることが多いため、わかりにくいかもしれません。線維筋痛症でない人のうち、職人や農業従事者などの腕に多数のトリガーポイントが認められました。また、屈筋支帯の手掌に弯曲が認められた人が2名見つかりましたが、ともに手術を必要としませんでした。しかし、何名かは手根管症候群（CTS）と診断され、手術の対象となりました。

　支帯のトリガーポイントは、球状あるいは西洋ナシのような形の結節であり、触診することができます。手首あるいは手首の半分の支帯を交差するように関連痛が生じます。ただし、線維性支帯の性質により、索状硬結を識別することは困難となります。

　痛みは非常に強く、関連痛パターンは結節の部位によって様々です。トリガーポイントを圧迫すると、手の下方に弱い痛みが一瞬生じます。そのため、手根管

症候群（CTS）あるいは腱滑膜炎と誤診されることもあります。

ある研究では、腱滑膜炎のような低エコー網様体領域が見つかりました（Robertson, Jamadar, and Jacobson 2007）。これは支帯のトリガーポイントに関連している可能性があります。支帯のトリガーポイントからの圧は、流量を制限させるため、膜の炎症を生じることがあります。この症状は手首の関節炎と誤診されることがあります。今後、この分野において、多くの研究がなされることが望まれます。

主な持続因子

前腕屈筋群

反復的に捻る、引っ張る動作、はさみの使用、薪割り、釘打ち、アーチェリー、モトクロス、長時間のオートバイの運転、長時間のキーボードによる入力、長時間の車の運転のような長時間しっかりと物を握ることが必要な動作が持続因子になります。手首を異常に曲げた状態で転んだときの突然の強い屈曲は、前腕屈筋のトリガーポイントを生じることがあります。

手根支帯

前腕にトリガーポイントが存在する場合、手首の慢性あるいは急性の過剰負荷が持続因子となります。徒手療法、書き物、キーボードによる入力、陶器や彫刻の創作、細かい大工作業、農作業、振動が加わる道具の長時間の使用、長時間の乗馬など、長時間の手を使った反復的な作業が持続因子になります。

コントロールするためのヒント

患者

手をゆっくりと伸展するときに、前腕が層状になっているように感じるかもしれません。筋肉を区別し、トリガーポイントが見つかるまで触診をしてみましょう（14章参照）。ストレッチを組み合わせて、優しく指圧しましょう。全てのトリガーポイントを治療することが重要です。電気刺激、ストレッチ＆スプレー、その他の治療法が役に立つことがあります。どのような状況でも、物を握りしめることを避けましょう。コンピュータや仕事をする際は、安定感を得るために、手首を曲げた状態でテーブルや机にもたれかからないようにしましょう。

施術者

ばね指に適した運動はありません。中手骨頭近位の腱鞘深部へのトリガーポイント注射はよい反応がみられることがあります。徒手療法を行う前に、電気刺激、超音波、特定の周波数のマイクロカレント（FSM）などを行うと、その組織を軟らかくすることがあります。

コアマッスルのトリガーポイントが活性化している場合は、屈筋群を強化してはいけません。著者のStarlanylは、支帯のトリガーポイントは潜在性トリガーポイントではないかと疑っており、最初にトリガーポイントと持続因子を抑えなければならないと考えています。このトリガーポイントは、組織を優しく分離して治療することで、その領域の体液の輸送を促進する可能性がありますが、ドライニードリングまたはトリガーポイント注射が必要となるかもしれません。

さらに、仕事や動作を調整することが大切です。支帯は膝や足首の領域などにもみられます。この領域の結合組織のトリガーポイントは、詳細に調査することが非常に大切です。これらの組織は、各骨の茎状突起に親指を置き、優しく分離する技術がある有能なセラピストの介入が必要です。このストレッチは、骨間膜を緩ませるため、尺骨と橈骨を徐々に圧迫してから行われることがあります。

ストレッチ

前腕屈筋群は、肘を伸展させたときに最もストレッチされます。前腕の指をストレッチするために、手掌を前方に向け、反対側の手の指でこれらを覆います。手が伸展するように、快適と感じるまでストレッチします。元の状態に戻し、反対側の腕も同じように行います。両手をストレッチすることは、前腕屈筋群の保持に有効であり、周囲の組織を柔軟にします。さらに、動的ストレッチを行いましょう。なお、詳細は方形回内筋、円回内筋 65 のストレッチの図を参照してください。

64 長母指外転筋
ちょうぼしがいてんきん

英語 Abductor Pollicis Longus
由来 ラテン語：abductor「から離れて」、pollicis「母指の」、longus「長い」

解剖図

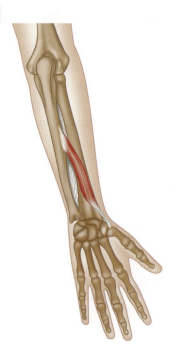

関連痛パターン

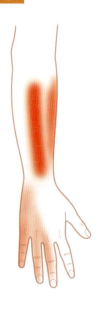

特徴

長母指外転筋は、親指（母指）を外転させ、伸筋群とともに親指を伸展させます。また、短母指外転筋とともに親指を外転させます。

運動

長母指外転筋は、指と前腕の耐久性を減少させることがあります。この筋肉に機能障害が起こると、親指をコントロールする能力が低下します。

トリガーポイント

長母指外転筋のトリガーポイントは、筋力低下、こわばりのほか、特徴的な関連痛パターンを生じたり、目が覚めるような痙攣が起こったりします。動作がぎこちなくなり、身体を思うように動かせなくなるため、関節炎やドケルバン病と誤診されることがあります。

主な持続因子

バレーボールや携帯電話でメールを打つような継続的な動作は持続因子となり、筋肉や腱を使いすぎることによって微小損傷が起こります。また、携帯電話でメールを打つことは、僧帽筋上部、短母指外転筋、母指対立筋にもストレスが加わります。

コントロールするためのヒント

患者

親指を伸ばしながら、長母指外転筋を触診しましょう。様々な徒手療法がありますが、指圧あるいは道具によるトリガーポイントの圧迫が有効です。ストレッチや徒手療法を行う前に、適度な温度の温水に腕をつけることでトリガーポイントを緩和できることがあります。

施術者

関節炎、ドケルバン病、第6頚椎（C6）、第7頚椎（C7）、第8頚椎（C8）のデルマトーム、橈骨神経の障害による痛みと似ていても、最初にトリガーポイントを評価しましょう。これにより、痛みや治療の期間を短くできることがあります。

ストレッチ

親指を人差し指のほうへ近づけたり離したり、少し後方に動かしたりします。このストレッチをしながら手首を屈曲・伸展させます。

肩、腕、手の筋肉

65 方形回内筋、円回内筋

英語 Pronator Quadratus and Pronator Teres
由来 ラテン語：pronare「前方に曲げる」、quadratus「四角い」、teres「丸い」「美しい形をした」

解剖図

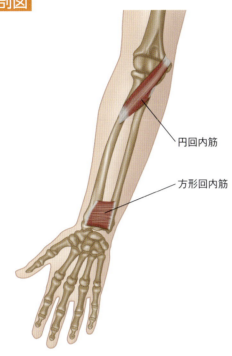

円回内筋
方形回内筋

関連痛パターン

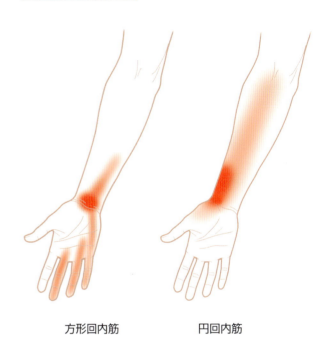

方形回内筋　　　円回内筋

特徴

方形回内筋は手を回内させる作用があります。円回内筋は肘で前腕を回内・屈曲させる作用があります。

運動

方形回内筋は深部にあります。長指屈筋腱の間を強く圧迫すると、収縮している方形回内筋を感じることができます。この筋肉はほぼ長方形をしており（このため、「方形」という名がついている）、浅頭と深頭があります。円回内筋には2つの頭があり、その間には正中神経が走行しています。その神経は解剖学的に大きく異なり、筋腱組織や膜によって局所で絞扼されることがあります。

トリガーポイント

方形回内筋

一般的に、1頭よりも2頭の筋肉のほうが構造的に安定していると考えられています。しかし、2頭のトリガーポイントはそれぞれ異なる関連痛パターンを生じます。特に、親指近くのトリガーポイントは、中指と薬指に関連痛を生じる傾向があります。

小指に最も近いトリガーポイントは、手首と小指に関連痛を生じます。トリガーポイントは痛み以外の症状を生じることがあり、特に筋力低下などの機能障害の原因となることあります。トリガーポイントを取り除く前に、方形回内筋の筋力トレーニングを行うと、さらなる筋力低下が起こることがあります。

円回内筋

円回内筋のトリガーポイントは、特徴的な関連痛パターンを生じ、手でカップの形を作る動作や、伸ばしながらの手掌の回外が難しくなります。

主な持続因子

方形回内筋と円回内筋のトリガーポイントは、急性の過剰負荷によって生じることがあります。長時間バックを持つ、ネジを回す、手工芸、組み立てラインでの作業など、手の反復的な使用が持続因子となります。不適切な運動は、最も一般的な持続因子ですが、回避することができます。

トリガーポイントは、小さくて深部に存在し、拘縮を起こしている可能性があります。ゴムやトレーニングマシンなどを使用した反復的な筋力トレーニングは、逆効果となる場合もあります。

187

コントロールするためのヒント

患者
　指圧が有効となる場合があります（Annis 2003）。圧縮包帯は一時的に痛みを軽減しますが、血液循環を阻害することがあるため、長期的に使用すべきではありません。方形回内筋に対する徒手療法を行った後、ホットパック（moist heat）で温めると、筋膜リリースに有効となる場合があります。

施術者
　ストレッチ＆スプレー、神経筋療法、徒手療法などが有効となる場合がありますが、持続因子は必ず管理しなければなりません。また、トリガーポイントが存在する筋肉を鍛えてはいけません。

　筋力が低下している場合は、明らかな原因を見つけなければなりません。通常、円回内筋と肩甲下筋による神経の絞扼は、外科手術が行われますが、筋神経筋療法によっても治療ができることが報告されています（Hains et al. 2010）。

ストレッチ

　指を伸展するストレッチ（前腕屈筋群、手首支帯 63 を参照）は、手や指の全ての筋肉で有効です。このとき、ストレッチをする腕が支えられているかどうかを確認してください。

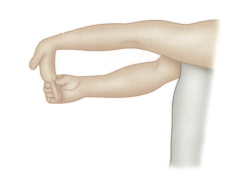

66 短母指外転筋
たんぼしがいてんきん

英語 Abductor Pollicis Brevis
由来 ラテン語：abductor「から離れて」、pollicis「母指の」、brevis「短い」

解剖図

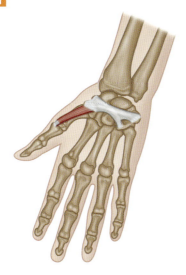

関連痛パターン

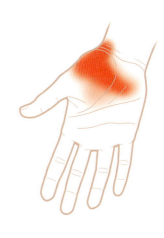

特徴

短母指外転筋には親指を外転する作用があります。

運動

短母指外転筋は、ヒッチハイクをするときに使用される筋肉です。これは、親指の根元の組織の塊、すなわち、母指球を形成する大きな筋肉です。手首を外転する作用があり、親指と他の指を対立させるときに役立ちます。

トリガーポイント

短母指外転筋のトリガーポイントは、特徴的な関連痛パターンを生じます。この筋肉に筋力低下が起こると、瓶のふたを開けるときや、握力を必要とする仕事を実行するときに問題となることがあります。このトリガーポイントが存在すると、細かい動作をコントロールしにくくなったり、親指の協調運動ができなくなったりします。また、こわばりを生じるため、関節炎と誤診されることがあります。

草刈りや携帯電話のメールなどは持続因子となり、特徴的な関連痛パターンを生じることがあります。そのため、このトリガーポイントは、手根管症候群（CTS）と誤診されることがあります。このトリガーポイントが存在する場合、この筋肉は萎縮し、組織の塊を失うことがあります。

主な持続因子

持続因子には、反復運動、転倒により母指球をぶつける、ゲーム、携帯電話のメール、書き物、縫い物、手芸などがあります。

コントロールするためのヒント

短母指外転筋は、トリガーポイントが生じた原因によって、コントロールする方法が決まります。例えば、書くことが原因となっているのであれば、人間工学に基づいたペンやサインペン、コンピュータによる音声入力（咽頭のトリガーポイントを考慮しましょう）を使用しましょう。

ストレッチをする前に、適度な温度の温水に手を入れることが有効となる場合があります。ストレッチ＆スプレー、超音波、指圧、徒手療法が、トリガーポイントを消失させることがあります。この筋肉を徒手でマッサージすると、筋肉の作用が改善することがあります。

ストレッチ

親指を人差し指のほうへ近づけたり離したり、少し後方に動かします。手と指を正常な位置にすると、親指の根元の関節がストレスがかからなくなります。そのため、様々な握り方を試し、最もよく機能する手と指の位置を見つけましょう。

67 小指外転筋
しょうしがいてんきん

英語 Abductor Digiti Minimi
由来 ラテン語：abductor「から離れて」、digiti「指の」、minimi「最小の」

解剖図

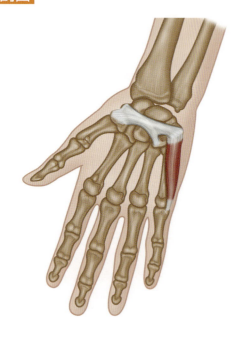

関連痛パターン

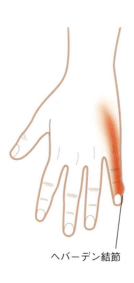

ヘバーデン結節

特徴

小指外転筋は、小指を伸ばし、外転する作用があります。

運動

小指外転筋は、指を伸ばして広げ、大きな物を握る働きをします。緊張していると、指がこわばったり、ぎこちない動きになったりします。

トリガーポイント

小指外転筋のトリガーポイントは両側の小指外縁に関連痛を生じ、筋力低下やこわばりを生じることがあります。このトリガーポイントは関節炎と誤診されることがありますが、ヘバーデン結節はトリガーポイントが関与している可能性があります。

また、このトリガーポイントは衣服のボタンをかけたり、大きな物を握ったりすることが困難になることがあります。トリガーポイントによるこの筋肉の拘縮は、骨のアライメントを崩し、骨に余計な負荷がかかる可能性があります。このトリガーポイントを早期に治療すると、関節炎の発症あるいは進行を遅らせることが可能な場合があります。

主な持続因子

工場の労働者、整備士、植木職人、ボーリング、ゴルフなど、慢性的な反復運動が持続因子となります。

コントロールするためのヒント

作業の方法を変更できるかを検討しましょう。握る力を緩めたり、グリップの握り方を変えたりしましょう。手を使う作業を行うときは、筋肉をリラックスさせるために定期的に休憩を入れましょう。ゆっくりと指を揺らしたり、手をぱたぱたと揺らしましょう。指を使う作業を行った後は、適度な温度の温水に手をつけて、ゆっくりとストレッチを行いましょう。片側の手で反対側の手を治療するとき、マッサージを行う手を過剰に使用しすぎないように気をつけましょう。

ストレッチ

小指外転筋は、解剖学的な理由により、あまりストレッチをする必要がない筋肉です。この筋肉や膜が緊張したり硬くなったりしても、解剖学的には可動域は正常です。ストレッチを行う際には、小指の末端の関節を引っ張ったり、ストレスをかけたりすることは避けましょう。

肩、腕、手の筋肉

68 腕橈骨筋
わんとうこつきん

英語 Brachioradialis
由来 ラテン語：brachium「腕」、radius「棒」または「車輪のスポーク」

解剖図

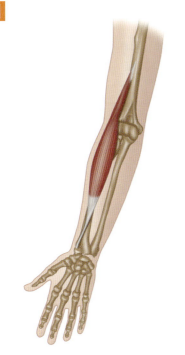

関連痛パターン

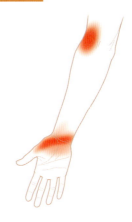

特徴

腕橈骨筋は、肘関節で腕を曲げ、回内あるいは回外した後に、正中線に前腕を戻すことを補助する作用があります。また、膜を上下に引っ張る作用があります。

運動

優しく握りこぶしを作ると、腕橈骨筋が浮き出てきます。腕橈骨筋は、上腕と前腕をつなげ、突然の動きで上腕骨が肘から引き離されることを予防する働きがあります。

トリガーポイント

腕橈骨筋のトリガーポイントは、特徴的な関連痛パターンを生じるだけでなく、握力の障害を引き起こします。皿などの物を落とすことは、このトリガーポイントによって起こることがあります。

また、手首の痙攣やテニス肘と関連しており、手首の関節炎と誤診されることがあります。このトリガーポイントは、肘や手首に関連痛を生じ、潜在性トリガーポイントとなったり、他のトリガーポイントと合併することがあります。この筋肉の運動連鎖にかかわる全ての筋肉について確認しましょう。

主な持続因子

長時間のキーボードによる入力、回内させているときに関節を伸展するスポーツ、書き物、振動（ハンマーで打つ）、ねじる運動（ドライバーの使用）など、反復的な力強い運動による傷害が持続因子となります。

コントロールするためのヒント

高い位置のマウスパッドの使用は持続因子となりますが、人間工学に基づいたリストレストを使用したり、頻繁に休憩をとって適度に作業を進めたりすることで、トリガーポイントを緩和できることがあります。優しく握りこぶしを作ると、簡単に触診することができます。

索状硬結やトリガーポイントは、筋肉の上部の3分の1の領域で触れることができます。トリガーポイントを圧迫したり握ったりしてリリースしましょう。また、バリアリリースを試しましょう（14章参照）。

ストレッチ

仰向けで、頭部の下に枕を入れ、胸部の前方に枕を置きます。ストレッチを行う側と反対側の腕を枕に置き、手掌の力を抜きましょう。次に、枕の上に置かれた腕の手首または前腕に、ストレッチを行う腕の肘を乗せます。その後、ストレッチを行う側の肘を伸ばし、親指を立てた状態で、自分自身から離れるように快適と感じるまで指を曲げます。元の状態に戻し、反対側の手も同じようにストレッチを行います。

69 短橈側手根伸筋

英語 Extensor Carpi Radialis Brevis
由来 ラテン語：extendere「伸ばすための」、carpi「手根の」、radius「棒」または「車輪のスポーク」、brevis「短い」

解剖図 / 関連痛パターン

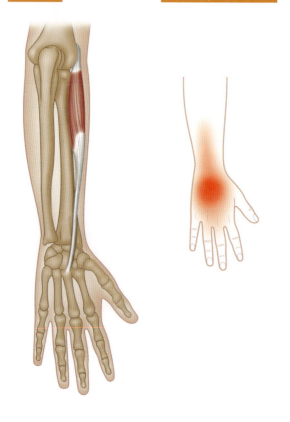

特徴

短橈側手根伸筋は、手首の背屈を補助し、他の筋肉とともに手関節を外転（橈屈）させる作用があります。

運動

手首の伸筋群は、浅指屈筋と深指屈筋とともに握力を生じさせます。この筋肉は短いですが、腱は非常に長いです。

トリガーポイント

短橈側手根伸筋やこの腱のトリガーポイントは、機能低下を招く痛みや握力低下の原因となることがあります。トリガーポイントによって橈骨神経の絞扼が起こると、しびれ、ピンや針で刺したときのような痛みが生じます。また、指のこわばりや微細な運動の制御不能は、このトリガーポイントによって起こっていることがあります。このトリガーポイントによる痛みは、テニス肘や腱炎と呼ばれることがあります。

主な持続因子

手首を曲げる、それと似た動作を行うトレーニングマシーンによる運動、長期的な緊張、水上スキー、書き物、手やかぎ針を使った編み物など、手首を丸める動作が持続因子となります。また、このトリガーポイントは、スポーツ選手、長距離運転者、徒手療法者、植木屋で生じることがあります。

コントロールするためのヒント

反復運動を避け、作業の方法を検討しましょう。作業の間には、ストレッチとマッサージを行いましょう。指圧、バリアリリース、その他の治療を行う場合、付着部の腱にもトリガーポイントがあるかどうかを確認しましょう。筋肉は温めたほうが有効ですが、腱や付着部のトリガーポイントは特に冷えに対して敏感です。炎症が存在する場合は、炎症を悪化させないために温めるのはやめましょう。

ストレッチ

通常、手首の構造から短橈側手根伸筋をストレッチすることはできません。この伸筋群が短縮し、緊張している場合は、症状の悪化を避けるために、他の筋肉と同様に、筋肉を強制的に伸ばしてはいけません。

過重労働した前腕伸筋群は、正常な可動域の範囲内で優しく動かすことが有効となる場合があります。そのため、肘を伸展し、反対側の手を使って手首を屈曲させます。ストレッチを感じるまで、目的となる手の甲の指のつけ根を反対側の手で覆い、手首を掌屈させます。その後、反対側も同じように行います。

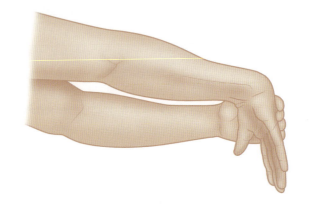

肩、腕、手の筋肉

70 長橈側手根伸筋
ちょうとうそくしゅこんしんきん

英語 Extensor Carpi Radialis Longus
由来 ラテン語：extendere「伸ばすための」、carpi「手根の」、radius「棒」または「車輪のスポーク」、longus「長い」

解剖図

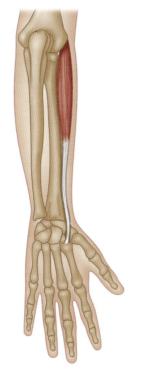

関連痛パターン

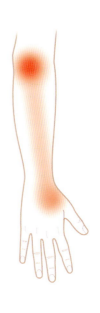

特徴

　長橈側手根伸筋には、手首を背屈し、外転（橈屈）する作用があります。

運動

　長橈側手根伸筋は短橈側手根伸筋よりも長いために、長橈側手根伸筋と呼ばれます。長橈側手根伸筋には長い腱がありますが、短橈側手根伸筋の腱のほうが長いです。

トリガーポイント

　長橈側手根伸筋のトリガーポイントによって、握力が弱くなり、手の協調運動が消失することがあります。そのため、食べ物や飲み物をうまく運ぶことができず、思うように食べられないかもしれません。

　このトリガーポイントによる痛みは、テニス肘や上腕骨外側上顆炎と呼ばれることがあります。また、安静時のときでさえも、激しい灼熱感が生じることがあります。

主な持続因子

　持続因子には、草むしり（特に移植ごてや草刈り機の使用）、衣服にアイロンをかけるなどがあります。この筋肉の筋力は、エクササイズバンドで強化することができます。

コントロールするためのヒント

　長橈側手根伸筋の痛みは、安静とし、抗炎症薬の投与により治療されます。潜在性トリガーポイントになると、痛みは消失しますが、筋力は低下したままです。安静にすることをやめてしまうと、トリガーポイントは再び活性化し、治療が必要となります。

　この筋肉にホットパックを使用することは有効であり、腱付着部を冷やすことで痛みは和らぎます。トリガーポイントへの指圧は有効となる場合があります。指圧と同時にゆっくりと掌屈し、筋肉と腱下方を治療します。次の段階に進行する前に、それぞれバリアリリースしましょう。腱も確認するようにしましょう。

ストレッチ

　短橈側手根伸筋 69 を参考にしてください。

71 尺側手根伸筋

英語 Extensor Carpi Ulnaris
由来 extensor「伸ばすための」、carpi「手根の」、ulnaris「肘の」

解剖図

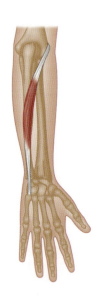

関連痛パターン

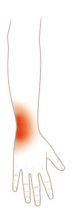

ることがあります。手首を回転させたり、手首を反転させたりすることや、それと似た動作を行うトレーニングマシーンによる運動を避けましょう。

特徴

尺側手根伸筋は橈側手根伸筋とともに作用し、手首を背屈させます。また、尺側手根屈筋とともに作用し、手首を内転（尺屈）させ、コーヒーカップなどを持ち上げます。

運動

尺側手根伸筋は、手首を動的に安定させるために重要な役割を果たしています。この筋肉の腱は、手根伸筋支帯の真下を通過し、強く握ることを可能にします。

トリガーポイント

尺側手根伸筋のトリガーポイントは特徴的な関連痛パターンを生じ、痛みを伴う筋力の低下、微細な運動制御の消失の原因となります。他のトリガーポイントの存在も確認しましょう。

主な持続因子

尺側手根伸筋のトリガーポイントは、二次的な外傷、五十肩、腕の硬直、他の筋肉の潜在性トリガーポイントによって生じることがあります。

長距離運転手、プロのミュージシャンなどは、安静時の位置を確認しましょう。ダーツを投げることなどの反復運動も、このトリガーポイントの持続因子となる

コントロールするためのヒント

患者

腕の位置を変え、トリガーポイントを探しましょう。尺側手根伸筋のトリガーポイントが生じ、持続させる原因を考えるために、病歴を思い出しましょう。手首のホットパックは、一時的に痛みを和らげることがあります。コンピュータの使用が持続因子である場合は、軽量のマウスを探しましょう。

施術者

尺側手根屈筋頭のトリガーポイントは、肘部管神経を圧迫することがあります。このトリガーポイントは、ドケルバン病、変形性関節症、腱滑膜炎と似たような症状を起こすため、これらの疾患と誤診されることがあります。トリガーポイント治療を行い、どのような症状が残るかを観察しましょう。

ストレッチ

尺側手根伸筋のトリガーポイントは、利き手で増悪します。右利きの人は、身体の前方で左手の指を伸ばした状態からゆっくりと床に向くように右手で指を押していきます。その後、自然な状態に手の甲を戻し、反対側の手も同じように行います。左利きの人は、右手をストレッチすることから始めましょう。このストレッチは、1日に数回行いましょう。

肩、腕、手の筋肉

72 手指伸筋群（指伸筋、示指伸筋）

英語 Finger Extensors (extensor digitorum and extensor indicis)
由来 ラテン語：extensor「伸ばす」、digiti「指の」、indicis「人差し指」

解剖図

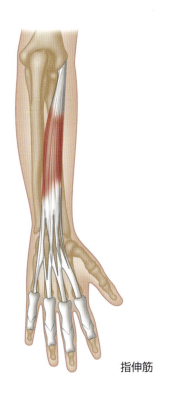

指伸筋

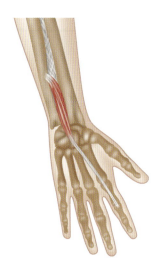

示指伸筋

特徴

最初に中手指節関節で指を伸展させます。この筋群は、手関節で全ての手と指を伸展させます。強力な指の屈曲の一因となることもあります。つかんだり、握ったりする作用にも関与しています。また、腕を上げて手の甲を持ち上げ、手を振って挨拶をするとき、この筋群が作用しています。

運動

大部分の指伸筋は、総指伸筋と呼ばれる1つの筋肉につながっています。それぞれの指には、腱が広がっています。人差し指には筋肉と腱があり、その腱に解剖学的異常が生じることがあります。指の動きは、虫様筋、骨間筋、それぞれの指の屈筋群によって起こります。指の屈筋群が正常に機能しない場合は、手指伸筋群のトリガーポイントが原因である可能性があります。この筋群の握力低下は、トリガーポイントによる拘縮や拮抗筋の痙性作用によって、筋収縮が阻害されるために生じます。トリガーポイントが存在しない場合、この筋群はグループとして働きます。

トリガーポイント

手指伸筋群のトリガーポイントは多くの関節に痛みが広がるため、関節炎と誤診されることがあります。また、関節炎に関連して生じることもあります。

通常、トリガーポイントは、症状が生じている指や他の領域にも存在しています。手指伸筋のトリガーポイントは、テニス肘の原因になることがあります。このトリガーポイントは、特徴的な関連痛パターンを生じるとともに、圧痛、こわばり、筋痙攣、筋力低下、握力の喪失、握ったりつかんだりする機能や微細な運動制御の消失などを引き起こすことがあります。痛みは爪の下の皮膚や指の先端に生じることがあります。通常、トリガーポイントは複数の筋肉に見つかります。握手をしたり、瓶のふたを閉めたり、ドアノブを回したりすると症状が増悪します。

物を落とすことは、このトリガーポイントを有する人によく起こることです。橈骨神経の絞扼は、手の甲にしびれやうずくような痛みを生じることがあります。このトリガーポイントは、作家、音楽家、手話を用いる人で悪化することがあります。

主な持続因子

持続因子には、草刈り、書き物、マッサージ、トリガーポイント治療などの徒手療法、大工のように物を

関連痛パターン

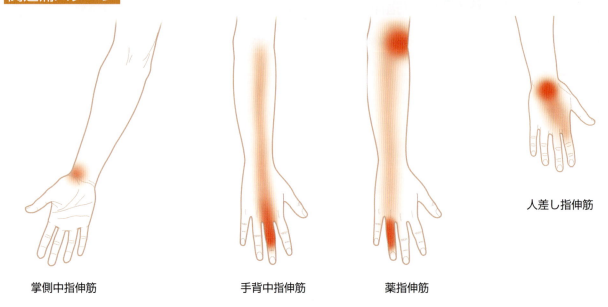

掌側中指伸筋　　　手背中指伸筋　　　薬指伸筋　　　人差し指伸筋

力強く繰り返し握る職業、テニスやダーツ、アーチェリーなどのスポーツ、ピアノや弦楽器などの演奏、ラバーバンドを用いた反復運動、携帯電話の過剰使用、頻繁なコンピュータのマウスの使用、顎や枕の下に手首や手を入れて寝ることなどがあります。

コントロールするためのヒント

患者

手指伸筋群の過剰負荷は避けましょう。握手をするときは、わずかに伸展させながら手掌を上に向けるようにしましょう。瓶のふたを開けるときは、ふたを開ける道具を使用するか、他の人に頼みましょう。持続因子を管理することが大切です。

例えば、頻繁にゴルフやテニスをする人は、グリップの握り方を確認し、必要であれば変更してください。傷害が残っている人は、痛みのある筋肉を頻繁に使用してはいけません。関節炎があったりその疑いがある人は、トリガーポイントを確認しましょう。トリガーポイント治療をしている場合は、関節炎はそれほどひどくはなりません。X線検査やその他の検査を行っても、関節炎が確認できない場合は、関節炎ではない可能性があります。

施術者

患者が関節炎であることを疑われる場合は、きちんと確認を行いましょう。トリガーポイントを有している場合は、トリガーポイント治療が必要になります。トリガーポイントは関節炎と合併していることがあります。1つの疾患に対する治療は、他に影響を与えることがあるので、慎重に行う必要があります。そのため、患者と率直に話し合ってください。

患者が外側上顆炎である場合は、棘上筋、上後鋸筋、回外筋、長橈側手根伸筋、尺側手根伸筋、回外筋、腕橈骨筋にトリガーポイントがあるかどうかを確認しましょう。これらのトリガーポイントによる痛みは、患者の睡眠を妨げるほど重症となります。トリガーポイントが存在する場合は、患者と真剣に向き合わなければなりません。指上方からのストレッチ＆スプレーは、有効となる場合があります。伸筋腱はリウマチ関節炎と関与しているため、トリガーポイントを合併しているかどうかを確認してください。トリガーポイント治療により、患者の症状が軽減することがあります。

ストレッチ

両手の指を伸ばしたまま、左手の手掌を右手の甲にかぶせます。次に、動きにくいと感じるまで、右手をゆっくりと内側に曲げることで軽く握りこぶしを作ります。その後、左手を使って、右手をゆっくりと真っ直ぐにします。手を入れ替え、同じように行います。ゆっくりと呼吸をしながら行うと、心地よく感じるかもしれません。呼吸は、まず口をすぼめて優しく長く息を吐き、苦しくなったら息を止めます。次に、それから息を優しく吸っていきます。

この運動を朝と夕方に数回繰り返すようにしましょう。1週間に2回行うだけでも、呼吸を止める時間は増加します。正常な大人は、非強制的に息を完全に吐き出した後、約25秒間息を止めることができるといわれています。呼吸が改善されると、疼痛と痛覚過敏が軽減し、体力が向上されます。

肩、腕、手の筋肉

73 尺側手根屈筋
しゃくそくしゅこんくっきん

英語 Flexor Carpi Ulnaris
由来 ラテン語：flectere「曲げるための」、carpi「手根の」、ulnaris「肘もしくは腕に関する」

解剖図

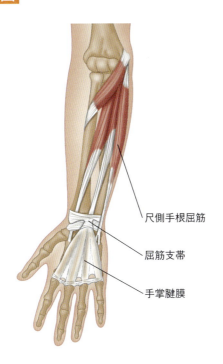

尺側手根屈筋
屈筋支帯
手掌腱膜

関連痛パターン

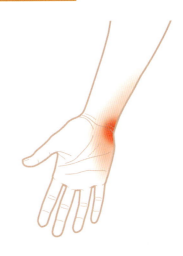

ることが重要です。

主な持続因子

持続因子には、プロのピアニスト、大工、木工工芸家、コンピュータの使用者が行う反復運動などがあります。ガーデニングや手工芸のように物を長時間握っていたり、手を回旋させたりすることは、尺側手根屈筋のトリガーポイントをさらに悪化させます。

コントロールするためのヒント

握手をするときは、手掌を上に向けて行うようにしましょう。また、どのように腕と手を使用すればよいかを理解してください。指と手首の筋肉を保護するためには、腕全体を使うことが有効です。

睡眠時や安静時の姿勢にも注意しましょう。顎の下に手や指を置き、喉に向かって極端に指を曲げることは避けましょう。この状態は睡眠時にも起こることがありますが、それを変えることはできます。最初にこの状態になっていることに気づくことが大切で、このことに常に注目し、変化するという意思をもち続けることが重要です。手を握ったり、回転させたりする動作を避け、姿勢を変えたり、作業や活動を調整したりしてください。

セルフケア

動的な運動としては、指を閉じたり開いたりするこ

特徴

尺側手根屈筋は、他の筋肉とともに、手首を曲げたり、その領域を固定したり、内転（尺屈）したりする作用があります。

運動

手関節伸筋群は、浅指屈筋と深指屈筋とともに握力に影響を与えます。

トリガーポイント

尺側手根屈筋のトリガーポイントは、指に痛みを生じ、指の可動域を減少させる原因となります。中指、薬指、小指がしびれを感じることや、ヒリヒリとする感覚が生じることがあるため、手根管症候群、肘部管症候群、手関節捻挫、神経障害、関節炎などの疾患と誤診されることがあります。

また、これらの疾患に付随して症状が生じることがあります。このトリガーポイントは筋力低下や緊張を生じ、微細な運動制御の消失につながることがあります。そのため、このトリガーポイントを直ちに治療す

とが効率的です。これには手首の運動も含まれます。左側の前腕の筋肉を右手の親指を使ってマッサージや圧迫をしてみましょう。このとき、親指の向きが変わっても、それほど効果に違いはありません。長く持続的なストローク（軽擦）で行いましょう。

皮膚と膜をしっかりつかむために、少量の水を使って深部にアプローチすることは避けましょう。深部へのアプローチは、水性のオイルや鎮痛薬など、少量の潤滑油を使うようにしましょう。指が完全に伸展できない場合は、できる範囲で伸ばしましょう。

テーブルなどに手掌を上にして置き、これ以上伸びない状態を保ちます。次に、ゆっくりと指を曲げるようにして、指の筋肉を収縮させます。10秒後に深呼吸し、握りこぶしを作ります。その後、ゆっくりと指を開きます。反対の手も同じように行います。筋肉を収縮させるときは、とても弱く行うようにしてください。強く収縮させても効果がないので、弱く収縮させることを心がけましょう。

74 回外筋（かいがいきん）

英語 Supinator
由来 ラテン語：supinus「仰向けに寝る」

解剖図

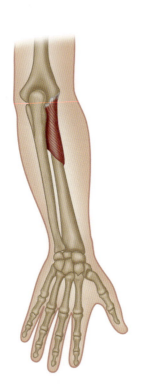

関連痛パターン

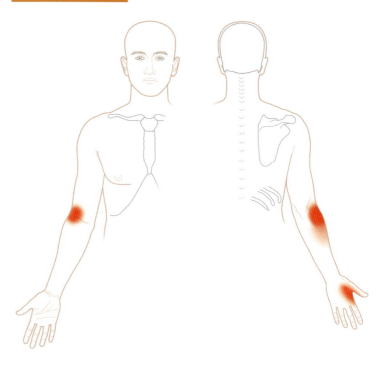

特徴

回外筋は上腕二頭筋とともに腕を回外させる作用があり、腕を伸ばしたときに手掌を上に向けます。また、肘の屈曲を補助する作用があります。

運動

回外筋は、ほぼ全面が他の筋肉に覆われている深部の筋肉です。腕と手を回外させる際に強い力が必要な場合は、約120°腕が屈曲したときに上腕二頭筋を補助する作用があります。

トリガーポイント

回外筋のトリガーポイントは痛みを生じ、草を刈る人の親指、犬を散歩する人の肘、テニス肘のような特徴的な筋力低下を起こすことがあります。肘では深部の橈骨神経の絞扼を起こし、同時に親指と人差し指の間の水かき部分に痛みが生じることがあります。

このトリガーポイントが活性化すると、ハンドタオルを絞ったり、ドアノブを回したりすることが大変つ

らく、痛みは安静時でさえ持続します。

主な持続因子

　落ち葉を掃く、マットレスをひっくり返す、手に負えない大型犬を散歩するなど、力強く、持続的な回外（特に肘を伸ばした状態）のような動作が持続因子となります。

　草むしり、長時間の杖の使用、重たい物を運ぶなどの長時間にわたって握る動作により、このトリガーポイントの形成と持続が起こります。また、トリガーポイントが活性化している場合は、コンピュータのマウスの使用が持続因子となります。

コントロールするためのヒント

　回外筋を酷使することを避けましょう。重たい財布を持つ代わりに、リュックサックやウエストポーチを使いましょう。また、雑草対策として地面に根覆いをする作業をやめましょう。様々な持続因子を避けるように管理してください。

ストレッチ

　股関節に手の甲を置き、ゆっくりと肘を動かし、回外筋の中央部をゆっくりと圧迫していきます。これにより、関連した膜などを伸ばすことができます。この圧迫は16秒間連続するか、5〜7秒間圧迫し、2秒間中断するように行いましょう。痛みがなく圧迫することができれば、筋肉の血液供給が増加します。

　この領域に腫脹がない場合は、安全なアプローチができます。もしも炎症の疑いがある場合は、ストレッチが終わったら、3〜6分間冷水あるいはコールドパックで組織を冷やしてください。圧迫前と圧迫直後で可動域を確認し、評価するようにしましょう。可動域が増加していると、やる気が出てくるでしょう。

75 母指内転筋、母指対立筋

英語 Adductor and Opponens Pollicis
由来 ラテン語：adductor「から離れて」、opponens「対立する」、pollicis「母指の」

解剖図

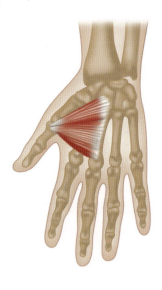
母指内転筋

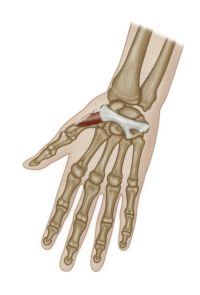
母指対立筋

関連痛パターン

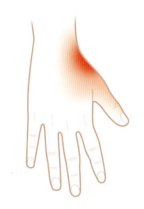
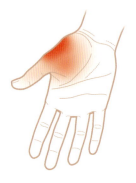
母指内転筋

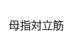
母指対立筋

特徴

母指内転筋は母指を内転させる作用があります。母指対立筋は親指を各指のほうへ動かす作用があり、親指の先端と各指を接触できるようになります。

運動

この筋肉は膜と結合することで母指球を形成しており、その膜は固くなっています。母指内転筋は短母指内転筋によって覆われており、短母指屈筋と部分的に融合しています。

母指対立筋を触診することは難しいですが、他の筋肉と混同することはありません。そのため、他の筋肉と一緒に治療することができます。母指内転筋は、物を握ったり、挟んだりするときに働きます。

トリガーポイント

母指内転筋と母指対立筋のトリガーポイントは、親

肩、腕、手の筋肉

指のぎこちなさだけでなく、特徴的な関連痛パターンを生じるため、注意する必要があります。この筋肉が障害されると、物をつかんだり、握ったり、挟んだりする能力が低下したり消失したりします。通院するほどではありませんが、ペンなどで書いた文字が読みにくいことがあります。ボタンをかける、縫い物、絵を描くなど、素早い制御が必要となる作業は、筋力低下や微細な運動制御ができないために困難となり、イライラとしてしまうでしょう。ここで留意すべきことは、母指対立筋における症状には痛みはありませんが、治療が必要となります。

主な持続因子

草刈り、縫い物、瓶のふたを開ける、書き物、携帯電話のメール、テレビゲーム、キーボードによる入力、手工芸などの挟む動作など、反復的に親指に強い圧がかかる動作が持続因子となります。

コントロールするためのヒント

患者

ドライバーのように、手首に反復的に回転するストレスをかけることを避けましょう。また、これと同じような動作を行う仕事は調整しましょう。できるだけ反対側の手を使うようにし、この動作を含む仕事が割り当てられたときは他の人に頼んだり、断るようにしましょう。雑草を抜くときのように、長時間物をつかんだり、引っ張ったりすることは避けましょう。書き物をするときは、軟らかいサインペンを使い、短時間ですませましょう。

これらのトリガーポイントは、ストレッチ、徒手療法、ノバー（knobber）が有効となる場合があります。著者のStarlanylは、ビー玉ほどの大きさの木球がついた棒状の道具を治療に使っています。

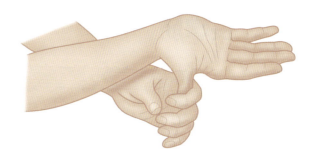

施術者

母指対立筋のトリガーポイントは、関節炎、手根管症候群、第6頸椎（C6）あるいは第7頸椎（C7）の神経根障害、ドケルバン病、腱鞘炎、治癒していない骨折と誤診されることがあります。骨折後に痛みが続いたり、関節が弱くなっている場合は、このトリガーポイントを確認しましょう。

ストレッチ＆スプレー、軽い超音波は、極めて有効な治療となることがあります。非常に痛みを感じやすいため、線維筋痛症の中枢性感作を有する患者の手にトリガーポイント注射をすることは避けましょう。

ストレッチ

母指対立筋に対する簡単なストレッチは、片手で反対側の親指をストレッチする方法です。罹患している手の指を広げ、最初に痛みを感じるまで、可動域の範囲内で罹患している親指を優しくストレッチし、元の状態に戻します。この運動を繰り返し行いましょう。

母指内転筋に対する簡単なストレッチは、適度な温度の温水に手をつけ、手掌を下向きにして、反対側の親指と人指し指で挟み込んで圧迫します。どのようなストレッチを行うとしても、組織に過度なストレッチを極力避け、正常な可動域の範囲内で行うようにしましょう。

76 長掌筋
ちょうしょうきん

英語 Palmaris Longus
由来 ラテン語：palmaris「掌に関する」、longus「長い」

解剖図

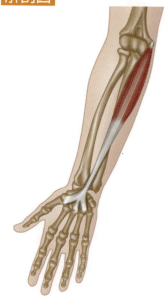

関連痛パターン

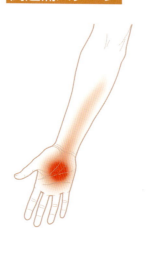

特徴

長掌筋は手関節を軽く屈曲して手掌でカップを作ったり、手掌の屈筋を収縮させたりする作用があります。

運動

長掌筋は大きく開いた手掌腱（腱膜）とのつながりに起因しており、この筋肉が緊張すると、進行性の拘縮となることがあります。

トリガーポイント

長掌筋のトリガーポイントは皮膚付近にあり、手掌に痛みを生じ、手掌の中心や前腕内面に表在性のチクチクと刺すような痛みを生じます。痛みは親指のつけ根までに及びます。陶芸家などで手を強く反復的に動かす人は、手掌のほうへ指が垂れるような筋肉の拘縮を生じることがあります。手掌は、圧痛、ヒリヒリとした痛み、筋肉が短縮するような感覚が生じ、手首の力が減少します。道具の使用によって症状は悪化し、食器を持つことさえも難しくなることがあります。

トリガーポイントの収縮結節（硬結）は、手掌に形成されることがあります。拘縮、線維化、石灰化を予防するために、できるだけ早く治療しなければなりません。このトリガーポイントの一部は、親指が長母指筋腱の側屈を固定するので、ばね指と関連する可能性があります。

主な持続因子

持続因子には、両手を広げて転倒することによる外傷、長時間手をカップの形にする、陶器、彫刻、肉体労働、力がいる道具を使った作業、重労働で過剰に物を握る作業、園芸用のコテの使用、長い草を刈る草刈り機の使用、頻繁に徒手療法を行うなどがあります。

コントロールするためのヒント

患者

持続因子は厳しく管理しなければいけません。トリガーポイントが不活性化となったら、温水に入れる、あるいは、弱い超音波を当てましょう。その後、軽度から中程度の強さで膜の拘縮をストレッチする他、道具を用いて頻繁にストレッチをしましょう。また、上腕三頭筋のトリガーポイントを確認しましょう。

施術者

超音波、ストレッチ＆スプレー、バリアリリースが有効です。このトリガーポイントは、手根管症候群（CTS）やデュピュイトラン拘縮と誤診されることがあります。現在、これらの疾患とトリガーポイントがどのように関連しているかを示す実験データはありません。しかし、この筋肉と支帯（前腕屈筋群、手根支帯 63 を参照）のトリガーポイント治療は、軽度から中程度の拘縮を改善させる可能性があります。今後、さらなる研究が望まれます。

ストレッチ

右腕を肘で曲げ、手掌を前方に、指の先端を天井に向けます。左手で右手の指を後方に押します。ストレッチをさらに効果的にするために手首を伸展させます。痛みを極力避け、動的ストレッチを行いましょう。このストレッチは、橈側手根屈筋、尺側手根屈筋、長掌筋、小指屈筋、指屈筋群にも効果があります。

肩、腕、手の筋肉

77 手の虫様筋、骨間筋

英語 Lumbrical and Interosseous Muscles of the Hand
由来 ラテン語：lumbricus「ミミズ」、inter「間の」、osseus「骨の」

解剖図

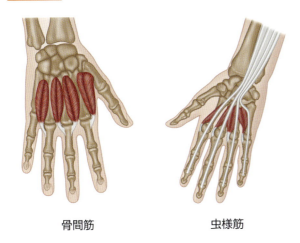

骨間筋　　　虫様筋

特徴

　解剖学的用語に詳しくない人は、これから知らない用語が出てきても我慢して読み進めてください。本書は自分の身体について学ぶものであり、これらの知識は苦痛を軽減することにつながります。
　手足の虫様筋は、屈筋腱と伸筋腱の間を通過し、これらの筋肉の影響を受けることがあります。手の虫様筋は、中手指節関節（MC関節）を曲げるために、骨間筋とともに作用すると同時に、個々の指節間関節（IP関節）を伸展させます。足の骨間筋と同様に、手の骨間筋は2つに分かれており、背側は手の甲へ、掌側は手掌を走行しています。掌側骨間筋は、中指方向に親指、人差し指、薬指、小指を動かします。
　第1掌側骨間筋は、中手指節関節で親指を屈曲するために短母指屈筋とともに作用します。その他の3つの骨間筋は、手の関節を曲げたり広げたりするために虫様筋とともに作用します。背側骨間筋は、人差し指、中指、薬指を外転させる作用があります。第1背側骨間筋は、中手指節関節で人差し指を回転させ、母指内転筋の内転を補助しています。

運動

　手の虫様筋と骨間筋は、非常に複雑で細かな作業を行っています。虫様筋は指の屈曲と伸展に関連する動きの調整にかかわっています。骨間筋は親指の筋肉とともに作用し、手の器用な動きと深くかかわっています。トリガーポイントが存在すると、ペンなどで書いた文字が読みにくかったり、物をこぼしたり落としたりすることがあるでしょう。これらの筋肉は神経が豊富にあるため、トリガーポイントが存在すると、何か作業をしようとしたとき、信じられないほどの痛みやその他の症状を生じることがあります。

トリガーポイント

　人差し指のトリガーポイント（第1背側骨間筋としても知られている）は、手の前面や後面、小指まで広い範囲に痛みが放散します。しかし、骨間筋と虫様筋のトリガーポイントは関連痛が似ています。
　関連痛パターンは、両側の指と同様に、手背と手掌に生じますが、これはトリガーポイントが存在する部位に依存しています。指のこわばりはよく認められ、完全に伸展して指を広げることができないことがあります。最も強烈な痛みは、通常、第1関節で生じ、関節リンパ節で起こることもあります。ヘバーデン結節は、関節炎と考えられることが多いですが、骨間筋のトリガーポイントが関与していることがあります。特に、結節が最初に形成されるとき、非常に強い圧痛が生じます。この圧痛には、骨間筋のトリガーポイントが関与しています。
　また、結節は時間の経過とともに硬くなり、痛みがなくなることがあります。トリガーポイントが存在する場合、検査では関節包あるいは骨性腫脹を示す所見はありません。そのほか、このトリガーポイントが存在すると、ボタンをかけたり、物をつかんだり、握ったりすることが難しくなります。これらの筋肉には、多くの活動性トリガーポイントや潜在性トリガーポイントが存在する可能性があります。潜在性トリガーポイントが存在しているときでさえ、動きが制限され、こわばりが生じ、指の共同運動が消失することがあります。そのため、できるだけ早く全てのトリガーポイントを治療する必要があります。
　骨間筋のトリガーポイントは、何年間もそのままである場合がありますが、活性化することで生じる痛みは、関節炎あるいは加齢が原因である可能性があります。関節炎の薬物治療は、トリガーポイントによる痛みには効果はありません。そして、薬を摂取することで必要以上に内臓にダメージを与えることがあります。トリガーポイントは非侵襲性の治療をすべきであり、それを第一選択とするのがよいでしょう。

関連痛パターン

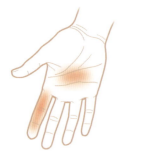
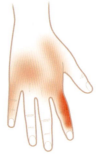

第1背側骨間筋のトリガーポイント

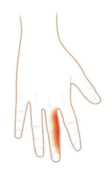

第2背側骨間筋のトリガーポイント

　関連のある筋筋膜トリガーポイントの不活性化や持続因子の除去は、変形性関節症の進行を遅めたり、止めたりすることにつながるため、早い段階で治療することが重要です（Simons, Travll and Simons 1999, p792）。また、このトリガーポイントによる指神経の絞扼は、ヒリヒリあるいは焼けるような感覚や、しびれ、感覚異常を引き起こすことがありますが、これらの症状はトリガーポイントを適切に治療すれば消失させることができます。骨間筋症候群と呼ばれる神経の絞扼は、手術がよく行われますが、従来の軟部組織のマニュピレーションによって改善できるという報告があります（Sarasiotis and Myriokefalitakis 2010）。治療は原因によって選択されることが大切です。この場合はトリガーポイント治療を選択するべきでしょう。

主な持続因子

　草むしり、ガーデニング作業、コンピュータやゲーム、機械仕事、建設の仕事、美術、徒手療法など、長時間あるいは反復的に指先で物をつかむような活動が持続因子となります。また、長時間にわたり、ゴルフ、ラクロス、テニスなどのスポーツを行う、外傷、関節炎、その領域に疾患が合併することは、トリガーポイントを活性化させ、持続因子になります。

コントロールするためのヒント

患者

　手の虫様筋と骨間筋は、物をつかむような動作をコントロールしています。このような動作をする時間を少なくし、かける力を小さくしましょう。これらの筋肉は頻繁にストレッチしましょう。芯の柔らかい鉛筆など、最小限の力で書ける筆記用具を使いましょう。温かいワックスを用いた関節炎の治療は、トリガーポイントを治療することができますが、反復的な関節運動を伴う関節炎の治療は、トリガーポイントを増悪させることがあります。原因が何かを調べ、症状に合った治療が行われているかどうかを確認しましょう。

施術者

　手掌に痛みがあるとき、長掌筋にトリガーポイントがあることを確認してから、第1背側骨間筋を確認しましょう。それは、この痛みは両方の筋肉が関与していることがあるからです。

　また、弱い超音波が有効となる場合があります。手のトリガーポイント注射は非常に痛いので、できるだけ避けましょう。また、指の屈曲変形は、ヘバーデン結節を併発していることがあります。炎症過程がはっきりと確認されていない限り、関節炎だとは決めつけてはいけません。

　トリガーポイントと関節炎は同時に起こることがあるため、トリガーポイントを治療すると、どのようなことが起こるのかを考慮しておきましょう。持続因子がなく、早い段階でトリガーポイントを治療すれば、変形性関節症の進行と増悪を防止することができることがあります。全ての治療者がトリガーポイントを理解し、治療することができれば、多くの痛みを予防することができるでしょう。

ストレッチ

　温水に手掌を沈め、各指を別々にストレッチします。その他の運動としては、手掌を身体の前方で合わせて押します。次に、押したまま、指の先端のみが触れた状態になるように、指を動かしていきます。また、自分自身で手のマッサージを行ってもよいでしょう。これにより筋肉をストレッチすることができ、痛みのある領域を知ることができます。

11章 股関節と大腿部の筋肉

はじめに

人間は、無意識のうちに筋肉を使い、酷使しています。また、長時間ぎこちない姿勢で座ったり、身体に合わない家具を使ったりしています。多くの職場は、仕事をする人よりも仕事内容に合わせて作られています。すなわち、職場は効率性や時間の節約のために設計されており、筋肉にとって快適とは限りません。

筋肉は様々な動きをする必要があるため、休日にはその代償として普段使っていない筋肉を過剰に使おうとします。しかし、不慣れな動作をすることや、その前後のウォーミングアップやクールダウンを怠ることで、筋肉は障害が生じるまでではありませんが、疲れ果ててしまいます。その結果、運動連鎖に影響を及ぼすことで、多くの問題が生じてしまいます。

運動

身体のほんの一部の変化からトリガーポイントのカスケード反応が始まることがあります。慢性腰痛は、歩き方、股関節と大腿部の補助作用に変化を生じさせます（Vogt, Pfeifer, and Banzer 2003）。さらに、仙腸骨の痛みは、筋肉の補助作用を変えてしまいます（Hungerford, Gilleard, and Hodges 2003）。

長時間の立位は、それぞれの筋肉が補助し合うことで働いているため、股関節と背部の筋肉には相互的なストレス関係が形成されます。そして、このストレス関係によって腰痛を生じることがあります（Nelson-Wong and Gallaghan 2010）。

大腿部の筋倦怠感は、股関節や膝の力学に影響するほか、身体の上半身や下半身の運動にも影響を与えます（Thomas, McLean, and Palmieri-Smith 2010）。股関節における筋肉のアンバランスは、前十字靭帯の断裂や他の膝の障害を生じる原因になります。そのため、筋肉のアンバランスを調整することは、膝のダメージを防ぐ最良の手段となります（Powers 2010）。

トリガーポイント

腰部、股関節、大腿部、膝に痛みや機能障害が生じている場合、最初にトリガーポイントと同じような症状を生じる腫瘍や他の疾患を確認しましょう。しかし、腰痛患者の96％、股関節の痛みを訴える患者の48％が、筋筋膜トリガーポイントをもっているという報告があります（Weiner et al. 2006）。

膝の痛みの大半は、大腿前面の筋肉のトリガーポイントが原因であるにもかかわらず、トリガーポイントはあまり考慮されることがありません。そのため、頻繁に膝の痛みを訴える患者には手術が行われます。これに対し、トリガーポイントなどの筋膜の治療は、予防医学ともいえるでしょう。

筋肉のアンバランスは幼い頃から形成されていますが、まだ歩けない乳児や歩き始めの子供に対して、トリガーポイントの定期的な健診は行われていません。例えば、股関節の拘縮は、幼少期の「特発性脊柱側弯症」の原因となっています（Karski 2002）。従って、できるだけ早くこれらの拘縮を確認し、治療することができれば、筋筋膜がさらにねじれることを防ぐことができます。つまり、脊柱変形や筋肉の代償、またそれに続くアンバランスも防ぐことが可能です。しかし、この領域には多くの分厚い筋肉が含まれており、深層にあるトリガーポイントを見つけ出すことは困難です。

大殿筋にトリガーポイントを有する患者は、寒い場所で生活したり、スケート場に行ったりすると、身体の他の部分が温かくなっていても、殿部は冷たいままであることに気づくでしょう。このような冷えは、トリガーポイントと関連した厚い筋肉で起こりやすく、線維筋痛症患者では微小循環が正常に機能していない兆候とも考えられます。

大殿筋のトリガーポイントは、筋肉やその上の組織にも影響を及ぼし、皮膚でも微小循環が崩壊し、極めて敏感な状態となります。また、この領域は、スポーツによる傷害の好発部位です。この筋肉は、蹴る、跳ぶ、走る、歩く、階段を上る、ダンスをする際によく使用されます。この筋肉は力強く、物を持ち上げたり、運んだりする際に使われますが、その一方で補助を必要とします。

慢性筋筋膜痛（CMP）

多くの筋肉に多発性トリガーポイントが存在する場

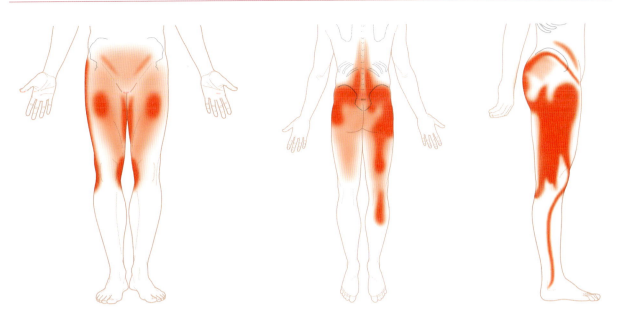

図11-1　患者の関連痛パターン

合、筋肉が何層にもなっているため、最も強い痛みを生じている筋肉がどこに存在するか特定することは難しいでしょう。

痛みは治療によって身体の片側から反対側に変わることがあります。すなわち、1つのトリガーポイントが消失しても、他のトリガーポイントが活性化します。慢性筋筋膜痛（CMP）において、トリガーポイントは相互作用を起こす原因となります。多くの研究者は気づいていませんが、局所痛に関する研究の大半は、トリガーポイントが原因です。

例えば、Yahiaは、「坐骨神経痛は主に坐骨神経側の体幹や膝の筋力低下が関与している」という報告をしています（Yahia et al. 2010）。この研究において、坐骨神経痛を発症した患者は、どの時期にトリガーポイントが形成されたのかは定かではありませんが、痛みのサイクルの中で、トリガーポイントが存在していたと考えるのが妥当でしょう。

坐骨神経痛は、殿部から大腿部に放散するあらゆる痛みを総称したものです。坐骨神経痛と脚の痛みは、トリガーポイントを形成したり、持続因子となる不適切な歩き方を生じる原因となったりすることがあります。また、トリガーポイントは、それ自身が坐骨神経痛を生じ、不適切な歩き方になることがあります。歩き方などの習慣は、一旦定着してしまうと、悪循環に陥ります。坐骨神経痛は病理学的に生じることがあるので、これを除外しなければなりません。

しかし、坐骨神経痛が起こる頻度が最も高いのは、筋筋膜が原因であると考えられています（Labat et al. 2009）。そして、筋筋膜の研究では、痛みの原因は必ずしも局所とは限りません。著者のSharkeyは、通常の治療でよくならない膝の痛みが、口腔内のトリガーポイントの治療によって消失することを経験しています（Sharkey 2008, p.219）。

神経、血管、膜などのその他の器官と同様に、全ての筋肉は同じようには作られていません。そのため、各筋肉は、体液の循環ネットワーク、関連する膜の厚さ、固有受容器の量などの特徴で説明できるかもしれません。また、筋肉は神経系からの影響や神経生理学も考慮する必要があるでしょう。

例えば、大殿筋は、小後頭直筋などの頭部の基部にある小さな筋肉に比べて、固有受容器の数が少ないことが知られています。大殿筋が頭部の筋肉とほぼ同じ数の固有受容器をもっているのであれば、大殿筋の強い収縮により、座ることができなくなるでしょう。

また、他の筋肉が抑制されると、特定の筋肉は短縮する傾向にあります。ここの「抑制」という言葉は、筋肉の反応がゆっくりになることを意味しています。実際、神経作用によって大殿筋が短縮した患者は存在しないかもしれません。大殿筋が短縮して緊張していると、骨にも影響を及ぼしているでしょう。そのため、骨盤が後方に傾いている、あるいは、大腿骨が股関節よりも後方に存在しているでしょう。このとき、骨盤を傾けている原因を見つけ出すことが鍵となります。短い腰筋（大腰筋、小腰筋）が原因である可能性もあるでしょう。

慢性筋筋膜痛（CMP）の症例

ここで、46歳の長距離トラックの運転手の事例を紹介します。彼は、長年発作性の腰痛に苦しんでおり、定期的にカイロプラクティックの診察を受けています。痛みのために様々な市販薬を服用したり、大量のカフェインを摂取したりしています。運転が長距離になるときは、トラックで寝ています。

最近、長期の仕事から帰宅したとき、農機具が動かなくなっていることに気づき、すでに身体は疲れ果てて冷えていましたが、ベタ雪をスコップで掘り起こし、軽トラックで農機具を移動しました。その後、軽食を摂ってから、ソファーで寝てしまいました。翌朝に、腰痛、大腿部と股関節のこわばりのため、起き上がることが困難となりました。右転子領域が極めて痛く、右坐骨神経領域から下方へ痛みが広がっていました。その後もずっと足を引きずっており、痛みのため、右側で眠ることができません。

検査では、腹部肥満、下垂腹が明らかになりました。彼は標準体重よりも 20 kg 太っていました。トリガーポイントは、両側の腰方形筋、腹直筋下部、縫工筋、薄筋、梨状筋で見つかりました。左側の大部分のトリガーポイントは潜在性でした。

右側のトリガーポイントは、小殿筋、大腿筋膜張筋、外側広筋中央で見つかりました。問診をしているとき、時々、大腿内側に刺すような痛みが生じたものの、その痛みは「歩いているうちに弱まる」とのことでした。

トリガーポイントは、局所麻酔、弱い圧迫によるカイロプラティック、温冷療法、ストレッチ＆スプレーに反応しました。MRI により、腰椎が変性していることが明らかとなりました。彼は施術者と一緒に、自宅で行うストレッチを考えました。

施術者は、身体力学について記された説明書を用意し、指導を行いました。また、トラックの運転席にフィットする空気注入式のゴム製のベッドを用意しました。仕事中や自宅では、バランスのとれた食事を摂れていないことがわかったため施術者は栄養補強剤や健康食品を紹介しました。

主な持続因子

筋肉は呼吸する必要があるため、筋肉に対する酸素の供給を妨げるものは何でも持続因子となります。例えば、慢性閉塞性肺疾患（COPD）は、大腿部の組織のミトコンドリアの密度に影響を及ぼし、酸素容量を減少させます（Gosker et al. 2007）。ミトコンドリアのようなエネルギーの産生因子は、十分な酸素がなければ働くことができません。そのため、エネルギー危機が生じ、トリガーポイントが形成されるようになります。

激しい運動の前のストレッチやウォーミングアップを怠ると、トリガーポイントの形成や持続を引き起こします。大殿筋やハムストリングスのような大きな筋肉は、特に影響を受けやすいでしょう。また、睡眠中、片側の足が反対側の足よりも伸びており、無意識に筋肉が引き伸ばされることがあります。筋肉が引き伸ばされると、筋線維は断裂することがあります。雪

かき、膝の屈伸運動、スクワットなどは、これらの筋肉にダメージを与えることになります。トレーニングマシンを使った運動、反復的な筋力トレーニングは、持続因子となることもあります。

ただし、長期間のベッドでの静養などの不動状態は、微小循環の問題や筋損傷を生じることがあります。また、ベッドでの静養は股関節などの筋肉を退化させることがあります（Dilani Mendis et al. 2009）。「動かさなければ機能が失われる」といわれることがありますが、筋筋膜の研究から、これは事実であると考えられています。不動状態には、ギプス包帯などの運動制限も含まれます。

患者は、ギプスで固定する前に、トリガーポイントが存在するかどうかを確認する必要があります。そして、ギプスがとれた後も再度確認しましょう。歩行可能なタイプのギプスを利用する場合は、身体の非対称が生じるため、トリガーポイントが形成される可能性が高いでしょう。従って、両足が同じ高さになるように、非罹患側の踵の高さを調整した高い靴を履いてください。高いヒールは膝関節の筋肉を変化させ（Park et al. 2010）、股関節や大腿部に影響を及ぼします。

体重移動のバランスを合わせるために、身体をねじるような代償作用は、運動連鎖に大きな影響を及ぼします。多くの椅子は、快適さや機能性を重視しており、座る人の身体に合わせて作られてはいないため、大きな持続因子になります。

人間の形態や大きさには個人差があります。同じ机と椅子が並べられた職場を想像してみてください。それはトリガーポイントが形成される場所となっています。1 つのサイズのものでは、全ての人には対応できないのです。

妊娠期間中には、不均衡なバランスの変化が生じると、身体に大きな緊張を与えます。妊娠期間中やその直後は、運動の有無にかかわらず、他の期間よりも、股関節、膝関節、足の痛みを発症する可能性が高いでしょう（Vullo, Richardson, and Hurvitz 1996）。

インスリン抵抗性やリーキーガット症候群に伴う腹部肥満のある人は、食事の内容を変更する必要があるでしょう。腹部肥満そのものがアンバランスであり、その領域の筋肉にストレスがかかるため、腹部、股関節、大腿部にトリガーポイントの形成や持続を引き起こします。

コントロールするためのヒント

患者

股関節と大腿部に多くのトリガーポイントを有する人は、施術者に基本的なストレッチ、スプレーの方法を教えてもらう必要があります（14 章参照）。施術者にスプレーの処方箋を出してもらい、治療が必要な筋

股関節と大腿部の筋肉

肉について記された説明書を確認しましょう。これは、自宅で生じた痛みをコントロールするときの手助けとなり、緊急受診を少なくすることにつながります。

筋肉にスプレーを行う場合、方向と手順は重要となります。アイシングをしながらのマッサージは一時的に痛みを軽減させる場合がありますが（Anaya-Terroba et al. 2010）、適切な方法を理解していなければなりません。妊娠している人は、トリガーポイントについて理解している施術者を見つけ、姿勢や運動について指導を受ける必要があります。また、ランジストレッチ、鼡径部のストレッチ、筋肉の運動、テニスボールあるいはノバー（knobber）による圧迫が有効です。

トリガーポイントがコントロールされた人は、太極拳などの運動養生法を行ってみましょう。これは、身体の安定性や協調性、歩き方、バランスのとり方を改善させることができます（Wu et al. 2004）。どのようなスポーツの指導者であっても、トリガーポイントの概念を理解している必要があります。そして、持続因子を管理する方法を指導するプログラムを作成することが求められます。痛みは、改善したり悪化したりするため、その都度、求められる情報が変化することがあります。

施術者

痛みが股関節と大腿部にあるとき、仙腸関節、下部脊椎、恥骨結合を確認しましょう。仙骨に対して寛骨の上方への移動は、腰痛や鼡径部痛の主な原因となります（Travell and Simons 1992, p.121）。また、膝蓋靭帯領域のトリガーポイントも原因である可能性がありますが、未だ証明されていません。

ストレッチ＆スプレー、深部組織にアプローチする治療が有効ですが、これらは慎重に行う必要があります。この領域において、骨に付着している組織を動かすことは可能ですが、強い痛みを生じることがあります。そのほか、注射による治療も激痛を生じることがあります。医療サポート、薄暗い照明、安静、心遣いなどで患者を支え、起こりうる問題を極力減らす準備をしておきましょう。線維筋痛症を合併している患者は、たとえ経験が豊富な医療施術者のサポートを受けたとしても痛みは生じてしまいます。

内転筋群のリリースを行う際は、最初にハムストリングをリリースしましょう。次に、内転筋群のリリースを行い、敏感な筋痙攣があれば、中殿筋から小殿筋へとリリースをしましょう。しかし、内転筋群をリリースしている間、再び中殿筋の治療を行う必要があります。

次に、長内転筋を行う前に、大内転筋をリリースしましょう。長内転筋をリリースした後、短内転筋をリリースし、その後、薄筋と恥骨筋をリリースしましょう。各筋肉の治療後、その筋肉の他動運動を可動域の範囲内でストレッチしましょう。電流刺激は、大内転筋などの深部の筋肉に行いましょう。

薄筋付近やその他の筋肉で、すでに焼けたり刺すような痛みが生じているのであれば、この治療はやめましょう。患者は、施術者と過ごす時間より、自分の筋肉と過ごす時間のほうがはるかに長いので、多くのセルフケアが行えるように指導しましょう。

78 大殿筋
だいでんきん

英語 Gluteus Maximus
由来 ギリシャ語：gloutos「殿部」
ラテン語：maximus「最も大きい」

解剖図

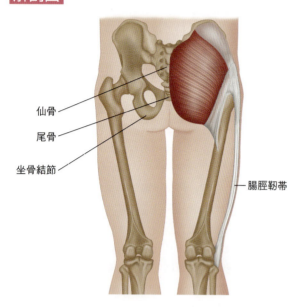

仙骨
尾骨
坐骨結節
腸脛靱帯

特徴

大殿筋は、股関節の外旋と伸展、大腿部の伸展（階段などを上る）に作用します。また、膝を外旋するために大腿骨を回旋させます。

運動

大殿筋は**コアマッスル**であり、殿部の厚い外層を形成しています。この筋肉は、強い力を生み出す筋肉の1つであると同時に、身体のなかで最も重い筋肉です。また、立つ、走る、ジャンプすることを可能にします。

寛骨、仙骨、脊柱起立筋の腱付着部、尾骨、大腿骨、仙結節靱帯や腸脛靱帯に付着しており、仙腸関節や膝関節を安定させています。腰痛患者において、大殿筋は回旋中に骨盤の脊椎を安定させる補助作用がありますが（Pirouzi et al. 2006）、仙腸関節に痛みがある場合は代償作用が遅れます（Hungerford, Gilleard, and Hodges 2003）。

トリガーポイント

大殿筋のトリガーポイントは強烈な局所痛を生じます。特に、坐骨結節の真上にトリガーポイントが存在する場合は、長時間座った後に痛みが生じるため、イライラとしてしまうでしょう。このトリガーポイントは、釘が骨に突き刺さるような痛みを生じるため、座ることが困難となります。

大腿骨に近いトリガーポイントは、トリガーポイントに直接圧が加わらなくても、座位で増悪する局所痛を生じます。また、このトリガーポイントは、ハムストリングスにトリガーポイントを形成し、大腿後面に激しい痛みを生じることがあります。

前かがみの姿勢で坂を上るとき、痛みが増悪することがあります。また、クロールや平泳ぎで泳ぐときに、殿部に痛みを生じることがあります。このトリガーポイントによる症状は、股関節部の滑液包炎によるものと似ており、ふらついて歩く原因となったり、尾骨や殿部に横紋状の痛みを生じたりすることがあります。さらに、筋肉の上方にある皮膚でさえ痛みを生じることがあり、微小循環を制限するため、敏感になります。

大殿筋が冷えたり、トリガーポイントが存在したりする場合、身体の他の部位が温まっていても、殿部は冷えていることがあります。冷水に入ると、トリガーポイントが存在する筋肉は痙攣を伴う痛みを生じることがあり、この痛みが泳いでいるときに起こると、生命を脅かすこともあります。この筋痙攣は、関節炎の治療には十分な温かさのプールでも起こることがあります。そのため、このプールの温度はトリガーポイント治療には適していない可能性があります。このトリガーポイントは、足を引きずったり、変則的な歩き方を引き起こしたりすることがあります。これにより、運動連鎖に沿ってトリガーポイントが活性化され、持続するようになります。

主な持続因子

持続因子には、スポーツによる傷害、転倒、激しい運動を行う前にストレッチをしない、あるいは筋肉を温めない、腰部や股関節の手術、慢性腰痛、うつむいた姿勢、モートン足、過剰な回内位を起こす要因、物を持ち上げるなどの過剰負荷、長時間の座位、前かがみで歩く、坂を歩いて上る、大腿を下腿の前方に伸ばして横向きで寝る、股関節・仙腸関節・骨盤・膝関節の炎症などがあります。

大殿筋のトリガーポイントは、座位でのレッグプレス、階段の上り下り、それと似た動作を行うトレーニ

股関節と大腿部の筋肉

関連痛パターン

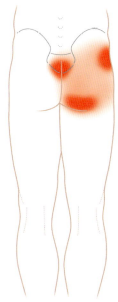
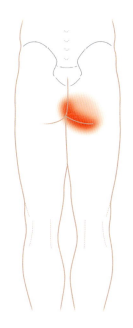
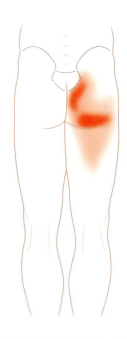

坐骨結節中央上部で大殿筋中央下部のトリガーポイント　　大殿筋内側下部のトリガーポイント　　大殿筋仙骨領域のトリガーポイント

ングマシンによる反復運動などによって持続します。このトリガーポイントは、腸骨筋、腰筋群（大腰筋、小腰筋）、中殿筋、小殿筋に存在するトリガーポイントによって生じることがあります。そのため、適切な姿勢をとることが重要です。前かがみの姿勢は大殿筋に圧がかかりますが、真っ直ぐに伸ばすと骨に圧がかかります。正常な状態では、骨が体重を支えるような構造になっています。

コントロールするためのヒント

大殿筋に関連痛を生じるトリガーポイントや、症状の原因となるトリガーポイントを確認しましょう。そして、持続因子を管理することが大切です。

例えば、横になって眠る場合、大腿部の過剰伸展を避けるために、膝の間に枕を入れましょう。座位は長くても20分間以内にしましょう。ストレッチ＆スプレーはトリガーポイントに有効ですが、治療後に組織を温めることを忘れてはいけません。持続因子となるモートン足やその他の足の問題を確認しましょう。そのほか、テニスボールの圧迫によるリリース、徒手療法、ノバー（knobber）の使用は、トリガーポイントを和らげることがあります。

ドーナツ型のクッションに座るとき、輪の部分にトリガーポイントが存在する場合は尾骨痛が増悪します。そのため、トリガーポイントが存在する領域を輪の部分に接触しないようにしたり、輪の穴に位置するように座ったりするとよいでしょう（大殿筋全体にトリガーポイントが存在する場合は、このクッションは使用しないほうがよい）。

ボツリヌス毒素注射は、人工関節置換術後の大殿筋の痛みを軽減させることが知られていますが（Bertoni et al. 2008）、その前に徒手療法や他の代替治療を試みることをお勧めします。また、これらの治療法は、リドカインやプロロカインを用いたトリガーポイント注射を行う前にも試みるべきでしょう。

セルフケア

神経筋の視点から、大殿筋が痙攣したり短縮したりすることは絶望的な状況といえます。大腿骨が回旋するため、大腿方形筋は短縮し、大殿筋にも痛みを誘発します。

しかし、筋肉は全て同じ状態とは限りません。通常、大腰筋は短くなっており、しだいに大殿筋が阻害されます。この場合、最初に大殿筋を伸ばすようにしましょう。大きくて強い腰筋（大腰筋、小腰筋）の痙攣性活動を軽減させるための最良の方法は、ストレッチを行うことです。その後、大殿筋を治療するようにしましょう。

79 中殿筋

英語 Gluteus Medius
由来 ギリシャ語：gloutos「殿部」
ラテン語：medius「中央の」

解剖図

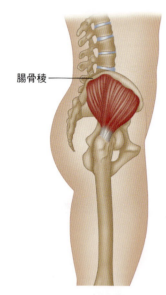

中殿筋のトリガーポイントは、腸骨稜に沿ってあるいはその下部に存在します。

特徴

中殿筋は、股関節の外転、主に外旋する作用があり（内旋にも関係があります）、骨盤を固定します。また、歩くときに骨盤を傾け、バランスを維持する作用があります。

運動

中殿筋は**コアマッスル**であり、大部分は大殿筋によって覆われています。中殿筋下部は、小殿筋が覆われており、後部の筋膜の一部は共有しています。殿筋群には密接な関係があるため、ある筋肉に生じた異常が他の部位にも影響を及ぼします。

また、中殿筋は、仙腸関節の異常と相互作用する可能性があります。大殿筋は走ったり飛び跳ねたり、中殿筋は歩いたり走ったり、片足立ちを支えたりする作用にかかわります。

歩行は骨盤を水平になるようにバランスを維持することで行われ、歩いているときはどちらかの足に重心をかけることで身体を支えています。慢性腰痛はこの筋肉を阻害することがあり、大きな持続因子となります。筋肉の作用が阻害されると、膝に余計なストレスがかかります。

トリガーポイント

一般的に、中殿筋のトリガーポイントは、歩く、前かがみで椅子に座る、仰向けで寝る（大殿筋の圧迫により中殿筋も圧迫される）ことなどにより、筋肉が直接圧迫されることで痛みが生じます。寝返りを打ったときにトリガーポイントが圧迫されると、痛みで眠れなかったり、目が覚めるほどの激しい痛みが生じたりすることがあります。このトリガーポイントが両側にある場合は、無重力の世界でない限り、寝ることが困難になります。

このトリガーポイントは、仙腸関節機能障害と誤診されることがあります。また、腰部の手術の失敗によって生じた腰痛や、坐骨神経痛と似た痛みの原因となる可能性があります。中殿筋のトリガーポイントは、腱付着部付近に集中する傾向がありますが、筋肉のどこにでも存在する可能性があります。このトリガーポイントによる中殿筋と小殿筋の筋力低下は、転子（股関節の球関節部）の痛みや坐骨神経痛と似た痛みなど、「股関節外転筋痛症候群」と呼ばれる疾患を生じることがあります（Bewyer and Bewyer 2003）。

転子滑液包炎は、トリガーポイントによる筋肉の不均衡によって進行し、このトリガーポイントは「大転子痛症候群」と呼ばれる腱障害を引き起こす原因となることがあります（Kong, Van der Vliet, and Zadow 2007）。

主な持続因子

持続因子には、悪い姿勢、変則的な歩き方、モートン足、扁平足、反復的な横への平行運動（トレーニングマシンや脚のバンドなど）、身体の非対称、突然の転倒、スポーツによる傷害、不均衡な体重配分、過可動性を有する靭帯や腱、自転車の立ちこぎ、筋肉への刺激性物質の投与、ランニング、長時間にわたるテニスの試合、軟らかい砂の上を歩く、後ろのポケットに財布を入れて長時間座る、その領域の手術などがあります。また、長時間片脚で立つ、片脚に体重がかかる（ギブス、杖、松葉杖の使用など）、長時間片側の股関節に力がかかる（子供を抱くなど）、身体の片側で重い荷物を持つことは、このトリガーポイントを悪化させます。

中殿筋のトリガーポイントと慢性腰痛は関係がある

関連痛パターン

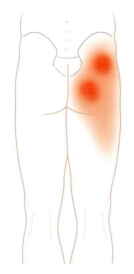

腸骨稜に沿ってあるいはその下部に存在する中殿筋中部のトリガーポイント

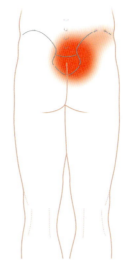

腸骨稜に沿ってあるいはその下部に存在する中殿筋前部のトリガーポイント

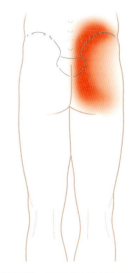

腸骨稜に沿ってあるいはその下部に存在する中殿筋後部で仙骨付近のトリガーポイント

ため、活性化している領域を測定する際は、腰痛の範囲を調べるテストの実施が推奨されています（Nelson-Wong et al. 2008）。そのほか、妊娠後期の腰痛は、変則的な歩き方や不均衡な体重配分によって起こり、双子を身ごもっていたり、他の持続因子が存在したりしている場合は、他の人よりも早期に痛みが生じます。

コントロールするためのヒント

患者

睡眠時に背中に枕を入れると、快適に過ごせることがあります。長時間、一定の姿勢で座ることはやめましょう。ズボンや靴下、靴を履くときは、転倒を防ぐために座って行いましょう。脚を組んで座るのをやめましょう。これは直りにくい癖です。また、ロッキングチェアーを使用すると、座っているときでも、血液循環を促進することができます。ケネディ大統領はトリガーポイント治療を用いていました。

中殿筋のトリガーポイントは、壁や床に置いたテニスボールや道具による圧迫によって治療できますが、やりすぎると痛みが悪化するので注意しましょう。最初は、非常に強い痛みを感じるかもしれません。しかし、加える圧を減らせば痛みも和らぎます。特に、慢性筋筋膜痛や線維筋痛症のように中枢性感作が関与している場合は、痛みが残ることがあるので、圧を調整しましょう。

なお、床に置いたボールからの圧を調整することは難しいので、最初は壁や手に持ったボールで圧迫しましょう。そして、ゆっくりと短い時間だけ圧をかけるようにしましょう。その治療に対して身体がどのような反応を起こすのかを確認し、翌日の治療を調整しましょう。ボールの圧迫による治療を行う前にストレッチを行うと、治療後にさらにストレッチを行うことができるようになることがあります。

施術者

モートン足や過剰な回内位となっていないかを確認しましょう。過可動性が存在している場合は、関節を介したストレッチを行わないように指示しましょう。

ストレッチ

運動マットあるいは折りたたんだバスタオルなど、軟らかい面の上に股関節を置き、仰向きになります。次に、中殿筋の下にテニスボールを置き、この筋肉をストレッチします。テニスボールを筋肉や関連のある領域に置くことでトリガーポイントの位置を確認しましょう。その後、テニスボールの圧迫によるストレッチを行います。

80 小殿筋
しょうでんきん

英語 Gluteus Minimus
由来 ギリシャ語：gloutos「殿部」
　　ラテン語：minimus「最小の」

解剖図

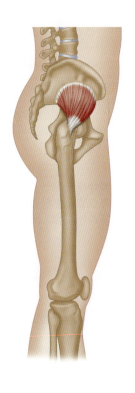

関連痛パターン

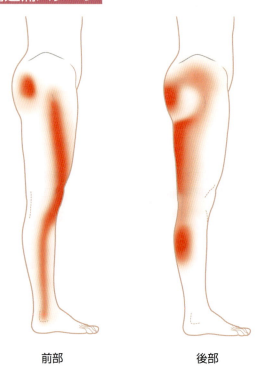

前部　　　　　後部

特徴

小殿筋は**コアマッスル**であり、大腿を外転したり内旋したりする作用があります。また、主に骨盤の安定性とかかわっています。片脚を地面から離すとき（歩き出すとき）、この筋肉は脚が前後に動くことを減らし、片脚で骨盤を支える状態を作り出します。

運動

小殿筋は深部の筋肉であり、股関節で大腿骨の外旋と内転を減速する補助作用があります。また、この筋肉は中殿筋の下にあり、骨盤を支えたり、骨盤の動きを補助したりしています。大腿骨の頂点（大転子）に指を置くと、脚を内旋すると同時に、この筋肉が動く様子がわかるでしょう。

なお、解剖学的に、膝より下の部位は「下腿」、膝から上の部位は「大腿」と呼びます。

トリガーポイント

小殿筋のトリガーポイントは、広範囲に関連痛パターンを生じ、殿部、大腿部の後面や外側、足の甲にまで痛みやしびれを起こします。この筋肉の後部のトリガーポイントは、後面に痛みを生じるとともに、ふくらはぎや足首まで痛みが広がるため、坐骨神経痛や転子滑液包炎と誤診されることがあります。

このトリガーポイントは、股関節に歯痛と似た強烈なズキズキとする痛みを生じます。また、平衡感覚障害の一因となるため、その行動から不器用であると誤解されることがあります。このトリガーポイントによる痛みは、罹患側に寝返りを打つと、睡眠が妨げられるほどの重症です。TravellとSimonsは、この痛みを「耐え難い痛み」と表現しています（1992, p.173）。そのため、脊髄神経の痛みと誤診されることがあります。

トリガーポイントが片側に存在している場合、歩行中に脚をひきずったりよろめいたりするようになり、座っている間は罹患側の脚を組むことはできなくなります。トリガーポイントが両側に存在している場合、その苦労は倍以上になります。

このトリガーポイントは、腰方形筋、腸腰筋、その他の筋肉のトリガーポイントによって同時に生じることがあります。これらのトリガーポイントの組み合わ

股関節と大腿部の筋肉

せは長時間同じ姿勢でいることが耐えられなくなるため、睡眠をとることが難しくなります。痛みあるいはしびれなどの感覚は、関連痛パターンに沿って生じることがあります。このトリガーポイントは手術の失敗によって生じた腰痛と誤診されることもあります。

主な持続因子

持続因子には、筋肉の使いすぎ（長時間片脚に体重をかける反復運動など）、脚を組んで血液循環を遮断する、胎児のように身体を丸めて寝る姿勢、筋肉への刺激性物質の投与、仙腸関節機能障害、肥満、腰方形筋のトリガーポイント、不適切な歩き方（靴の中の小石や足のまめなど）、不動状態などがあります。ただし、このトリガーポイントが存在すると動かずにはいられないため、不動状態になることは少ないでしょう。

コントロールするためのヒント

頻繁に姿勢を変化させることが有効です。しっかりと支えのある柔らかい靴底の靴を履きましょう。適切な運動のスケジュールを立て、反復運動や過剰な運動は避けましょう。

姿勢を安定させるために、足を肩幅に広げて立ちましょう。自動車や自転車に乗るとき、頻繁に休憩し、ストレッチを行いましょう。また、飛行機内ではできるだけ歩き回り、定期的にストレッチを行いましょう。健康的な睡眠は極めて重要です。片側のみ罹患している場合は、膝と足首の間に枕を入れると眠りやすくなるでしょう。ベッドに寝転がったり、座位から起き上がったりするときは、介助が必要となります。重度の段階から回復した時点で、持続因子を確認し、活性化しないように努めましょう。

このトリガーポイントはテニスボールの圧迫によって治療できますが、痛みが深刻な場合は弱い圧から始めてください。股関節に対しては、最初はテニスボールを数回転がすことから始めましょう。また、治療前後のホットパック（moist heat）の使用は、敏感な痛みを軽減できることがありますが、3～6分間アイシングをしながら圧迫することも有効となる場合があります。壁にテニスボールを置き、徐々に圧をかけていきましょう。しかし、この圧迫は身体に負担がかかることがあるので、圧の強さと圧迫する時間が適切になるように調整しましょう。

セルフケア

小殿筋が短縮しているときは、何かしらの原因があります。この筋肉は定期的に阻害されることがあります。最初にストレッチを行うよりも、正常な神経筋に戻し、身体の中心の安定性を改善させることが大切です。ストレッチして伸ばすような意識で運動を行うと、筋肉は悪化し、その組織も阻害されます。そのため、動的な可動域の範囲で運動を行うようにしましょう。そして、身体の中心、特に股関節と腰部を温めるようにしてください。

この運動連鎖にかかわる筋肉を伸ばすためには、脚を腰幅に広げて、骨盤の最も上の位置に手を置き、腰部に母指球を当てます。股関節前面がストレッチされる感覚があるまでゆっくりと背中を反らします。その後、元の状態に戻します。このストレッチを数回繰り返し行います。冠状動脈疾患の既往歴がある人は、このストレッチを行っている間、首が過剰に伸びないように注意しましょう。

このストレッチを床や椅子に座って行いたい人は、膝で脚を曲げ、床に足の裏をしっかりとつけましょう。このストレッチは小殿筋を伸ばすために有効な方法です。ゆっくりと背中を反らしながら、各脚の体重を外側にかけていきます。緊張した位置に到達したとき、両膝を閉めるようにして力を入れます。その後、元の状態に戻します。このストレッチは、適度であれば繰り返し行うことができます。

11章

80 小殿筋

81 大腿筋膜張筋、腸脛靭帯

英語 Tensor Fasciae Latae and Iliotibial Band
由来 ラテン語：tensor「ストレッチャー」「伸ばす人」、fasciae「筋膜」、latae「広い」、iliotibial「腸骨（横腹）を脛骨につなぐ」

解剖図

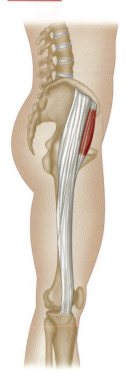

関連痛パターン

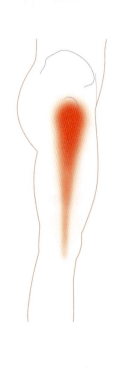

特徴

大腿筋膜張筋は**コアマッスル**であり、歩いているときに脚を振り出す際に股関節を曲げることを補助し、大殿筋とともに腸脛靭帯の緊張を引き起こす作用があります。特に、体重がかかっている間は、この筋肉の緊張は股関節と膝関節を安定させます。

運動

大腿筋膜張筋は、力と動きを作り出す作用より、主にコントロールを行います。腸脛靭帯は、骨盤（腸骨部）から膝（脛骨部）に連結しており、大腿筋膜張筋と大殿筋線維からなる長く細長い膜の靭帯です。

脚が長時間曲げられて固定されているとき、腸脛靭帯は短縮します。腸脛靭帯が短縮して緊張すると、脚を真っ直ぐに伸ばすことが難しくなります。大腿筋膜張筋は多くの運動連鎖に含まれているため、その動きが制限されると多数の運動連鎖に影響を与えます。この筋肉は股関節の屈曲の筋力低下を補う代償運動をするため、同側の股関節や膝の痛みの原因となります。

腸脛靭帯は、リリースに痛みを伴う多数の瘢痕組織に進展することがあります。

トリガーポイント

大腿筋膜張筋と腸脛靭帯のトリガーポイントは股関節痛を生じるため、転子滑液包炎と誤診されることがあります。トリガーポイントがある側に横になる、股関節を曲げる、早く歩くことで、痛みが悪化します。

トリガーポイントが片側にある場合、拘縮した筋肉を支えるために膝の間に枕を入れなければ、トリガーポイントがない側に横たわることも難しいかもしれません。また、このトリガーポイントは、股関節を屈曲させて座ることが困難になります。中殿筋と大腿筋膜張筋のトリガーポイントは、股関節回旋筋群の断裂の原因になるという報告もあります。

主な持続因子

持続因子には、悪い姿勢、扁平足、モートン足、土踏まずのアーチが高い、過剰な回内位あるいは回内障害、筋肉の圧迫、脚を組んで座る（ヨガの蓮華座のポーズなど）、身体の非対称、身体のバランスを補う、股関節より膝を高くして座る、胎児のように身体を丸めて寝る姿勢、脚を外転するトレーニングマシンや運動抵抗バンドでの反復運動、いくつかの武術、登り坂を走ったり歩いたりする、硬い道や坂道で長時間自転車を漕ぐなどがあります。このトリガーポイントは、高いところからジャンプして着地する、股関節置換術のような急性外傷によって活性化することがあります。

コントロールするためのヒント

患者

股関節の開放角は個人差があるため、椅子は機能的で快適にフィットするものにしなければなりません。殿部後面にトリガーポイントがない場合、大腿筋膜張筋にかかる圧を軽減させるために、殿部後面にクッションを置くことが有効となります。軟らかく支えのある靴底は、このトリガーポイントを防ぐことができます。

横向きで寝ている人は、睡眠中に膝の間に枕を入れ

るとよいでしょう。運動する前には、筋肉を温めましょう。振動マッサージは、セルフケアを行う前に大腿筋膜張筋と腸脛靱帯をリリースするのに有効となる場合があります。

施術者

　前後左右を確認し、治療を行いましょう。患者の「関連痛パターンのチャート」の側面図を利用しましょう。オーバーテスト（Ober test）は、腸脛靱帯の拘縮を確認する検査です。

　腸脛靱帯のトリガーポイントは、身体のふらつきに影響を与えることがあり、これは側方膝の安定性の障害が原因となります。大腿筋膜張筋と腸脛靱帯の柔軟性を保つことで、外側半月板断裂、前十字靱帯損傷、股関節回旋筋群障害を防ぐことができます。過剰な回内位あるいは回内障害が存在する場合は、その原因を確認しましょう。このトリガーポイントによって、多数の組織が拘縮、捻転することがあります。

ストレッチ

　罹患側に横たわり、股関節を伸展させ、側方に回旋させます。普通に呼吸を行い、息を吐くときに股関節と脚をリラックスさせます。

　次に、罹患する部位をストレッチします。このストレッチを快適と感じるのであれば、ストレッチ中に上腕を上げ、ゆっくりと手掌を頭上に乗せるようにして行ってみましょう。

82 梨状筋、外閉鎖筋

英語　Piriformis and Obturator Externus
由来　ラテン語：pirum「梨」、forma「形」、obturator「妨害物」、externus「外部」

特徴

　梨状筋は、大腿骨を外旋し、過剰に内旋されることを保護します。また、座っているとき、脚を正中線から離れるように動かします。そのほか、大腿骨頭を寛骨臼に保持し、体重を片脚から片脚へ交互に移すときに転ばないようにします。

　外閉鎖筋は股関節を安定させ、大腿骨を外旋させます。股関節を屈曲し、正中に大腿骨の頂点を引っ張ります。

運動

　短外旋筋群の**コアマッスル**は、梨状筋、双子筋、大腿方形筋、内閉鎖筋、外閉鎖筋の5つがあります。車から外に出るとき、梨状筋の筋力低下が現れることがあるため、腕と脚の補助が必要となる場合があります。電車やバスの中で立っているとき、この深部の筋肉はバランスを保っています。

　梨状筋が短縮して緊張すると、仙骨を回旋させたり傾かせたりすることがあり、機能的に脚が短くなります。その結果、仙腸関節を含む運動連鎖のいたるところで機能障害が発生し、持続因子になります。陰部神経は梨状筋下縁付近の骨盤腔から出ており、粘着性のある梨状筋膜は、そこで神経を絞扼することがあります。陰部神経が絞扼されると、主に生殖器に影響を与え、突然、性機能が生じなくなることがあります。ま

解剖図

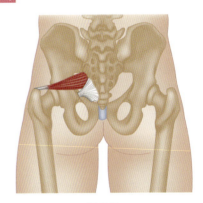

梨状筋

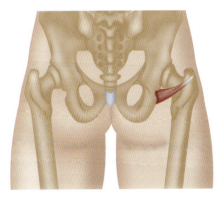

外閉鎖筋

関連痛パターン

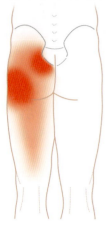
梨状筋

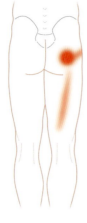
外閉鎖筋

た、神経の絞扼は、殿筋部の全感覚、骨盤領域の大半、大腿後面、ふくらはぎに影響を与えます。

通常、坐骨神経は梨状筋の真下を通過し、筋肉の間を通っています。梨状筋が緊張して神経が圧迫されると、大腿下方、下肢、足に鈍痛、うずくような痛み、しびれ、感覚変化が生じます。これらの神経の絞扼による症状は、梨状筋症候群と呼ばれています。梨状筋症候群は、椎間疾患や腫瘍などによっても生じることがあるため、その原因を特定しなければなりません。梨状筋は、上殿神経、下殿神経・血管、陰部神経・血管、後大腿皮神経、外閉鎖筋を除く、その他の短外旋筋につながる神経を圧迫することがあります。これらの神経が絞扼されると、殿筋群と外旋筋群が萎縮することがあります。

トリガーポイント

股関節痛、腰痛、鼡径部痛、会陰部痛、殿部痛、下肢後面下方に放散したり、足裏に生じたりする痛みは、梨状筋のトリガーポイントが原因となっている可能性があります。この痛みは変形性関節症（OA）と誤診されることがあります。

梨状筋のトリガーポイントは、女性では性交中の痛み、男性ではインポテンツの原因となることがあります。また、女性では、激痛により太ももを広げることができない場合があります。このトリガーポイントは、特に排便中に直腸痛を生じ、便秘やいきみが関与するとさらに悪化します。

このトリガーポイントは、手術の失敗によって生じた腰痛の原因となることがあります。また、座ることが苦しく、姿勢を頻繁に変える原因となる場合もあります。このトリガーポイントによる慢性の神経絞扼は、下半身の様々な領域に激痛や機能障害（椎間板ヘルニアと似ている）を引き起こすことがあります。

梨状筋症候群の原因を除いても、股関節や骨盤にトリガーポイントが存在すると、血管などを絞扼し、下肢と足の腫脹を生じることがあります。このトリガーポイントは、さらに足を過剰な回内位となるように導き、足の感覚をなくすことがあります。そして、固有受容感覚が影響を受けるとバランスをとることが難しくなり、広範囲にふらついた歩行を生じることがあります。

外閉鎖筋のトリガーポイントは深部にあるため、痛みも深部に生じます。このトリガーポイントは、鼡径部あるいは坐骨神経領域に圧痛を生じることがありますが、その痛みの部位がはっきりとしないため、患者はどこが痛むのかわからないでしょう。この筋肉にトリガーポイントがある場合、仙腸関節は固定されて動きません。

主な持続因子

持続因子には、膝を伸ばしたままでの大腿部を長時間固定する（医療処置中など）、帝王切開後に背部を伸ばして座る（Vallejo et al. 2004）、慢性骨盤内感染症、股関節炎、腰部あるいは股関節の手術、股関節を屈曲したまま同じ場所に1日中座る、長時間座っているスポーツ（自転車を漕ぐなど）、腰方形筋のトリガーポイント、身体の非対称、モートン足、扁平足、片脚で座る、脚を組んで座る、不規則な歩き方、仙腸関節の固定、性行為、反復的なスポーツ（ランニングなど）、スクワットで物を持ち上げる、足を曲げて重い物を持ち上げるときに横に捻る（薪を積み重ねる、雪かきなど）、後ろのポケットに厚い財布を入れて座るなどがあります。

コントロールするためのヒント

患者

持続因子と活性化因子を管理しましょう。ただし、テニスボールなどを用いたマッサージによる治療は、神経の圧迫を避けるために慎重に行わなければなりません。ロッキングチェアーの使用は有効であり、これらの筋肉を運動させることができます。そのほか、冷やしたり温めたりすると、痛みを和らげることができます。神経の絞扼に対しては、温めるよりも冷やすほうが痛みを軽減できます。

施術者

どの短外旋筋群であっても、第4腰椎（L4）から第3仙椎（S3）の機能障害に相互作用をすることがあります。このトリガーポイントは、通常、ペースアブダクションテスト（Pace Abduction test）が陽性を示します。神経の障害を起こさないために、いくつ

かの徒手療法とトリガーポイント注射を行いましょう。多数の神経が様々な領域で絞扼されることがあります。

仙腸関節、仙棘靭帯、腱、骨盤の安定にかかわる筋群にトリガーポイントがあるかどうかを確認しましょう。外閉鎖筋のトリガーポイントは、恥骨筋や短内転筋のトリガーポイントの合併により隠れていることがあります。

ストレッチ

梨状筋

うつぶせになり、両脚を膝で曲げ、脚を外側へ動かしていきます。これは大腿骨を回旋し、全ての短股関節回旋筋群に対する安全な動的ストレッチとなります。その後、脚を中心に戻し、これを数回繰り返します。脚を遠くに動かすことができなくても心配しないでください。これらの回旋筋群は緊張していることがあります。このストレッチを快適と感じるのであれば、少し両膝を広げ、ストレッチの回数を増やしましょう。

足をゆっくりと動かす動的ストレッチを行うことができれば、筋肉が痙攣することはないでしょう。このような単純なストレッチで、全ての内旋筋群をストレッチすることができますが、ストレッチは平らな場所で行い、股関節が安定するようにしてください。8の字を描くように股関節を回旋させることで（フラフープを用いてもよい）、これらの筋肉の柔軟性を保つことができます。

外閉鎖筋

うつぶせになり、膝を曲げ、殿部の近くまで踵を動かしていきます。快適と感じる範囲で足と大腿を外旋させます。その後、元の状態に戻します。このストレッチを1日に数回行いましょう。

また、座位でも、外閉鎖筋をストレッチすることができます。椅子に座り、片側に足を組み、ストレッチされるのを感じるまでゆっくりと前かがみになります。元の状態に戻り、反対側も同じように行います。外閉鎖筋をストレッチすると、関連した膜と短外旋筋群のつながりもストレッチすることができます。

83 双子筋（そうしきん）

英語 Gemelli
由来 ラテン語：gemellus「双子」もしくは「2倍」

特徴

双子筋は、内閉鎖筋群の安定を補助し、股関節を外旋させる作用があります。

運動

双子筋（上双子筋、下双子筋）は**コアマッスル**であり、短外旋筋群に含まれます。また、第4腰椎（L4）から第3仙椎（S3）の機能障害と相互作用します。この筋肉は、回旋する際に内閉鎖筋の変化を調整する役割があります。トリガーポイントにより緊張して柔軟性が低下すると、代償能力が失われ、痛みを最小限に抑えるために姿勢を頻繁に変えるようになります。

これらを調節することは、運動連鎖の上下にひずみを生じることになります。この知識がない人は、患者がなぜ頻繁に動くのかを理解できないでしょう。このトリガーポイントを有する人は、椅子などに座ると、割れたガラスや鋭い小石の上に座っているように感じます。そのため、じっと座っていることができません。

解剖図

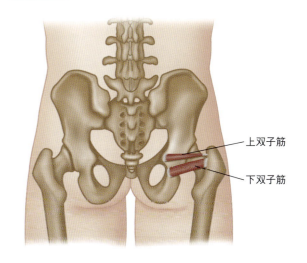

上双子筋
下双子筋

関連痛パターン

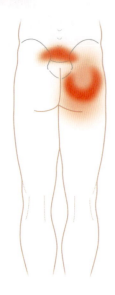

トリガーポイント

　双子筋に存在するトリガーポイントは、激しく容赦のない痛みを生じます。大殿筋の下にあるこの筋肉には、いたるところに神経や血管が通っています。医学文献によると、その証拠は認められていませんが、坐骨神経は梨状筋と上双子筋によって圧迫されると考えられています。これらの筋肉は、固有受容器を有する筋紡錘の割合が高いとされています。

　双子筋のトリガーポイントは、股関節の正しい位置を感知する能力を喪失する原因となるといわれています。その理由はまだわかっていませんが、今後の興味深い研究テーマとなるでしょう。

主な持続因子

　梨状筋、外閉鎖筋 82 を参照してください。

コントロールするためのヒント

患者

　梨状筋、外閉鎖筋 82 を参照してください。双子筋の触診には、高度な技術が必要です。そのため、トリガーポイントを理解している施術者の診察を受けることが大切です。

施術者

　通常、短外旋筋群は解剖図に示したように広がっていますが、これらの筋肉に解剖学的異常が生じることは珍しいことではありません。例えば、筋肉が断裂したり、2層に分かれたり、一部の筋肉が欠落したり、筋膜と癒着していたりすることがあります。

　これらの治療の第一歩は、丁寧に触診することです。これらの筋肉は、経腟診あるいは直腸診で触ることができます。また、患者を横に寝かせ、手で膝を抱える姿勢や、膝を胸に引き寄せる姿勢にすると、これらの筋肉に注射や触診を行うことができます。特定の周波数のマイクロカレント（FSM）、ストレイン・カウンターストレイン、電気刺激、超音波、ドライニードリングが有効となります。骨盤底筋群、特に肛門挙筋、尾骨筋のトリガーポイントを確認しましょう。

ストレッチ

　梨状筋、外閉鎖筋 82 における、梨状筋のストレッチを参照してください。

股関節と大腿部の筋肉

84 内閉鎖筋
ないへいさきん

英語 Obturator Internus
由来 ラテン語：obturator「妨害物」、internus「内部」

解剖図

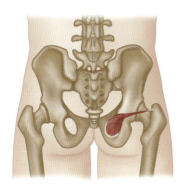

関連痛パターン

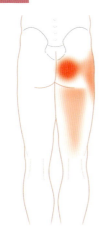

特徴

内閉鎖筋は、伸展した大腿を外旋し、屈曲した大腿を外転させる作用があります。また、寛骨臼に大腿骨頭を固定します。

運動

内閉鎖筋は**コアマッスル**であり、短外旋筋群に含まれます。第4腰椎（L4）から第3仙椎（S3）の機能障害と相互作用します。

トリガーポイント

内閉鎖筋のトリガーポイントは、骨盤底全体から股関節の外側にうずく痛みを生じることがあります。このトリガーポイントや隣接している腱は、深部の特徴的な関連痛パターンに加え、坐骨神経痛を生じることがあります（Murata et al. 2009, Meknas, Christensen, and Johansen 2003）。このトリガーポイントは、膣や会陰部、肛門や尾骨の周囲、大腿後部に波及的に関連痛を生じます。

また、外陰部痛の原因となることがあり、直腸の深部での感覚、座る能力の制限、妊娠後期の腰痛、早い陣痛を生じることがあります。排尿困難、頻尿、ヒリヒリとする痛み、排尿への切迫感、便秘、排便痛とも関連しています。このトリガーポイントは陰部神経の絞扼を起こすことがあり、鈍痛、チクチクとする痛み、刺すような痛み、焼けるような痛み、しびれ、震え、骨盤内部に異物がある感覚を生じることがあります。この神経の絞扼は、男女の性機能障害、便失禁、尿失禁を起こすことがあります。

主な持続因子

梨状筋、外閉鎖筋 82 を参照してください。

靱帯増殖療法は、内閉鎖筋のトリガーポイントを活性化することがあります（Jarrell 2003a）。

コントロールするためのヒント

患者

内閉鎖筋は深部にあるため、治療しにくい筋肉です。テニスボールに座ることでも治療できますが、神経や血管を圧迫しないように注意しましょう。このとき、優しくゆっくりと行うことが大切です。冷やしたり温めたりすることを交互に行うことが有効です。

施術者

内閉鎖筋のトリガーポイントは、特定の周波数のマイクロカレント（FSM）、ストレッチ＆スプレー、電気刺激、超音波が有効となる場合があります。このトリガーポイントは、梨状筋のトリガーポイントによって隠れていることがあります（Dalmau-Carola 2005）。このトリガーポイントが存在する場合、梨状筋、腸骨筋、腸腰筋のトリガーポイントを確認しましょう。

ストレッチ

梨状筋、外閉鎖筋 82 における、梨状筋のストレッチを参照してください。

85 大腿方形筋
だいたいほうけいきん

英語 Quadratus Femoris
由来 ラテン語：quadratus「四角い」、femoris「大腿の」

解剖図

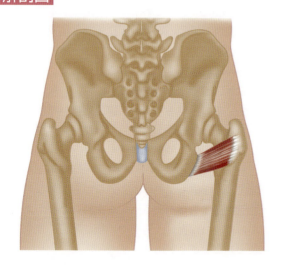

関連痛パターン

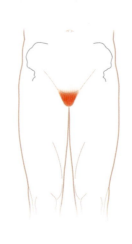
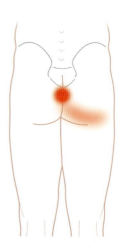

特徴

大腿方形筋は大腿を外旋する作用があります。また、股関節を屈曲するとき、股関節の補助や外転する作用があります。

運動

大腿方形筋は**コアマッスル**であり、短外旋筋群に含まれます。第4腰椎（L4）から第3仙椎（S3）の機能障害と相互作用します。動作を確認することで、どの外旋筋が関与しているかどうかを知る手がかりとなるでしょう。この筋肉は外閉鎖筋下部に付着していることがあります。

トリガーポイント

大腿方形筋のトリガーポイントは、骨盤底、股関節、大腿付近で、他のトリガーポイントと連結していることがあります。このトリガーポイントを有する人は、階段を下りることが困難であるという報告があります。また、このトリガーポイントは睡眠を妨げるほどの痛みを生じることがあります。

主な持続因子

梨状筋、外閉鎖筋 82 を参照してください。バレエダンサーと体操選手は、股割りにより、このトリガーポイントが活性化することがあります。

コントロールするためのヒント

患者

梨状筋、外閉鎖筋 82 を参照してください。1つの短外旋筋群に有効な治療は、全ての短外旋筋群に有効です。

施術者

梨状筋、外閉鎖筋 82 を参照してください。大腿方形筋がトリガーポイントと密接な関係があるとき、組織の断裂が促進され、股関節痛が生じ、さらに病態が進行する可能性があります。

ストレッチ

梨状筋、外閉鎖筋 82 における、梨状筋のストレッチを参照してください。

股関節と大腿部の筋肉

長内転筋、短内転筋

英語 Adductor Longus and Brevis
由来 ラテン語：adductor「のほうへ」、longus「長い」、brevis「短い」

解剖図

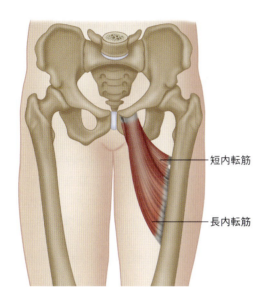

短内転筋
長内転筋

関連痛パターン

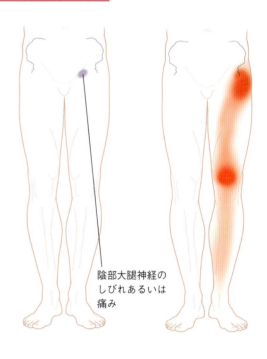

陰部大腿神経のしびれあるいは痛み

特徴

長内転筋と短内転筋は**コアマッスル**であり、内転する作用があります。長内転筋は外旋し、伸展した大腿を曲げ、屈曲した大腿を伸ばします。

運動

長内転筋は恥骨後部に付着しており、大腿骨にも広く付着しています。これらの付着部が存在するため、特に性交中、骨盤領域に関連痛を生じます。閉鎖神経と隣接した血液供給の位置から、神経の絞扼が起こる可能性があることが示唆されます（Harvey and Bell 1999）。

長内転筋の緊張は、外傷、股関節疾患、恥骨結合疾患と相互作用することがあります。

トリガーポイント

長内転筋のトリガーポイントによる深部痛や圧痛は、変形性関節症（OA）と誤診されることがあります。また、このトリガーポイントと変形性関節症は共存することがあります。鼡径部深部と大腿内側の痛みは、坂を駆け上がったり駆け下りたりするときなど、股関節の回旋により強い力が出ている際に生じます。トリガーポイントが活性化している場合は、筋肉に体重がかかると同時に痛みが生じるため、どうすることもできません。

このトリガーポイントは多方向に可動域制限を起こしますが、見過ごされることがあります。このトリガーポイントは可逆的なもので、どの年代の人にも生じる可能性がありますが、加齢が原因である可能性があります。

関連痛パターンは短内転筋と同じですが、長内転筋のトリガーポイントは、膝下に関連痛をほとんど生じません。長内転筋上層部のトリガーポイントは、特徴的な痛みに加えて、膝の痛みを生じることがあります。このトリガーポイントは、思春期の子供の脚の成長痛の原因となります。

特に、大腿骨の血管の絞扼が原因で起こる脚の腫脹は、自転車を使うスポーツ選手でよく認められます。その症状は長内転筋のトリガーポイントを治療することで改善する場合があります。トリガーポイントによって拘縮した長内転筋と大内転筋のリリースは、尿閉の軽減と合わせて変化することがあります（Schnider et al. 1995）。短内転筋のトリガーポイントによる痛みは、股関節を突然回旋したり、体重をかけたりすることで増悪します。

223

主な持続因子

　長時間の立位、長内転筋・恥骨・股関節・大腿部の外傷、変形性関節症（OA）などの合併疾患、トレーニングマシンなどの反復的な激しいねじり運動、長時間の不動状態、氷の上を滑る、サッカーのキックのような横からのストレス、脚を組んで座る、鼡径部の使いすぎ、人工股関節置換術あるいは骨折などで歩き方が変わる、座る際に大腿部に圧がかかる、大腿部に重たい荷物（本やパソコンなど）を乗せて休むことは、血液循環を制限し、トリガーポイントを形成する要因となります。

コントロールするためのヒント

患者

　どの内転筋群をストレッチする場合でも、完全にリリースするためには、ハムストリングのストレッチから始めなければなりません。敏感な筋痙攣を予防するためには、中殿筋を同時に治療するとよいでしょう。

　テニスボールによる圧迫、ローラー、ノバー（knobber）、ストレッチ＆スプレーが有効であり、温めたり冷やしたりする圧迫も同時に行いましょう。長時間座るときは、ハムストリングスをリリースするために大腿部の下にテニスボールを入れ、頻繁にボールの位置を変えましょう。はさみ触診（14章参照）は、遠位付着部のトリガーポイントを治療できます。

施術者

　代謝における持続因子が管理できているかどうかを確認しましょう。鼡径部痛は、鼡径靭帯、長内転筋付着部、特に恥骨筋などのトリガーポイントが関与するため、他の筋肉も確認しましょう。

　内転筋群のリリースは、中殿筋の反応性筋痙攣を生じることがあります。そのため、中殿筋を最初に治療しましょう。ハムストリングスのトリガーポイントは、内転筋のトリガーポイントのリリースを抑制することがあるため、先に治療をしてください。超音波、特定の周波数のマイクロカレント（FSM）、電気刺激は有効です。

ストレッチ

　立位となり、楽な状態で脚を大きく広げ、真っ直ぐ脚を伸ばします。対側の脚にゆっくりと体重をかけ、徐々に膝を曲げていきます。少しずつ外側に足を向けていき、膝を踵骨の上に置いて、膝蓋骨と足の中趾（第3趾）を一致させます。このとき、つま先を越えて膝を突き出すと、足首の不安定と損傷を起こす危険性が高まります。

　その後、元の立位の姿勢に戻り、少し休憩をとってから、反対側のストレッチを行います。最初は、しっかりと物につかまり、身体を支える必要があるかもしれません。太極拳の蛇身下勢（snake creeps downs）のポーズは、内転筋群のストレッチとして有効です。しかし、最初から遠くへ脚を伸ばしたり、その状態から立位に戻ったりすることは難しいでしょう。できることから始め、我慢強く続けていくことが大切です。

股関節と大腿部の筋肉

87 大内転筋
だいないてんきん

英語 Adductor Magnus
由来 ラテン語：adductor「のほうへ」、magnus「大きい」

解剖図

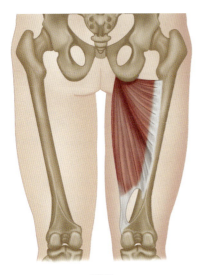

後面

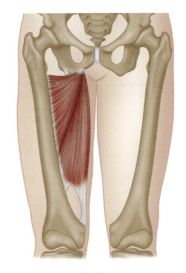

前面

関連痛パターン

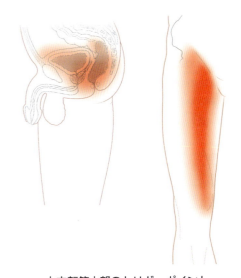

大内転筋上部のトリガーポイント

特徴

　大内転筋は股関節を動かし、内転する作用があります。大内転筋後部は股関節の伸展を補助する作用があります。

運動

　大内転筋は大きな**コアマッスル**であり、股関節後部に存在します。上部線維は大腿方形筋と融合し、下部線維の一部は内側側副靭帯と融合しています。
　大腿骨付着部には神経と血管が通過する多数の隙間があり、これらが絞扼される可能性があります。この筋肉と遠位腱付着部の緊張は、膝の傷害を増悪することがあります。このトリガーポイントは、緊張した大腿筋膜張筋（TFL）と相互作用し、不安定な歩き方となることがあります。健康で柔軟な筋肉や付着部は衝撃を吸収する機能を果たしますが、これらが緊張していると、その役目を果たすことができません。

トリガーポイント

　大内転筋のトリガーポイントは、膝にまで及ぶ大腿内側に痛みを生じることがあり、その症状は非常に特徴的です。
　このトリガーポイントは、横になったり座ったりする際に、楽な姿勢を見つけることができません。この筋肉の中間領域より上部のトリガーポイントは、骨盤内に強烈な深部痛を生じることがあります。この痛みは変化し、恥骨、膣、直腸、膀胱に関連痛を生じることがあります。
　一部の患者は性交中のみに痛みが生じるため、性行為を回避する原因となることがあります。この筋肉の上部のトリガーポイントは、炎症疾患あるいは前立腺炎に似た症状を生じ、骨盤のいたるところでヒリヒリ

とする痛みの原因となります。この筋肉の上部のトリガーポイントは、槍が骨盤に突き抜け、内部が爆発したり、穴が開いたりするような電撃痛を骨盤内に生じることがあります。

また、骨盤内に広汎性のかゆみや他の感覚が生じることもあります。このトリガーポイントは、大腿部の血管を圧迫し、膝窩動静脈を絞扼することがあります（Aktan lkiz, Ucerler and Ozgur 2009）。足の冷えは、患者にとっては些細な問題ではありません。通常、このトリガーポイントは、足や足首の脈が消失する領域で、脚の血液循環をブロックします。活動性トリガーポイントは、不安定な歩き方の原因となることがあります。

主な持続因子

持続因子には、筋肉の使いすぎ、長期間の臥床、氷の上で転ぶ、サッカーのキックのような横からのストレス、走る、スキー、坂や階段の昇降、トレーニングマシンによる内転筋の筋力トレーニング、武術の反復的な横蹴り、この領域の外傷、歩き方を変化させるあらゆる要因などがあります。

コントロールするためのヒント

患者

どの内転筋群をストレッチする場合でも、完全にリリースするためには、ハムストリングスのストレッチから始めなければなりません。中殿筋で起こる反応性痙攣の可能性を最小限にするために、内転筋群を治療する前に中殿筋を治療しましょう。

大内転筋は深部にあり、触ることが難しい筋肉です。長期間の旅行や会議中のようにあまり動かないときは、ハムストリングスをリリースするために、大腿部の下にテニスボールを入れ、ストレッチをするとよいでしょう。これは大腿部にかかるストレスを予防することにもつながります。ボールをよく動かし、各脚を治療しましょう。うつ伏せに床に寝て、大腿部と床の間にテニスボールを入れ、片側から反対側の大腿部にボールを転がしましょう。また、マッサージは非常によい治療となります。

施術者

血液が正常に流れていることを確認するために、足と足首の脈を確認しましょう。代謝における持続因子を管理してください。大内転筋のトリガーポイントは、腰筋（大腰筋、小腰筋）のトリガーポイントに続発して生じます。そのため、腰筋を治療すると、内転筋群のトリガーポイントが潜在性トリガーポイントに変化することがあります。

しかし、内転筋群のトリガーポイントは消失していないため、治療を行う必要があります。超音波、特定の周波数のマイクロカレント（FSM）、電気刺激、マッサージ（整体など）は、これらの緊張した筋肉をリリースすることができます。このトリガーポイントは、股関節術後拘縮の原因となります。また、筋拘縮は結合を断裂する原因となり、大内転筋と恥骨筋のトリガーポイントは、恥骨のストレスと相互作用します。

ストレッチ

長内転筋、短内転筋 86 を参照してください。

88 薄筋 はっきん

英語 Gracilis
由来 ラテン語：gracilis「スマートな」「細い」

解剖図

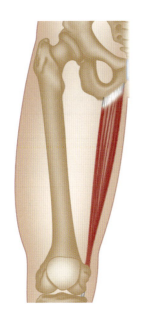

関連痛パターン

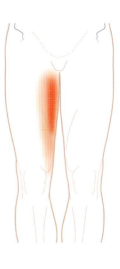

特徴

薄筋は股関節の内転や膝の屈曲をする作用があり、股関節で脚を回転させるため、膝を内旋することができます。

運動

薄筋は、長くて薄い**コアマッスル**です。この筋肉は恥骨上端前面と脛骨下端に付着しており、股関節と膝関節の両方を交差しています。

薄筋、縫工筋、半腱様筋の下側にある腱は、ラテン語で「ガチョウの足」を意味する鵞足と呼ばれる結合腱を形成し、直立姿勢での膝の安定と保護に重要な役割を担っています。薄筋の緊張は、恥骨結合の疲労骨折の原因となっている可能性があります。

トリガーポイント

薄筋のトリガーポイントは、他の大腿部の筋肉よりも表在に痛みを生じます。筋肉の長さに沿って広範囲にうずく痛みを起こし、やけどのような熱くて刺すような痛みを生じることがあります。その症状は筋肉の範囲に留まりますが、安静時でも一定の痛みを生じることがあります。通常、姿勢を変えたりストレッチをしたりしても、痛みが変化しませんが、歩行によって痛みが軽減することがあります。このトリガーポイントでは、両側の筋肉を確認しましょう。

主な持続因子

持続因子には、長時間の不動状態（車椅子に座るなど）、急性あるいは慢性の筋肉の使いすぎ、外傷、筋肉の血流制限（乗馬やオートバイに乗るなど）、氷の上で滑る、横からのストレス（サッカーのキックなど）、脚を組んで座る、歩き方を変化させるあらゆる要因などがあります。

コントロールするためのヒント

患者

温水プールで深い水中を歩くことは、一時的に刺すような痛みを軽減することがあります。水中でのトレーニングは、関節炎患者よりも温かい水温で行う必要があります。膝を真っ直ぐにすることができれば、内転筋群のストレッチは薄筋の治療となるでしょう。薄筋を指で挟み、筋肉の端から端へと動かす動作により、この筋肉を治療することができます（14章「はさみ触診」参照）。

施術者

薄筋のトリガーポイントは、外反変形の原因となる

ことがあります。はさみ触診はやせた患者に適しています。フラット触診法（14章参照）とバリアリリースは、肥満、大腿部の腫脹、極度の緊張がなければ、有効となる場合があります。最初にハムストリングスと他の筋肉のリリースをしましょう。

電気刺激は、痛みが増強し、焼けるあるいは刺すような痛みとなることがあります。カウンターストレイン、その他のリリース法、ストレッチ＆スプレー、特定の周波数のマイクロカレント（FSM）、トリガーポイント注射が有効な場合があります。恥骨筋と縫工筋遠位部にトリガーポイントがあるかどうかを確認しましょう。鼡径靭帯を締めつける衣服は、陰部大腿神経を圧迫し、靭帯中央の下の領域に楕円状の痛みやしびれを生じることがあります。

ストレッチ

つま先を外向けに約45°に開き、肩幅の2倍の広さに足を広げて立ちます。胴体を真っ直ぐに保持したまま、片側に向かって片膝を曲げ、フェンシングの突きのようなポーズをします。このとき、膝蓋骨と中趾（第3趾）を一致させ、膝が足首を越えないようにしましょう。

真っ直ぐに伸ばした反対側の脚がストレッチをしているように感じるでしょう。元の状態に戻し、反対側も同じように行います。リラックスできず、息が止まってしまうようであれば、ストレッチの強度が強すぎるかもしれません。この場合、ストレッチの強度を弱くして行ってください。

89 恥骨筋（ちこつきん）

英語　Pectineus
由来　ラテン語：pectinatus「くしのような形をした」

解剖図

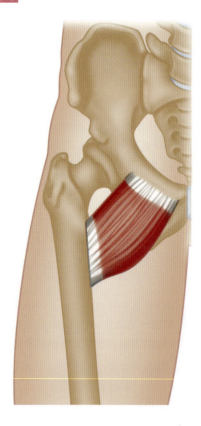

特徴

恥骨筋は深部の股関節屈筋であり、大腿部を内側あるいは前方に引き寄せます。大腿部が屈曲されるほど、この筋肉は内転筋としての機能を果たします。

運動

恥骨筋はコアマッスルであり、直線方向へ歩く際の補助をします。大腿骨小転子に付着しているため、大腰筋と膜でつながっており、片脚を反対側の脚の上に交差する際には腸骨筋とともに作用します。

トリガーポイントによって大内転筋と恥骨筋が柔軟性を失い、短縮している場合、このトリガーポイントは恥骨結合のストレスと相互作用し、トリガーポイントによる拘縮があると、恥骨結合が断裂する原因になることがあります。

トリガーポイント

恥骨筋のトリガーポイントは、鼡径部、股関節、大腿前面のやや下方の深部に持続的な局所痛を生じます。この痛みがまるで関節から生じているように感じることがあります。通常、このトリガーポイントは1つではなく、内転筋、薄筋、腸骨筋のトリガーポイントが治療されるまで隠れている場合があります。これ

らの筋肉がリリースされると、恥骨筋のトリガーポイントが突然現れるでしょう。

主な持続因子

持続因子には、鼠径部を痛める、妊娠、大腿骨頸部骨折、不規則な歩き方、身体の非対称、人工股関節置換術、性行為、体操、脚を組んで座る、乗馬やオートバイに乗るなどがあります。転倒、格闘技のようなコンタクトスポーツによる外傷、長時間にわたり脚を組んで座る、股関節より膝を高くして座る、武術での乗馬のように脚を広げて腰を落とした姿勢で長時間立つ、反復的な横蹴りなどは、このトリガーポイントの活性化あるいは持続を引き起こすことがあります。そのほか、浅い穴に足を踏み入れたり、倒れた枝や不安定な石につまずいたりしたときなど、極端に筋肉が伸ばされることで活性化することがあります。

コントロールするためのヒント

患者

後述するストレッチでも触れていますが、大腿部を外旋して膝を曲げて座るとき、この筋肉を触診することができます。触診するときは、ソファなどによりかかり、片脚を真っ直ぐに保つとよいでしょう。索状硬結とトリガーポイントの収縮結節（硬結）から圧痛の塊を見つけた場合は、脚の関節付近から体幹へ触診とバリアリリースを行います（14章参照）。

施術者

腸骨の回旋による身体の非対称を確認したら、モビライゼーションや骨盤矯正を行います。最初にハムストリングス、内転筋群、薄筋をリリースしますが、中殿筋の反射性筋痙攣が起こる可能性があるので注意しましょう。さらに、鼠径靱帯にトリガーポイントがあるかを確認しましょう。ストレッチ＆スプレーは、このトリガーポイントを緩めることができるため、よく

関連痛パターン

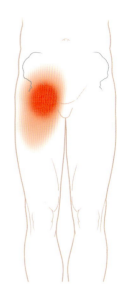

使用されます。

ストレッチ

まず、正しい姿勢で座り、徐々に脚を曲げ、大腿部を外旋させて足底を合わせます。ストレッチされているのを感じるまで、少し前方に上体を曲げます。苦しいと感じるまでやってはいけません。その後、元の状態に戻し、繰り返し行います。このとき、背筋を伸ばしたままにしておきます。骨盤が傾斜しているとよいでしょう。

立位で行う場合は、股関節の幅の2倍に足を広げ、足先を真っ直ぐ前方に向けます。膝を曲げると同時に片側に体重を傾けていきます。膝の外側に脚を曲げるように脚を回旋し、中趾（第3趾）の直線上に膝があることを確認しましょう。足趾を通り越して、膝を伸ばしてはいけません。反対側の脚は、恥骨筋を含めて鼠径部がストレッチされているように感じるでしょう。

90 ハムストリングス（半腱様筋、半膜様筋、大腿二頭筋）

英語 Hamstrings（semitendinosus, semimembranosus, biceps femoris）
由来 ドイツ語：hamme「脚の後面」、strings「膝に付着するひものような腱」

解剖図

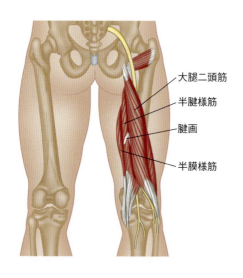

関連痛パターン

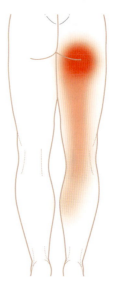
半腱様筋、半膜様筋

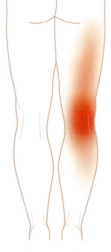
大腿二頭筋

特徴

　ハムストリングスとは、半腱様筋（ST）、半膜様筋（SM）、大腿二頭筋（BF）とそれらの腱を合わせたものです。ハムストリングスは強力な**コアマッスル**であり、膝の屈曲と安定に共同して作用します。

　個々の筋肉は、屈曲した膝の回旋にも作用します。半腱様筋と半膜様筋は、膝を内旋させる作用があり、膝が屈曲しているときに股関節の内旋を補助することがあります。大腿二頭筋は膝を外旋させ、膝が屈曲しているときに股関節の外旋を補助することがあります。

　下部腱を曲げるとき、ハムストリングスは股関節を伸展させます。これらの筋肉には骨盤のバランスを微調整する働きがあります。脛骨を安定させ、前十字靭帯の作用も補助します（Kwak et al. 2000）。ハムストリングスの緊張は、運動連鎖の上下に影響し、脊柱の弯曲や歩き方などに影響を与えます。

運動

　ハムストリングスは、股関節と膝関節の後面で交わっていますが、これらの筋肉は変化することがあります。半膜様筋の一部は、半腱様筋あるいは大内転筋と融合していたり、存在していないことがあります。大腿二頭筋の長頭は、仙骨、尾骨、仙結節靭帯に付着していることがあります。このような変化は、潜在的な筋肉の回復力に影響します。

　ハムストリングスの上部は骨盤に付着しています。大腿二頭筋は腓骨頭下端に付着しており、半腱様筋と半膜様筋は脛骨後面に付着しています。薄筋、縫工筋、半腱様筋の下部で結合する鵞足は、直立姿勢において膝を安定させる役割があります。足、ふくらはぎ、殿部での短縮や緊張がハムストリングスの緊張を生じる原因となりますが、直立姿勢でつま先を触ることができなければ、ハムストリングスが問題の一端となっている可能性があります。

　ハムストリングスの緊張は、骨盤の後方傾斜、股関節の不安定、うつむいた姿勢の原因となることがあります。大腿四頭筋の過剰負荷はハムストリングスを不安定にし、若い体操選手でよくみられる大きな殿部を生じます。また、ハムストリングスは、殿筋群の筋力低下によって緊張することもあります。ハムストリングスが緊張すると、前十字靭帯などの付着部と関連する組織は、障害の影響を受けやすくなります。ハムストリングスから生じているように感じる痛みは、内閉鎖筋、梨状筋、中殿筋、小殿筋、外側広筋、膝窩筋、足底筋、腓腹筋などに存在するトリガーポイントによって生じることがあります。ハムストリングスの痛みは様々な原因がありますが、トリガーポイントと相互作用する場合があります。口を完全に開ける能力は、足裏にいたるまでの脚後面の緊張とかかわっていることがあります。

トリガーポイント

ハムストリングスのトリガーポイントは、骨盤を後方に傾け、様々な腰痛の原因となっていることがあります。階段を下りるような膝を曲げる動作を繰り返し行うと、痛みは増悪します。半腱様筋と半膜様筋のトリガーポイントによる痛みは、膝の脇でより感じられ、大腿二頭筋のトリガーポイントによる深部痛よりも鋭い痛みが生じる傾向があります。これらの痛みは、夜間に悪化し、大腿二頭筋のトリガーポイントは睡眠を妨げることがあります。

このトリガーポイントは、歩行中に痛みを生じ、足を引きずる原因となり、坐骨神経痛と誤診されることがあります。そのため、トリガーポイントによる痛みは、坐骨神経痛による痛みと区別しなければなりません。坐骨神経の絞扼がハムストリングスの腱で起こることは、運動選手においては珍しくありません (Saikku, Vasenius, and Saar 2010)。

ハムストリングスのトリガーポイントは、大腿四頭筋にストレスを与え、その領域でトリガーポイントの形成を促進することがあります。大腿二頭筋のトリガーポイントは、強烈な筋緊張を生じ、大腿後面にボーリングの球があるように感じられるかもしれません。その付近にある大内転筋のトリガーポイントは、座位において痛みや不快な症状を生じ、通常、半膜様筋上部のトリガーポイントに起因しています (Gerwin 2001)。

ハムストリングスのトリガーポイントは子供でよく見つかるため、成長痛と誤診されることがあります (Travell and Simons 1992, p.316)。この痛みを子供がどのように感じているかはわかりませんが、何も言わずに苦しんでいるかもしれません。そのため、このトリガーポイントによる必要のない苦しみや中枢性感作を避けるために、直ちに治療し、持続因子を管理すべきでしょう。

椅子に座った子供が足をブラブラさせていると、トリガーポイントが生じる原因となるため、この椅子に座る子供には足載せ台が必要となるでしょう。子供の足が支えられ、机が子供の身体と合っているかどうかを確認しましょう。

ハムストリングスのトリガーポイントは、手術の失敗によって生じた腰痛の原因となることがあります。これはハムストリングスが筋力低下した腰方形筋 (QL) あるいは他の弱った筋肉を補助しようとして、ハムストリングスに過剰負荷がかかることで生じます。ハムストリングスに複数のトリガーポイントが存在している場合、腕などの筋肉は、椅子から立ち上がったり、車から降りたりするときに代償運動を行っています。このストレスにより、代償運動をしている筋肉にトリガーポイントを生じる可能性があります。

ハムストリングスのトリガーポイントは腰痛と関連していますが、必ずしもそれが原因となっているわけではありません。

ハムストリングによる痛みは、内閉鎖筋、梨状筋、中殿筋、外側広筋、膝窩筋、足底筋、腓腹筋のトリガーポイントによって生じることがあります。また、膝上切断の末端を覆うために使われるハムストリングスの断端にトリガーポイントが形成されると、幻肢痛を生じることがあります。

主な持続因子

長時間座るときは、足を床につけ、大腿下方の圧迫を防ぐために支えを置くようにしましょう。ハムストリングスなどの深部の筋肉は、良好な血液循環を必要としているため、椅子と大腿部の間には、指が簡単に入るくらいの余裕をもたせましょう。短い脚、低身長、長い胴体を有する人は、この問題を生じるおそれがあるため、足載せ台が必要となるでしょう。

最も容易に回避できる持続因子として、不適切な運動があります。このトリガーポイントが存在する筋肉を鍛えることはできません。レッグカール、膝の深い屈曲、スクワットなどの運動やストレッチ（ゴムバンドやトレーニングマシンの使用など）を反復することを極力避けましょう。

その他の持続因子には、身体の非対称、不動状態、うつむいた姿勢、サッカーのキック、短距離走、体操、坂を駆け上がったり駆け下りたりする、片側に脚を組んで座っている状態から立ち上がる、大腿四頭筋の使いすぎ、サドルがとても低い自転車に乗る（完全に膝が伸展しなければなりません）などがあります。姿勢は、作業中、運転中、スポーツ活動中の状態を写真に撮ることで明らかにすることができます。

トリガーポイントに関する多くの書籍では、仰向けで寝るとき、後面の筋肉を和らげるために膝下に枕を入れることを勧めています。ただし、大腿二頭筋にトリガーポイントが存在する場合は、枕による圧迫は痛みを生じることにつながることがあります。1つのトリガーポイントを治療すると、他のトリガーポイントが悪化することがあります。腰痛患者は、回旋運動中に骨盤や脊柱の安定させるために、脊柱起立筋、大殿筋、ハムストリングスが補助している可能性があります (Pirouzi et al. 2006)。ハムストリングスが緊張している場合は、大殿筋を確認しましょう。

コントロールするためのヒント

患者

長時間動くことができないときは、頻繁にストレッチを行ったり、姿勢を変えたり、休憩をとったりしま

しょう。大腿後面をストレッチするためにテニスボールを使用し、頻繁にボールの位置を変えましょう。スポーツカーなどのバケットシートに座るときは、殿部の位置を上げるために、殿部の後ろにクッションを入れましょう。また、大腿後面の圧迫を防ぐために足載せ台を使いましょう。

　足載せ台は、ふくらはぎの筋肉の短縮を予防するために少し背屈するような角度のものがよいでしょう。温めたり冷やしたりすることを交互に行うことは有効であり、これに続いて振動を加えると、テニスボールの圧よりも深部を治療することができます。遠位の筋肉に機能障害がある場合でも、ハムストリングスが緊張することがあります。例えば、後頭下筋群の治療をすることは、半膜様筋の緊張を軽減することはあっても、半腱様筋と大腿二頭筋の緊張を和らげることはありません（Aparicio et al. 2009）。ハムストリングスとそれに関連した筋肉のストレッチは、咬筋と僧帽筋上部のリリースに役立つことがあります（Bretischwerdt et al. 2010）。

施術者

　トリガーポイントが存在する筋肉は、筋力トレーニングをしてはいけません。最初の治療は神経筋の柔軟性を回復することに焦点を当て、他の治療を急いで行ってはいけません。ハムストリングスのトリガーポイントが緊張している場合、徒手療法では到達しにくいかもしれません。電気刺激、超音波、微小刺激、特定の周波数のマイクロカレント（FSM）、ストレッチ＆スプレー、ホットパック、振動刺激療法は、バリアリリースなどの治療と同じように、簡単に筋肉をリリースできることがあります。

　ハムストリングスのトリガーポイント注射は、中枢神経系を刺激する可能性があるため、強烈な痛みを生じることがあります。そのため、注射後に追加の薬物治療が必要となることがあります。必要であれば、医療従事者は医療支援を行う準備をしておかなければなりません。腰痛治療では他の筋肉が関与していると考えられる場合でも、まずはハムストリングスをリリースしましょう。ただし、最初に緊張した内転筋群をリリースすることは、緊張したハムストリングスをリリースするのに有効となる場合があります。その問題が内転筋群にあるときは、最初にハムストリングスをリリースしましょう。

　全てが関与しているときは、ゆっくりと治療を行い、両側の大腿部をリリースしましょう。片側の大腿部の緊張をリリースすることは、結果として他の筋肉を効率的にリリースすることにつながります。大腿四頭筋のトリガーポイントによる症状が原因となり、ハムストリングスのトリガーポイントによる症状がわかりにくいことがあります。そのため、痛みが大腿部前面から生じているように感じるかもしれません。これらのことからも、大腿四頭筋をリリースする前に、ハムストリングスをリリースしなければならないことがわかります。

　「鼡径部痛」とは症状を表す医学用語であり、診断名ではありません。痛みの原因を見つけ、それを治療しましょう。子供は、冷却スプレーをしたときに針が刺さるように感じ、ストレスとなることがあります。このため、冷却スプレーは全ての子供に対して勧めることはできませんが、通常、子供はストレッチ＆スプレーによく反応します。子供に冷却スプレーを使用するときは、事前にどのようなことが起こるのかを説明し、子供の様子を確認してみましょう。そのため、徒手療法が有効かもしれません。また、子供は痛みのコントロールに動的ストレッチを好む傾向があります。彼らに正しいストレッチのやり方を指導しましょう。

ストレッチ

　圧迫による治療は、まずソフトボールやローラーを使用し、その後、より硬いボールあるいはノバー（knobber）を使用するようにしましょう。床の上に座り、床と大腿後面の間にボールを入れて転がします。これは椅子に座って行うこともできます。重力を有効的に使い、筋肉をリリースしましょう。

　ハムストリングスは大きいため、伸展には時間がかかります。一歩前に片足を出し、つま先を鼻とへそと合うように真っ直ぐにして伸ばします。この動作で膝後面に激痛を生じる場合は、その代わりに足先を真っ直ぐにします。このとき、股関節は直線状にしてください。腕と手を一緒に上げて片側に上半身を傾け、身体を引き伸ばします。

　次に、伸ばした脚に向かい合わせとなるように身体を戻します。数を5つ数えると同時に、ゆっくりと前屈し、股関節から曲げていきます。ゆっくりと元の状態に戻し、反対側の脚をストレッチします。その後、内転筋群をストレッチしましょう。これを1日に何回か繰り返し行います。

股関節と大腿部の筋肉

91 縫工筋（ほうこうきん）

英語 Sartorius
由来 ラテン語：sartor「テイラー」「裁縫師」「仕立屋」
参考 裁縫師があぐらをかく動作から縫工筋と呼ばれている。

解剖図

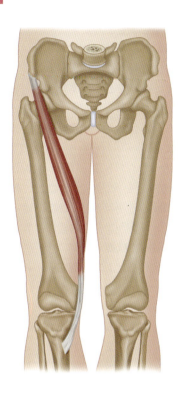

関連痛パターン

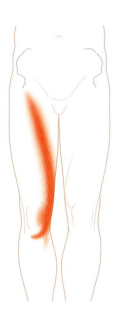

特徴

縫工筋は主に膝を曲げる作用がありますが、股関節を片側に外旋する作用もあります。また、ジャンプしたり、膝と股関節の両方が曲がったりするときに作用します。

運動

縫工筋は身体のなかで最も長い筋肉です。その腱は様々な部位に付着しており、鼠径靭帯あるいは恥骨筋付着部に関連痛を生じることがあります。遠位腱線維の一部は、内側側副靭帯に伸びています。緊張した縫工筋は、大腿筋膜張筋（TFL）や腹部の筋群にストレスを与えます。薄筋、縫工筋、半腱様筋の下側にある腱は、「鵞足」と呼ばれる結合腱を形成しています。

トリガーポイント

縫工筋のトリガーポイントはどの部位にも生じる可能性があり、痛みが生じる領域はそれに応じて異なります。このトリガーポイントによる痛みは表在性であり、稲妻あるいはショックのような激しい痛みや膝側に熱を伴った爆発するような電撃痛が生じることがあります。また、罹患側の膝をつけてかがもうとすると、激しい痛みが膝の深部まで生じることがあります。

このトリガーポイントは、腸脛靭帯（または大腿筋膜張筋）の痛みや緊張の原因となります。そのほか、通常、立ったり歩いたりするときに痛みが増悪します。このトリガーポイントは、下垂腹、たるんだ腹と関連がある可能性があります。縫工筋上部のトリガーポイントは、浅大腿皮神経を絞扼し、「感覚異常性大腿神経痛」を引き起こすことがあります。これは、反復運動後に突然生じることがあり（Otoshi et al. 2008）、絞扼が進行するにつれて徐々に症状が出現します。また、人工関節置換術後に続発することがあります。

ただし、神経の位置は個人差があります（Ropars et al. 2009）。なお、「感覚異常性大腿神経痛」とは診断名ではなく、神経の絞扼による大腿部の感覚変化が生じている状態を表します。その状態では、触診に対して衣服の接触や風にも反応するなど、過敏になり、

無感覚、脚の下方に水が滴る感覚、皮膚の下に昆虫がはっている感覚などが生じます。大腿部を伸展させると症状が悪化し、座ると症状は和らぎます。患者は、このような奇異な症状を訴えることをためらいます。しかし、これらの症状は神経性によるものであり、精神疾患によるものではありません。

主な持続因子

持続因子には、スポーツあるいはダンスによる損傷、脚のバンドエクササイズ、内転筋群に対するトレーニングマシンの使用、不動状態、締めつけの強い衣服、傾斜面を走る、モートン足、膝を曲げてジャックナイフ位で寝る、肥満、不規則な歩行などがあります。感覚異常性大腿神経痛は、特に体形の変化と関連しており、たとえ過剰な脂肪がなくても、下垂腹が認められるようなインスリン抵抗性の症例で現れます。

感覚異常性大腿神経痛は、妊娠中に生じたり、脂肪腫に続発したりします。縫工筋のトリガーポイントは、膝あるいは股関節の他の疾患と相互作用することがあります。

コントロールするためのヒント

患者

多くの方向に動かすことで組織を移動させましょう。フラット触診法（14章参照）、マッサージ、振動刺激療法、テニスボールによる圧迫などを行いましょう。感覚異常性大腿神経痛を有する場合は、初めは敏感な領域の周囲からゆっくりと治療しましょう。また、持続因子を管理するようにしましょう。

横向きで寝るときには膝の間に枕を入れ、上に載せた脚の膝がわずかに下の脚の後方になるようにしましょう。このとき、片側の膝が反対側の脚を圧迫することは耐えられないと考えられます。しかし、両脚に神経の絞扼が起こっている場合は、横向きで寝ることができないかもしれません。組織の可動性や血液とリンパ液の循環を促進しましょう。坂を歩いたり走ったり、膝を組んで座ったり（股関節の屈曲）、使い古した靴を履いたり、ヨガの蓮華座のポーズをとったりすることは避けましょう。

感覚異常性大腿神経痛を有する場合は、十分な栄養素を摂取しながら減量し、健康的な体重を目指しましょう。炭水化物の摂取は最小限にし、食事と間食で十分なタンパク質をとるように心がけましょう。タン

パク質を含むシェイクは有効かもしれませんが、適切な量の食物繊維と栄養素を含んだ健康的な食事をとらなければなりません。そのため、食品のラベルを注意して読むことが大切です。

施術者

股関節、脊柱、膝に問題がないかを確認します。手技で組織を優しく動かし、患者に自宅で行うセルフケアの方法を指導しましょう。

フラット触診法とバリアリリースは、縫工筋のトリガーポイントに有効となる場合がありますが、治療を急いで行ってはいけません。また、患者に索状硬結を弛緩させる方法も指導しましょう。治療は毎日行うことが大切であり、合わせて体重を減少させる必要があるかもしれません。

このトリガーポイントは、神経が骨盤から出る領域で外側大腿皮神経を絞扼させることがあります。脊柱、腰筋（大腰筋、小腰筋）、腹腔を通っている神経側でも確認しましょう。神経の走行は個人差があり、神経は複数の領域で絞扼している可能性があります。全てのトリガーポイントを治療し、その周囲組織をリリースしましょう。

外側大腿皮神経のリドカインによるブロックは、一時的に症状を軽減させることがあるため、徒手療法が可能になる場合があります。通常は痛みが強いため、徒手療法を行うことは困難です。特に線維筋痛症を合併している場合は、フレクションマッサージあるいはストリッピングマッサージは避けましょう。なお、手術は最終的な選択肢とすべきです。

ストレッチ

不適切な静的ストレッチを行うことで、悪影響を受けている患者を診察することがあります。ストレッチは、他のどの方法よりも注意して処方しなければなりません。また、全ての筋肉がストレッチを必要とするとは限りません。縫工筋は、その典型的な例といえます。縫工筋をストレッチするポジションに身体を置くことは、傷害の危険性が高まります。

安全な治療台を用いて身体を昇降するなど、この筋肉をストレッチするためには多くの注意点があります。まず、治療台に両足が載るようにして上ります。次に、できる限り股関節を前方に広げるようにして、足を交互に入れ替えます。これはわずかな反復だけでも十分です。

股関節と大腿部の筋肉

92 内側広筋
ないそくこうきん

英語 Vastus Medialis
由来 ラテン語：vastus「広い」、medialis「中間の」

特徴
内側広筋は膝を伸展する作用があります。

運動
内側広筋は大腿四頭筋に属し、この筋群は大股で円滑に歩くときに同時に作用します。この筋群には柔軟性があり、膝の動作の制御を調整しています。

大腿四頭筋に属する他の筋肉と同じように、内側広筋には緩衝装置としての役割があります。そのため、内側広筋の柔軟性が失われたり曲がらなかったりすると、緩衝装置は作用できません。大腿四頭筋の遠位に付着する腱は膝領域で1つの腱につながっており、膝蓋骨を補助しています。大腿四頭筋は、加齢に伴って大幅に筋力が低下することがあります。

トリガーポイント
内側広筋のトリガーポイントは、膝付近、膝の上内側に痛みを生じます。歯痛と似たズキズキとする痛みが膝関節の深部からきているように感じます。また、睡眠を妨げることがあります。

このトリガーポイントが存在する場合、膝を動かしたくなくなったり、外出したくなくなったりします。さらに、階段を上がるときや危険な場所では脚が動かなくなることがあるため、全ての人、特に高齢者にとって脅威となります。この機能障害は、でこぼこした道を歩くときによく生じます。多くの人は、内側広筋などの大腿内側の筋肉を使っていません。通常、苦痛を伴う筋肉に注目することが多いのですが、大腿部の内側の筋肉にも問題が起こることがあります。

膝崩れは、内側広筋あるいは外側広筋のトリガーポイントのいずれかが原因となって生じます。一般的には内側広筋が知られています。これは、トリガーポイントが潜在性となった後によく起こります。内側広筋のトリガーポイントは、子供に生じることが多く、子供の不器用さのせいにされがちな事故を起こすことにつながります。この不器用さは、主に内側広筋のトリガーポイント、視力の機能障害、固有受容器の機能障害などが原因で起こり、身体に悪影響を及ぼします。これは大人でも起こることがあります。内側広筋のトリガーポイントは、膝蓋骨の動きを制限します。その

解剖図

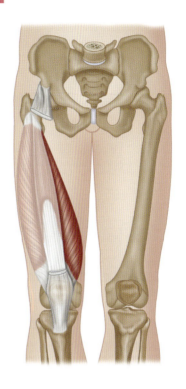

ため、膝蓋骨の固定は、内側広筋のトリガーポイントによって起こると考えられています。

主な持続因子
持続因子には、身体の非対称、不動状態、モートン足、長時間硬い床にひざまずく、膝や大腿内側にストレスがかかるスポーツや活動、膝内側にストレスが過剰にかかる、歩行異常を生じさせる要因、腰椎・股関節・膝の外傷や疾患などがあります。

コントロールするためのヒント
患者
内側広筋は座りながら治療をしましょう。触診の訓練をするのはよいことですが、手と指に過剰な負荷がかからないように気をつけてください。ストレッチ、ノバー（knobber）やローラーの使用など、治療を効果的に行いましょう。

テニスボールの圧は、この筋肉の下部で有効となる場合があります。ロッキングチェアーは、いくつかの筋肉の運動となるでしょう。ただし、股関節の下に片

関連痛パターン

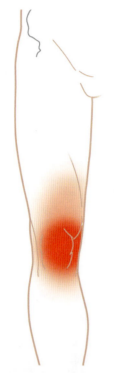

内側広筋下部のトリガーポイント

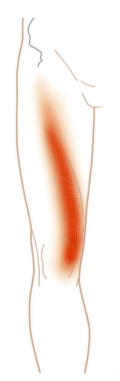

内側広筋上部のトリガーポイント

足を置いて座る、膝を真っ直ぐ前方に伸ばして座る、脚を強く屈曲して眠ることは避けましょう。また、低いヒールと軟らかい靴底の靴を履きましょう。

施術者

関節可動域を確認し、最大可動域まで内側広筋をストレッチすることは避けましょう。緊張した筋肉が治療されるまで、正確な関節可動域は明らかにならないかもしれません。腰椎、仙腸関節、股関節の機能障害を確認しましょう。ストレッチ＆スプレー、徒手療法（マッサージなど）、電気刺激は深部の筋肉によい治療となります。

治療は、まず、ハムストリングスから始め、大腿四頭筋を治療するときでも、必要に応じて同時にハムストリングスの治療やストレッチを行いましょう。そうしなければ、患者は敏感に反応するかもしれません。大腿四頭筋に属する他の筋肉や腸腰筋にトリガーポイントがあるかどうかを確認しましょう。大腿四頭筋に過度の負担がかかるとトリガーポイントを生じることがあるため、足底屈筋の筋力低下を確認しましょう。その原因の根本を治療することで、回内を改善しましょう。そのため、靴の中敷きを適切なものに代える

ことが正しい選択とはいえません。また、1つの治療が全ての原因に有効であるとは限りません。

ストレッチ

内側広筋のストレッチは、ケアや注意が必要となります。通常、従来の片脚立ちストレッチでは、腰部や股関節の関節可動域よりも、伸ばした腕の状態での運動量が問題となります。これは筋断裂などの構造的損傷の原因となります。側臥位になり、目的の筋肉を股関節で曲げることでストレッチをします。

股関節を曲げると、足首前面に手が届くようになり、安全に行うことができます。ストレッチされていることを感じるまで、股関節を伸ばしていきます。お尻を引き締め、手足を使わずに行うと、ストレッチの効果が高まります。必要であれば、タオルやロープを使ってストレッチをしましょう。

また、別の方法として、両脚がストレッチされていることを感じるまでしゃがみ、その後、立位に戻します。ただし、必要に応じて壁などにしっかりとつかまるようにしてください。膝あるいは腰部の痛みがある場合は、専門家にアドバイスを求めましょう。

股関節と大腿部の筋肉

93 外側広筋
がいそくこうきん

英語 Vastus Lateralis
由来 ラテン語：vastus「広い」、lateralis「横の」

特徴

外側広筋は膝関節を伸展する作用があり、膝蓋骨を安定させるために内側広筋とともに作用します。これらの筋肉が協調して作用しなければ、膝蓋骨が損傷する危険性が高まります。

運動

外側広筋は大腿四頭筋に属し、この筋群の外側の大部分を形成しています。上部では大腿筋膜と相互作用する線維があり、広範囲に腱が付着しています。下部腱は、腸脛靭帯（ITB）や膝蓋骨と相互作用をします。大腿四頭筋に属する筋肉は伸展により活性化します。詳しくは、内側広筋 92 を参照してください。

トリガーポイント

外側広筋は、大腿外側、骨盤から膝に沿ってトリガーポイントが隠れており、関連痛は膝後方にまで及ぶことがあります。症状としては主に痛みや筋力低下が起こります。この筋肉のいたるところにトリガーポイントが存在し、それらは相互作用をしています。

痛みは睡眠を妨げ、痛みがあるために横向きに寝ることが困難となります。いくつかの症例では、トリガーポイント側に転がったり、何かで圧迫したりすると、稲妻のような痛みが生じます。この痛みを経験した人は、この領域を圧迫するような治療は避けるようになります。

膝をつくと、痛みが悪化することがあります。この症状は膝蓋骨上外側のトリガーポイントが原因であると考えられています。このトリガーポイントは、通常、座っているときより歩行中に痛みます。

この筋肉上部のトリガーポイントによる関連痛は、転子滑液包炎と誤診されることがあります。多くの場合、この筋肉下部のトリガーポイントは、膝蓋骨の動きを制限し、脚を真っ直ぐにするときに膝をロックする原因となることがあります。ロックした膝では、歩くことはおろか、座ることさえ困難となります。これは、大腿四頭筋に属する他の筋肉のトリガーポイントの持続因子となります。膝がロックした原因や対処法がわかるまで、この症状は脅威となります。

なお、外側広筋のトリガーポイントは、線維化する傾向があります。筋肉全体が緊張し、腫脹することがあります。これは付着部付近から始まり、複雑な治療が必要となります。このトリガーポイントは、膝外側や膝蓋骨外側半分付近にあり、膝後面にも広がる深部痛を生じることがあります。また、この領域に存在するトリガーポイントの塊はばらばらにすることが難しく、痛みが生じることがあります。

TravellとSimonsは、この大腿中央付近の領域を「スズメバチの巣」と呼んでいます。このトリガーポイントの塊は、膝のほうへ下ったり、膝の底面に沿って曲がったり、大腿部と股関節に沿って痛みを生じたりすることがあります。また、別の塊は、大腿後面に向かい、スズメバチの巣と同じ高さに出現することがあります。この塊は、大腿下後方に痛みが広がります。幼児や子供などに生じる原因不明の大腿部と膝の痛みは、大腿四頭筋のトリガーポイントによって生じる可能性があります。

主な持続因子

持続因子には、身体の非対称、不規則な歩行、悪い姿勢、ヒールの高い靴やブーツ、骨盤あるいは腰部の不安定、不動状態、外傷、膝を伸展させるトレーニングマシンの使用、ハムストリングスや大腿筋膜張筋（TFL）のトリガーポイント、腸脛靭帯（ITB）の緊張などがあります。長時間にわたってひざまずいたり、しゃがんだりするとき、このトリガーポイントを

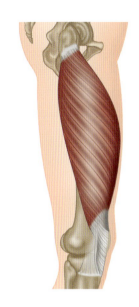

解剖図

関連痛パターン

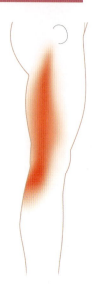
スズメバチの巣（大腿部中央付近の領域）の後方

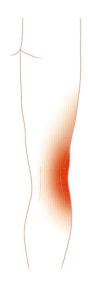
スズメバチの巣の後下方

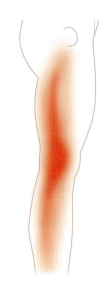
スズメバチの巣の下方

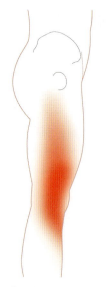
スズメバチの巣の前下方

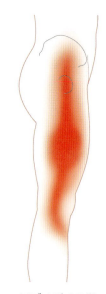
スズメバチの巣

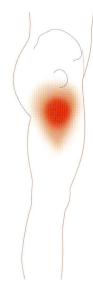
上部付着部

生じることがあります。

脚を真っ直ぐ前に伸ばし、長時間座るようなことはやめましょう。外側広筋の潜在性トリガーポイントは、インスリン注射やその他の注射によって活性化することがあります。膝崩れは、内側広筋や外側広筋のトリガーポイントによって生じることがあります。

コントロールするためのヒント

患者

外側広筋の関連痛領域に稲妻あるいは神経痛のような痛みが生じる場合は、この筋肉にあらゆるケアを行いましょう。触診するときは、軽く触るようにしましょう。腸脛靭帯（または大腿筋膜張筋）や外側広筋に違いがあるかどうかを確かめましょう。これらの両方をストレッチしますが、やりすぎてはいけません。最初に最も軽いストレッチを試みましょう。

また、持続因子を管理しましょう。この領域の微小循環を改善させるため、できることから始めましょう。トリガーポイントの周囲にホットパック、アイシング、バリアリリース、軽い徒手療法を行うことは、組織をほぐし、血流の流動性を高める効果があります。座っている状態でこの筋肉を指で治療することができますが、難しい場合もあります。

筋肉全体に複数のトリガーポイントが存在している場合があります。また、腱付着部や腸脛靭帯の内部に

トリガーポイントが存在し、強い痛みを生じることがあります。最初は、最上部のトリガーポイントしか治療できないかもしれませんが、忍耐強く治療を続けましょう。指を過剰に使ってはいけません。優しく振動する治療器具やローラーを使ってみましょう。

強い痛みがない場合は、ノバー（knobber）やテニスボールによる治療が有効です。トリガーポイントによる強い圧痛がある場合は、初めは柔らかい面で圧迫するとよいでしょう。

施術者

関節可動域を確認し、最大可動域まで外側広筋をストレッチすることは避けましょう。トリガーポイントが治療されるまで、正確な関節可動域は明らかにならないかもしれません。腰椎、仙腸関節、股関節機能障害、腸脛靭帯（ITB）にトリガーポイントがあるかどうかを確認しましょう。この筋肉は線維化する傾向があります。これは回復しますが、中枢性感作の増悪を避けるため、ゆっくりと優しく治療しましょう。

線維筋痛症がすでに存在する場合は、痛みを伴う治療は避けましょう。組織をほぐすために各部位に力を加えてはいけません。バリアリリースは筋肉を和らげることがあります。線維化した組織をほぐすには、ホットパック（moist heat）、振動刺激療法、電気刺激（感覚異常性大腿神経痛がない場合）、ストレッチ＆スプレーを行う必要があるかもしれません。これらの治療により、深部筋を治療することができます。

外側広筋深部へのトリガーポイント注射は、強い痛みを生じることがあります。そのため、この痛みが生じないように防ぐことを心がけましょう。合併疾患、他のトリガーポイント、ケロイド状の塊、石灰化、傷痕が存在すると、治療が複雑になります。そのため、患者と密なコミュニケーションをとり、優しい治療を行うようにしましょう。

膝蓋骨が固定するなどの緊急事態に備えて説明書を用意しておきましょう。詳しくは、内側広筋 92 を参照してください。

ストレッチ

外側広筋でよく使用されていた片脚立ちストレッチは、効果がなく、危険を伴うことさえあります。大きな骨の外側にある外側広筋は、マッサージ、徒手によるモビライゼーションが有効です。

94 中間広筋

英語 Vastus Intermedius
由来 ラテン語：vastus「広い」、intermedius「中央の間」

解剖図

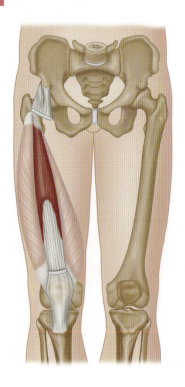

関連痛パターン

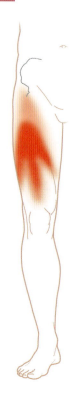

特徴

中間広筋は膝および脚を伸展させる作用があります。

運動

内側広筋 92 を参照してください。

トリガーポイント

中間広筋のトリガーポイントは、大腿四頭筋に属する他の筋肉ほど、一般的ではありません。この筋肉は、大腿直筋の下方にある筋肉のため、触れることができません。筋肉の動きに伴って関連痛が生じます。

関連痛は恐竜の爪のような形をしています。このトリガーポイントが存在すると、一歩ずつ階段を上った後、脚を真っ直ぐにすることができなくなります。長時間膝を曲げて座ったり横たわったりして、筋肉を短縮させた後は、しばらくの間、脚を引きずることがあります。トリガーポイントが大腿直筋と中間広筋の上部の両方に存在すると、股関節は外側に開くようになります。トリガーポイントが活性化すると、痛みにより転倒することがあります。

Travell と Simons は、トリガーポイント注射の強い刺激により、自律神経系が崩壊する可能性を示唆しています（1992, pp.280-281）。本書は、これまで主に各筋肉における最低限のトリガーポイントによる刺激について記載し、線維筋痛症などの相互作用が及ぼす影響については扱っていません。

近年、中枢性感作が慢性筋筋膜痛とともに生じる可能性があることがわかってきています。通常、トリガーポイント注射は、深部のトリガーポイントに行うべきであると考えられます。しかし、中枢神経系のさらなる損傷が起こることを避けるためには、注射後に生じる強い痛みをコントロールしなければなりません。痛みをコントロールする方法には、薬物治療、頭蓋仙骨療法、中枢神経系を鎮静させる治療、投薬、祈り、瞑想などが考えられます。

主な持続因子

中間広筋のトリガーポイントは、大腿四頭筋に属す

股関節と大腿部の筋肉

る他の筋肉やトリガーポイント領域に生じることがあります。身体は密なつながりにより制御されていますが、これが常に十分に機能するわけではありません。

例えば、トリガーポイントによってヒラメ筋が弱っている場合、重い物を持ち上げている間は、大腿四頭筋が補助的に作用しなければなりません。このとき、急性外傷から慢性外傷へと変化していますが、後者は自らの行動が招いたものです。この行動には、仕事などでの反復した動作、過度のスポーツ活動、悪い姿勢、トレーニングマシンの使用、過度に膝を曲げるなどがあります。

コントロールするためのヒント

患者

治療は、できる動作や合併している疾患、トリガーポイントによって適した方法が選択されます。大腿直筋から中間広筋にかけて確認しましょう。中間広筋のトリガーポイントは、大腿直筋のトリガーポイントに続発して生じます。大腿部に多数のトリガーポイントが存在する場合は、ストレッチ＆スプレーを行うとよいでしょう。この領域における正しい治療法を指導することができる施術者を見つけましょう。

片側のハムストリングスをリリースすることから始め、内転筋群、大腿四頭筋、その他の筋肉をリリースしましょう。これらの全てを自分で行うことはできませんが、いくつかのことはできます。深部の組織の痛みの強さを確認し、テニスボールよりも小さくて硬いボールを使って治療してみましょう。

ホットパック（moist heat）、ローラー、幅が広い振動治療器具は、深部の組織をほぐす効果があり、さらに中間広筋をほぐすのにも有効です。注意深く時間をかけて、触診によって組織の層を正しく判別する方法を学びましょう。自分の身体なので、ゆっくりと忍耐強く取り組みましょう。大腿部の筋肉をリリースす

るものであれば、どんな方法でも有効となるでしょう。

施術者

トリガーポイント注射の効果を理解することが重要です（前述の「トリガーポイント」を参照）。中間広筋のトリガーポイントは、膝の屈曲を損なうので、トリガーポイントの有無の目安となるかもしれません。腸腰筋、大腿筋膜張筋（TFL）、殿筋群、ハムストリングス、大腿四頭筋に属する他の筋肉に含まれる、一次性（プライマリー）トリガーポイントを探しましょう。これらを治療することで、中間広筋の治療を行いやすくなります。

他の筋肉のトリガーポイントや慢性化している症状を治療し、中間広筋の潜在性トリガーポイントを探しましょう。そのトリガーポイントが数多く見つかったとしても、圧倒されてはいけません。患者は医療チームの一員であるので、セルフケアで治療できることはたくさんあります。そのため、患者の能力に応じた適切な方法を記した説明書を提供しましょう。

基本的なストレッチ＆スプレーであれば、安全に行うことができる患者もいます（14章参照）。患者ができる方法には、収縮弛緩法、マッスルエナジーテクニックなど、様々なものがあります。過剰に回内している場合は、その原因を調査し、治療を行いましょう。全ての筋肉を治療していたとしても、筋肉のアンバランスを導く隠された因子があるかもしれません。例えば、中間広筋は外側広筋よりも高い確率で疲労します（Watanabe and Akima 2010）。筋肉で酸素を過剰に消費している可能性も考えられるため、その持続因子を確認しましょう。

ストレッチ

中間広筋のマッサージでは、筋肉の柔軟性や長さを元の状態に戻すことができるため、推奨されています。

11章

94
中間広筋

95 大腿直筋

英語 Rectus Femoris
由来 ラテン語：rectus「真っすぐ」、femoris「大腿の」

解剖図

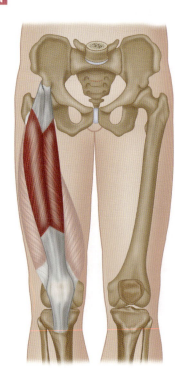

関連痛パターン

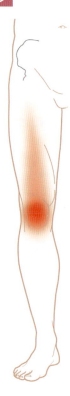

特徴

大腿直筋は**コアマッスル**であり、大腿四頭筋に属します。股関節と膝関節の両方を交差する唯一の筋肉です。大腿四頭筋は膝を伸展する作用があり、大腿直筋は大腿部を曲げ、脚を真っ直ぐに上げます。また、膝を伸展して股関節を屈曲させるいくつかの動作で、強力に作用します。

運動

全ての大腿直筋は2つの関節にかかわり、他の組織や運動連鎖など、複雑な相互作用に関与します。この筋肉の短縮や伸展は、多くの筋肉、腱、靭帯が関与します。

大腿直筋は、歩行において脚を前方に出し、膝を伸展させるときに活性化します。すなわち、歩行の「遊脚期」に活性化します。この筋肉のトリガーポイントによる緊張は、膝の十字靭帯にさらにストレスを加え、損傷を受けやすくします。詳しくは、内側広筋 92 を参照してください。

トリガーポイント

大腿直筋のトリガーポイントでは、特に階段を下りるときに、脚の緊張や筋力低下を生じることがあります。この筋肉と中間広筋のトリガーポイントは、股関節と膝の両方が伸展するときに、股関節が崩れる原因となります。膝そのものが崩れる場合は、腱付着部が同じ内側広筋のトリガーポイントを確認しましょう。

大腿直筋のトリガーポイントは、特に夜間、脚前面と膝深部に痛みを生じることがあり、膝の筋力が低下する感覚が生じます。このトリガーポイントで最も頻度が高い部位は上部末端であり、大腿前面、膝、特に膝蓋骨に痛みを誘発します。この痛みは関節痛のような深部痛が生じ、睡眠を妨げるほどの非常に強い痛みとなります。このトリガーポイントは、膝蓋骨付近、膝のちょうど上方に生じる傾向があり、膝に深部痛を生じます。

他の筋肉と同様に、トリガーポイントはどの領域でも生じます。また、このトリガーポイントは成長痛と関連し、ハムストリングスの症状を隠すことがあります。全ての痛みは大腿前面に由来しているのように思

股関節と大腿部の筋肉

われますが、実際はそうとは限りません。

主な持続因子

持続因子には、長時間の不動状態（ギプスなど）、扁平足、モートン足、その他の過剰な回内を起こす要因、不規則な歩行、脚のアンバランス、身体の非対称、ねじれ、ハムストリングスの緊張、転倒、胎児のように身体を折り曲げて寝る姿勢、その他の身体を折り曲げて寝る姿勢、足に体重がかかる活動（パラシュートやパラグライダーで降下する、障害物を飛び越えるなど）があります。

そのほか、反復的に膝にストレスがかかる活動（スキー、ホッケー、サッカー、園芸など）、膝の反復運動（スクワット、キック、ジャンプ、レッグプレス、膝の伸展など）、膝の上に重たい物を乗せて座る（子供など）、深く膝を曲げる、ハードル競技、腰椎・股関節・大腿部の疾病、手術、外傷などは、このトリガーポイントを活性化し、さらに増悪させることがあります。

お尻の下に片足を折り畳んで座る人がよくみられますが、これは大腿四頭筋のトリガーポイントの誘発因子、あるいは持続因子となります。また、お尻の下に両足を入れて座る（正座する）ことも、身体に負担をかけます。そのほか、ハイヒールは全身にストレスを加えます。

大腿直筋のトリガーポイントは、腸腰筋のトリガーポイントに続発して生じます。ハムストリングスのトリガーポイントは、大腿四頭筋のトリガーポイントの誘発や持続を引き起こします。大腿直筋あるいは外側

広筋のトリガーポイントは、インスリン注射やその他の注射によって活性化することがあります。大腿四頭筋のある筋肉にトリガーポイントがある場合、他の大腿四頭筋にトリガーポイントが生じることがあります。急な成長は鼠径部痛を誘発することがあります。

コントロールするためのヒント

患者

関連痛が生じている領域ではなく、トリガーポイントをマッサージしましょう。ローラーを使うと、驚くほどの効果が得られるかもしれません。上部のトリガーポイントの治療には、ノバー（knobber）が必要となることがありますが、座位となり、曲げた肘で治療することもできます。うつ伏せで床に寝ることができる場合は、大腿前面と床の間にテニスボールを入れ、このトリガーポイントを治療しましょう。

横を向いて寝ている状態で治療をする場合は、膝上部が過度に伸ばされることを防ぐために、脚の間に枕を入れましょう。このトリガーポイントが活性化している場合は、椅子から立ち上がるときに、腕で補助しましょう。読書やテレビを見るときは、身体に合ったロッキングチェアーに座るとよいでしょう。

施術者

内側広筋 92 を参照してください。

ストレッチ

内側広筋 92 を参照してください。

12章　脚と足の筋肉

はじめに

　脚または足は、立つための基礎的な構造です。足は他の部位と比べて小さいですが、身体を支えています。脚または足は、固有受容器、感覚受容器、痛みの受容器の密度が最大であるという報告があります（Lewit 2010, p. 21）。また、脚または足には、全身の運動系に影響を与え、骨盤深部を安定させる機能ユニットが形成されています（Lewit 2010, p. 294）。

　興味深いことに、多くの人は、身体のバランスが崩れると包帯や靴の中敷きで改善させようとし、その原因を無視する傾向があります。今後、そのような考え方を変えることが大切です。

運動

　脚または足の症状を改善させるには、他の部位で生じている構造上の問題を治療する必要があるかもしれません。例えば、体幹と股関節のトリガーポイントは、身体を真っ直ぐに伸ばし、固定するための脚と足の能力に影響を与える体幹のこわばりを生じることがあります。

　身体のバランスを維持するために、脚と足による代償運動とエネルギー消費量が増加します（Gruneberg et al. 2004）。大腿部を内旋させることで、大腿内側や膝の下に痛みを生じるとき、過剰に外旋や回内することで補助します。この外旋と内旋を補助する筋肉の運動パターンは、運動連鎖の機能障害を起こし、トリガーポイントがその原因となります。

　この部位のトリガーポイントによる筋肉の機能障害は、他の部位にも問題を生じます。例えば、腓腹筋の緊張は、股関節、膝関節、足関節の関節角度に影響を及ぼし、不安定な歩き方の原因になります（You, Lee, and Luo 2009）。この状況は他の運動連鎖も乱し、全身に影響を及ぼすトリガーポイントのカスケード反応を引き起こすことがあります。

　足首の支帯は、手首の支帯と同じように、従来の医学では重視されておらず、解剖学では筋肉の付属品程度にしかみられていません。しかし、足首の支帯には足関節の安定性を維持するという重要な役割があります（Hatch et al. 2007）。支帯の変化では、固有受容器

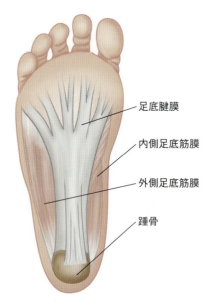

図12-1　足底の筋膜

足底腱膜
内側足底筋膜
外側足底筋膜
踵骨

の機能障害が起こり、この組織の治療は回復を早めることがあります（Stecco et al. 2011）。

慢性筋筋膜痛（CMP）

　足底筋膜炎は一般的な疾患ですが、正しく理解されていません。「足底筋膜炎」という用語は症状を表しているのみであり、症状が発症した原因を特定する必要があります。足筋群の下部層には足底筋膜が広がっており、長くて平面な腱となっています。この部位には数多くの膜がみられます。

　足底筋膜炎とは、足底筋膜と周囲組織の炎症が生じている状態のことを表しています。足底筋膜に付着している筋肉の緊張が増大すると、その腱膜は組織を保護するために、緊張したり厚くなったりします。この過程は、血管が集まって狭窄するまで継続します。足が痛み、腫れているようであれば、もはや歩くことはできません。

　この部位で緊張が起こる原因として最も多いのが、この周囲の筋肉のトリガーポイントです。足底筋膜炎と関連のある一般的なトリガーポイントは、足指内在屈筋、腓腹筋、ヒラメ筋で見つかります（Travell and Simons 1992, p. 510）。この状態を加速させる1つ

の因子としてアキレス腱の緊張があり、これはトリガーポイントによって生じます。

足底筋膜炎そのものもトリガーポイントを活性化し、運動連鎖に影響します。ふくらはぎの深部には同じ運動連鎖があるので、この部位のマッサージは足底筋膜炎の痛みを和らげることがあります。糖尿病などの代謝異常を有する場合は、足底筋膜炎はいっそう重篤となることがあります（Giacomozzi et al. 2005）。糖尿病患者は拘束性の循環障害を生じるため、トリガーポイントを非常に警戒しなければなりません。

足根管症候群は足関節に生じ、手根管症候群（CTS）と似ています。足を背屈するとき、足首前面の領域は圧迫され、深刻な痛みを生じます。トリガーポイントに関する知識が不足している施術者は、腓骨神経の絞扼（短母趾伸筋のトリガーポイントに起因）に対して、徒手療法よりも外科的な治療を選択するかもしれません。

また、外反母趾はトリガーポイントと関連しており、このトリガーポイントを早期に発見できれば、母趾内転筋腱と関連する筋肉の拘縮を軽減させることができます。その結果、足のアライメントを正常に戻すことができ、外反母趾を予防することが可能です。

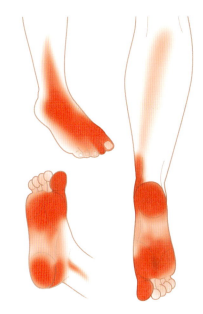

図12-2　患者の関連痛パターン

慢性筋筋膜痛（CMP）の症例

ここで症例を1つ紹介します。

手術室で働く48歳の女性看護師は、仕事中はずっと立ちっぱなしです。彼女は線維筋痛症であるため、パートで働いています。休日は、映画館へ行ったり、自宅でビデオを見たりして過ごしています。キャラメルポップコーン、チーズパイ、チョコレートバーなどの映画館で売られている定番のお菓子が好きで、エネルギーを過剰摂取しています。さらに、職場ではコーヒーやコーラを飲み、ナースステーションではチョコレートバーを食べています。

痛みはコントロールされていますが、体重は肥満気味です。旅行から戻ると、足と脚に新たな痛みと扁平足が出現しました。彼女が受診している足専門医はトリガーポイントに詳しく、伸縮性の靴下によって深部が圧迫されていることに気づきました。

足専門医は、両側の足指の伸筋と屈筋、足の浅層内在筋と深層内在筋にトリガーポイントを見つけました。支帯のトリガーポイントは、足関節前面に痛みを生じる原因となります。しかし、この症例にはさらに何かがあると感じ、筋筋膜痛を専門とするリウマチ医を紹介しました。

リウマチ医は、彼女がインスリン抵抗性を合併しており、身体の4分の1からトリガーポイントを見つけました。問診を終えた後、甲状腺機能低下症状が発見され、検査が行われました。検査結果は、正常より低い値でした。局所T3クリームを処方し、症状がよくなるまで投与量を調整しました。生活習慣を改善させるように指導し、近所の線維筋痛症や慢性筋筋膜痛のサポートグループに参加させました。彼女は、トリガーポイントを理解している施術者による治療を始めました。徐々に扁平足は改善し、通常の生活をとり戻し始めました。

主な持続因子

脚と足のトリガーポイントの存在を明らかにするためには、脚と足の構造や歩き方を評価する必要があります。緊張したアキレス腱は、周囲の筋肉のエネルギー効率を低下させ、初期は疲労を生じることがあります（Lichtwark and Wilson 2007）。さらに、エネルギー危機やトリガーポイントを生じる原因となることがあります。

脚と足の血液循環を制限するものは、どんなものであっても、潜在性トリガーポイントが持続因子となります。締めつける靴下は継続因子であるため、靴下を脱いだ後に痕が残ったままになるかどうかを確認しましょう。この状態は、線維筋痛症などの中枢性疾患、インスリン抵抗性、糖尿病、間質性腫脹などの代謝性疾患ではよく認められます。

現在の研究では、間質性腫脹は膜における過剰なヒアルロン酸による体液の吸収に起因していることを示唆しています（Stecco et al. 2011）。腫脹は血管狭窄を起こし、脚と足に多くの問題を生じることがあります。また、腓骨頭の緊張は、痛みや、脚と足の機能障害の原因となりますが、この部位のリリースは忘れられています。

他の持続因子として、不適切な足の位置がありま

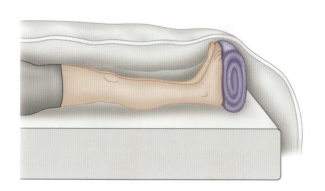

図12-3　トリガーポイントの予防①

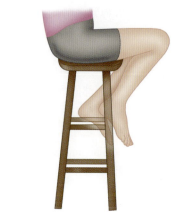

図12-4　トリガーポイントの予防②

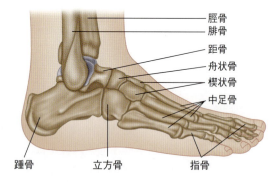

図12-5　解剖図
モートン足は、母趾（第1趾）が比較的短いことではなく、第1中足骨が比較的短いことが問題となります。

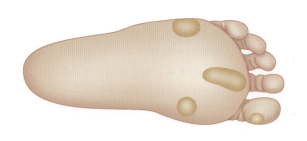

図12-6　足の裏のタコ
タコは、モートン足の構造と関連している可能性があります。

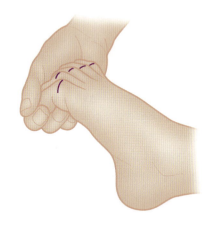

図12-7　モートン足の単純なテスト

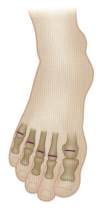

図12-8　モートン足における典型的な中足骨

す。例えば、ベッドカバーの重みによってつま先が下を向いている状態や、座るときに足かけにつま先を伸ばしたまま足を置くことなどは、足の裏の組織を収縮させる原因となります。足は自然な位置に保持することが大切です。

この部位の一般的なトリガーポイントの持続因子としては、使い古した靴や、足に合っていない靴を使用することがあります。ヒールの高い靴は、足の屈曲制限を起こすため、他の筋肉の補助が必要となります。その結果、補助する筋肉、股関節と膝関節の付着部に負担をかけます。

一般的に、ハイヒールは筋骨格系の痛みを増悪する傾向があります（Esenyel et al. 2003）。従って、ブーツや靴のヒールは、最大でも2.0cm程度にしてください。座っている間しか履いていられないような靴は足に合っていません。

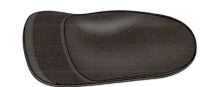
調整前の中敷き

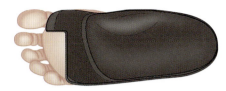
調整後の中敷き

図 12-9　中敷き
親指と足趾の真下の部分は、硬い素材を用いて補強している。

　一部のモートン足はトリガーポイントの持続因子となり、約40％の人に解剖学的異常が生じています。なお、モートン足とは第1中足骨が比較的短く、第2中足骨が比較的長い足のことをいいます。

　モートン足は、最も長い中足骨の踵から足先まで中外側のロッキング運動を作り出し、足を不安定な状態とします。これは、運動連鎖によりトリガーポイントを活性化することで持続します。また、足の裏にタコが生じることもあります。

　足に変化が生じると、合った靴を見つけることが難しいかもしれません。例えば、足先が広くて踵が狭い足では、靴の中で踵が過剰に動き、タコができやすくなり、機能的な問題が生じるでしょう。

コントロールするためのヒント

患者

　自分の靴やブーツをじっくりと観察してみましょう。靴底は擦り減っていないか、足をしっかりと支えることができるか、柔軟性はあるか、ヒールの高さはどうかなどを確認します。足に合っていない靴、使い古した靴、ヒールの高い靴などを履いている場合は、その靴が症状と関連している可能性があります。たくさんの靴をもつよりも、体調を悪化させない1組の靴をもつことが大切です。

　ヒールが高い靴を履いている人は、ふくらはぎの拘縮が起こることがあります。そのため、ヒールの高さが約2.0 cm以下の靴が必要になるでしょう。モートン足の人は、中敷きを交換できる靴を購入しましょう。著者のStarlanylは、柔軟性があるクッション性の中敷きの長さを調整して使用しています。

　患者の一部は、第1中足骨の下に支えを追加する必要があります。靴と中敷きは、適切なアーチで足を支える必要があり、柔軟性がなければなりません。また、足趾は靴の中でも動くことができるようにしなければなりません。

　階段を使って、両足の足趾と中足骨、アキレス腱とその周囲の組織を伸ばしましょう。階段に足をかけ、踵と足の中央部をストレッチしましょう。このストレッチをするときは、身体を支えるために、壁に手をついたり、手すりを持ったりしましょう。

施術者

　歩行可能なギプスを処方するときは、患者がギプスと同じ高さとなるヒールの靴を持っているかどうかを確認しましょう。このような靴を使用しなければ、ギプスはトリガーポイントの持続因子となるでしょう。

　大人の後天的な扁平足では、アーチがあるべき領域に索状硬結が伸びていることが見つかる場合があります。足趾を伸ばし、曲げるときに簡単に触れるようであれば、トリガーポイントがあることを示しています。足の外在筋（外来筋）と同様に、伸筋群と屈筋群を治療しましょう。たいていは可逆的な状態のため、時間をかけ、患者と施術者が協力して治療を行うことで改善していくでしょう。

注意：手足のトリガーポイント注射は、特に痛みが強いので、できるだけ避けるようにしてください。

96 腓腹筋

英語 Gastrocnemius
由来 ギリシャ語：gaster「胃」、kneme「脚」
参考 腓腹筋が膨れる様子は、胃が動く様子と似ている。

解剖図

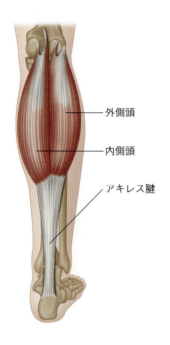

- 外側頭
- 内側頭
- アキレス腱

特徴

腓腹筋とヒラメ筋は、足関節の第1底屈筋群です。腓腹筋はつま先を伸ばしたり、母趾球で立ったりするときに、強く作用します。また、歩行周期の遊脚期に片脚で体重を支えているとき、膝を曲げることを助けます。立位ではかなりの体重を支え、姿勢のバランスの維持を補助するとともに、膝と足首の関節の安定性を高めます。

運動

腓腹筋の筋腹はふくらはぎの形を作り出します。腓腹筋の付着部は、2つの関節をまたがっています。2つの筋腹の上部線維は、大腿骨に付着するために膝関節をまたがっています。逆に、腓腹筋の下部線維はヒラメ筋線維と結合することでアキレス腱を形成し、足底筋膜につながっています。この筋肉の解剖学的異常は珍しくはありません。

例えば、ある症例では3頭に分かれており、そのうちの1頭は解剖学的異常で、内側頭と外側頭で膝窩動脈を絞扼することがあります (Rochier and Sumpio 2009)。腓腹筋が緊張する際、運動連鎖に沿って負荷がかかっている部位を見つけましょう。

トリガーポイント

腓腹筋とヒラメ筋にトリガーポイントを有する患者は、扁平足、強直性歩行であるため、重い足取りで歩くようになります。また、でこぼこした道を歩いたり、早歩きをしたりすることが困難になります。

最も頻度の高い症状は、夜間のふくらはぎの痙攣や痛みです。腓腹筋のトリガーポイントは、夜間の脚痙攣の原因となります (Prateepavanich, Kupniratsaikul, and Charoensak 1999)。トリガーポイントが存在する筋肉は寝ている間でも活性化しており、生理学的な拘縮を生じています。夜間に症状が現れるため、イライラすることがあるでしょう。夜間の脚痙攣は下肢筋痙攣と呼ばれ、潜在性トリガーポイントによって生じることがあります。足を背屈しているほうが楽なため、患者は罹患脚を真っ直ぐにしていないかもしれません。

筋肉が活性化すると、このトリガーポイントは膝後方に激しい痛みを伴います。安静時では、弱いあるいはぼんやりとした痛みが生じます。また、このトリガーポイントは、椎弓切除後症候群や、思春期の子供の成長痛の原因となる場合があります (Leung et al. 1999)。夜間の脚痙攣は末梢動脈障害である間歇性跛行と区別しなければいけません。跛行による脚痙攣は、特定の距離を歩いた後に生じ、腓腹筋とヒラメ筋のトリガーポイントと相互作用します。

腓腹筋の痙攣は、患者と一緒に寝る人の睡眠の質と量に著しい影響を与えます。これは足底屈筋の不動状態が続くことが原因であり、横たわったり、椅子に足をぶら下げて座ったり、つま先を下に向けたままぶら下げて座ったりすることによって痙攣が生じます。そして、筋肉痛などの痙攣の後遺症は何日も続くことがあります。

これらの痙攣を取り除く最も効果的な方法は、筋肉をストレッチすることです。ただし、歩幅を広げると筋肉は収縮します。この収縮はトリガーポイントを活性化することがあり、その痙攣が再び起こることがあるため、注意が必要です。トリガーポイントを予防することが重要ですが、他の筋肉が腓腹筋の痙攣を増大させることもあります。

主な持続因子

持続因子には、短い脚、低身長、身体に合っていな

関連痛パターン

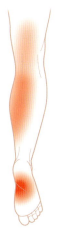

内側頭上部のトリガーポイント

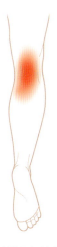

内側頭腱付着部のトリガーポイント

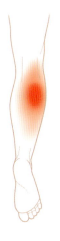

外側頭上部のトリガーポイント

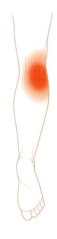

外側頭腱付着部のトリガーポイント

い家具、椅子の足かけに足をかける、足かけのあるリクライニングチェアに座る、ふくらはぎの血液循環を損なう要因などがあります。ハイヒールを履くことは2つの筋付着部を近づけるため、腓腹筋線維が短縮し、筋力低下が起こります。

腓腹筋のトリガーポイントは、長時間つま先を伸ばすバレエダンサー、水泳選手、潜水作業者、仰向けで寝る人などによく認められます。また、思春期の子供（5歳未満の子供も同様）は、腓腹筋のトリガーポイントが活性化していることがあります。

ウイルス感染は、筋肉の過敏性を増大させるため（Travell and Simons 1992, p. 411）、風邪やインフルエンザの感染時には特に注意しましょう。寒い環境や隙間風は、腓腹筋とアキレス腱のこわばりに影響します（Muraoka et al. 2008）。また、不動状態（特にギプス）、でこぼこした道を歩く、上り坂を歩いたり走ったりする、過剰なカーフレイズ、滑りやすい床で靴底がツルツルとした靴を履く、サドルの低い自転車、長時間のキーボードによる入力、車のマニュアル運転などは持続因子となります。そのほか、つま先の置く場所がないなど、機能的でない調理台での料理は、このトリガーポイントを誘発することがあります。あらゆる部位のトリガーポイントは、他の部位のトリガーポイントの持続因子となることがあります。

例えば、僧帽筋のトリガーポイントは、腓腹筋に含まれる生化学物質に影響を及ぼし、トリガーポイントを誘発することがあります（Shah et al. 2008）。トリガーポイントが他の筋肉の炎症性メディエーター、神経ペプチド、サイトカイン、カテコールアミンの含有量を変化させることを示した研究はありませんが、これは、全てのトリガーポイントや筋肉で起こる可能性があります。腓腹筋のトリガーポイントは、仙腸関節機能障害、アキレス腱炎、ヒラメ筋、ハムストリングス、後脛骨筋、長趾屈筋のトリガーポイントと相互作用します。

夜間の脚痙攣の持続因子は、トリガーポイント、脱水症、腰部脊柱管狭窄症、電解質の平衡異常、薬物治療、代謝性アシドーシス（嘔吐など）、低マグネシウ

ム血症、低カルシウム血症、低カリウム血症（下痢など）、甲状腺機能低下症、熱ストレス、パーキンソン病、糖尿病やインスリン抵抗性などの代謝性疾患があります。夜間の脚痙攣には中枢神経系が関与し、線維筋痛症、過敏性腸症候群（IBS）、片頭痛を有する患者は、特にこの痙攣を起こしやすいかもしれません。また、これらの合併疾患はトリガーポイントの持続因子となることがあります。

コントロールするためのヒント

患者

　夜間の脚痙攣がある場合は、施術者の診察を受けましょう。下腿部の血液循環は十分か、痙攣が起こる原因は何かを確認しましょう。つま先を伸ばした状態で踊っているバレエダンサーのように、長時間、足をこのような状態にしてはいけません。寝ている間、足を自然な状態に保持するため、枕や巻いた毛布を足の裏に置きましょう（**図12-3**参照）。

　実際に筋肉が痙攣しているときにロッキングチェアーを使用すると、悪化することが予想されます。踵を含む足の全面が床につかなければ、足載せ台を使用しましょう。靴のヒールの高さが高すぎないかも確かめましょう。そして、不動状態は避けましょう。地面が滑りやすい場合は、十分な滑り止めがある靴であるかを確かめましょう。

　夜間の脚痙攣がある場合は、寝る前にふくらはぎにホットパック（moist heat）を置いた後、腓腹筋のマッサージと優しいストレッチを行いましょう。両側の筋腹にトリガーポイントが存在するかどうかを確認しましょう。片側の腓腹筋を圧迫するときは、反対側の膝を曲げてマッサージを行うか、床に置いたテニスボールで圧迫しましょう。ビタミンEを2週間で400IU摂取することが痙攣に有効となる場合がありま

す（Travell and Simons 1992, p. 422）。

施術者

　殿部における神経絞扼症候群、膝窩滑液嚢胞、静脈炎などの疾患の可能性を検討しましょう。このトリガーポイントは、第1仙椎（S1）神経の圧迫と誤診されることがありますが、実際にこれが合併していることもあります。デルマトームを調べ、神経根症と合併しているトリガーポイントを探しましょう。

　このトリガーポイントは、ヒラメ筋、ハムストリングス、小殿筋、長趾屈筋に存在している可能性があります。リチウムやシメチジンなどのいくつかの薬物治療は、脚痙攣の原因となることがあります。間欠性跛行が存在する症例では、血流制限が痛みの原因ではありません。すなわち、痛みはトリガーポイントが合併することで起こり、血行不良はトリガーポイントを生じさせる一因にすぎません（Travell and Simons 1992, p. 410）。

ストレッチ

　腓腹筋のストレッチは、テニスボールを使いましょう。立位で腓腹筋をストレッチするときは、踵が上がらないようにし、足を適切な角度にします。すなわち、真っ直ぐあるいはわずかに回旋している状態となります。

　装具をつけた靴を履いている人は、その靴を履いたままストレッチを行いましょう。症状に対するストレッチやマッサージは、決定的な解決法とはならないかもしれませんが、一時的に軽減されるでしょう。ふくらはぎ後面の深部筋では、痙攣性麻痺がよく起こり、マッサージが必要となるトリガーポイントを併発することがあります。

脚と足の筋肉

97 前脛骨筋
ぜんけいこつきん

英語 Tibialis Anterior
由来 ラテン語：tibialis「すねの骨」、anterior「前の」

解剖図

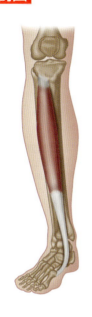

関連痛パターン

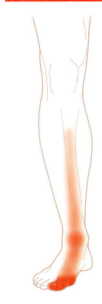

特徴

　前脛骨筋は、足首を背屈させる作用があり、足を前上方（すねのほう）へ動かします。また、足の内反も行います。

　この筋肉は、小趾（第5趾）とその周辺が平らなままで、床からアーチと母趾（第1趾）を持ち上げ、足のアーチを維持します。この筋肉は、足首の水平運動を可能にし、歩行周期の遊脚期に地面から足を離す補助をします。

運動

　前脛骨筋の作用は脚の動きに依存しています。踵が最初に接地した後、前脛骨筋は、歩行周期の立脚期に足の位置と足首の固定をコントロールし、遊脚期に足が地面から離れる働きをします。でこぼこした道では、脚が垂直に保持するのを補助するため、扁平足の場合は、この筋肉がストレスを受けます。この筋肉は、足で身体のバランスを維持し、上半身への体重の分配を調整しています。

　ふくらはぎ前面の筋肉と同じように、脛骨は深部の丈夫な膜に覆われているため、この筋肉が簡単に大きくなることはないでしょう。この筋肉がどのように脚の骨と付着しているか、下部の腱の長さがどのくらいかなどに注意しましょう。

トリガーポイント

　前脛骨筋のトリガーポイントは、突然の出張や頻繁に飛行機を利用する人に生じることがあります。このトリガーポイントが存在すると、滑ってしまうような歩幅となります。この筋肉がトリガーポイントによって拘縮すると、大股で歩いている間、足は地面から離れることができなくなります。

　足先が地面に引っかかったり、足をひきずったり、動作に伴って足首に痛みが生じたりするため、筋力が低下します。このトリガーポイントは、足首前面に痛みと圧痛を引き起こすことがあります。この痛みは母趾の指先まで波及するため、痛風と誤診されることがあります。母趾が非常に痛いので、靴を履くことはできません。

　また、膝から「前方シンスプリント」と呼ばれる下腿部に激しい灼熱痛が生じることがあります。階段や急な坂を上るなど、筋肉にストレスがかかると、このトリガーポイントは悪化することがあります。

　前脛骨筋の筋力低下は、足が不安定となる主な要因となります（Gefen 2001）。足の不安定は、歩行に大きな影響を与えます。特に高齢者では、衰弱する原因となり、致命的な転倒を起こすことがあります。

　足関節の背屈が減少すると、足首の捻挫の危険性を増加する可能性があります（de Noronha et al. 2006）。このトリガーポイントは、関節傷害の所見がなかったとしても、足首の動きで痛みを誘発し、心気症の原因となることがあります。また、完全に傷が癒えていなかったり、過去に足首が曲がる傷害を受けたことがあったりするかもしれません。

　前脛骨筋のトリガーポイントは、思春期の子供の成長痛の原因となることがあります。他の領域のトリガーポイントは、この関連痛パターンと似ていることがあるので、それだけでは区別がつかないかもしれません。靴の踵の後側方が過度に擦り減っているかを確認しましょう。これは、前脛骨筋の潜在性トリガーポイントの存在を示唆します。

主な持続因子

　持続因子には、傾斜のある土地や険しい坂を歩く、長時間の立位、外傷、腓腹筋の緊張、モートン足、不動状態、大腿四頭筋や膝を伸展させるトレーニングマ

シンの反復的な使用などがあります。歩行中に足先で物をつかもうとすると、このトリガーポイントが活性化することがあります。

Travell は、前脛骨筋のトリガーポイントが二次的な末梢動脈疾患に進展する可能性があることを示しています（in the Gelman Library University Archives, Washington DC）。著者の Starlanyl は、サッカー選手、ダンサー、アメリカンフットボールの競技場で踊るチアガール、ねじったり回転したりするスポーツ選手、脛骨筋群にトリガーポイントがある人などに、このトリガーポイントが存在すると考えています。

慢性閉塞性肺疾患（COPD）患者では、前脛骨筋の筋線維において毛細血管接合部の減少が認められます（Eliason et al. 2010）。慢性閉塞性肺疾患の重症度と毛細血管接合部の減少には、強い相関関係があります。

コントロールするためのヒント

患者

仰向けで寝る場合は、足の裏を枕や巻いた毛布に固定し、掛布団をかけましょう。これにより、長時間の足関節の背屈を避けることができます。深部へのストリッピングマッサージをゆっくり行うと、このトリガーポイントを不活性化することができますが（Travell and Simons 1992, p. 365）、線維筋痛症が合併している場合は、疼痛に耐えられないことがあるので注意しましょう。そのため、セルフマッサージが有効かもしれません。大腿前面もリラックスできるようにふくらはぎの緊張を取り除きましょう。

また、脚前面のトリガーポイントを和らげるために、脚後面のトリガーポイントを治療する必要があるかもしれません。テニスボール、ローラー、ノバー（knobber）を使用し、治療を行いましょう。指を使って骨や他の組織にくっついている筋膜を離して緩めましょう。

多くの施術者は、組織を引きはがして分離させることを勧めますが、中枢性感作の危険性があるため、他の部位では行わないようにしましょう。自宅で行うためのストレッチプログラムを立てることが重要です。この筋肉のストレッチは、足の甲あるいは土踏まずに反応性の高い痙攣を生じることがあるので注意深く行いましょう。最初に足のマッサージとストレッチを行い、柔軟性を保つことが大切です。

施術者

第5腰椎（L5）の神経根の圧迫、前方のコンパー

トメント症候群、腱断裂の有無などを確認しましょう。前脛骨筋筋腹の広範囲の緊張と圧痛は線維筋痛症によるものかもしれませんが、前方のコンパートメント症候群に隠されている可能性があります。過剰なトレーニングを行い、筋組織のバランスを失った運動選手は、前方のコンパートメント症候群に進展する傾向があり、自分で調整することがトリガーポイントを生じる原因となることがあります。

慢性筋筋膜痛もしくは線維筋痛症を合併した患者や、多数の合併疾患（特にインスリン抵抗性）を有する患者は、過度な緊張や脚のむくみが存在することは珍しくありません。下垂足やフットスラップ（踵が床についた直後、他の足の裏の領域も床についてしまう現象）は、神経的な原因というよりも、むしろ筋筋膜が原因となっていることがあります。トリガーポイントと同様に、両側の腱も触診しましょう。近位腱の問題、すなわち骨接合と腱は、関連痛パターンの痛みを悪化させます。

また、痛みの頻度を高める遅発性筋肉痛（DOMS）を生じ、中枢性感作の原因となることがあります（Gibson, Arendt-Nielsen, and Graven-Nielsen 2005, 2006）。下位と上位の支帯にトリガーポイントがあるかを確認しましょう。ギプスをするだけでは不十分であり、歩行異常や過剰な回内運動の原因を矯正する必要があります。

ストレッチ

前脛骨筋は、ストレッチすることが難しい筋肉かもしれません。立位で足前面を抱えるような大腿四頭筋のストレッチは、前脛骨筋を伸ばすことができますが、多くの人はこのストレッチを行うことはできないでしょう。また、脛骨の上に座ることはこの筋肉のストレッチになりますが、膝関節に過度なストレスがかかることになります。前脛骨筋の柔軟性を保つためには、十分に水分を摂取し、定期的にマッサージを行うことが大切です。

この筋肉のセルフマッサージは有効ですが、親指で優しく行ってください。座位となり、水溶性潤滑剤を使用して滑るようなストロークで筋肉に沿ってマッサージを行います。このとき、10の痛みスケールで8を超えるような痛みが出現しない範囲で圧迫するとともに、圧痛点では2〜3秒程度圧迫をします。また、組織を骨から優しくはがすように行いましょう。これは筋肉を伸ばし、さらに緊張した筋線維を柔らかくします。高い技術をもつ施術者を見つけ、定期的に診察を受けましょう。

98 後脛骨筋(こうけいこつきん)

英語 Tibialis Posterior
由来 ラテン語：tibialis「すねの骨」、posterior「後の」

特徴

後脛骨筋は、主に足を内転させて底屈し、内反する作用があります。また、足の過度な運動を予防します。

運動

後脛骨筋はヒラメ筋の深部下方に存在します。腱の上方は下腿骨上方に付着しています。長い下方の腱は足首内側を通過し、そこから土踏まずに至り、多くの腱に付着しています。この筋肉と腱は、両足に体重を均等に分布させる作用があります。

妊娠期では、筋肉の組織のバランスが崩れ、体重が増えるほど、これらの組織は硬くなるため、この筋肉はバランスを維持するためにより作用します。このトリガーポイントは、足の筋肉にすでに存在するトリガーポイントを示すヒントとなります。

扁平足は、筋力低下や疲労した足の筋肉からのストレスが原因であることがあります（Emmerich, Wulkner, and Hurschler 2003）。このとき、後脛骨筋は代償作用を行い、腱や筋肉にストレスを加えます。また、全体の運動連鎖に影響するため、組織に緊張が生じます。

トリガーポイント

後脛骨筋のトリガーポイントは、特に運動中のアキレス腱や足底の痛みの原因となります。ギプスが関連する領域を圧迫すると、強い痛みを生じることがあります。この筋肉の筋力低下は、過剰な内反を生じます。この筋肉が緩んだ状態では、トリガーポイントは痙攣を伴う痛みが発生するような感覚を生じます。

例えば、ハイヒールを履いているときの筋肉の不動状態は拘縮に進展します。長期間の後脛骨筋のトリガーポイントの存在は、扁平足を引き起こすことがあります。このトリガーポイントが存在する場合、周囲の筋肉にも他のトリガーポイントが存在していることがあります。このトリガーポイントは、足底筋膜炎、アキレス腱炎、後方シンスプリントと誤診されることがあります。

主な持続因子

持続因子には、走る、ジョギング（特にでこぼこや

解剖図　**関連痛パターン**

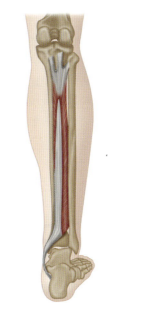
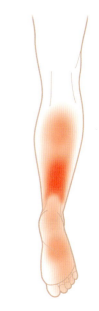

むらがある坂）、足や他の部位のトリガーポイント、足に合っていない靴、使い古した靴、不適切な靴（ハイヒールなど）、モートン足、悪い姿勢による慢性的な過剰負荷、過可動性関節あるいは可動域不足、カーフレイズマシンの使用などがあります。

コントロールするためのヒント

患者

はきやすい靴を履き、滑らかなで水平なところを歩いたり走ったりするようにしましょう。また、頻繁にストレッチを行いましょう（アキレス腱も忘れてはいけません）。片側の膝を使って圧迫するために下腿を組むことができれば、反対側の膝を使って、深部の後脛骨筋を治療することができます。疼痛に対する耐性によって、大腿部の圧を調整しましょう。

周囲の筋肉に存在するトリガーポイントも確認しましょう。床と足の間にゴルフボールを入れ、足筋をストレッチしましょう。ローラーは脚と足の両方に有効となる場合があります。初期の後脛骨筋のトリガーポイントは、ストレッチによって不活性化する可能性がありますが（Patla and Abbott 2000）、痛みがなくなったとしても、トリガーポイントがなくなったわけではありません。他の部位と同様に、潜在性トリガーポイントを治療し続けましょう。そして、持続因子を確認し、管理しましょう。

施術者

深後部のコンパートメント症候群と腱後部の疾患を除外しましょう。後脛骨の下位腱の大きさと形は変化することがあります。その変化はシンスプリントの原因となることがありますが、これは手術が適用されません（Saxena, O'Brien, and Bunce 1990）。腱付着部の一部は触診できますが、この筋肉はとても深部にあるため、病歴と可動域によってトリガーポイントの症状を見極めましょう。

足の内反変形など、長期間、脛骨筋にトリガーポイントが存在していたかどうかを確認しましょう。歩行時に安定感を得るためにつま先を丸めているようであれば、トリガーポイントによる後脛骨筋の筋力低下を長趾屈筋が代償している可能性があります。機能障害に対する全体の運動連鎖を確認しましょう。

後脛骨筋を覆っている組織が過度に緊張すると、徒手療法では不十分かもしれません。

特定の周波数のマイクロカレント（FSM）、超音波、ガルバニック刺激、電気刺激は、組織を柔らかくするために有効となる場合があります。持続因子の確認と管理、さらに自宅でのセルフケアを同時に行うようにしてください。

ストレッチ

後脛骨筋は、脚後部のコンパートメントにおける深部筋となっています。足底組織をマッサージすることは、この筋肉の柔軟性を保つことに有効な場合があります。この筋肉のストレッチでは、母趾球を少し持ち上げ、90°にしゃがみこみます。

99 膝窩筋（しっかきん）と周囲の付着組織

英語 Popliteus and Surrounding Attachments
由来 ラテン語：poples「膝の裏側（膝のくぼみ）」

解剖図

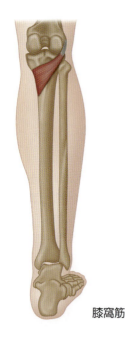

膝窩筋

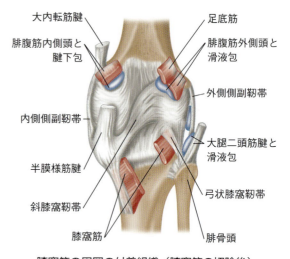

膝窩筋の周囲の付着組織（膝窩筋の切除後）

特徴

膝窩筋は、膝関節をコントロールするために付着組織として作用します。

また、足が接地するときに大腿部の外旋を補助し、直立姿勢から膝をリリースして膝を屈曲し始めます。脚の体重負荷がないとき、ハムストリングスの内側とともに内旋を補助します。

運動

膝は複雑な構造をしており、膝窩筋が作用の中心となります。膝窩筋は単独ではなく、周囲の付着組織と共同して働きます。この筋肉は、「動きを誘導するシステム」や「膝関節の運動を監視するモニター」としての機能があり、様々な受容体を含んでいます（Nyland et al. 2005）。

膝窩筋と関連する結合組織は、膝の傷害を防止する役割があり、損傷後のリハビリの助けとなることがあります。膝窩筋腱は、外側半月板を後方に引っ張り、内側半月板と同じように傷害から守る機能があります。トリガーポイントによって腱と筋肉が緊張すると、傷害から守る機能は低下します。

トリガーポイント

膝窩筋と周囲組織のトリガーポイントは、膝を完全に真っ直ぐ伸ばすときに痛みが生じます。特に、しゃがむ、走る、下り坂を歩く、階段を下りるときなどに、膝後面に関連痛を生じることがあります。

睡眠時のように筋肉がリラックスしているときにトリガーポイントが痛むことはまれですが、ベッドから起き上がって歩こうとするとき、脚にこわばりが生じます。膝窩筋あるいは腱のトリガーポイントは、膝窩筋腱炎やベーカー嚢胞と誤診されることがあります。トリガーポイントによる筋拘縮によって生じた腱炎が、周囲の組織に対してどのように緊張を与えるのかを理解できるでしょう。

また、膝窩静脈の絞扼により（Misselbeck et al. 2008）、膝窩動脈の制限が起こることが報告されています（Chernoff et al. 1995）。しかし、膝窩静脈の絞扼は運動の開始直後に生じるにもかかわらず、患者にはトリガーポイントが確認されていません。症状がなくても、筋膜の圧迫による膝窩血管の圧迫は、脚の位置を変えた際に生じることがあります（Erdoes et al. 1994）。周辺組織のトリガーポイントを確認するようにしましょう。

主な持続因子

持続因子には、機能障害を起こした運動パターン、膝あるいは股関節の変形性関節症（OA）、レッグカールマシンの使用、反復的なスクワット、不慣れなランニング、下り坂のウォーキングなどがあります。著者のStarlanylは、山歩きの後に膝窩筋にトリガーポイントを生じた患者を診察したことがあります。彼は、山頂まではケーブルカーで行き、徒歩で下山したそうです。

ヒールが高い靴は、果てしなく続く下り坂を歩いているときと同じような状態を作り出し、大きな持続因子となります。この筋肉と腱のトリガーポイントは、膝を曲げて突然走ったり止まったりするような動作により外傷を作ります。この動作は、テニス、ホッケー、フットボールなどのスポーツでみられます。また、ダンサーや体操選手も、このような動作を行っています。さらに、認知機能障害を有する人も、何かを急に思い出したときに不意に歩くのを止めたり、向

関連痛パターン

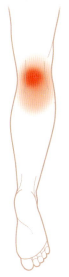

膝窩筋

きを変えたりするため、同じような動作を起こしているかもしれません。

コントロールするためのヒント

患者

ふくらはぎの中央から膝の外側の領域をタオルの上から氷で冷やすと、膝窩筋と腓腹筋上部の緊張をリリースすることができます。

氷で冷やした後、その領域を温めます。その後、可動域の範囲内で膝を動かしましょう。膝の周辺に伸縮包帯を使用すると、痛みをコントロールすることができます。しかし、持続的に使用すると、血流循環の制限や不動状態となるため注意しましょう。この領域には、血管などの細かい構造が多く含まれているので、治療道具の使用は避けましょう。

施術者

膝窩筋と周囲組織のトリガーポイントは、7°に満たない伸展制限が認められることがあります（Kostopoulos and Rizopoulous 2001, p. 208）。治療後、すぐに筋肉がリリースされる場合は、他の筋肉にトリガーポイントがあるか、脊髄病変などの他の原因があると考えられます。

ストレッチ＆スプレー、超音波などの圧迫を伴わない治療は、膝窩筋を緩める際に有効となる場合があります。この領域での血管と神経の走行を考慮したうえで、徒手療法を行いましょう。しかし、肘で圧迫することは止めましょう。また、筋肉と同様に腱も確認しましょう。

膝窩筋のトリガーポイントは、過剰な回内の原因となるため、これによってもトリガーポイントが生じる

ことがあります。大腿筋の筋力低下などの原因を確認し、治療しましょう。後十字靭帯が傷害されている場合は、このトリガーポイントが大きな痛みの原因となります。膝窩筋のトリガーポイントが持続しているとき、下部付着部や腓腹筋頭にトリガーポイントを確認してみましょう。

著者のStarlanylは、膝窩筋、縫工筋、薄筋、半腱様筋下部の腱が鵞足滑液包炎および支帯のトリガーポイントと関連があるのではないかと考えています。また、その関連性は一部の患者で認められます。その場合、症状とは直接関係がないような複数の疾患をもっていることがあります。

ストレッチ

股関節の倍ほどに足を開き、床に座ります。快適と感じる範囲でつま先を前後に伸ばし、前後にゆっくりと揺れ動かします。このとき、膝窩筋だけを動かすのではなく、後方の運動連鎖に沿って全ての筋肉と膜を動かします。

著者のSharkeyの友人であるPhilip Beachは、こ

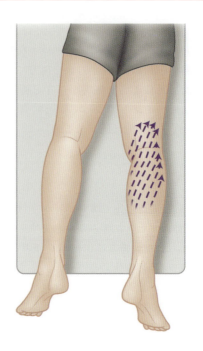

れを「長座位姿勢」と呼んでいます。この姿勢により、腰部に余分な圧を感じる場合は、彼はゆっくりと膝を曲げるようにアドバイスをしています。

100 長腓骨筋、短腓骨筋、第3腓骨筋

英語 Peroneus (Fibularis) Longus, Brevis, and Tertius
由来 ギリシャ語：perone「留め金」
ラテン語：fibula「留め金」、longus「長い」、brevis「短い」、tertius「3番目の」

特徴

　足が体重を支えるとき、3つの腓骨筋群は外反します。長腓骨筋と短腓骨筋は、足関節の底屈と外反を可能とし、後脛骨筋とともに作用します。長腓骨筋は、足部の横アーチを保持します。長腓骨筋と短腓骨筋は、歩行周期の立脚期において、立位の足の上に身体を保持したり、横に揺れたりすることを補助します。この状態は、片脚の姿勢で顕著にみられます。特に、でこぼこした道を走るとき、身体のバランスを保つことを補助します。

　短腓骨筋は、足を外反させるときに長腓骨筋よりも有効であるように見えますが（Otis et al. 2004）、足を外転する傾向があり、腱と関節にストレスを与え、急性内反捻挫の原因となることがあります。第3腓骨筋には、過剰な内反を防ぐ作用があり、短腓骨筋を確認するときにも役立ちます。他の腓骨筋群とは異なり、第3腓骨筋は足の底屈よりも背屈に関与しています。

運動

　腓骨筋群には、多くの解剖学的異常が存在しています。約13％の人には、第4腓骨筋があるといわれています。長腓骨筋はその名の通り、長い筋肉です。下位の腱も同様に長く、足の裏の内側に付着する前に3回方向を変えます。短腓骨筋腱とともに足の下部に付着するため、外果の後ろをあちこちめぐっています。

　一般的に腓骨神経（深腓骨神経と浅腓骨神経に分かれる前）は、腓骨と長腓骨筋の付着部の間を通過します。Ihunwo と Dimitrov（1999）、Jayaseelan（1989）は、神経の絞扼は長腓骨筋とヒラメ筋の間で起こると報告しています。腓骨神経は長腓骨筋の全長にわたって絞扼される可能性があります。

　各腓骨筋は自然に断裂することがあり、これらの筋肉は様々な外傷によって同時に影響を受けることがあります。腓骨筋群と腱のどのような緊張であっても、運動連鎖に影響を与えます。仙結節靭帯などの水平連結装置が関与している場合は、身体の両側の運動連鎖に影響が生じることがあります。

トリガーポイント

　腓骨筋群のトリガーポイントによる症状には、足関

解剖図

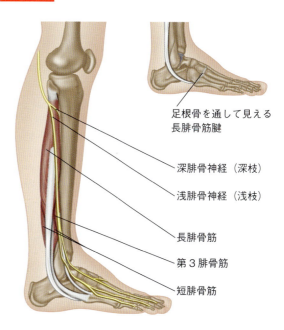

足根骨を通して見える長腓骨筋腱
深腓骨神経（深枝）
浅腓骨神経（浅枝）
長腓骨筋
第3腓骨筋
短腓骨筋

節の痛み、うずき、足関節の筋力低下などがあります。足関節が外側に曲がると、簡単に「捻挫」してしまいます。そして、重度な捻挫は足首の腫脹を引き起こします。通常、トリガーポイントは腫脹を起こしませんが、捻挫のように感じることがあります。厄介なことに、捻挫や骨折を引き起こすあらゆる原因は、トリガーポイントも活性化させます。

　トリガーポイントによる足関節の筋力低下は、足関節の骨折の可能性を高め、さらにギプスによる不動状態はトリガーポイントの持続因子となります。腓骨筋群のトリガーポイントは、片脚の姿勢をとるとぐらつきます。歩くときには片側にいくらかの体重がかかるため、このトリガーポイントを有する人にとって、重大な問題となります。

　長時間にわたり片脚の姿勢をとる武術などでは、不安定な状態がよりはっきりとわかるでしょう。脚がふらつくと、練習不足だと勘違いし、より練習することでさらに悪化してしまいます。

　第3腓骨筋のトリガーポイントは、アキレス腱の付着部に痛みを生じることがあります。この状態は、後脛骨筋とヒラメ筋のトリガーポイントによって隠されていることがあります。このトリガーポイントは、深腓骨神経や浅腓骨神経を絞扼することがあり、下腿側面、足の甲、足首などに、足を止めてしまうほどの鈍痛や電撃痛を生じることがあります。深腓骨神経が長

関連痛パターン

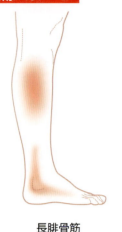

長腓骨筋

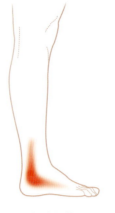

短腓骨筋

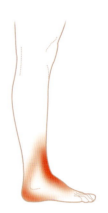

第3腓骨筋

腓骨筋によって絞扼される場合は、身体のバランスをとることが困難になります。自分の足につまずいたり、下垂足と呼ばれる症状に進展することがあります。下垂足と関連するトリガーポイントはよく見逃され、原因が勘違いされることで、苦痛が持続することがあります。また、足首、足の甲、足趾の異常感覚を引き起こす場合もあります。

主な持続因子

持続因子には、外傷、モートン足、ヒールが高い靴、靴下による圧迫、扁平足、長時間の不動状態、合わない靴、使い古した靴、足先が尖った靴、幅が狭い靴、不規則な歩き方、過剰な回内、膝の上で脚を組む、クッションの上で膝を休める、長時間の足の底屈、脚長差、足首を外側に捻ることによる捻挫などがあります。前庭機能障害などの側方のバランス消失の原因となるあらゆるものは、下腿の筋群にストレスを与えます。

また、下腿部が頭部と体幹のアライメントを保とうとすることは、トリガーポイントの形成を促します。腓骨神経の絞扼は、ストッキングや靴下による圧迫が原因となって起こることがあります（Travell and Simons 1992, p. 385）。

コントロールするためのヒント

患者

足首を円形になるように、手を使って足を回します。このとき、円形にならずに正方形のようになる場合は、腓骨筋群のトリガーポイントが存在しているでしょう。

マッサージやテニスボールの圧迫による治療が有効となる場合がありますが、神経を圧迫しないように注意してください。断続的なストレッチや冷却は苦痛を和らげます。右図のように足を置き、氷で筋肉をなでるように冷やした後、温めましょう。ホットパック（moist heat）のみでも緊張を和らげられるかもしれません。そして、持続因子を管理しましょう。

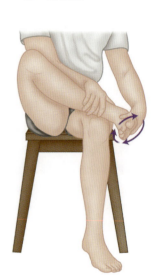

施術者

腓骨筋のトリガーポイントは、神経筋に対する徒手療法が有効です。徒手的に圧迫するときは、腓骨神経の位置に注意しましょう。超音波や電気刺激が有効となる場合があります。足や歩行に異常がないかを確認しましょう。また、小殿筋と前脛骨筋のトリガーポイントを確認しましょう。

どんな外傷の後でも、腱断裂が起こる可能性があります。そのほか、自然に腱断裂が起こることもあるので注意しましょう。腓骨神経付近のトリガーポイントに対する局所麻酔は、一時的に筋肉の麻痺を生じ、麻酔が徐々に消えていくまで歩いたり、体重を支えたりすることができなくなるでしょう。

ストレッチ

可動域が正常であっても、腓骨筋群を動かす際には、椅子あるいは床に座って行います。膝の上に片側の足首を置き、大腿四頭筋にまたがるようにします。手で足をもち、ゆっくり足底に曲げます。次に、手でゆっくり内反していきます。これと同時に、足底の組織を親指で優しく押し、足の組織を柔らかくしましょう。その際、ストレッチを行う速さと親指の圧の力をコントロールしましょう。

脚と足の筋肉

101 長趾屈筋群（長趾屈筋、長母趾屈筋）

英語 Long Flexors of the Toes (flexor digitorum longus, flexor hallucis longus)
由来 ラテン語：flectere「曲げる」

解剖図

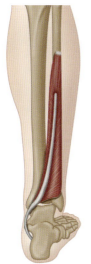
長母趾屈筋

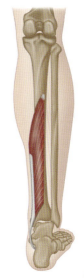
長趾屈筋

関連痛パターン

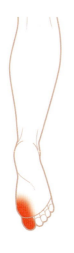
長母趾屈筋

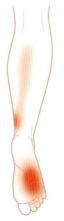
長趾屈筋

特徴

　長趾屈筋群は、足趾を屈曲させる作用があります。長趾屈筋は、母趾（第1趾）を除く趾関節を屈曲し、足関節を底屈して足を内反させます。長母趾屈筋は、母趾を屈曲し、足の強化を補助しており、歩き始めるときに身体を前方へ推進させます。また、足関節を底屈する作用もあり、足を内反することを補助します。この筋肉は、真っすぐに飛び上がることを可能としています。また、両足での垂直跳びの離陸と着地の両方に関与しています。

運動

　長趾屈筋群は、歩行時に踵をつけた後に足が地面に完全につくことを防ぎます。また、歩行時に下腿を動かしているとき、足が地面につかないようにしています。このように、この筋群は自分の足でつまずくことを防いでいますが、トリガーポイントが存在するとこの作用が失われます。

運動

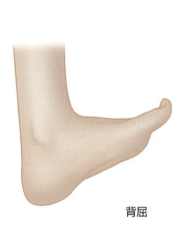
背屈

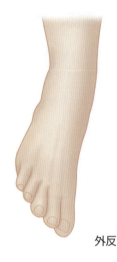
外反

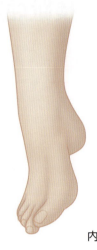
内反

トリガーポイント

　長趾屈筋群のトリガーポイントは、足と足趾に脱力感を感じる原因となり、特に立位や歩行時に足の甲に痛みを生じます。これは、歩き始めてしばらくした後に最も強くなることがあります。

　また、歩行時、足を浮かすことができず、地面に足をぶつけてしまうことがあります。長母趾屈筋のトリガーポイントは、母趾と母趾球に影響を及ぼすため、痛風と誤診されることがあります。また、これらの疾患が合併していることもあります。

　母趾を十分に上げることができなければ、階段を上るときにつまずいてしまいます。目覚めのストレッチは、足趾の痙攣を促進させることがあります。また、罹患した足趾を伸ばすとき、トリガーポイントが足趾の痙攣を引き起こすことがあります。特に、最初の1歩目を踏み出そうと足を上げたときに足趾の痙攣が生じます。このトリガーポイントは、思春期の子供の成長痛の原因となることがあります。

　著者のStarlanylは、線維筋痛症患者の波及的に広がる痛みは、より広範囲に及んでいることに気がつきました。長趾屈筋のトリガーポイントをすぐに治療しなければ、ハンマー趾や鷲爪趾に進行する可能性があります。

主な持続因子

　持続因子には、長時間の足底の屈曲、つまずく、転倒、外傷による不動状態、不適切な履き物、モートン足、過剰な回内、身体を不安定にさせる要因、でこぼこした道あるいは軟らかい砂の上を走ったり歩いたりする、カーフレイズマシンの使用、腓腹筋や前脛骨筋のトリガーポイント、足首と足の可動域の減少あるいは過可動域などがあります。

コントロールするためのヒント

患者

　関連痛領域外も含め、氷で筋肉を冷やした後に温めましょう。睡眠中、足を自然な状態に保持しましょう。脚と足を温かく保ち、締めつけるような衣服は避けましょう。日中にストレッチを行いましょう。使い古した靴を捨てましょう。適した靴にかかる費用は、健康な状態を維持するために必要です。

施術者

　痛みのある足を入念に調べ、その領域を特定しましょう。多くの患者は痛みのないときを覚えてないかもしれません。そして、脚の筋群が足に痛みを生じさせることを知りません。足趾を最大の範囲で受動的に曲げたときに、痛みが生じるかを確認しましょう。

　また、下位腰椎の神経根の傷害が認められるかどうかを確認しましょう。腓骨に抵抗した長趾伸筋のトリガーポイントのインピンジメントで生じる腓骨神経深枝の絞扼による症状を確認しましょう。幼児期における長趾屈筋の緊張は、骨変形を生じることがあるため、できるだけ早く治療を行わなければなりません。

ストレッチ

　トリガーポイントを有する患者に適した水温のプールを利用することができれば、水中を歩くことが有効でしょう。身体を腰部の高さまで沈め、大きな歩幅でゆっくりと歩きます。また、床などに置いた物を足趾でつかみとるような動作は、この筋肉を運動させることができます。通常、この運動は立位で行いますが、座位で行ってもよいでしょう。

脚と足の筋肉

102 ヒラメ筋

英語 Soleus
由来 ラテン語：solea「革底」もしくは「サンダル」

解剖図

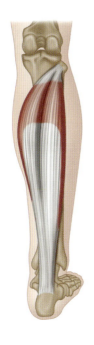

関連痛パターン

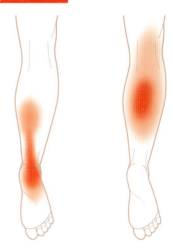

腱の上で腓腹筋筋腹のトリガーポイント

関連痛パターンは、足首のしわの部位から指5本分上方まで広がります。

ふくらはぎの筋腹基部のトリガーポイント

特徴

ヒラメ筋は、立位のときに前のめりになることを防ぎ、膝と足首を固定します。また、足のつま先を伸ばすことを補助し、母趾球だけで立つことを可能にします。この筋肉は上方へと大きく開く太い静脈を取り囲んでおり、硬い膜に覆われています。この筋肉を動かすことにより、下腿後面から身体の中心へ血液を送り出すことを補助しているので、心臓に血液を戻すための血液循環装置と考えられています。ヒラメ筋と腓腹筋は第1足底屈筋群です。

運動

ヒラメ筋は深部の筋肉であり、腓腹筋の真下にあります。これらの筋肉はともに作用し、アキレス腱に付着しています。腓腹筋とは異なり、ヒラメ筋は膝に直接影響を及ぼすことはありません。

ヒラメ筋は、仙腸関節や顎関節と相互作用する関連痛を生じることがあります。また、この筋肉の障害はどんなものであっても、血液の酸素供給に影響を与えるため、全身に影響を及ぼすようなエネルギー危機を起こします。その結果、どの部位にもトリガーポイントを形成することになります。

トリガーポイント

ヒラメ筋上部のトリガーポイントは、仙腸関節と骨盤領域に関連痛を誘発することがあります。また、足と足首に腫脹を引き起こし、静脈のポンプ作用を妨げる可能性があります。筋肉と静脈のポンプは連動しているので、足と足首の浮腫とともに、ふくらはぎと足に痛みを生じる原因となることもあります。

ヒラメ筋は、太い静脈を取り囲み、硬い膜に覆われており、酸素供給のために脚から上半身に血液を戻す役割を担っています。足底筋膜とヒラメ筋上部のトリ

261

ガーポイントの組み合わせは、後脛骨神経、静脈、動脈の絞扼と関係していることがあります。さらに、頭蓋仙骨機能障害および歯の不正咬合の原因となっている可能性があります。

慢性筋筋膜痛患者や線維筋痛症患者では、ふくらはぎの基部のトリガーポイントから顎への関連痛パターンがよく認められるという報告があります。ヒラメ筋外縁のトリガーポイントはふくらはぎの中部に関連痛を、下部のトリガーポイントは踵に関連痛を生じる可能性が高いでしょう。ヒラメ筋のトリガーポイントは、ふくらはぎにおける成長痛と関連しています。また、足首のこわばりの原因となります。足首の可動域は、たとえヒラメ筋のトリガーポイントを1つリリースしただけでも、すぐに増加します（Grieve et al. 2011）。ヒラメ筋のトリガーポイントは、踵に耐えがたい痛みを生じ、足底筋膜炎といわれるような原因となります。

また、これらのトリガーポイントは、アキレス腱炎と誤診されることがあります。上り坂を歩いたり、階段を昇降したりすることが困難となったり、できないことがあります。腓腹筋とヒラメ筋のトリガーポイントを有する患者は、扁平足や強直性歩行が認められることがあり、でこぼこした道を歩いたり、速く歩いたりすることが難しくなります。ヒラメ筋のトリガーポイントは、夜間にふくらはぎの痙攣を起こすことはありませんが、踵の痛みは夜間に症状が増悪することがあります。

Carol Shifflett によると、トリガーポイントの関連痛は、仙腸関節に症状が現れた後、顎の痛み、顎関節症（TMJD）、歯痛などを生じるため、顔や顎の痛みと関連している可能性があります（2001）。彼女が診察している患者のなかには、ふくらはぎに問題を抱えたり、アキレス腱が断裂するまでは、頭痛を経験したことがなかったと訴えたりする人もいます（pp. 42, 101）。

主な持続因子

持続因子には、不動状態、冷たい隙間風、十分な支えのないスケート靴やスキーブーツの着用、カーフレイズマシンの使用、脚長差、外傷、ヒールが高い靴、椅子の端やレッグレストによる組織の圧迫、長時間の中腰、頻繁にかがむことなどがあります。過剰に筋肉を使用することは、ヒラメ筋のトリガーポイントを生じる原因となります。

靴底がツルツルした靴を履いたとき、歩行の離地時に滑って転ぶようなことがあれば、ヒラメ筋がその原因であるかどうかを確認する必要があります。硬い靴底は、ヒラメ筋に通常とは異なる種類の負担をかけます。そのため、足首のみが動き、足趾が動かないような靴底が硬い靴は、トリガーポイントが生じる要因となります。特に、筋肉のアンバランスが存在する場合は、転ぶ寸前であっても、転倒したときと同じような損傷を受けることがあります。

ヒラメ筋が転ばないように緊張していると、筋肉が厚くなることがあります。かつて、電車の車掌はヒラメ筋が厚いことが知られていました。ヒラメ筋は相対的に発達するため、前方に揺れ動くようなバランス障害がある人でも、この筋肉の緊張がみられます。

コントロールするためのヒント

患者

ヒラメ筋は、温かい風呂やシャワーの後にセルフケアを行うことが有効であるので、続いてストレッチを行いましょう。また、アイシングやストレッチ＆スプレーは筋緊張に有効です。特に、筋肉のアンバランスなどの持続因子を管理することが大切です。そのほか、マッサージやテニスボールの圧迫による治療を行いましょう。また、ヒラメ筋周囲の筋肉と付着部にも注意を払いましょう。

施術者

ストレイン・カウンターストレイン、収縮や弛緩などの多くの技術は、この筋肉をリリースするのに有効となる場合があります。徒手療法によるトリガーポイント治療やセルフストレッチは、踵の痛みを和らげることができます（Renan-Ordine et al. 2011）。

ヒラメ筋の膨隆や緊張は、トリガーポイントや前方に揺れ動くようなバランス障害の存在の手がかりとなるかもしれません。原因となっている固有受容器、視覚や前庭の機能障害を探してみましょう。また、第1仙椎（S1）関節と脊椎靭帯下部を確認しましょう。ヒラメ筋のトリガーポイントは、踵骨棘による痛みを生じることがあります。踵骨棘による痛みは、両側あるいは片側にみられる場合があります。

ストレッチ

片側の踵が反対側の足のつま先につくようにして立ちます。壁などの支えにつかまり、ゆっくりと座っていき、快適に感じるまで下していきます。足の裏は床につけたままにします。立位に戻り、足を変えて繰り返し行います。

103 足底筋(そくていきん)

英語 Plantaris
由来 ラテン語：planta「足の底」

特徴

足底筋は、足関節の底屈と膝関節を軽く屈曲する作用があります。長い腱であるアキレス腱は、走ったり、歩いたり、跳んだり、身体を前方へ押し出したりする補助作用があります。

運動

足底筋は解剖学的に変化することがあります。筋腹は1つあるいは2つあり、腱によって分かれています。この筋肉は、脛骨神経とその枝を絞扼し（Nayak et al. 2009）、ヒラメ筋も加わって膝窩動脈を絞扼することがあります（Turnipseed and Pozniak 1992）。

足底筋は、最も長く強い腱をもっています。この腱は、踵骨腱あるいはアキレス腱と呼ばれます。アキレス腱線維は、90°曲がるらせん状となっており、異常な筋違えを戻す働きがあります。足底筋はほとんどが腓腹筋に覆われており、腓腹筋の補助筋としての役割があると考えられています。

トリガーポイント

足底筋のトリガーポイントから広がるふくらはぎの表在的な痛みは、筋肉の腫脹と同時に起こることがあります。

膝窩動脈は、ヒラメ筋、足底筋、アキレス腱膜によって絞扼されることがあります。膝窩動脈の絞扼が起こると、ふくらはぎの疲労感や筋痙攣が生じます。足底筋がトリガーポイントや絞扼により緊張・膨隆すると、膝の下の枕などの支えで痛みを生じることがあります。このトリガーポイントは、足の表面にしびれやうずきなどの感覚異常を生じることがあります。

坂を走ったり、跳んだりして、足底筋が頻繁に使われると、このトリガーポイントが活性化することがあります。これはスポーツ選手で非常に多く認められます。このトリガーポイントはアキレス腱炎と誤診されることがあります。痛みの原因がヒラメ筋であれば、直ちにトリガーポイントを治療することで、結果的に痛みを軽減させることができます。

主な持続因子

持続因子には、スポーツによる傷害、不適切な靴、

解剖図

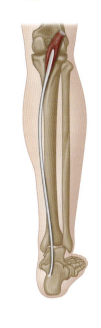

関連痛パターン

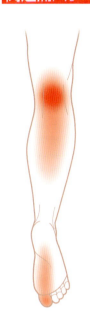

ストレスがかかる靴底などがあります。疲労や固定された下腿部の冷え、長時間冷房をつけて運転する、長時間の不慣れな活動をした後に隙間風を当たることなどにより、トリガーポイントが生じることがあります。

コントロールするためのヒント

患者

仰向けで寝るときは、足を自然な状態にしておきましょう。ホットパック（moist heat）は、緊張や血液の流量を改善させることがありますが、絞扼による痛みに対しては温めることよりも、冷湿布のほうが有効となる場合があります。

運動や作業の前後には、マッサージを行いましょう。また、運動前にはウォーミングアップを行い、運動後にはクールダウンを行いましょう。

施術者

足底筋のトリガーポイントは、腓腹筋の2頭の間に潜んでいることがあるので、この部位を探してみましょう。膝の後ろが腫れている場合は、サポーターや枕の圧でさえ耐えることができません。これは、足底筋のトリガーポイントが存在する手がかりとなります。足底筋と腓腹筋は付着部が近いため、ストレッチ＆スプレーなどの徒手療法を行うときは、よく一緒に治療されます。

ストレッチ

足底筋を全ての可動域で動かすためには、膝を屈曲・伸展させる必要があります。そのため、踵骨の付着部には、底屈筋と背屈筋が存在しています。

足底筋は膝関節後方の真上から始まり、踵に腱が付着しています。そのため、膝後方に隠れているこの小さな筋肉は、キックやジャンプをする動作によって、ストレッチをすることができます。ほとんどの人は、片足を前方に曲げ、つま先を離していくような立位のストレッチで十分だと考えられます。

快適にストレッチされるまで、ゆっくりと傾けていきます。その後、直立姿勢に戻り、反対側をストレッチします。

このストレッチを行っている姿勢で下腿を背屈させようとすると、膝後方の腱が焼けるような痛みを感じることがあるため、注意しながら行いましょう。自分に合った方法を見つけることが大切です。

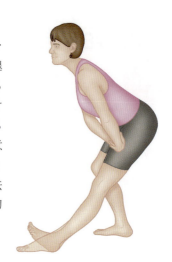

104 長趾伸筋群（長趾伸筋、長母趾伸筋）、足関節支帯

英語 Long Extensors of the Toes and the Ankle Retinaculum (extensor digitorum longus, extensor hallucis longus)
由来 ラテン語：extendere「伸ばす」、retinacula「縄」

解剖図

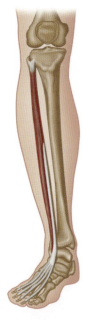
長趾伸筋

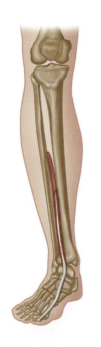
長母趾伸筋

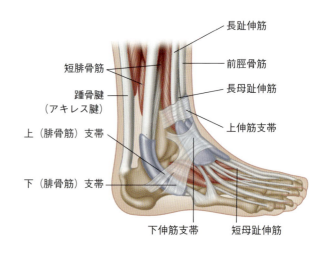

（ラベル：長趾伸筋、前脛骨筋、短腓骨筋、長母趾伸筋、踵骨腱（アキレス腱）、上伸筋支帯、上（腓骨筋）支帯、下（腓骨筋）支帯、下伸筋支帯、短母趾伸筋）

用があり、これは虫様筋によって一部補助されています。足関節支帯は、その領域の腱を保持するための膜組織のネットワークとなります。

特徴

長趾伸筋群は、土踏まずのアーチを作り、歩行やランニング、階段を上るときに足趾を上方に引き寄せ、足を宙に浮かせる作用があります。長母趾伸筋は、母趾（第1趾）の関節を伸展させ、足関節で足を背屈させます。長趾伸筋は、母趾を除く4趾を伸展させる作

運動

長趾伸筋群は脛骨と腓骨の間にあり、歩行時の踵の接地後のフットスラップ（踵が床についた直後、他の足の裏の領域も床についてしまう現象）の予防に役立ち、揺らいでいる姿勢をコントロールすることを助けます。母趾は虫様筋や骨間筋がなく、伸展するときは長母趾伸筋に依存しています。

足関節支帯には腱が存在し、膨大な数の固有受容器を含んでおり、周囲の物体や下腿部の位置に関する情

関連痛パターン

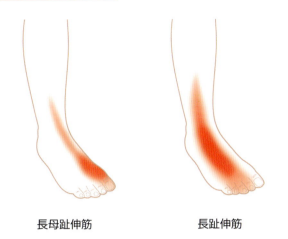

長母趾伸筋　　　長趾伸筋

報を脳に伝えています（Stecco et al. 2010）。頻繁に足趾をぶつける人は、足関節支帯にトリガーポイントが存在している可能性があります。

トリガーポイント

　長趾伸筋群のトリガーポイントは、主に足の甲に痛みを生じ、足の筋力低下が起こることがあります。大股で歩くとき、足を浮かせることができずに足から倒れるかもしれません。長趾伸筋群のトリガーポイントは、夜間や早朝につま先の痙攣を起こすことがあります。長趾伸筋のトリガーポイントは、足趾の過剰な収縮により、伸筋を補助する作用があります。この補助作用は、最初は歩行周期の遊脚期に生じます。治療がされない場合、足趾の収縮は進展していき、鷲爪趾やハンマー趾が生じる原因となることがあります。
　長趾伸筋群のトリガーポイントが腓骨神経の深枝を絞扼すると、下垂足が生じることがあります。趾伸筋のトリガーポイントは、思春期の子供の成長痛の一因になることがあります。
　Vittoreは、トリガーポイントについては触れていませんが、「子供における長趾伸筋群の筋力低下は柔軟性のある扁平足と関係がある」という報告をしています（Vittore et al. 2009）。多くの治療者はトリガーポイントについて理解していないため、このような若年時の問題を徒手療法で治療できることや、徒手療法によって多くの痛みや機能障害を防ぎ、それにより治療費を抑えることができることを知らないのだと思います。
　足首の支帯は、損傷後の慢性痛の原因となることがあります（Demondion, Canella, and Moraux 2010）。足関節支帯のトリガーポイントは、小さくて固い結節で、皮膚の直下にあり、局所的に内側に関連痛を生じます。なお、私たちが知る限りでは、本書は足関節支帯のトリガーポイントに触れた最初の書籍です。

主な持続因子

　持続因子には、筋肉の使いすぎ、外傷、不慣れな長時間の歩行、でこぼこした道を歩く、不動状態、下腿関節の過可動域、反復的な足蹴り、ボールを蹴ったときに地面に足趾が当たる、つま先を伸ばして踊る、バレエのドゥミポワント、足首で脚を組む、ハイヒールを履くなどがあります。長趾伸筋のトリガーポイントは、下位腰椎の機能障害および緊張したアキレス腱と相互作用することがあります。

コントロールするためのヒント

患者

　下腿下部と足を温かく保ち、隙間風を避けましょう。また、持続因子を管理しましょう。温水に足を浸した後、緊張した足を手でマッサージし、各方向に下腿部と足趾をストレッチさせます。足はゴルフボール、下腿部はテニスボールを用いて圧迫すると、血液循環やエネルギーの流れが改善できます。
　足関節支帯のトリガーポイントはバリアリリースと指圧に反応します。支帯は膜から離れませんが、腱がなめらかに走行するための特殊な膜があります。最も適した治療法はマッサージであり、各方面に組織を動かすことが有効です。

施術者

　バレエダンサーやテコンドーの選手は、トリガーポイントを確認するとともに、長母趾伸筋腱の傷害の可能性を確認しましょう。ばね趾は、バレエダンサーの腱の「狭窄病変」の原因となることが報告されており（Ozkan et al. 2006）、これはトリガーポイントが原因であることがあります。一方、このトリガーポイントが通常の治療で反応しない場合は、代謝性疾患と栄養不足を確認しましょう。
　トリガーポイントによる神経の絞扼によって生じる下垂足はすぐに治療に反応します。足関節支帯のトリガーポイントは、下部組織のトリガーポイントと同じように触診することはできません。これは支帯組織内にとどまり、特徴的な動きがあります。

ストレッチ

　楽な状態で座り、少し片脚を上げ、しばらくペダルを上下に踏む動きをします。反対側も同じように行います。また、足を少し内側や外側に傾け、運動の向きを変えてみましょう。

105 足の浅層筋（短趾伸筋、短母趾伸筋、母趾外転筋、短趾屈筋、小趾外転筋）

英語 Superficial Intrinsic Foot Muscles (extensor digitorum brevis, extensor hallucis brevis, abductor hallucis, flexor digitorum brevis, abductor digiti minimi)
由来 ラテン語：superficialis「表面に関する」、intrinsecus「の内部にある」

解剖図

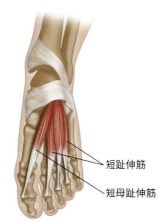
短趾伸筋、短母趾伸筋

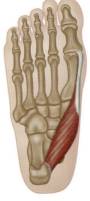
母趾外転筋

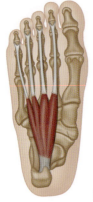
短趾屈筋

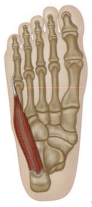
小趾外転筋

特徴

足の浅層筋は片脚の姿勢のときに足を固定します。この姿勢は武術でよくみられますが、歩行にも大きく関係しており、片脚跳びをするときにこの姿勢をとります。また、歩いたり走ったりするとき、他の筋肉とともに作用します。

運動

足の浅層筋のトリガーポイントは、身体の不安定や協調運動障害に伴う異常歩行を生じることがあります。このトリガーポイントが片足に存在している場合は、足を引きずって歩くようになり、両足に存在している場合は、足を引きずってでも歩くことができればよいほうです。

不安定な歩き方は、このトリガーポイントに圧をかからないように歩くことで生じるものであり、多数の運動連鎖に影響を与えます。痛みがあるため、歩くことが少なくなり、座ることが増え、全身に生じる症状に苦しむでしょう。

扁平足があると、母趾外転筋や短趾屈筋がアーチの欠乏に対する代償運動を行うため、これらの筋肉がより作用することになります。また、これらの筋肉は、過可動性靭帯や他の足の不規則さを代償することもあります。これらの余分な負担により筋力が低下するため、他の筋群はそれらを代償するために働き、トリガーポイントのカスケード反応が生じます。

トリガーポイント

足の浅層筋にトリガーポイントが存在すると、高額な装具をもっていたとしても、非常に痛むために使うことができないでしょう。また、多くの靴をもっていたとしても、快適に履ける靴は1足もないでしょう。このトリガーポイントが存在すると、靴ずれを生じるようになります。足に痛みや圧痛を生じるため、足関節捻挫と誤診されることがありますが、足首や足には

関連痛パターン

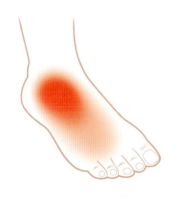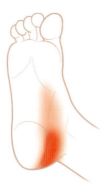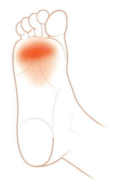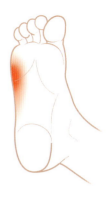

短趾伸筋と短母趾伸筋　　母趾外転筋　　　　短趾屈筋　　　　小趾外転筋

この関連痛パターンは、この筋群に共通しています。

症状はありません。

　これらの筋肉は緊張していて柔軟性がないため、ストレッチをすることは困難でしょう。そして、長時間歩き続けることができなくなります。このトリガーポイントにより、ギプスの着用が耐えられなくなり、足に体重がかかっていなくても激しく痛むことがあります。

　残念なことに、多くの施術者がトリガーポイントについて理解していないため、症状を軽減させる目的で手術が選択されることがあります。

　足内在筋の表在性のトリガーポイントは扁平足を生じることがあります。この扁平足の足趾を背屈させると、アーチのあるべきところにトリガーポイントの索状硬結が広がるため、それを触診できるかもしれません。他の症状はなく、トリガーポイントが原因である場合は、全ての持続因子を管理すると元の状態に戻ることがあります。

主な持続因子

　持続因子には、足に合っていない靴、外傷、モートン足、過剰な回内、筋肉のアンバランス、関節機能障害、でこぼこした道を歩いたり走ったりする、足を引きずる、不規則な歩行となるあらゆる要因などがあります。このトリガーポイントは、幼少期の合っていない靴によって活性化することがあります。

　日常生活では、つま先をぶつけたり、壁に足の外側をぶつけたり、縁石につまずいたりするなど、何度も足に損傷を与えています。このとき、足をさするだけで終わりにしてしまう人が多いですが、筋肉はこのことを覚えています。硬い床の職場でキャスターつきの椅子に座り、足で椅子を後ろに動かして移動している人がいます。この動作は外傷を生じることがあり、それが蓄積されることで、このトリガーポイントが生じることがあります。

コントロールするためのヒント

患者

　母趾外転筋のトリガーポイントは、マッサージによる影響を受けます。足の裏に緊張がある場合は、小趾外転筋と短趾屈筋をストレッチする必要があります。足に合った靴を履きましょう。足は1日中、身体を運んでいます。それに値するだけの快適さを足に与えてあげましょう。暑い日は足を冷水、寒い日は温水につけましょう。どんなときでも足に優しいマッサージを行い、できる範囲で各方向に筋肉を動かしましょう。

施術者

　短趾伸筋と短母趾伸筋のトリガーポイントは、下腿に痙攣を起こし、子供や大人の足の甲に関連痛を生じることがあります。子供が踵の痛みを訴えるときは、母趾外転筋を確認しましょう。母趾外転筋およびトリガーポイントの索状硬結によって後脛骨神経やその枝の絞扼が起こると、足根管症候群を生じることがあります（Travell and Simons 1992, p. 512）。

　循環障害や糖尿病などの代謝性疾患患者には、ストレッチ＆スプレーやその他の冷却療法を行わないようにしましょう。母趾外転筋と短趾屈筋は、扁平足のアーチの支持と関与していることがあります。これらの患者は、トリガーポイントを除去する必要があり、硬い装具をしてはいけません。トリガーポイントが不活性化となった後、適切なアーチの支持板が有効となる場合があります。

ストレッチ

　ローラー、ゴルフボールを用いて、下腿部の運動を行いましょう。約5分間、足趾でビー玉を持ち上げます。足の反応を確認し、翌日の運動の量を調節しましょう。

106 足の深層筋（足底方形筋、短母趾屈筋、母趾内転筋、短小趾屈筋）

英語 Deep Intrinsic Foot Muscles (quadratus plantae, flexor hallucis brevis, adductor hallucis, flexor digiti minimi brevis)
由来 ラテン語：intrinsecus「の内部にある」

解剖図

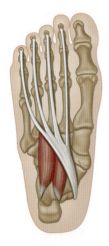
足底方形筋

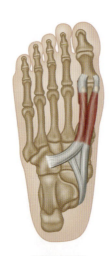
短母趾屈筋

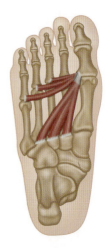
母趾内転筋

関連痛パターン

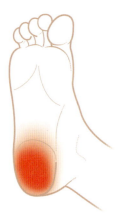
足底方形筋

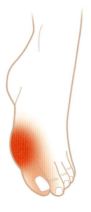
短母趾屈筋

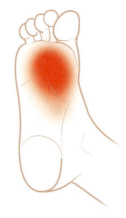
母趾内転筋

特徴

足の深層筋には足を動かす作用があります。

運動

足に痛みがあるとき、股関節、膝関節、足関節には、その痛みの領域に圧がかかることを避けようとしてストレスがかかります。足の筋肉のアンバランスや関節の機能障害は、身体のあらゆる部分に痛みや機能障害を引き起こします。

トリガーポイント

足底方形筋のトリガーポイントは、踵の底に関連痛や圧痛を生じるため、足底筋膜炎と誤診されることがあります。また、足の土踏まずにまたがる索状硬結は、この筋肉に生じている可能性があります。母趾内転筋と母趾外転筋のトリガーポイントによる筋肉のアンバランスは、外反母趾が生じる原因となる場合があります。

短母趾屈筋の関連痛パターンは、母趾球の外反母趾を越えて、母趾（第1趾）と示趾（第2趾）に波及し

脚と足の筋肉

ます。トリガーポイントは踵骨に付着する短母趾屈筋腱によく認められます。この領域に緊張している感覚を生じ、「足底筋膜炎」と呼ばれる踵の痛みの原因となることがあります。

母趾内転筋のトリガーポイントは、局所的だけでなく、母指球に痛みを生じます。このトリガーポイントでは、中足骨の下にふわふわとしびれるような感覚や、皮膚の上に母指球が腫れているような感覚を生じます。これは、その領域に乾燥した綿をきつく詰められているように感じるかもしれません。

深部内在筋のトリガーポイントによる痛みは、起床時に最も気になるでしょう。足底筋膜や筋肉を伸ばすまで、激しい痛みがあり、まるで割れたガラスの上を歩いているように感じます。下腿部にはしびれがあり、足が腫脹しているような感覚が生じます。どんなトリガーポイントであっても、装具を使用することは、激しい苦痛を伴う場合があります。

主な持続因子

持続因子には、不動状態となるあらゆる要因（足先がきつい靴など）、足趾や下腿部の外傷、モートン足、タコ、過剰な回内、過剰な運動、運動不足、硬い靴底、不整地でのウォーキングやランニング、中足骨の支えが不十分で軟らかすぎる靴底、軟らかい砂の上を歩く、寒い気候で濡れた靴下を履く（特に筋肉が疲

れているとき）、痛風、アキレス腱炎、足底筋膜炎、扁平足、糖尿病性神経障害、足根管症候群などがあります。

コントロールするためのヒント

患者

足の深層筋や浅層筋のストレッチは、温水につけて行うとよいでしょう。足に合っていない靴や使い古した靴は捨てましょう。解剖学的に構造が変形していない場合は、通常、装具は必要ありません。装具の代わりに、柔らかい緩衝材が有効となる場合がありますが、靴を緩衝材できつくしてはいけません。循環障害のある人は、間欠的にアイシングを行うことは勧められません。

施術者

扁平足は、足根骨の連結に起因するものと、回内に起因するものを区別しましょう。後者は、保存療法に迅速に反応するでしょう。歩き方と姿勢などを評価しましょう。このトリガーポイントは、下位腰椎と上位仙骨機能障害と相互作用します。

ストレッチ

足の浅層筋 **105** を参照してください。

12章

106 足の深層筋

107 足の虫様筋、骨間筋

英語 Lumbrical and Interosseous Muscles of the Foot
由来 ラテン語：lumbricus「ミミズ」、inter「間」、osseus「骨の」

解剖図

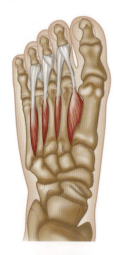
背側骨間筋

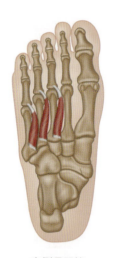
底側骨間筋

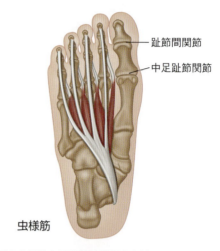
趾節間関節
中足趾節関節
虫様筋

足の虫様筋と骨間筋は深部内在筋であり、関連痛パターンが似ています。

関連痛パターン

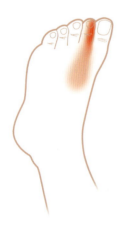
背側骨間筋

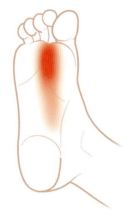
底側骨間筋

特徴

　足の虫様筋は、母趾（第1趾）以外の中足趾関節（MP関節）を曲げる補助をし、趾節間関節（IP関節）をわずかに伸展させる作用があります。背側骨間筋は、中足趾関節を曲げるために底側骨間筋とともに作用します。底側骨間筋は足の裏にあり、背側骨間筋は強い力を生み出します。長短趾屈筋は、足を激しくねじったり回転させたりするようにして、足趾の方向をコントロールしています。骨間筋は多くの足関節の屈曲に関与しており、足のアーチを維持したり、前足を固定したりすることを補助します。

運動

　足の虫様筋は、歩行で踏み切るとき、内側を爪で引っかくことを防ぐために、長趾屈筋とともに作用します。軟らかい砂の上を裸足で歩く際、砂を掘り下げる補助をします。虫様筋には数多くの感覚線維が存在しているため、研究の重要度が増しています。

トリガーポイント

　足の虫様筋のトリガーポイントは、局所痛、筋力低下、関節の動きの制限を生じ、あらゆる足の変形や痛

脚と足の筋肉

みの原因となります。著者の Starlanyl は、このトリガーポイントは固有受容器の機能障害と関与しているのではないかと考えています。

足の骨間筋のトリガーポイントは、足趾の側面に沿って局所痛と圧痛を生じることがあり、各足趾の趾球に痛みを誘発します。そのため、関節炎と誤診されることがあります。第1背側骨間筋のトリガーポイントでは母趾がうずくことがあるため、痛風と誤診されることがあります。特に、長期間ハンマー趾を患っている人は、背側骨間筋のトリガーポイントが活性化する可能性があります。

主な持続因子

持続因子には、非常にきつい靴、その領域の合併疾患（痛風、関節炎など）、モートン足、足趾の外傷、タコなどがあります。

コントロールするためのヒント

患者

全ての足趾に十分な支えや空間がある靴であるかどうかを確認しましょう。座っているときは足に合っていても、立つと合わなくなる靴もあります。中敷きを使う場合は、靴の中に入れて試してみましょう。

また、靴の幅が足にとって十分な広さであるかを確認しましょう。自分の顔には誰もが注意を払いますが、そのくらい足趾にも気を配ることが大切です。足趾は化粧水などでうるおいを保ち、汚れていたら水できれいに洗いましょう。

施術者

足の虫様筋と骨間筋のトリガーポイントは、骨間筋周囲の靭帯、特に足根中足関節付近にあります。足のトリガーポイント注射は特に痛みが強いため、できる限り避け、徒手療法や超音波による治療を行いましょう。患者に足のケア方法を教えるため、説明書を作成し、場合によっては直接指導しましょう。

ストレッチ

片足のつま先を丸め、手を使って一度に全ての足趾を伸ばします。反対側の足でも同じように行います。また、ビー玉をつま先でつかむ運動も行いましょう。日中は周期的に足趾を小刻みに動かすように心がけましょう。履いている靴の中に、足趾を小刻みに動かすことができる空間がなければ、その靴は足に合っていません。

12章

107 足の虫様筋、骨間筋

13章 筋膜を越える領域でのトリガーポイント

はじめに

TravellとSimonsは、トリガーポイントに関する最も信頼のおけるテキストを作成し、トリガーポイント医学の基礎を築きました。そして、私たちは残された仕事を手がけています。

何十年もの間、David G. Simons、Robert D. Gerwin、John CZ Hong、その他の臨床家や研究者が、トリガーポイント医学に新しい知見を加え続けています。喜ばしいことに、近年、トリガーポイントの分野では多くの研究が行われ、Cesar Fernandez-de-las-Penas、Hong-You Ge、Jay Shahなどの新世代の研究者により、この分野はさらに発展し続けています。また、わずかながら、非筋筋膜のトリガーポイントについての研究も行われています。

私たちが本書を執筆するときに最も驚いたのは、トリガーポイントをあまり理解していない研究者によって、トリガーポイントに関する研究が多く行われていることでした。これらの論文には、トリガーポイントについて記されていませんが、その内容は明らかにトリガーポイントが関与しています。

皮膚にもトリガーポイントが存在することがあり、このトリガーポイントが活性化すると、鋭痛、中程度から強度の刺すような痛み、しびれを生じます。腱のトリガーポイントも一般的であり、特異的な関連痛パターンを生じます。

TravellとSimonsのトリガーポイントマニュアルには、腱のトリガーポイントについても記されています。皮下組織のトリガーポイントは、予期せぬ領域に関連痛を生じることがあり、激しい術後痛を生じることがあります（Hendi, Dorsher, and Rizzo 2009）。術後痛は、切開前に術部に沿って局所麻酔を注射することで、痛みを予防したり最小限に抑えたりすることができる場合があります。

いくつかの捻挫は、関節包にトリガーポイントを生じます。例えば、片側の足首の捻挫により、4つの関節包にトリガーポイントが生じたとの報告があります（Travell 1951）。各トリガーポイントは足首と足に関連痛を誘発します。下腹部の皮膚のトリガーポイントは、腎臓の症状と似た頻尿や排尿への切迫感を生じることがあります（Simons, Travell, and Simons 1999,

p.956）。さらに、骨膜のトリガーポイントは、自律神経系に関与するとの報告があります（pp.43-44）。

本章では、筋膜を越える領域でのトリガーポイントの検査や知識、その可能性について述べています。

瘢痕のトリガーポイント

開腹術は、単純な腹部のマッサージによって活性化するような外傷を残すことがあります。痛みや他の症状を生じる瘢痕は「活動性瘢痕」と呼ばれ、痛みだけでなく、機能障害を生じることもあります。このような瘢痕は、正常な独立した組織層ではなく（Kobesova et al. 2007）、姿勢、歩行、脊柱の柔軟性に影響を与えることがあります。瘢痕は外傷が生じた何十年後かに活性化されることがあります。

例えば、膝から大腿部を麻痺させる放散痛を有する40歳の人が筋筋膜のトリガーポイントについて知っていても、その症状が8歳のときの自転車転倒による膝の瘢痕と関連しているとは気づかないでしょう。

瘢痕は、表皮にみられるもののほかに深部組織にもあります。目に見える瘢痕は氷山の一角です。詳しい病歴を聴取し、組織を動かす徒手検査を行うまで、皮下組織のどの範囲に存在するかは知りようがありません。病歴の聴取と検査であらゆる瘢痕を記録し、その原因を確認しましょう。

施術者が通常の筋筋膜治療をしても効果が認められないときは、たいてい瘢痕の活動性トリガーポイントが治療されていないという報告があります（Lewit and Olsanka 2004）。彼らは、術後痛を有する51名の患者において、瘢痕のトリガーポイントが痛みの原因となっていることを発見しました。

子宮摘出時に、虫垂切除あるいは卵巣除去が行われることがあります。このとき、外部には傷痕は生じませんが、体内には広範囲に傷痕が残っていることがあります。さらに膣式子宮摘出術はトリガーポイントと重度の膣断端の瘢痕を生じ、外科用ドレーンによりトリガーポイントがさらに生じる可能性があります（Cummings 2003b）。激しい運動に伴う椎骨の動きは、脊髄の筋肉によって制限されますが、その際に瘢痕組織が脊椎関節の周辺で形成されることがあります。また、炎症や交感神経の痛覚過敏（感覚過剰負

筋膜を越える領域でのトリガーポイント

荷）が生じる可能性があります。

　腹部瘢痕の活動性トリガーポイントは、腰部に関連痛を生じるとともに（Valouchova and Lewit 2009）、瘢痕と同じ腹部領域にも痛みを生じます（Kobesova et al. 2007）。しかし、瘢痕が数十年もの間、痛みを生じていたとしても、徒手療法により痛みを軽減させることができることがあります。

　外傷が存在するとき、その領域は動きから保護され、治癒が促進されます。一般的に瘢痕の形成には2～3週間かかります。瘢痕の形成が終わった時点で、外傷は保護されて固まります。瘢痕は周囲の組織に緊張を与え、運動連鎖に影響します。身体は常に動くことができるように作られていますが、瘢痕はその障壁となります。動きが制限されると、時間とともに瘢痕と他の組織はくっついてしまいます。

　瘢痕と関連する癒着をリリースすることで、その運動連鎖に沿って生じた他の組織の緊張もリリースすることができます。瘢痕リリースは痛みを伴い、離された組織にも苦痛を与えます。そのため、様々な領域をできる限り優しく治療しましょう（14章参照）。

靭帯

　健康な靭帯は緩衝装置となっています。靭帯がトリガーポイントあるいは石灰化により締めつけられていたり硬くなっていたりするとき、骨は正常なアライメントではなくなるため、運動連鎖で代償することになります。骨盤靭帯（図13-1）の短縮や緊張による影響は、太極拳において片側から反対側へ体重移動するときに明らかとなります。多くの武術は、緊張した反対側の大腿靭帯をうまく利用して動きをとります。緊張した筋肉でも運動連鎖の弱いつながりを補うように同様のことが行われます。

　靭帯のトリガーポイントについては、TravellとSimonsによって説明されています（Simons, Travell and Simons 1999, p.43）。Hackettもそのことについて

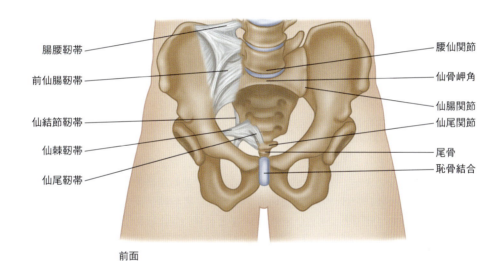

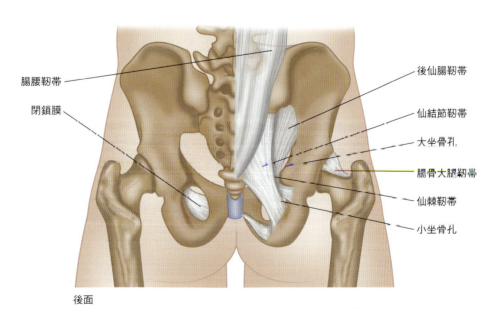

図13-1　骨盤靭帯

273

説明していますが（Hackett 1958, pp.27-36）、Travell と Simons のトリガーポイントマニュアルに述べられている通り、Hackett が推奨した増殖療法には問題があります。健康な靭帯は伸縮しますが、増殖療法は組織に刺激性物質を注射することで、組織をさらに短縮させます。その結果、慢性的な瘢痕が生じます。

Hackett は、弱った靭帯に増殖療法を行うことを推奨しています。この方法では、あらゆるトリガーポイントや椎間関節の問題を治療した後でも組織の弾力性は失われます。そのため、私たちは、刺激性物質の注射は過剰に弛緩している靭帯に対してのみに行うべきだと考えています。従って、Hackett が推奨している増殖療法は注意しなければなりません。

また、靭帯が明らかに長い症例では、靭帯が付着した骨の代償作用が原因で長く見えることがあり、これは機能性の問題だと考えられます。靭帯が弾力性を失っていない場合、その代償作用を戻すことができれば、その靭帯は正常な長さに戻ります。しかし、増殖療法により瘢痕がある場合は、正常な長さに戻ることはないでしょう。まずは、代償作用と筋筋膜のトリガーポイントを含む持続因子を改善すべきでしょう。

Hackett の関連痛パターンでは、股関節の靭帯は脚から母趾（第1趾）への放散痛、仙結節靭帯と仙棘靭帯は踵への放散痛、腸腰靭帯は鼠径部と膣の関連痛、睾丸の関連痛、鼠径部痛が生じることを報告しています。仙結節靭帯、鼠径靭帯、仙棘靭帯、その他の深部を安定させる靭帯には、神経や血管を絞扼するトリガーポイントを形成することがあります。

仙腸関節は、強い内外の靭帯によって安定性が維持されています。仙結節靭帯と仙棘靭帯は、外部の長い靭帯です。これらは骨盤を安定させるとともに、有意な固有受容器としての機能があり（Varga, Dudas and Tile 2008）、連動性を維持するために極めて重要です。仙結節靭帯には、脊柱起立筋と長後仙腸靭帯につながる長い帯があります（Vleeming et al. 1996）。また、下殿動脈の尾骨枝を含み、仙骨、尾骨、閉鎖筋膜につながっています。骨盤構造のバランスは仙結節靭帯のトリガーポイントに大きな影響を受け、腰痛や分娩後の骨盤の痛みの原因となることがあります。

しかし、仙結節靭帯に見つかる圧痛点は、マッサージや治療器具で治療できる場合があります。この領域は腰部の脊柱起立筋を収縮させたり、骨盤領域に影響を与える反射性の連鎖につながっているという報告があります（Lewit and Kolar 2000）。また、発声ジストニアだけでなく、背中の痛み、頸部痛、頭痛も関与することがあります。なお、この圧痛点が靭帯の下にある尾骨筋のトリガーポイントにつながっている可能性があることが報告されています（p.525）。

陰部神経は、仙結節靭帯と仙棘靭帯の間で絞扼されることがあり（Robert et al. 1998）、会陰部痛を軽減

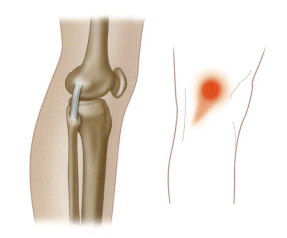

図13-2　外側側副靭帯と関連痛パターン

させるために仙結節靭帯を外科的に切断する方法があります。また、徒手療法やトリガーポイント注射による治療を第1選択とし、これらの構造に影響を与える他のトリガーポイントを治療する方法もあります。

例えば、50％の人は、大腿二頭筋長頭の起始腱が仙結節腱に付着しています（van Wingerden et al. 1993）。そのため、大腿二頭筋長頭のトリガーポイントは仙結節靭帯の緊張を起こし、その他の組織も緊張させることがあります。長後縦仙腸骨靭帯は、脚、脊柱、腕に重要なつながりがあり、その緊張は広範囲にわたる多数の運動連鎖に影響を与えます。これらの靭帯の緊張は骨盤の捻転に影響を及ぼします。

妊娠中、骨盤靭帯は弛緩します。正常に出産するためには、仙結節靭帯と仙棘靭帯は弛緩しなければなりません。骨盤靭帯にトリガーポイントがなければ、出産と産後の回復過程は母親と乳児にとって非常に楽になります。そのため、骨盤靭帯のトリガーポイント治療は、受精前あるいは受精直後がよいでしょう。

外側側副靭帯には、外側広筋や腱のトリガーポイントによって覆われている関連痛パターンをもつことがあります（図13-2）。膝あるいは他の関節の構造を確認し、靭帯にトリガーポイントが存在する場合は、それが何を引き起こす可能性があるかを考えましょう。トリガーポイントは靭帯を過剰に弛緩させることがあるので、治療は慎重に進めなければなりません。

なお、腱は靭帯と比較して、あまり柔軟性がありません。腱へのストレスを最小限に抑えましょう。腓骨神経付近への局所麻酔によるトリガーポイント注射は、一時的に腓骨筋の麻痺を生じることがあります。

一方、脊柱には、水平に存在する索状硬結が見つかることがあります。片側の脊柱付着部の端から始まる硬結は、脊柱を越えて反対側の端へとつながっています。私たちの調査では、このことが説明されている文献は存在していません。

著者のStarlanylにはこのような硬結があり、トリ

ガーポイントの施術者、西洋医学の医師（MD）、オ
ステオパシーの医師（DO）、カイロプラクター、鍼
灸師などの筋筋膜のトリガーポイントに精通した専門
家の触診を受けています。このような硬結のいくつか
は頚椎、胸椎、腰椎にあります。

　脊柱を横切る索状硬結は、Starlanyl の他に、5 名の
患者でも見つかり、その他にも類似した硬結に触った
ことがある患者や施術者とも連絡を取り合っていま
す。各患者は脊柱起立筋にトリガーポイントが存在
し、慢性筋筋膜痛を有していましたが、これらの索状
硬結はこのトリガーポイントと関連がありません。し
かし、各患者は過去のむち打ちに苦しめられていまし
た。むち打ちは、転倒、スポーツによる傷害、その他
の外傷によって生じる傷害で、頚部以外でも発症する
ことがあります。私たちは、むち打ちによってトリ
ガーポイントが生じることは把握していますが、その
原因についてははっきりとわかっていません。

　考えられる原因は、前縦靭帯のトリガーポイントで
す。前縦靭帯は、特に、後方衝突によるむち打ちでダ
メージを受けます。前縦靭帯の損傷は頚椎を不安定に
させ（Stemper et al. 2006）、さらなるトリガーポイ
ントの形成を引き起こすことがあります。炎症を起こ
した椎間板からの神経は前縦靭帯を通り抜けていま
す。その部位では、サブスタンス P という神経伝達
物質が生じています（Coppes et al. 1997）。

　サブスタンス P は、トリガーポイントが単収縮す
る際に放出され、痛みが増大します。前縦靭帯付近の
トリガーポイントでは、サブスタンス P 以外の物質
は検出されていません。そのため、サブスタンス P
が前縦靭帯のトリガーポイントの原因である可能性が
あります。さらに、前縦靭帯は、加齢とともに石灰化
することがあり、トリガーポイントの存在によって増
悪することや、症状が生じることもあります。そのほ
か、トリガーポイントは棘上靭帯にも生じることがあ
ります。これらの問題については、さらなる研究の進
展が期待されます。

ゲロイドマス（geloid mass）

　筋膜の治療者である Justine Jeffery と著者の Star-
lanyl は、何名かの患者において難治性トリガーポイ
ントを覆う膠様組織の塊を発見しました。これらの
ジェル状の物質は、ゴム状であるため、はっきりと見
分けることができます。その塊はシリコンインプラン
トのような触感があり、その境界線は触診することが
できます。David Simons がこれをゲロイドマス（ge-
loid mass）と名づけるまで、私たちは「球状の小さ
な塊」と認識していました。彼は、Essam Awad が
発表した文献（1973）から「球状の小さな塊」に関す
るヒントを得ていました。私もその文献を読み、その

内容に共感しました。この 2 つの研究により（Star-
lanyl et al. 2001-2002）、Awad は、「これらの塊はヒ
アルロン酸であり、大部分はグリコサミノグリカンか
らなる」と結論づけました。

　ゲロイドマスは、線維筋痛症患者と慢性筋筋膜痛患
者で生じ、Starlanyl の研究では、甲状腺抵抗性患者
とインスリン抵抗性患者に生じることが報告されてい
ます。ゲロイドマスは、これらの患者の大半に認めら
れます（Garrison and Breeding 2003）。甲状腺抵抗性
が線維筋痛症患者でよく認められることを発見した
JB Eisinger は、後述のような記録を残しています。

　組織の異常増殖は、過剰なグリコサミノグリカンと
関連しています（Mariani et al. 1996）。私は、線維筋
痛症患者と慢性筋筋膜痛患者において、内方発育毛、
分厚い瘢痕、癒着、筋腫、過剰な表皮などの組織異常
増殖の形態を観察してきました。John Hong は、慢性
筋筋膜痛患者における組織異常増殖を観察しました
が、それらの患者は線維筋痛症を合併している患者の
みであったことを記しています。

　私たちの研究により（Starlanyl and Jeffrey 2001）、
ゲロイドマスはヒアルロンダーゼの使用によって変化
することがあり、関節への塗布を避ける必要があるこ
とが明らかになりました。しかし、ヒアルロンダーゼ
は入手することが難しく、高価であるため、私たちは
その原料に注目しました。

　研究チームの一員である George Roentsch は T3 ク
リームを調合しました。彼が調合したこの処方箋は国
際薬物配合協会のウェブサイトから無料で入手するこ
とができます。その後、一般的な甲状腺検査では低値
を示さない患者が T3 クリームに反応することを発見
しました。これは甲状腺抵抗性の典型的な症例です。
私たちの報告を見た Awad は、「この報告は以前、私
（Awad）が確認したことだ」と教えてくれました。
彼の同僚の Fritz Kottke は、彼らが研究していたこ
とはゲロイドマスであることを認めました（Ibrahim,
Awad, and Kottke 1974）。

　私の友達はこの研究を知り、彼の患者にゲロイドマ
スが有する人がいることを教えてくれました（Ozgoc-
men 2001）。その患者は、ゲロイドマスの初期段階と
みられました。T3 クリームの処方について検討しま
したが、ヒアルロンダーゼのほうが有効であり、その
患者は治療に反応を示しました。私と同様に Hong や
Kottke も Simons の指導を受けており、その研究はヒ
アルロン酸と膜結合の重要性について焦点を当てたも
のです（Stecco C et al. 2011）。

　一方、深部膜と骨格筋の間には、その膜内にヒアル
ロン酸に富む結合組織の頑丈な層があります。ヒアル
ロン酸は、組織のこわばりを生じる重要な要素です。
また、膜と筋肉の間や、異なる膜の層の間に存在し、
滑らかな動作に影響を及ぼします。ヒアルロン酸は流

体であり、水分を誘導してスポンジのように保持します。この物質は慢性痛や機能障害における間質腫脹を引き起こす深部膜の代謝物質、有毒物質、過剰な体液などの貯蔵庫になる可能性があります。

この考え方は、ヒアルロンダーゼを用いたトリガーポイント治療の可能性を示しており、慢性痛患者におけるヒアルロン酸を含有した化粧品や薬の使用は再評価する必要があるかもしれません。

硬膜管

硬膜管（硬膜あるいは胞膜嚢とも呼ばれる）は、脳からの伸び、脊髄に終わる細長い円筒状の管で、膜を調整しています。脊髄と神経根を保護し、脳脊髄液を保持しています。硬膜の硬直は頭痛と関連しています（Dean and Mitchell 2002）。尾骨の損傷は、硬膜管の絞扼に起因する頭痛を生じることがあります（Upledger 1987, p.119）。

硬膜が緊張しているとき、わずかな骨性異常や椎間膨隆でも痛みを生じることがあります。また、わずかな身体の屈曲でも、脊髄に緊張が生じることがあります（Harrison et al. 1999）。うつむいた姿勢では、脊柱にある程度の緊張が生じるため、それが持続因子となり、その後の外傷により、さらに損傷を与える原因となることがあります。硬膜管は、中枢神経系での圧を和らげるためにリリースされることがあります。この圧はあらゆるストレス要因、特に外傷や椎間関節注射に続発する外傷でさえも生じることがあります。

硬膜管リリースは、オステオパシー、カイロプラクティック、神経筋療法、頭蓋筋膜リリースなどの徒手療法によって行われます。緊張した硬膜管をリリースする徒手療法は、脚のリリースも含めるべきでしょう（横隔膜 33 を参照）。骨盤を傾斜させたり、胸部に顎をつけたりするような運動は、硬膜管のストレッチとなり、柔軟性の維持に役立つでしょう（Manheim 1994 p.146）。

心臓のトリガーポイント

本書で主に扱われているトリガーポイントは、横紋構造を有する骨格筋に関するものです。心臓の周囲にある心膜は、硬膜管や会陰と同様に一種の膜です。心膜囊胞は、胸の痛み、息切れ、咳、心拍異常などを生じますが、他の部位のトリガーポイントでも同様の症状が生じる場合があります。これは外傷後に起こることがありますが、多くの場合、なぜ形成されるのかわかっていません。そして囊胞が大きくなり、問題を生じない限り、その存在を自覚することはありません。

著者のSharkeyは、この囊胞の一部はトリガーポイントではないかと考えています（他の著者も賛同している）。彼は心臓を凝視するうちにその考えに至りました。

心臓は骨格筋と同様に、横紋構造がある平滑筋のため、骨格筋が形成される過程と類似しています。1つの線維が電気刺激を受けると、その刺激は全ての心筋線維に伝わります。心筋にトリガーポイントが存在する可能性については、私たちの考えであって、他では述べられていません。

私たちは心臓に存在するトリガーポイントを検討する価値があると考えています。もし存在するのであれば、生じる症状はどのようなものでしょうか。また、どの治療法がよいでしょうか。現在、多数の画像診断を利用することができます。この未知の分野に研究者たちが挑むことを願っています。

消化管のトリガーポイント

回盲弁は、小腸の終わりと大腸の始まりの部位にあります。この弁は内容物の逆流を防いでいます。これまで確認されていないものの、関連痛があるかもしれません。便秘や消化管炎症によって症状が悪化することがあり、さらに腰筋（大腰筋、小腰筋）のトリガーポイントや他の領域のトリガーポイントを活性化させることがあります。

腹部や腹部外側などに関連痛を生じるトリガーポイントは、食道、小腸、結腸で見つかっています（Moriarty and Dawson 1982）。トリガーポイントは消化器系の全体に生じることがあるのでしょうか。

一時的に臓器を保持し、適切な位置で支える内側腹壁の層を「腸間膜」といいます。David G. Simonsは、腸粘膜にトリガーポイントが存在する可能性があると提案しました（Simons, Travell and Simons 1999, p.959）。著者のStarlanylは、腸粘膜以外に、腸間膜にもトリガーポイントが存在する可能性があると考えており、その可能性について、彼と数回に渡って議論をしてきました。

私たちは、腸粘膜のトリガーポイントが一般的であると感じています（身体のいたるところの導管もトリガーポイントによって絞扼されると考えている）。腸間膜は膜の一部です。腸間膜のトリガーポイントによる血管の絞扼は、腸間膜の虚血と炎症の原因となっているでしょう。

現在のところは推論でしかありませんが、腹部の徒手療法によるトリガーポイント治療は、深刻な結果を導く可能性があります。慢性筋筋膜痛と中枢性感作を有する患者において、深部組織を目的とした極めて優しい治療を行ったとしても、細心の注意を払わなければなりません。多数のトリガーポイントが多くの組織の層に存在している場合、トリガーポイントのカスケード反応を引き起こすことがあるでしょう。

PART III 患者や施術者はこれから何をすべきか

　これまで様々な筋肉のトリガーポイントについて解説してきました。ここからは、4章の内容を深めながら、複数のトリガーポイントに対処するための方法について解説していきます。他の章と同様に、Part Ⅲでも患者と施術者の両方に向けて書かれています。本書に一通り目を通した後は、参考書として使用することをお勧めします。

　トリガーポイントがかかわる医療はとても複雑であり、施術者にとって最初の問診や検査が大切となります。問診、検査、治療の際には本書を参考にするとよいでしょう。患者と施術者は、本書の内容を理解しておく必要があります。そして、経験を積むことにより、問診や検査は容易となり、的確に進めることができるでしょう。

　14章では、問診、検査、治療のポイントについて解説しています。これらの全てにおいて、患者が参加することが重要であり、患者自身も医療チームの一員であるという自覚が必要です。15章は、現代における線維筋痛症とトリガーポイントの捉え方について理解を深めていく内容となっています。

14章 痛みの原因を知るための問診、検査、治療

予約するまでの準備

　現代の医療では、線維筋痛症（FM）、トリガーポイント、慢性筋筋膜痛（CMP）の治療が、常にうまくいくとは限りません。これらを治療する際、不適切な検査や方法が選択され、結果として重要なことが見逃されることがあります。線維筋痛症と広範囲に及ぶ慢性筋筋膜痛の両方を患っている人が、最初に問診票に記載するとき、多くの項目が当てはまってしまったり、場合によっては症状の種類や特徴が重複してしまったりすることがあります。しかし、気を落とさないでください。患者によっては、それぞれの症状が複数のパターンをもっているため、特別な項目が必要となる場合もあります。特に、複雑な痛みと機能障害は、実際よりも過小評価されていることがあります。なぜなら、まだ明らかになっていないトリガーポイントがあるかもしれないからです。

　本書を手にとり、医療チームが一丸となって、患者とともに治療を行いましょう。施術者の手助けにより、患者の症状は改善するはずです。私たちにはやるべきことがたくさんあります。本章では、問診、症状、可動域、最も問題を引き起こすトリガーポイントと、その持続因子を探し当てる触診法について説明しています。トリガーポイントが治療され、持続因子が管理されるにつれて、その患者の関連痛パターンがわかってきます。この作業を時間をかけて行うことが大切です。

　そして、患者は最新の「関連痛パターンのチャート」を毎回の診察にもっていくことで、最適な治療を受けることができます。本章の最後には、書き込み式の関連痛パターンチャートを掲載しているので、これをコピーして使用してください。診察予約の前でも、治療者に伝えたいことに気づいたら、このチャートに記入しましょう。線維筋痛症を患っている人は、この作業が特に重要になります。

　チャートは、更新することが大切ですが、治療者に渡すときまでに要点をまとめておきましょう。また、カラーコピーをして控えをとっておくとよいでしょう。カラーコピーをとることができない場合、異なる種類の痛みは、何枚かのチャートに分けて記入しましょう。それぞれの痛みや症状の種類ごとにチャートを作成すると、その原因が明らかになるはずです。なお、多くの重複する痛みや症状があるときは、複数のチャートが必要となります。

　関連痛パターンは、思いもよらない症状によって明らかとなることがあります。そのため、正確に症状が生じた部位、原因を明らかにするヒントとなりそうな症状などについてもメモをとりましょう。

　一方、トリガーポイントの他に、関節炎、その他の関節障害、糖尿病性神経障害のような痛みを発生する因子があれば、それらも記載しましょう。捻挫のような一時的に痛みが生じる因子でさえも、中枢性感作に関連している可能性があります。

　日付を記した関連痛パターンのチャートをファイルしておけば、関連痛パターンを引き起こす持続因子がわかるかもしれません。例えば、おばさんが自宅を訪ねてくるたびに首に痛みがあるとします。この痛みは、おばさんが訪ねてくるから生じているのでしょうか。それとも、彼女がテーブルの端の椅子に座るために、あなたが彼女の話を聞く際、首を曲げているからでしょうか。そのときの状況を思い出して、チャートに記載してみてください。

　チャートには、身体のバランスを失う、腫れがあるなど、痛みとは関係のない感覚についても記載します。痛みについては、痛みの特徴（刺すような、焼けるようななど）も記載してください。これらが治療の重要な助けとなります。腫れている部位や他の症状についても記入しましょう。

　チャートをまとめたファイルは、症状の経過を示した記録帳としての役割もあります。患者と医療チームのメンバーが持続因子と症状の原因について話し合えば、進展するはずです。しかし、このチャートを作成していなければ、なかなか症状の原因に気づくことができません。1つのトリガーポイントが治療されると、他の症状が現れることもありますが、気を落とさないでください。これは緊張がほぐれた膜の反応であり、治療の過程でよくみられます。患者によっては、組織が硬いため、皮膚の下の筋肉の動きがわかりにくい人もいます。しかし、この状態に変化があれば、治療が進んでいる証拠です。

　早速、本章の最後にある関連痛パターンのチャートをコピーして、自分の状態を記録しましょう。これは

受診する際に役立ち、患者と施術者にとって重要な記録になります。チャートには、患者が記入するスペースがあります。それぞれの症状が現れた日付も記入しましょう。最初の日付を覚えていなくても、おおよその年と月を記入しましょう。記録が不確かでも失望してはいけません。失望しても、症状が改善する助けにはならず、返って自分自身を傷つけてしまうことがあります。そのため、新たな症状がみられたときには、必ず記録する癖をつけましょう。その症状は、何が有効であり、何が効果がないのかなどについても、忘れずに記録してください。

また、次回の診察で、施術者に質問したいことも書いておきましょう。全ての処方箋や必要としているものなどをリストにして、チャートはわかりやすく要約し、何が重要なのかを絞っておきましょう。チャートとは違う視点から気づいたことがあれば、別紙に記入しましょう。ただし、診察は時間が限られているため、施術者が簡単に読めるようにまとめておかなければなりません。要約して書くことは簡単ではありませんが、時間をかけて考えてください。そうすれば、診察時間を有効に使うことができます。

チャートには、施術者がコメントや指示を書くことのできるスペースも残しておきましょう。新しい薬や症状に変化があった場合は書き加え、施術者と情報を常に共有しましょう。医療用のお茶、ハーブ、日常的に使っている市販薬（目薬、スプレー式点鼻薬、制酸薬、植物性の生薬、漢方薬）、便秘薬、局所的な症状に使用している市販薬（抗ヒスタミンクリームなど）などのリストを作っておきましょう。薬、サプリメント、手術歴（内容、理由、日にち、結果）など、今までで受けた治療を要約したリストを医療記録として残しておくとよいでしょう。

また、これまでに罹った全ての病気、アレルギー（食物アレルギーを含む）をリストにしましょう。さらに、現在、医師から処方されたもの以外の治療（徒手療法、精神療法、セルフケアなど）のリストもあるとよいでしょう。今まで試したことのあるどんな薬についても記録してください。そのほか、どんな効果があったのか、服用量、誰がいつ処方したのかなどについて記録してください。記録のしかたは、様々な例があるので（Starlanyl 1998）、自分が必要としているものを組み合わせるとよいでしょう。また、関連のある検査結果も記録しておくことが大切です。

これらの全ての記録は、新しい医師の診察を受けるときや、旅行するときに持っていくべきです。患者は、責任のある医療チームの重要な一員です。痛み、機能障害、救急病院への搬送を避けるために、できる限りのことを学び、自分自身に権限を与えてください。そして、自分に起きていることを理解し、症状をコントロールできるようにするのです。自分の身体が

何を訴えているのか、注意して耳を傾けましょう。自分自身が身体の声に聞く耳を持っていなければ、医療チームのメンバーが話を聞いてくれないと不満をいうことはできません。

慢性筋筋膜痛や線維筋痛症の疑いがある患者や、これらの疾患を有する患者が初診を受けたとき、患者は治療者の話を信じてくれないかもしれません。患者は長い間苦しんでおり、様々な検査や治療、処置に時間やお金を費やしてきました。彼らは、治療者や家族から支えられてきましたが、症状について十分に理解してもらえていないと思っています。そのため、多くの患者は希望を失っています。社会は冷酷で不平等であり、これ以上は何をしても同じ結果になると思っているかもしれません。

患者は、絶望、無力、怒りなどを感じています。また、身体的、感情的にも、疲れ果てて苛立っているかもしれません。しかし、患者はもう一度チャンスをつかむために、思い切って診察を受けに来たはずです。症状を改善したいために、治療者のところへやって来たのです。他の治療者が失敗に終わり、それを患者のせいにされたのであれば、ここに来たからには必ず症状を改善させなくてはなりません。患者の信頼を得るためには時間をかける必要があります。それは非常に価値のあることです。患者はこれまでの記録を持ってくるかもしれません。そのうちいくつかは重要かもしれませんが、結論が間違っているものも含まれているでしょう。

初診の前に、関連痛パターンのチャートを入念に確認しておきましょう。なぜなら、患者と一緒にいられる時間、そしてそれ以外の時間でも、このチャートが必要となるからです。患者は、精神的に患っていると分類されているかもしれません。なぜなら、以前の治療者がトリガーポイントの症状に気づいていないことがあるからです。トリガーポイントが存在する筋肉に「筋力トレーニング」を施術しているかもしれません。その治療がうまくいかなくなると、患者に不信感が芽生えるのです。そして、これまでの病歴とは「逸脱している」とラベルがつけられます。

または、心気症や仮病を使って休む人として分類される場合もあります。徒手療法を行う施術者による記録は、トリガーポイントを含む索状硬結、収縮ノットの存在を明らかにしているかもしれません。患者の協力や努力がなければ、慢性筋筋膜痛は治療することはできません。必要としている情報を提供してもらうためには、患者（家族や友人にも）に頼ることが必要です。

中枢性感作が存在しているにもかかわらず、筋膜のトリガーポイントを考慮せずに線維筋痛症を治療していれば、潜在性トリガーポイントが存在する可能性が高いと考えられます。このような治療は小さな地雷を爆心地に置くようなもので、活性化因子によって大き

な爆発が起こってしまうかもしれません。トリガーポイントの治療と持続因子の管理は、線維筋痛症のコントロールにおいて、とても重要といえます（Ge et al. 2011）。近年の研究では、線維筋痛症におけるトリガーポイントの評価と治療は、線維筋痛症の治療を行う前に体系的に行うべきであると考えられています（Giamberardino et al. 2011）。

慢性筋筋膜痛の疑いがある患者の診察では、最新のシステムを用いて検査するよりも、長期間の経過観察をするほうが有効な場合があります。慢性筋筋膜痛のみが疑われる場合でも、トリガーポイントが存在している可能性を考慮し、患者と治療者の面会（meet and greet）の時間を作りましょう。症状の評価には長時間かかることもあり、部位ごとに分けて行う必要があるかもしれません。しかし、面会の時間をとらずに診察を進めると、活動性トリガーポイントが存在する領域を正確に検査できないおそれがあります。

慢性筋筋膜痛を対処するには、膨大な仕事量が必要ですが、結局は患者を教育し、本人が実践するしかありません。慢性筋筋膜痛は多くの治療を必要とする状態であり、線維筋痛症によって悪化します。本書を参考にすれば、治療者の仕事は楽になるでしょう。または、患者は本書を手にして治療者のもとを訪ねていくとよいでしょう。本書を利用すれば、時間、お金、労力を節約できるはずです。

本書は患者が必要としている様々な道具を提供しています。患者がこれらの道具を上手に活用できれば、予約時の患者の話から、どのトリガーポイントが原因かを推定できるかもしれません。例えば、本書の内容を知らない患者は、「肩が痛みます」としか伝えられないでしょう。しかし、本書をある程度理解した患者であれば、予約の段階で「肩甲挙筋または烏口腕筋のトリガーポイントが活性化したかもしれません」と説明することができます。患者を教育することは治療の一部です。これからの診察において、患者は部分的に埋められたチャートを持ってきますが、診察中に多くの情報が書き加えられることになるでしょう。

チャートを完成させるには、治療者がわかりやすく指導することが大切です。治療者は、患者が書き方を理解しているかを確認してください。診察経過の記録として、そのチャートをカラーコピーしておくとよいでしょう。また、線維筋痛症などに対して理解が深まった患者には、次回の診察までに行う必要がある具体的な行動（検査やストレッチの方法など）を示した指示書が必要になるかもしれません。患者は、それらの行動を試したり、食生活を見直したり、必要に応じて運動を行ったりすることができるようになります。

新しい患者がトリガーポイント、チャート、その他の重要な情報についてまったく理解していなければ、初診ではチャートを記入することに時間を割きましょ

う。全身が痛いと訴える患者に対しては、特にこれが重要になります。チャートの記入において、身体の部位に痛みや症状を色で示すとき、何も塗られていない領域がみられるかもしれません。ここからが教育の時間となり、治療のスタート地点となります。この教育では、患者と治療者の双方に情報が共有されます。

面会時に傾聴をするだけで、患者が様々なことを教えてくれます。患者の病歴、症状、可動域、触診からトリガーポイントを探しましょう。トリガーポイントが治療され、持続因子が管理されるにつれて、その人の関連痛パターンがわかってきます。

また、新しい患者の中には、局所的なトリガーポイントの痛みにより来院する人もいます。しかし、その患者の治療が進むにつれ、全身にトリガーポイントが見つかることがあります。正しい教育を受けた患者は、これは治療で症状が悪化しているわけではなく、潜在性トリガーポイントが明らかになり、治療が進んでいると理解できるでしょう。

慢性筋筋膜痛の原因については、診断器具に大金を投資したからといって、早く解明できるわけではありません。治療者には、目、耳、指、脳など、診断に必要なものはそろっているはずです。治療者は、身体を駆使し、集中力を高めて、診断に必要な情報を集めてください。そのような方法について学び、診断の経験を積み重ねることに時間を投資すべきです。また、治療者は、すでに持っている診断器具を使いこなせるようにする必要があります。そして、トリガーポイントを探し出し、治癒させるための才能を磨いてください。この努力や経験は、治療者に貴重な診断技術をもたらすでしょう。

患者との面会が増えると、治療者は日常生活を表す言葉について注意深く使うようになります。例えば、患者の日常生活について質問するとき、「コンピュータを使って何時間働いていますか」といった限定的な表現は避けるようになります。患者は確かにコンピュータを使い、1日に4時間働いているかもしれません。しかし、それ以外にコンピュータゲームやメールなどに6時間を費やしているかもしれません。6章で扱っている持続因子について詳しくなり、状況に応じて質問のしかたを調整してください。また、痛みなどの症状は、必ずしも活動性トリガーポイントによって起こるとは限らないことを覚えておいてください。例えば、筋肉の痙攣は、潜在性トリガーポイントによって生じることがあります（Ge et al. 2008b）。

病歴

身体は内部環境といえますが、これは閉ざされたものではなく、感覚、外部環境、医療などの影響を受けます。一部の施術者は、病歴を考慮して鑑別診断をし

痛みの原因を知るための問診、検査、治療

ていますが、従来の鑑別診断では、それらを考慮しない傾向があります。

慢性痛では、複数の因子が痛みの原因となっています。その1つには筋膜があり、持続因子にも含まれます。より複雑な症例では、複数の合併疾患が持続因子として層状に重なっていることもあります。初診では、そのうちのいくつかが確認されるのみです。線維筋痛症の中枢性感作と身体の不均衡は、より複雑な症状を生み出すかもしれません。施術者は、これまで学んできたことを診断に加えるようにしてください。そして、患者は、自分の病歴をまとめる技術を身につけてください。なぜなら、病歴には、症状、トリガーポイントの位置、持続因子のヒントが隠れているからです。

病歴の情報源は患者がもっています。その痛みや他の症状はいつ始まったのでしょうか。その時期にあなたを取り巻く環境で何か起こったでしょうか。症状が変わったり、新たな症状が現れたりした時期を覚えているでしょうか。その時期や直前に生活に変化はあったでしょうか。このように、症状だけでなく、日常生活からも症状や持続因子を見つけることを習慣づけてください。治療のヒントは、日常生活にあり、見つけてもらうのを待っています。病歴を聴取するときは、既存の枠にとらわれないようにしましょう。これをうまく行うためには、最初が肝心です。症状と持続因子が関連している部分を探しましょう。

関連痛パターンが安定していたり、数か月や数年にわたり、徐々に症状が進展していたりするようであれば、病歴に記載すべきです。線維筋痛症、慢性筋筋膜痛は、どちらも進行性ではありません。症状が悪化したり、新たな症状が生じていたりするということは、管理されていない持続因子が存在する証拠になります。

理想的な病歴の聴取方法としては、患者と施術者が医療チームとして働き、治療のヒントを探し出すことです。しかし、これは標準的な医療行為ではありません。そのため、患者の病歴を聴取しても、重要な症状や出来事を口にしないことがあります。

例えば、現実から目を背けていたり、物を拾おうと思っても思い通りにいかなかったり、空港での荷物を運ぶベルトコンベヤを見ると吐き気を催したりすることを伝えたら、おかしな人だと思われてしまうと考えているからです。初めて会う患者は、自分がどのように扱われるか、理解してもらえるかどうかなどと恐れを抱いています。また、患者は特定の身体的外傷または心理的外傷を記憶していなかったり、PTSD（心的外傷後ストレス障害）を抱えていたりすることがあります。慢性痛と線維筋痛症が存在する場合、全ての重要な出来事を思い出すことができない場合もあります。そのようなときも、新たな症状が現れると、いくつかの身体的外傷、心理的外傷が明らかになることがあります。患者は、特に悪い姿勢のような反復性の筋

緊張に気づいていません（カメラマンなどが決まったポーズを撮ったものでもなく、何気なく撮った写真は、自然な状態の姿勢を確認できます）。

家族（特に配偶者）が診察過程を知ることはよい効果をもたらします。家族や友人の前向きな意見をフィードバックすることで、患者は勇気づけられます。このとき、あまり批判的な意見を言わないように注意しましょう。一人暮らしの患者は、泊まりにきた友人が睡眠異常などの持続因子を教えてくれるかもしれません。

病歴の聴取では、呼吸のしかたなど、身体に障害を起こすような潜在的な因子がないかを注意して見てください。例えば、脚を常に組んで座る人は、たいてい肩関節の筋力が低下しており、身体のバランスをとるためにこの姿勢をしている可能性があります。病歴の聴取は持続因子を探る宝庫ですが、今日の行動が明日の病歴につながるため、終わることのない探究の始まりだといえます。

著者のStarlanylは、フランスのブルターニュで、午前は施術者、午後は患者を対象にした講演を行ったことがあります。その日の昼食時、新たな自覚が芽生えた医師が訪ねてきて、「午後の講演は診察のために参加できないので残念だ」と言いました。彼はトリガーポイントについて身ぶりを交えて話した後に、「私は自分の患者に会いに行き、謝らなければなりません」と後悔の念を示しました。彼のように患者への思いやりがあり、正直な気持ちを言える治療者は多くいません。

このように、医療を学ぶことには終わりがありません。すでに全てを知っていると思ってしまったら、新しい医療について何も学ぶことはできません。線維筋痛症や慢性筋筋膜痛について教育を受けた患者は、これまでに敵意のある施術者に会った経験があるかもしれません。患者が医療用語を使ったり、病態の知識をもっていたりすると、大げさな人や健康オタクと見なされることがあるかもしれません。治療にかかわる全ての人は、患者は不可欠で価値のある医療チームのメンバーであることを理解しなければなりません。そして、医療チームのメンバーの間には、密なコミュニケーションが不可欠です。

患者と施術者がわからないことを質問し合うことは、健全な関係だと理解する必要があります。両者は互いに信頼し、自由にコミュニケーションをとることが大切です。例えば、患者が「腕を動かしたときに痛みます」と訴えたとき、治療者は「どのように動かしたときですか。見せてくれますか。」というように、自然に対話できる関係をつくる必要があります。患者がその動作を繰り返し見せてくれるまで、症状が生じる原因がわからないことがあります。そして、動作を確認した施術者がトリガーポイントを探ることで、そ

の位置が明らかになるでしょう。可動域が制限される
程度や特徴は、疾患の重要な兆候であり、合併疾患の
可能性があるかもしれません。活性化した慢性筋筋膜
痛の症例では、腕は常に痛まないかもしれませんが、
特定の動きをしたときに痛みが生じることがあります。

慢性筋筋膜痛患者にとって、特に線維筋痛症が合併
している場合、病歴を聞き取ることは、他の疾患と比
べてとても時間がかかるかもしれません。しかし、こ
こで得られる多くの情報は、長い目で見れば救世主と
なることがあります。

また、保険や法律などの社会のシステムは、このよ
うな現実を受け止めて変化していく必要があります。
例えば、不必要な手術を紹介する医師に対して、正し
い治療を行うように指導すべきです。トリガーポイン
トの早期発見とその治療によって、多くの手術は回避
することができます。

検査

この内容は、施術者のために書かれていますが、患
者もここをしっかりと読む必要があります。患者も検
査によって何がわかるのかを知っておく必要がありま
す。患者が検査をより効果的にする方法があります。
そのためには、多くの場合、準備が必要になります。
患者はすでに可動域制限や歩行異常などの重要な因子
に気づいているでしょう。従って、患者は施術者にこ
のことを明確に伝えることが求められます。

例えば、「よくつまずきます」というよりも、「階段
を上るときによくつまずきます」または「平らな地面
を歩いているときにもつまずくことがあります」とい
う伝え方が望まれます。また、患者が瘢痕、腫脹、身
体の不均衡などの別々のチャートを作ることでも、施
術者に明確に伝えることができるでしょう。診察前
や、慢性筋筋膜痛または線維筋痛症が疑われる症状が
生じているときは、患者の生活を観察、分析するよい
機会です。どのような動作や行動が症状に影響を及ぼ
すのか、リストを作りましょう。これは価値のある情
報であり、適格に要約しておきましょう。

多くの領域で複数の症状を抱えている患者は、検査
を受ける前に、施術者とともに、睡眠、摂食、呼吸、
バランス、動作などがどのような症状と関係している
のかを見定めなければなりません。トリガーポイント
を引き起こす因子は、病歴やチャートから推察できま
すが、多くの施術者は症状がある領域のみを徹底的に
検査しようとします。患者と施術者は、検査をする前
に痛みの強さを確認し、検査中には痛みが強くなりす
ぎないように注意しなければなりません。その場合、
1～10（10が最も強い痛み）のような数値で痛みを表
すことは難しい場合があります。それは、患者は「8」
かそれ以上と答えることが多いからです。

この方法は、1人の患者の時期による痛みの変化を
示すときに使用できます。ある患者の痛みを別の患者
の痛みと比較することは意味がありません。患者は、
その数値がどんな強さの痛みであるかを明確にしてお
くべきです。例えば、ある患者には「9」の痛みがあ
り、寝たきりで、自分で食事の用意ができないもの
の、1人でトイレに行き、排泄することができます。
しかし、別の患者は、これとは異なる痛みの数値をも
ち、別の症状をもっているでしょう。このような状況
で、自分と別の人の痛みを比べても、何の役にも立ち
ません。また、多くの悲観的な考えを生んでしまうか
もしれません。

「7」の痛みをもつ人が課題をこなすことができて
も、同じく「7」の痛みがある人が同じ課題をこなせ
るとは限りません。このように、痛みには絶対的な数
値は存在せず、他の人の痛みと比べても、誰も得をし
ません。患者は、自分がもっているもので最善を尽く
せばいいのです。そして、決して罪の意識をもたない
でください。

線維筋痛症患者は、検査により症状が悪化すること
があります。このような症状を最小限に抑えるため、
検査前には少量の投薬が必要となることがあります。
また、触診によりトリガーポイントを活性化させるこ
とがあります。そのため、検査の日は、施術者が治療
する予定のある筋肉のみを触診するべきです。そし
て、検査の影響は遅れてやってくることも覚えておい
てください。

筋肉の動きや触診を通して物質が放出されること
で、検査後に具合が悪くなることがあります（3章、
13章参照）。検査は、病歴を聴取するとき、患者のし
ぐさ、話し方、動作を観察することにより行われま
す。同様に、検査の間でも、病歴の聞き取りや対話を
行います。ゴニオメーター（角度計）による関節可動
域のテストは、トリガーポイントの発見に役立ちま
す。また、治療の経過を追跡することができ、保険の
証拠書類としても提供することができます。

Round Earth Publishing より、最適な関節可動域
チャートを入手することができます（Finn and Shif-
flett 2003）。症状により、歩行異常、座位や立位の姿
勢を確認しましょう。姿勢は、検査などではわかりに
くいものですが、重要な情報を与えてくれます。手技
による検査では、触診やポジショニングが重要であ
り、根気よく続けることが大切です。

触診は、意図的に組織に触れて、身体の状態を検査
する技術です。検査者は優れた触感覚を身につける必
要があります。特に、線維筋痛症を伴う慢性筋筋膜痛
患者のトリガーポイントの触診は、優しく触る技術が
必要となります。一般的に、多くの書籍や記事は単一
の筋肉のトリガーポイントに焦点を当てています。そ
して、単一のトリガーポイントによる痛みは、「我慢

できない」や「拷問にかけられているような痛み」などと表現されています。しかし、このような患者は、線維筋痛症によって多数のトリガーポイントが相互作用することで、増幅された症状と闘っている状態であると考えられます。治療者は、全ての相互作用を考慮し、辛抱強く我慢している患者に敬意を示すべきです。

検査者は、トリガーポイントを圧迫することで、症状が再現されることを覚えておいてください。トリガーポイントを刺激すると、相互関係があるトリガーポイントを活性化させることもあります。従って、できるだけ意図的にトリガーポイントの収縮反応を誘発させないようにしてください。トリガーポイントが収縮するたびに有毒物質が放出され、その領域はさらに酸性となる可能性があります。

多くのトリガーポイントを有する患者では、これらの有毒物質が検査中や検査後に蓄積されていきます。特に、線維筋痛症の症状が増幅することがあり、数日間あるいは数週間、うずきを感じ、つらい状態となるでしょう。検査のためにトリガーポイントを活性化させることは最小限とし、意図的に収縮反応を起こすことはやめてください。索状硬結を弾く触診は不必要な痛みを生じるため、避けてください。触診で必要のない痛みを与えることは、最小限にすべきです。検査では、患者の訴えをフィードバックできるような関係を作ってください。そして、患者の訴えに答えられるように、検査の技術を向上させましょう。

触診技術を記載したテキストを用いて（Chaitow 2010; Earls and Myers 2010）、トレーニングを行ってください。検査者は、組織を触診することに時間を費やすべきです。筋肉を確認したり、索状硬結を探したりするとき、筋線維の方向に対する最適な指の使い方を確認してください。このような検査は、医師よりも、徒手療法を実践している人のほうが上手に行うことができます。

現代の医療において、医師が患者に触れることはあまりありません。徒手療法を行ったことがない人は、この経験をどのように積めばよいのでしょうか。触診を受けている患者が教えてくれるわけではないので、まずは手に触れた物に注意を払うことから始めましょう。このとき、注意力と集中力が必要です。コインの表面の線を感じる練習をしてみましょう。また、ペットをなでるとき、被毛の下の筋肉の様子を感じ取ってください。なお、自分の皮膚に触れることでも練習することができます。

このように、皮膚の下にある組織の層を感じることはよい訓練となります。座ってテレビを見たり、音楽を聴いたりするときも触診の練習してください。トリガーポイントを有する人は、皮膚の下のこぶやロープ状の硬結を探してください。通常、四肢を4分の3程度ストレッチした状態にすると、索状硬結や収縮ノッ

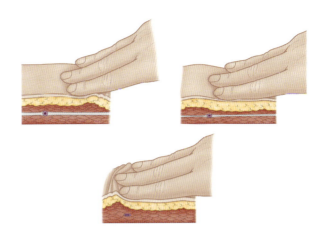

図 14-1　フラット触診法（平らな部位での触診法）

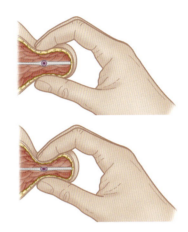

図 14-2　はさみ触診

トは触診しやすくなります。また、四肢を動かすことで、どのような位置がトリガーポイントを触診しやすくなるかを試してみましょう。

そのほか、ローション、油や水を使用すると、組織に対する感覚がどのように変化するかを確認しましょう。触診の練習は、平らな部位から始めるとよいでしょう。指先は検査をする組織の方向と平行にします（図 14-1）。この触診の方法は、浅い組織の検査に役立ちます。

練習を行うと、組織の手触りの変化や異常に気づくようになります。皮膚は、ある領域では流動的に動いても、他の領域ではつまったように感じることがあります。骨の上や瘢痕の近くの組織では、どのように感じるかを試してください。このような触診は治療技術ともなるため、習得するようにしてください。

はさみ触診（図 14-2）も修得すべき技術ですが、最初は軽く優しい圧から練習してください。この技術は、筋肉の縁に近い領域を触診するときによく利用されます。特に、胸鎖乳突筋のように縁がよく動く筋肉に有効です。収縮ノットが見つかるまで、親指と他の指でつかむと、筋肉の縁を比較的自由に検索することができます。

病歴や関連痛パターンにより、トリガーポイントが存在すると考えられる場合、索状硬結を探してみましょう。トリガーポイントの触診では、筋肉の配置を把握することが非常に重要です。異なる筋肉の位置関係を確認してみましょう。

触診は技術であり、科学でもあります。多くの筋肉の配置はすでに示されています。例えば、Travell とSimons のテキスト（1992）では、腰方形筋の配置に多くのページを割いています。

筋肉の配置を把握しておくことは、ストレッチ&スプレーやトリガーポイント注射などの多くの治療とともに、深部のトリガーポイントの位置を見つける触診で必要となります。

トリガーポイントの位置を触診すると、線維化、肥満、腫れ、合併疾患などの障害が見つかることがあります。患者の痛みへの耐性は、どのくらい深くまで触ることができるか、どのくらいの領域まで触診できるかによって推定することができます。検査を成功させるためには、患者へのフィードバックが必要不可欠です。患者は、検査者にどのような感覚が生じているのかを伝えるべきです。検査の時間は、プライベートの会話を楽しむ時間ではありません。トリガーポイントが近いと感じたり、トリガーポイントに触れたりしたときは、検査者に知らせてください。

患者や施術者は、触診を訓練するために家族や友人に触診させてほしいと頼んでもよいでしょう。このとき、必ず弱い力で触診を行ってください。それは、潜在性トリガーポイントや予期しないトリガーポイントを抱えている場合があるからです。また、患者は、家族や友人に自分のトリガーポイントを使って触診をどのように行うかを教えたくなるかもしれません。しかし、そのときも弱い力で触診を行うようにしてください。収縮した小結節を触るときは、皮膚の表面を優しく指でなぞるだけにしましょう。このような経験は、多くの症状の原因となっているトリガーポイントの存在を、周囲の人に伝えるよい機会になります。

これまでのガイドラインでは、運動終板が存在する位置を「×」のような印で示していました。なぜなら、一般的にトリガーポイントが存在している領域であると考えられていたからです。

しかし、トリガーポイントは筋肉のいたるところで見つかり（Gerwin 2010, p.333）、限定された領域のみに存在するわけではないことがわかりました。そのため、図の「×」の印を見ながらトリガーポイントを探しているようでは、全てのトリガーポイントを見つけることはできません。つまり、患者や施術者は解剖学を理解し、全ての筋肉とその付着部を触診する必要があります。また、腱や靭帯などの付着部がトリガーポイントに関与しているという新しい見解も得られています。トリガーポイントを図や写真で見ているだけで

は、触診の経験を得ることはできません。実際に触診を行うことが大切なのです。

トリガーポイントを検査する際、患者にはできるだけ快適な状態でいてもらいましょう。線維筋痛症と慢性筋筋膜痛を有する患者は、検査中や検査後に、追加の投薬やストレッチ&スプレーなどの治療が必要になることがあります。部屋には隙間風が入らないようにし、患者にとって最適な室温にしなければなりません。筋肉をリラックスさせるほど、触診しやすくなるので、痛みを伴うような検査は避けることが重要です。触診の過程でストレッチを行うことは検査にとって有効です。潜在性トリガーポイントが治療されることは重要ですが（Ge and Arendt-Nielsen 2011）、検査中には治療を行わないようにします。

最初は、重大な症状を引き起こしている活動性トリガーポイントを見つけましょう（最終的には治療する）。関連するトリガーポイントは高頻度で硬く、瘢痕状になっていたり、線維化または石灰化していたりするので、触れることは難しいでしょう。触診は指先で行うため、爪はなるべく短くします。タカなどの猛禽類やギター奏者のような伸びた爪では、うまく触診することができません。爪を短く保ち、縁がぎざぎざしていないように手入れしましょう。手は自分でよくケアし、優しく軽く触れる練習をしましょう。そうすれば、指が全てのものを感じ取ってくれるでしょう。

検査中に見つかったものは、メモやスケッチとして記録しておく必要があります。これは身体のチャートとなります。慢性筋筋膜痛患者において、厚い筋肉に存在するトリガーポイントの収縮結節（硬結）は、グレープフルーツほどの大きな塊として触れられることがあります。その塊の周囲組織は非常に硬く、浸潤物で膨らんでいるため、この浸潤物が減少するまでは1つの巨大な結節としてしか感じられないかもしれません。そして、このような塊はゲロイドマス（geloid mass）によって覆われていることがあります。

トリガーポイントは均質ではなく、収縮結節（硬結）の感触は浸潤物の量や種類、その領域に含まれる水分量などによって異なります。いくつかの収縮結節（硬結）は、ボールやビー玉、小さな硬い種子のように感じとれます。この感覚は、神経終末付近でよく認められます。固まっている組織があれば、どんなものでもメモやスケッチをしておきましょう。しかし、反応性の高い痙攣を引き起こす領域など、治療がすぐに必要である場合を除いて、検査中に治療を行わないでください。関節を受動的に動かし、クリック音や捻髪音がするかどうかを確認しましょう。また、皮膚紋画症の有無とゲロイドマスの位置を記録しておきます。さらに、トリガーポイントの関連痛パターンに沿って起こるストレス反応や、他の症状と間違いやすい胴体や頭部の変則的な脱毛の様子を記録します。

治療

　患者を教育することは治療において非常に重要です。例えば、患者は、痛みが生じる動作がトリガーポイントの位置を示す重要なヒントとなることを理解しなければなりません。また、ある動作を継続的に行わないことは、さらなる機能損失につながることも理解しなければなりません。それぞれの患者には個性があります。ある患者において有効な治療でも、他の患者にはまったく効果がない、または悪化することがあります。線維筋痛症に関連した症状を確認することがなぜ重要なのかを伝えてください。

　治療を行う前には、トリガーポイントの存在の有無、位置や数を把握しておかなければなりません。持続因子をできるだけ迅速に全て見つけ出し、それを管理することが大切です。また、どんな治療プログラムでも、注意深くゆっくりと進めなければなりません。

　トリガーポイント治療が成功すると、筋膜やその周辺組織で貯められた老廃物や有毒物質が放出されます。慢性筋筋膜痛患者は多くのトリガーポイントを抱えていますが、これらは弱い刺激で治療できます。身体の解毒経路が一度に処理できる老廃物や有毒物質の量はそれほど多くありません。処理されていない老廃物や有毒物質は循環し続けます。新たな治療を始めるときは、患者が耐性をもつことを確認するまで、注意深く進めなければなりません。例えば、ナトリウム・オキシベート（ザイレム）の服用による深い眠りは、いくつかの生化学物質のバランスを回復させます（深い眠りの間にバランスが整えられる）。これにより、一部の筋肉の緊張が緩和されますが、いくらかのトリガーポイントが活性化されます。そのため、一時的に痛みと他の症状が増加します。

　これらの痛みと症状は、トリガーポイントが活性化されたことが原因ではなく、薬の副作用によって起こったと勘違いされることがあります。そのため、ナトリウム・オキシベートは副作用が強い薬と思えるかもしれません。

　深い眠りが得られない慢性筋筋膜痛と線維筋痛症を有する患者がナトリウム・オキシベートを服用する際は、ナルコレプシー患者、線維筋痛症のみの患者、いくつかのトリガーポイントだけを有する患者よりも、少量から始めるべきです。この薬を最少量で有効にするためには、少ない服用量から始め、患者からのフィードバックを受けて経過を注意深く観察し、徐々に服用量を増やしていくとよいでしょう。このような患者に投薬するときは、線維筋痛症やトリガーポイントのメカニズムとともに、薬との相互作用を理解する必要があります。

　健康的な食生活を送っている肥満者は、体脂肪を多く蓄えており、すでに有毒物質が放出されていること

があります（Tremblay et al. 2004）。このような患者にトリガーポイント治療を行うと、放出された有毒物質により疲労や痛みが増すことがあり、治療によって症状が増悪していると勘違いされます。患者の耐性に応じて、治療の強さを調節しましょう。

　治療は期間を空けて計画的に行います。次回の治療は、今回の治療によって生じた症状が回復してから行うようにします。例えば、身体に有毒物質が放出されても、それが解毒経路で処理できる範囲内であれば、治療を頻繁に行う計画を立てることができます。近年推奨されている治療計画では、傷害を受けたり新たな診断が下されたりした直後に治療を多く行い、症状の改善に合わせて少なくしていきます。しかし、このような治療計画は全ての慢性筋筋膜痛や線維筋痛症患者に適しているとはいえません。

　患者と施術者には、一度に多くの治療をしたいという気持ちがあると思います。それが膨大な課題を生み出し、プレッシャーとなることがあります。しかし、治療は一歩ずつ進めていくことが大切です。最初の検査の終了後、患者と施術者は今後の治療計画について考えましょう。検査後、直ちに全てのトリガーポイントが明らかになればよいですが、それがいつもできるわけではありません。いくら努力しても、健康な状態に戻るには時間を要することがあります。

　もちろん、すぐに治った人はうれしそうに周囲に報告するでしょう。しかし、本書の読者であれば、トリガーポイント、線維筋痛症、それらの相互作用が複雑であることを、ある程度は想像できると思います。そのため、奇跡的なダイエット法やハーブなどの記事の内容を試したり、便利な家具に買い替えたりするなど、直接的なことばかりに注目するのではなく、総合的に改善しましょう。治療がうまく進まなくても、落ち込まないようにしましょう。少しでも改善につながるように集中しましょう。

　まずは持続因子として疑われるものを探し出します。これには、検査（睡眠も含む）、運動療法（呼吸法も含む）、食生活などがあります。患者は、睡眠、運動、食生活、痛みの強さについて、日記をつける必要があるかもしれません。これによって、疑われる持続因子を文書化することができます。この日記には、治療の記録もつけておくとよいでしょう。

　記録することは、持続因子の管理につながりますが、治療ではありません。しかし、持続因子を管理すると、QOL（生活の質）の改善や症状の回復など、明らかな改善が認められるでしょう。正しい呼吸法に変えることは、費用がかからず、その効果は絶大です。持続因子の管理は長い時間がかかるので、分けて行うとよいでしょう。

　いくつかの持続因子は変化しないように思えるかもしれませんが、継続していくうちに、その認識は変

わっていきます。改善すべき持続因子のリストを作りましょう。通常、かかりつけ医（PCP）は、最初に服用している薬を確認します。不足しているビタミンとミネラルがあれば、サプリメントを飲むようにしましょう。そして、検査と治療の計画を立てましょう。

次に、睡眠機能障害や生活習慣を改善することに焦点を当てます。かかりつけ医は、患者がつけている要約された日記を確認することが大切です。検査結果から立てられた治療計画を順守しましょう。ほとんどの慢性痛患者は、情報を処理する能力が低下していますが、特に線維筋痛症では認識力の欠如が認められます。そのため、患者への指導は紙に書き留めてください。ストレッチを処方した場合は、施術者の前でストレッチを行ってもらい、患者が理解していることを確認しましょう。

新しい運動を処方するたびに、紙に書いた説明書を用意しましょう。慢性痛治療では、このような説明書は時間の節約に有効です。これは、コミュニケーションの失敗を防ぎ、お金の節約にもつながり、患者の生活を救うことができます。慢性筋筋膜痛はとても複雑であり、全ての関連痛パターンを覚えることはできません。そのため、患者と施術者は、本書を参考書として利用するとよいでしょう。慢性筋筋膜痛について理解するためには、経験することが大切であり、時間と努力が必要です。

慢性筋筋膜痛では、固有受容器と自律神経の機能障害が多く認められます。また、合併疾患や多数の神経と血管の絞扼が認められます。線維筋痛症の中枢性感作は、トリガーポイントによる症状を増悪させ、何らかの副作用を増幅させる可能性があります。特に、肛門挙筋などの複雑な筋肉では、トリガーポイントが層状に存在することがあります。このような場合、どこから治療を始めればよいのでしょうか。それは、患者の症状や周囲の環境、施術者の専門分野などによっても異なります。

例えば、骨盤の不均衡は脚長差よりも先に矯正すべきです。しかし、脚長差が骨盤の不均衡に寄与している可能性があります。痛みはほとんどの場合、大きな持続因子となります。患者が麻酔薬や他の強い薬を投与しても、強い痛みがあるならば、脊柱の状態を確認しましょう。また、病歴に直接的または反復的な外傷があったり、トリガーポイントに適切な治療を加えても反応がみられなかったりする場合も、脊柱の状態を確認してください。

脊柱は、強い痛みや機能障害が起こりやすい部位です。このトリガーポイントは、少なくとも頚部（Hsueh et al. 1996）と腰部（Samuel, Peter and Ramanathan 2007）の椎間板の病変に関連しています。未発表の研究ですが、著者の Starlanyl は、椎間関節の病変でも同様であることを報告しています。椎間板と椎間関節の病変を鑑別するための典型的な前後に曲げる検査は、トリガーポイントが存在していると、正しい結果が得られないことがあります。なぜならば、このような動きはトリガーポイントを悪化させ、痛みを引き起こすことがあるからです。

トリガーポイントの索状硬結も、脊柱を守っているかもしれません。屈曲位や伸展位でのX線検査は、持続因子を明らかにする可能性があります。脊椎神経の痛みをコントロールするためには、手術以外に、脊椎ブロック、神経ブロック、椎間関節ブロック、特定の周波数のマイクロカレント（FSM）などの組み合わせが必要となる可能性があります。トリガーポイント注射がいくつかの変性椎間板症を防ぐことがありますが、詳細についてはわかっていません。トリガーポイントと線維筋痛症の存在を否定するために、これまで多くの時間が無駄にされてきました。そのような時間を節約するほうが、はるかに費用対効果が高いでしょう。

治療者は、トリガーポイント治療を行うかどうかを判断すべきです。例えば、頭部や頚部のトリガーポイントがあるとき、歯科医はバランスを保つために最小限の治療を行わなければなりません。

歯科において、ストレッチ＆スプレーは多くの傷害を助けることができます。歯科、医学、精神科の専門家のためのトリガーポイントに関する資料は、著者のStarlanyl のホームページから入手することができます。どんな領域であっても、トリガーポイント治療は新たな選択肢を与えてくれます。過去に行われた治療を参考にして、治療を進めましょう。

自分の専門ではどの治療を行い、他の施術者はどの治療をできるかを把握することは大切です。慢性筋筋膜痛や線維筋痛症を治療するとき、患者には医療チームが必要となります。最初に重大な症状に対して、医療チームが一丸となって治療を行います。それらの症状にはどのような治療が有効であるか、代替医療にも目を向けて検討してみましょう。

治療法は、本書の範囲を越えて数多く存在していますが、保険が適用されないものも多くあります。慢性筋筋膜痛患者に対して新たな治療を行ったり、新たな領域に治療を行ったりするときには注意が必要です。長い目でみれば有効な治療も、トリガーポイントが活性化することによって、一時的に余分な症状が生じることがあります。常に、新たな治療を始めるときは、どれほど弱い治療であっても、トリガーポイントを活性化させる可能性があるということを認識しておきましょう。持続因子は、他の持続因子と関連をもつことを忘れないでください。

整体

全種類の整体について掲載されているテキストは存

在しません。しかし、整体についてはStarlanylとCopelandによりいくつか紹介されており（2001）、神経筋の特徴についてもSharkeyにより報告されています（2008）。

整体による治療は、施術者の技術や経験によって違う方法で行われることがあります。例えば、あるマッサージ師は中枢神経系を落ち着かせ、微小循環を改善する5つの流れるストローク（軽擦）を用いるスウェーデンマッサージのみを行います。著者のStarlanylは、様々なトリガーポイントの経験と技術を習得したLindsay Crossmanというマッサージ師の治療を受けています。彼女は、リンパドレナージなど、多彩な治療を行うことができます。

彼女は、医療チームのメンバーとともに常に知識を広げています。患者や施術者に、経験と技術を習得した治療者がいるかどうかを聞いて回ると、評判がいい人が見つかるでしょう。患者には、自身の状態を理解してくれる素晴らしいかかりつけ医（PCP）が必要となります。肩書きだけでは、線維筋痛症や慢性筋筋膜痛について詳しいかどうかはわかりません。本書の内容の多くは、まだ医療系の学校で教えられていません。例えば、治療を受けたい人に専門は何であるかを聞いてみましょう。そして、具体的な話を聞き、治療にはどのような選択肢があるのかを説明してもらいましょう。

副交感神経または筋膜のリリースの経験はあっても、触診の経験が不足していることがあります。慢性筋筋膜痛患者と線維筋痛症患者は、特に徒手療法ができる治療者を選択しなければなりません。逆に、徒手療法を行う治療者はこれらの疾患を理解し、熟知していなければなりません。あるいは、これから学ぶ意志を持たなければなりません。

トリガーポイントについて理解が不十分であるために誤診してしまうと、弱いマッサージでさえ、患者の症状を悪化させてしまうことがあります。慢性筋筋膜痛と線維筋痛症が合併しているとき、どのような検査、整体、治療であっても、トリガーポイントを活性化させ、サテライトトリガーポイントや活動性トリガーポイントに進展させてしまう可能性があります。これはトリガーポイントのカスケード反応と呼ばれています。

また、突如、全身や半身のトリガーポイントが活性化することがあります。そのとき、多くの人は、痛みがどこからきているのかがわかりません。このように筋膜から有毒物質が放出されたとき、患者にとって重要になるのがコミュニケーション能力です。症状が変化したときは、直ちに治療者にフィードバックをすることが大切です。このときの治療者の対応によって、患者の症状に大きな影響を与えることを知っておくべきです。

一般的な整体の手引き

症状が悪化するものや、一時的に改善するものがあれば、何でも記録しておきましょう。ここでは、一般的に行われる整体の方法をいくつか説明します。

- どんな種類の治療であっても、施術者は最初に痛みの弱い側から治療します。これにより、反応性の高い痙攣やリバウンドが起こる確率を下げられます。
- 十分な水分補給は治癒において重要で患者は十分に水分を摂取すべきです。健康によい水は、治療時だけでなく、いつでも手元に置いておきましょう。
- よい姿勢が重要です。
- 患者は注意深く効率的に動くように心がけ、急に動くことは避けましょう。身体を適切に使うようにしましょう。
- 施術者は、患者と施術者にストレスをかけないような治療台を使用しましょう。
- 全身を使う運動は注意して始めましょう。何度も繰り返すような動作は避けましょう。適切な呼吸法も指導しましょう。
- トリガーポイントが存在する筋肉は、すでに生理学的に収縮しています。トリガーポイントが改善するまでストレッチをしてはいけません。
- 活性化したトリガーポイントが存在する筋肉では、反復運動を行わないようにしましょう。
- 定期的に楽しんでできる健康的な運動を見つけましょう。

どのような整体を受けるときでも、外傷を受けたときの記憶がよみがえり、感情的になることがあります。これには、恐怖、悲しみ、激しい怒りなどがあります。ある種の整体は、このような感情が生じやすいものがあります。涙を流すことは感情を解放できますが、その他の反応も生じることもあります。

慢性筋筋膜痛と線維筋痛症を含む多数の合併症状を有する患者を治療するときは、様々な反応に対して準備をしておく必要があります。一般的に、ケンカをする、飛行機に乗る、冷える、驚くことの4つが重大なストレスとなります。線維筋痛症では、このようなストレスで悪化し、痛みを生じます。また、線維筋痛症では、接触、におい、音が痛みとして感じることがあり、神経伝達がアンバランスとなることがあります。この神経伝達では、他の反応とともに血管の拡張と収縮をコントロールしています。

- 施術者：治療中、患者の状態を観察してください。突然の反応によって身体に過剰負荷が生じたときの対策を立てておきます。患者は、硬直または麻痺が起こることにより、痛みの程度を正確に伝えることができなくなるかもしれません。この状態は、驚い

たり、ショック状態であったりすると、急速に進行することがあります。このような場合、照明を消したり、音楽を止めたりするなど、できるだけ刺激を減らすことが有効な場合があります。患者の状態を注意深く観察し、治療を妨げないように配慮してください。

・患者：トリガーポイントが活性化する因子をリストにしましょう。症状をコントロールすることができなくなる兆候を挙げ、それが起こったときの対処法を考えます（Starlanyl and Copeland 2001）。長期間、家で過ごさなければならないときは、生活必需品を手元にストックしておきましょう。また、必要なときに助けを求められるように、緊急連絡する人を決めておきましょう。

治療法

トリガーポイントは収縮した組織であり、身体的アプローチが必要な状態です。しかし、強く圧迫するカイロプラクティックは、トリガーポイントに適した手技とはいえません。それは、脊柱に神経絞扼がある場合、痛みなどを与えるおそれがあるからです。カイロプラクティックのアクティベータメソッドは、骨の再調整に有効であり、他の組織への圧を軽減させる可能性があります。しかし、その方法でトリガーポイントを治療し、持続因子を管理して苦痛を取り除いたとしても、その効果は一時的なものでしょう。なぜならば、トリガーポイントは筋肉の収縮を起こしており、骨が正常な位置からずれている可能性があるからです。

たとえ脊柱などに病変があっても、トリガーポイントを治療することで、症状やQOL（生活の質）の明確な改善がみられます。トリガーポイントを有する人は、一流のアスリートから癌患者やHIV患者、子供から高齢者など様々です。症状から解放されることは、誰にとっても価値があります。しかし、一度に過度な治療をするよりも、小さく段階的なステップを踏んで治療していくほうがよいでしょう。このような小さな一歩による変化でも、身体の機能は改善していくでしょう。この変化にはエネルギーが必要ですが、トリガーポイントの領域はエネルギー危機に陥っています。患者と施術者は、治療方針と到着点を明確にする必要があります。患者の状況は常に変化するため、治療による反応を確認しながら、治療計画を変更する準備をしておきましょう。

とても敏感なトリガーポイントの領域は、その周囲の緊張した組織をストレッチすることで、徐々にトリガーポイントを治療することができます。特に、線維筋痛症患者にとって、スキンローリングのような皮膚をつねったり、組織を横に動かすような手技は、非常に強い痛みを伴うことがあるため、トリガーポイント

の領域では効果が発揮できません。

皮膚は、皮下組織で固定されて下方組織と付着し、骨へと続きます。これらの組織を急に離すことは、患者の皮膚をはぐようなもので、しびれを伴う痛みを生じることがあります。その患者は、数日間、遅発性の見当識障害や刺激の過剰負荷の影響を受けることになるでしょう。そのため、より優しい治療を選択する必要があります。また、トリガーポイントが存在する筋肉の付着部を確認するようにしてください。

バリアリリース

全ての治療において、患者はできるだけ快適でいることが望ましく、治療する筋肉は十分な根拠がなくてはなりません。バリアリリースで極めて有効な手段は、フラット触診法（平らな部位での触診法）です。

例えば、下腿部を治療する場合、抵抗を感じるまで筋肉をゆっくりと優しく伸ばします。痛みがあるときは、その力は最小限にし、抵抗を感じるところまで伸ばします。触診する指は優しくトリガーポイントの領域にアプローチし、指を動かして組織の抵抗を感じるまで、フラット触診法で組織を横にすべらせます。この時点で触診可能なバリアに到達するでしょう。この領域が緊張していなければ、リリースされるまでこのバリアに対して優しく指の圧をかけましょう。この施術は時間がかかるかもしれません。

何度も圧をかける必要はありませんが、バリアに向かって様々な方向からのアプローチが必要になることがあります。そして、新たなバリアを見つけるまで指を前に進めます。全てのバリアがなくなるまで、もしくは患者が許容できるまで施術を続けます。全ての索状硬結において、この過程が必要となるかもしれません。しかしながら、トリガーポイントは過敏であるので、圧に耐えることができない場合もあります。

もし、患者がこの施術により緊張するのであれば、この治療はあまりよい方法とはいえません。過剰な速さや圧は、痛みを増悪させ、収縮ノットが破裂します。図14-3のストレッチを使って膜を治療し、弾力性を回復させ、組織が厚くなるように促します。そして、優しく少しずつ付着部を離していきます。血管や神経の絞扼がある場合は、これらの構造が壊れないように注意してください。バリアリリースされると、指の下にある組織は微小または大きく動くようになります。フラット触診法は、次に紹介する瘢痕リリースと似た方法で行います。

瘢痕リリース

外傷などを受けた組織の層において、正常な組織を再形成できないとき、その領域の材料を変えることで粘着性のある瘢痕が形成されます（Lewit and Kolar 2000）。これは、全ての運動連鎖を混乱させる様々な

代償を生じることとなります。

瘢痕は、一見、無害に見えますが、問題を生じることがあります。たとえ瘢痕が離れた部位にあったとしても、活性化した瘢痕は、症状の出現と関係していることがあります。特に、線維筋痛症の中枢性感作が関与している場合、組織から骨にかけて多くの組織の層が全方向に向かって広がっている場合があります。表面にみられる瘢痕は傷ついた組織のほんの一部にすぎません。

瘢痕のトリガーポイントは鋭く、雷あるいは電気のような痛みを生じます。腱、靭帯、骨は、瘢痕や癒着により変化することがあります。瘢痕は、予測できない運動連鎖の枝を生じることがあります。瘢痕領域に皮膚が強く引っ張られていたり、ストレッチや曲げたときに圧痛や皮下組織の抵抗性が増加したり、組織のひだを圧迫したときに圧痛が生じたりする場合は、瘢痕の一部が活性化している可能性があります（Lewit and Kolar 2000, p.527）。このような場合は、バリアリリースを行いましょう。

このとき、瘢痕の上から圧をかけてはいけません。瘢痕から離れた周囲の組織をストレッチするとよいでしょう。特に、骨に癒着している大きな瘢痕は、優しくゆっくりと動かしましょう。線維筋痛症の痛みは増加するので気をつけてください。決して瘢痕を周囲の組織からはがそうとしないでください。

少し離れた領域から瘢痕にアプローチし、野生動物を扱うかのように瘢痕の周囲を囲い込みましょう。最初のバリアを感じるまで、フラット触診法（平らな部位での触診法）を非常に弱い力で行います。瘢痕とその周囲の組織を触診することで、組織がどこでどのくらい深く、どのような方向で詰まっているのかを感じることができます。次に、瘢痕に施術を行います。常に、患者と話ができる状態を保ち、患者が感じたことをフィードバックできるようにしてください。瘢痕リリースは痛みを伴います。最小限の痛みで最大限のリリースができるように慎重に行いましょう。

ここでは、Kobesova による活性化した瘢痕の治療についての情報を記します（Kobesova et al. 2007）。この情報は、数十年経っていますが、瘢痕組織のトリガーポイントがモビライゼーションによって効果的に治療できるという希望を与えてくれます。

深腹部の瘢痕は、広範囲に及んでいたり、隠れていたりすることがあります。虫垂や卵巣の摘出術で生じた瘢痕は目に見えないかもしれませんが、触診の際には耐え難い痛みを生じることがあります。このような深腹部の瘢痕は、主要な運動連鎖を破壊する原因となることがあります。活性化した瘢痕は、他の組織のように比較的自由に動くことができません。その周囲の皮膚をストレッチする際には抵抗を感じます。このような瘢痕が、患者の症状と関連があるかどうかを確認

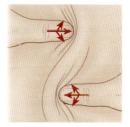 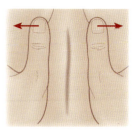

組織を優しく折り込む　　皮膚のストレッチ
ストレッチ

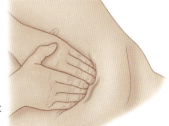

腹腔の拘束への深い触診と
バリアリリース

図 14-3　バリアリリースに有効なストレッチ

図は Anna Kobesova の許可を得ています。

しましょう。外傷でない瘢痕が臨床的に関連がある場合は、組織の可動性を増加させるために瘢痕リリースを行います。瘢痕周囲の表面領域をストレッチすることから始めましょう。そして、皮膚と瘢痕の真下に隣接する領域を動かしていきます。この手技はできるだけ優しく行いましょう。

できるだけ多くの組織を動かすようにしますが、患者の疼痛の許容範囲内で行いましょう。これはバリアリリースを用いて行います。施術者が瘢痕をストレッチしたり、動かしたりすると、常に微小な抵抗を感じる範囲があり、抵抗を感じる最初の部分でバリアに到達したと考えられます。

生理学上ではバリアは柔らかく、バネがあるように感じます。そのため、とても優しい指の動きが必要となります。最初の抵抗であるバリアを触診した後に指を動かしていくと、抵抗はだんだんと増加していきます。バリアの治療により隙間を空けることで、少し遅れて通常のバリアが復元されるまで徐々にリリースされていきます（Kobesova et al. 2007）。

患者はセルフケアを学ぶことが大切です。どんなに上手くトリガーポイント治療を行っても、単収縮反応が起こることがあります。トリガーポイントの単収縮には、とてもわかりやすいものや、気づかないものがあります。トリガーポイントが単収縮するとき、30以上の刺激性を有する生化学物質が身体へ放出されます（Shah and Gilliams 2008）。これらの物質は、組織に蓄積されるよりも、放出されるほうが身体によい影響を与えます。

しかし、これらの物質が放出され、身体を循環していると、症状が悪化することがあります。そのため、これらの物質の濃度を下げて排出を促すために、施術

前後には大量の水を飲む必要があるでしょう。治療への耐性は患者によって異なります。また、施された治療法によっても耐性は変わります。1つの瘢痕でも、多くの治療を必要とすることがあります。

間接的な治療

ほとんどの慢性痛は筋筋膜と関与しています（Simons, Travell, and Simons 1999, p.267）。トリガーポイントと多くの症状には相互作用があり、その症状を上手に治療することは、トリガーポイントの治療にもつながります。例えば、ヒスタミンは痛みの主要因子ですが、薬やいくつかの治療によってコントロールすることができます。また、ヒスタミンは免疫反応とアレルギーに関与しており、サイトカインの作用に影響を及ぼします（Igaz et al. 2001）。サイトカインは線維筋痛症に関与しています。ヒスタミンはトリガーポイントの単収縮によって放出される生化学物質の1つです。そのため、疾患に合併しているトリガーポイントを軽視しないでください。

例えば、トリガーポイントリリースは、脳性ポリオ患者のQOL（生活の質）を有意に改善する可能性があります。ある研究では、癌手術後の46％の患者が症状に加えて筋筋膜の痛みを抱えていることが報告されています（van Wilgen et al. 2004）。そのため、癌末期患者へのトリガーポイント治療は食事を可能にし、質の高い生活につながります。

多数の疾患を抱える患者は、1つの症状が緩和すると、他の症状が悪化することを経験することがあります。例えば、関節炎の治療では、ビー玉などの小球を用いて手指を運動するものがあります。しかし、そのような反復運動はトリガーポイントの形成につながり、症状が悪化することがあります。

また、関節炎の治療では、水で一杯になった容器を頭上に繰り返し持ち上げるというものもあります。この運動では、トリガーポイントが悪化するため、翌日はティーカップを持ち上げることさえできなくなるかもしれません。慢性筋筋膜痛よりも関節炎の治療が優先されると、プールの水温は高く設定されます。関節炎の治療に適した水温は、トリガーポイントを有する患者には筋痙攣が起こる可能性があります。そのため、このような患者には、プールの水温を32℃程度にする必要があります。

ストレッチ

ストレッチが魔法のように多くの問題を解決するという考えは、まさに神話のようなものです。ほとんどの筋肉は、静止長の5〜7％以上伸ばされると断裂します。筋肉の受容体が正常に機能している場合、線維と関連する膜は、収縮やこわばることによって懸命に抵抗しようとします。組織がトリガーポイントによっ

て緊張している場合、動作が大切になります。

全ての筋肉において、十分にストレッチするためにはリラックスしている必要がありますが、トリガーポイントが存在する筋肉ではこれが問題となります。ストレッチを行うと、筋肉の中央のトリガーポイントは緩和するかもしれませんが、付着部のトリガーポイントは悪化します。

過弛緩された組織が含まれているときは、過度なストレッチを行わないように注意しなければなりません。患者も徒手療法者もトリガーポイントが取り除かれるまで、この過弛緩が原因であることに気づかないでしょう。

私たちは、いくつかのトリガーポイントは身体が過弛緩した靭帯を代償するために生じると考えています。これらのトリガーポイントは関連した靭帯が硬化する能力を失っているため、治療後には直ちに元に戻ります。可能な限り最大限に行うのではなく、正常な可動域の範囲内で動的ストレッチを行いましょう。静的ストレッチを行い続けると、結果的に過伸展されたプラスチック状の組織（靭帯など）となります。筋肉の抑制と過度なストレッチ、または弛緩した靭帯との組み合わせは、トリガーポイントを形成したり、持続因子となります。

標準的なストレッチは、短縮した領域に影響を与えないと同時に、さらに引き伸ばされた筋節が分離され、伸張反射が起こります。これは「ウォーミングアップ」として体育の授業で行われている静的ストレッチが柔軟性を減少させる理由となります。また、「筋力トレーニング」が筋肉を弱化させる理由もあります。すでに過剰にストレッチされた線維がより短縮し、さらにストレッチされることになります。

対照的に、動的ストレッチは、両種類の異常な線維を通常の静止長へと修復するため、抵抗に対して動的ストレッチを行うことは関節可動域を増やします。負荷をかけてストレッチすることは、短縮した筋節を離れさせると同時に、過剰にストレッチされた筋節を引っ張って元に戻します（Shifflett 2011, p.84）。

一方、可動域の動的ストレッチは、筋肉を十分に使い、バランスをとるために働く拮抗筋を能動的に収縮させることによって正常な可動域へと導きます。そのため、筋肉のストレッチは最終可動域に近づくにつれて減速します。このストレッチは全ての筋肉を機能的に伸ばします。

ストレッチでは、最終可動域で止めることは推奨していません。筋肉は上下に揺らしたり、あらゆる方向に絶えず動かしたりするべきです。可動域の動的ストレッチは、自然に動かし、回せるところを回して、運動連鎖に沿って順番に組織の長さを確認します。そのため、私たちはストレッチを行うではなく、正常な可動域を維持するような運動を勧めています。

テニスボールストレッチ

テニスボールを用いて筋肉をストレッチすることで、トリガーポイントを治療する方法は数多くあります。自動車のシートや長時間の会議での座席などの背中、殿部、大腿部に当たる部分にテニスボールを入れて置きましょう。優しく圧迫し、数分間またはもっと短時間で圧迫します。ただし、微小循環を悪化させることは避けてください。快適に感じる程度で、ボールを索状硬結から別の索状硬結へと動かしましょう。

痛みの程度を確認し、強い痛みを感じる場合は、ソファのような軟らかい場所を利用して行うようにしてください。筋緊張の原因となるので、強く圧迫してはいけません。翌日、筋肉痛がなく、トリガーポイントが治療できているようであれば、もう少し硬い面を利用して治療してみましょう。また、壁を利用して治療を行ってもよいでしょう。ボールを適当な場所に置くにはコツが必要です。ボールが床に転がってしまい、拾いに行かなくてはいけなくなってもイライラしないでください。このストレッチは、両側に行うことを忘れないでください。

床の上に置いたボールでのストレッチはとても効果的ですが、圧の加減が難しいため、痛みを生じることがあります。初めてこのストレッチを行う場合は、1つの領域を数回軽く行い、翌日の状態を確認することで、治療の強さを調整しましょう。特に、線維筋痛症患者はどのくらい治療を行っているかわからなくなることがあるため、タイマーを使うようにしましょう。

背骨や尾骨にまたがってボールを使用するのはやめてください。ボールを使うときは、深い腹式呼吸をし、水分をとりましょう。手の届きにくい部位をストレッチするには、ハイソックスにテニスボールを入れて行うとよいでしょう。この方法では、ボールを拾いに行く必要もありません。また、2つのボールをハイソックスに入れ、背骨の端に当てて、ローラーのように使うこともできます。壁や床にボールを置き、傍脊柱筋群を治療しましょう。トリガーポイントを見つけたら、どのような動きで悪化し、どのような動きで楽になるかを確認しましょう。うずきや痛みが端から端へと動くことは、いくつかのトリガーポイントがうまく治療できている証拠です。

ストレッチ&スプレー

ストレッチ&スプレーは、寒冷不耐性の人には勧められません。トリガーポイントに詳しい多くの人はかつて「スプレー&ストレッチ」という用語を使っていました。しかし、私たちは初めにストレッチを行うため、「ストレッチ&スプレー」としています。筋紡錘を刺激した後、バポクーラント（vapocoolant）スプレーを吹きつけます。このような冷却により、筋紡錘を不活性化させます（Sharkey 2008）。

スプレーは、筋肉の起始部から停止部に向かって筋線維の方向に沿って行い、ストレッチの間に行うこともできます。スプレーを吹きつけるときは、真上からではなく、筋肉に沿って連続的に行います。スプレーは、各筋肉の特定の領域に行い、スプレー後は温める必要があります。その後、正常な可動域での動的ストレッチを3回行います。

スプレーをしている間の筋肉の位置は極めて重要です。詳しいスプレーの方法は、Simons と Travell のテキストに掲載されています（Simons et al. 1999; Travell and Simons 1992）。また、この情報はインターネットでも見ることができます。

患者には、スプレーの方法を図示する必要があるでしょう。施術者は、筋肉の起始部から停止部に向かってスプレーすることを忘れてはいけません。この方法はトリガーポイント注射と組み合わせても効果的でしょう。

臨床的に明確なトリガーポイントがあり、十分な可動性があって安全な技術を学ぶ能力がある患者には、基本的なストレッチ&スプレーの方法を教え、スプレーを処方してもよいでしょう。患者に協力的なパートナーがいるとよりよいでしょう。

しかし、パートナーも専門家によるトレーニングを受ける必要があります。また、ストレッチ&スプレーは、その手順が重要であり、安全性を考慮する必要があります。そのため、施術者からトレーニングを受けたうえで、それらを記載した説明書を手渡す必要があるでしょう。

施術者は、このような説明書の準備や教育に費やす時間も必要です。これにより、夜間や週末にかかりつけ医（PCP）へ緊急連絡をせずにすむかもしれません。また、このセルフケアは有意に痛みを和らげるため、よく眠れるようになったり、かかりつけ医の診察室に自らの足で行くことができるようになったりするかもしれません。いくつかの筋肉に対しては、身体のバランスを安全に保つための方法を記した説明書が必要になります。なぜならば、いくつかの領域は手の届きにくいところにあるからです。

この治療は短時間で、1本のボトルから始めましょう。スプレーに敏感に反応する人は、この方法は適していません。また、喘息患者はバポクーラントスプレーを使用しないほうがよいかもしれません。敏感な領域にスプレーする場合は、鼻と口を覆い、噴出されたミストを吸い込まないようにしてください。さらに、スプレーの成分にアレルギー反応を起こさないことを確認しましょう。治療中は、安全を考慮し、誰かにそばにいてもらうようにしてください。この治療は、治療後に筋肉を温めることがとても重要です（Bahadir et al. 2010）。この技術はアイスストローキングにも応用されます。

アイスストローキング

アイスストローキングは、バポークーラント（vapo-coolant）スプレーの代わりに氷を使います。氷はスプレーよりも安価であり、環境に優しく入手しやすいものです。筋肉を冷やしすぎないために、紙コップなどで作った氷をタオルで包みましょう。冷たすぎると皮膚に即座に衝撃を与えてしまいます。アイスストローキングは、ストレッチ＆スプレーと同じような手順で進めるとよいでしょう。

施術者は、患者にアイスストローキングを勧めるのであれば、それぞれの筋肉に対する手技を記した説明書を用意しましょう。施術中に患者の筋肉が冷えすぎてしまったり、皮膚が傷ついたりしないように注意しましょう。氷は優しく素早く的確な方向に当てましょう。そして、再びストレッチを行う前に、皮膚を温めましょう。筋肉は温められて柔軟になったとき、よりストレッチすることができます。この治療は技術と経験を必要としますが、それらを得るには時間がかかります。どんな治療を行うときでも、身体に何が起こっているかを考えることが大切です。

冷刺激は血管を収縮させるため、循環量が減少します。また、冷感覚は、触覚と同様に、痛みの信号よりも速く脳に到達します。過剰に負荷された痛みの受容体にメイクアップブラシや羽根で軽く触れてみるとわかります。しかし、これらはトリガーポイントの単収縮反応を引き起こすものとしても知られています。一方、熱刺激は血管を拡張させ、その領域の循環量を回復させます。これらの身体の変化が患者にとってどのような効果を及ぼすのかを試してみましょう。

ニードル

トリガーポイント注射は、以前から世界中に広まっていますが、鍼灸はさらに昔から知られています。近年、局所麻酔をしないトリガーポイントへのドライニードリングが人気になりつつあります。それは、この方法が局所麻酔をするトリガーポイント注射よりもより多くの人に行うことができるからです。注射よりもニードルのほうがトリガーポイントの緊張を緩和できることを示唆する報告があります（Lewit 1979）。

ドライニードリングと注射の有効性を比較する研究が行われていますが、治療の成功率は施術者の能力によるという意見もあります（Starlanyl's）。トリガーポイント注射は強い痛みを伴いますが、局所麻酔により痛みを最小限に抑えることができます。注射を行うトリガーポイントが多数あるときは、痛みを最小限に抑えることが重要となり、中枢性感作が問題となることがあります。いくつかの局所麻酔薬は、筋肉にとって有毒です。そのため、局所麻酔薬は、最も毒性の低いものを選択すべきでしょう。

ステロイドは一般に認められたトリガーポイント注

射ではありません。患者が耐えられる痛みを考慮し、痛みによる反応を観察してコントロールすることが大切です（本章の「整体」を参照）。施術者のなかには、トリガーポイント注射やニードリングにより、患者がショック状態に陥るほどの痛みが生じたことがあるかもしれません。線維筋痛症を合併している患者や痛みが十分にコントロールされていない患者、もしくはその両者は、この状態に陥りやすいので注意しましょう。

トリガーポイント注射の技術を本書で詳しく説明することはできませんが、よい訓練方法はあります。私たちは、ニードリングは他のトリガーポイント治療の技術とともに、医学部や歯学部で教えられるべきだと考えています。多くの経験と診断を積んでも、的確にトリガーポイント注射を行うことは困難です。ガイドラインなどの図には、トリガーポイントの位置が「×」印で示されています。しかし、実際のトリガーポイント注射では、患者ごとに異なる領域に存在するトリガーポイントを注意深く触診し、全てのトリガーポイントの収縮結節（硬結）に注射を行います。

注射後は十分な可動域までストレッチを行います。なお、施術者が「トリガーポイントに注射をしたので、家に帰ってからストレッチをしてください」と患者に指示することは適切ではありません。このストレッチは、トリガーポイント注射における治療の一環として行います。

靭帯や腱にトリガーポイント注射を行うと、アルコールやカフェインなどが解毒されるのと同じ経路で多量の物質が処理され、速やかに放出されます。患者は、自分の身体をいたわり、ストレスをためないようにしてください。そして、質のよい水をたくさん飲みましょう。放出された物質が処理されるまで血流が循環するので、しばらくの間、痛みや頭にもやがかかったような気分になるかもしれません。そのため、トリガーポイントを治療する前に、少量の局所麻酔を行ってもよいかもしれません。

ドライニードリングは、残りの圧痛点を除去するために行われます。トリガーポイント注射を行った後のストレッチは、治療のなかで最も重要な部分です。トリガーポイント注射やニードリングの後にストレッチを行わなければ、治療を受けていないのと同じ結果となってしまいます（Doggweiler-Wiygul 2004）。

精神的な支援

不快な環境下で前向きな気持ちを保つことは難しいでしょう。しかし、痛みから学ぶこともあります。まず痛みを経験したくないということを学びます。マインドワークや精神的な支援に焦点を当てた書籍などがあります（Starlanyl and Copeland 2001）。慢性痛や

多くの症状によるストレスは、線維筋痛症、トリガーポイント、慢性筋筋膜痛についての周囲の知識不足や誤解によってさらに増します。

患者は、家族、友人、同僚、クラスメイト、医療チームのメンバーからほとんど理解されていないという状況から感じる無力感に対処しなければなりません。本書は、社会における慢性痛の扱われ方を変える取り組みの一環でもありますが、これは著者だけでは大きすぎる仕事です。さらに、線維筋痛症、トリガーポイント、慢性筋筋膜痛の治療に携わっている全ての人を巻き込んだとしても、果たせないかもしれません。そのため、読者の皆さんが本書を使って、これらのことを周囲に伝えていってください。

著者のStarlanylは、これらの症状がある患者が「社会から無視されたり、誤解されたり、隔離されたりしているため、孤独感を感じています」と訴えることをよく耳にします。彼らは、自分の症状を説明することが困難であると感じています。そして、自分の話を信じてくれたり、気にかけてくれる人は本当にいるのだろうかと自問しています。私は、彼らに本書の参考文献を勧めています。

また、私のホームページ（www.sover.net/~devstar）に掲載されている「References for Research Purpose」を施術者に読んでもらうように伝えています。そこでは、数百もの医療研究ジャーナルの情報が掲載されていて、そのいくつかは彼らに有益なものです。そのなかには、本書の著者が示した情報もあります。これらの情報を示した研究者は、痛みと症状が生じる原因を明らかにするために研究をしています。

このような研究者は、患者の希望であり、孤独感を感じたときは、多くの人が病気を解明しようと努力していることを思い出してください。同じような症状に苦しむ仲間が作ったサポートグループは素晴らしい支援を提供してくれます。そのようなグループがなければ、自分で作ればよいのです。ネガティブな気持ちでいることは持続因子となるので、愚痴や不満を言い合うだけのグループは避けましょう。前向きな気持ちを保つためには、以下のようなことが大切です。

・選択肢は必ずあります。
・ミスをしてしまったら、それが起きた原因を整理し、前に進みましょう。
・障害物をコントロールするための手立てを見つけましょう。
・イライラする問題は、他の人に任せるか、しないですむように調整しましょう。
・失敗してしまったら、その失敗をコントロールできるようにしましょう。以前に起こったことは気にせずに、次に進みましょう。
・たとえ間違えたとしても、それは他人も間違えるも

のだと捉えましょう。自暴自棄になることはやめましょう。

線維筋痛症（FM）患者は、過敏であるという特徴をもちますが、これを利点と捉えることができます。敏感である人は、最高の植物を育てることができるかもしれません。また、植物と会話ができたり、動物が近寄ってきたりするなど、全ての生物と共感できる関係を作ることができるかもしれません。

他の人が発する言葉よりも感情に敏感に反応してしまうので、問題を起こしてしまうかもしれません。しかし、このような人でなければ助けられない人がいるはずです。以前、著者のStarlanylは、人とのつながりを表すFMilyという言葉を作りました。血のつながりがなくとも、1人ひとりがわかり合うことが大切です。人が出会って結びつきが生まれ、お互いを助け合ったり、癒したりすることができます。これが大きな価値のあるFMilyという関係なのです。

選択肢がなくなってしまったと考えることをやめましょう。心の中でネガティブな対話が始まったら、そうしている自分を見つめてください。患者にはこのような対話がよく起こることがありますが、これを断たなければなりません。自分の生活習慣を見直し、ゆっくり歩んでいくようにしてください。これは施術者にもいえることです。

私（Starlanyl）は、スピリチュアル（精神的活動）、太極拳、線維筋痛症や慢性筋筋膜痛を有する人の集まりが大きな支えとなっています。患者は、これらの大切さについてたいてい理解を示してくれます。友人は家族と同じように大切な存在なので、賢く選んでください。森を歩いたり、よい本や映画、音楽に出合ったり、写真や絵画を見たりすることは、辛い時間から解放してくれるでしょう。

薬

いくつかの薬は、患者の症状をコントロールするための道具になります。例えば、ヒスタミンは、慢性痛に関与しているため、抗ヒスタミン薬はいくつかの苦痛な症状を和らげることがあります。しかし、ジフェンヒドラミン（抗ヒスタミン薬の一種）は約1/4の人には刺激性が強く、服用すると日中に眠気が生じ、夜に眠れなくなるので服用が勧められません。

また、一部の人は、夜に服用し、睡眠導入剤として使うことができます。通常、ジフェンヒドラミンは服用すべきではありませんが、高齢者には有効です。持続因子の管理に役立つどのような物質でも、症状のコントロールに役立ちます。これにはアイシングやホットパックなども含まれます。

一度に2～3つの症状を改善させる選択肢について

考えてみましょう。例えば、ナトリウム・オキシベート（ザイレム）は深い睡眠を導くことが立証されています（Russell et al. 2011）。深い睡眠が不足すると、トリガーポイントと線維筋痛症にとって大きな持続因子となります。深い睡眠が得られると、神経伝達物質とホルモンのバランスが保たれ、多くの症状の改善が促進されるという利点があります。現在、この薬はデート・レイプ・ドラッグに悪用されることが懸念され、アメリカでは使用が制限されています。

しかし、睡眠評価を受け、持続陽圧呼吸療法（CPAP）を使っても深い睡眠が得られなければ、アメリカではこの薬は保険適応されます。この薬は、一般的に使われている量よりもはるかに少ない量が望ましいでしょう。どんな薬でも服用量のゴールは、最も効果のある最少量で使用することが重要です。身体を十分に回復させる睡眠がとれない場合、睡眠環境を改善させる必要があるかもしれません。周囲からの刺激をなるべく少なくし、トリガーポイントの原因とならない良質の耳栓や柔らかい睡眠マスクを試してみましょう。

また、症状をコントロールするための様々な方法も取り入れてみましょう。アトロベント鼻炎スプレー0.06％（イプラトロピウム臭化物）は、いくつかのトリガーポイントの原因となる鼻づまりと鼻水に使われる抗コリン作用のある処方薬です。トリガーポイントは、運動終板で分泌される過剰なアセチルコリンと関連があります。そのため、この鼻炎スプレーは有効であるかもしれません。

また、呼吸、睡眠、アレルギー反応を管理することもよい結果が期待できます。身体に物質が出入りするとき、組織へ多くの酸素が送られる必要があります。鼻づまりと後鼻漏は、呑酸（胃酸の逆流）から組織を防御するために生じている可能性があります。そのような症状がある場合、食生活や他の要素によって、胃食道逆流症が起こらないようにする必要があるかもしれません。

ヒアルロニダーゼを実験的に使用することは、深部膜の腫脹と緊張の原因をつき止める方法となるかもしれません（Stecco C et al. 2011）。この生化学物質は、関節に触れることがないように注意しなければなりません。最少量を使い、他の治療に抵抗性がみられるトリガーポイントにのみ使用しましょう。これは実験的であり、アメリカでは医師の処方に従って調合されなければなりません。そしてとても高価です。

ある医師は、アントロポゾフィー医学で用いられる銅酢酸ニコシアナ（Cuprum aceticum Nicotiana）の使用により、トリガーポイントのような硬化した組織を改善することに成功しています。これはウリエル薬局（アメリカ）で購入することができ、10錠から始めることが勧められます。

口、鼻、生殖器、直腸にトリガーポイントを有する患者は、リドカイン軟膏を局所使用することで、一時的に痛みを軽減できます。アメリカでは、この薬は医師の処方箋が必要となります。また、痛みを伴うトリガーポイントへの手術（骨盤や直腸検査でさえ）に利用できるかもしれません。しかし、トリガーポイントのカスケード反応の予防にはなりません。

経口麻酔薬は、市販薬として多くの国で入手することができます。この薬は、口や鼻のトリガーポイント治療による痛みを抑えることができます。これらの症状がたった5％軽減しただけでも助かります。脊柱の疾患や他の重大な痛みを生じる疾患がある場合、リドカインパッチという局所麻酔薬は痛みを軽減させることができます。このように症状を軽減させる薬には様々なものがあるので、見逃さないようにしましょう。治療ではこれまでの固定観念に捉われないことが大切です。

採血時にその領域にトリガーポイントが存在するのであれば、痛みを伴うため、非常に難しくなるでしょう。一般に、痛みは血管を収縮させる傾向にあり、トリガーポイントはさらに血液循環を制限します。つまり、抗ヒスタミン薬のような血管収縮薬を投薬すると、静脈は閉塞した状態になります。さらに、何回か痛みを伴う注射針を刺すと、静脈を保護するように身体が反応します。この状態は、患者が十分に水分を摂り、リラックスしていて温められていれば最小限に抑えることができます。

採血前には、静脈付近の部位に、ジアゼパムやカリソプロドールなどの局所に作用する筋弛緩薬を投薬しましょう。これは静脈付近の組織を弛緩させることにとても効果があります。翼状針を使用すると、運動連鎖により静脈穿刺部位からトリガーポイントを活性化するカスケード反応が発生する機会を抑えることができます。この活性化を鎮静させるには、1週間以上の治療と投薬が必要となることがあります。

筋弛緩薬は、長期間の旅行や固定で絶大な効果を示します。トリガーポイントの活性化を防ぎ、長時間座ったり、旅行鞄を運んだり、その他の持続因子からの回復を早めたりします。多くの慢性筋筋膜痛患者と線維筋痛症患者は、筋弛緩薬を常用すると、鎮痛薬の必要性が最低限に抑えられることがわかっています。つまり、緊張した筋肉は痛みが生じるということです。ベンゾジアゼピンは、麻酔薬の鎮痛作用を減らすことを覚えておきましょう。

アメリカにおける違法薬物の取引の撲滅を目的とした「薬物戦争（war on drugs）」により、慢性痛患者とその施術者は大きな影響を受けています。アメリカの麻薬取締局は、薬の使用よりも乱用に重点を置いており、起訴される恐怖から、急性痛の治療では投薬されにくいという傾向があります。そのため、急性痛の

多くの患者は、慢性痛に移行するという結果を導き、身体や精神により負担のかかる高価な鎮痛薬が必要となります。そして、トリガーポイントの存在は見落とされ、必要のない治療や手術などが行われています。

痛みは、多数のトリガーポイントにより生じ、線維筋痛症の中枢性感作が認識されないことで増悪します。その結果、薬物中毒やひどい苦痛を生じることになります。また、潜在性トリガーポイントは気づかれずに悪化してしまいます。そのため、中枢神経系は不適切な痛みのコントロールによりさらに敏感となります。通常、健康な人においても、これらの症状の検査をするには、鎮痛薬が必要となることがあります。しかし、施術者に必要な投薬が支援されないため、線維筋痛症の中枢性感作を有する患者に、他の検査や処置をせざるをえなくなるかもしれません。

多くの場合、痛みのある患者は、十分な投薬をすでに受けていると思われます。しかし、すでに存在している痛みをコントロールするためにも投薬する必要があります。強烈な痛みのために検査が中止される場合、検査者の痛みのコントロールが不十分ではなく、患者の症状のせいにされてしまいます。病院の経営者は、トリガーポイントと線維筋痛症の痛みのコントロールが大切であることを認識できていない傾向にあります。つまり、線維筋痛症患者は、効果のある鎮痛薬から引き離されているのです。しかし、その薬は中枢性感作が悪化するのを予防するために必要です。私たちは、このような状況を変えていかなければなりません。

電気療法

慢性筋筋膜痛の治療では、筋肉リリースが失敗することがあります。それは、別の筋肉のトリガーポイントがそのリリースを妨げているからです。また、瘢痕、短縮した筋膜帯、癒着、ヒアルロン酸などの過剰な液体の貯蓄、線維化などが阻害因子となることがあります。このときに生じる緊張は、特に線維筋痛症が合併しているときに痛みを生じることがあります。過敏性は様々なところに生じるので、治療の選択肢を探しましょう。

電気療法には、超音波、電気刺激、微小刺激、特定の周波数のマイクロカレント（FSM）などがあります。これらを用いた治療は、多少の有害物質の放出と関係していても、ほとんど外傷がなく、少ない副作用で軟部組織に作用します。線維筋痛症患者では、感覚が増悪する可能性がありますが、この治療を受容できるかもしれません。一般的に、効果的な治療を受けた後、悪化したように感じることがあります。

特定の周波数のマイクロカレント（FSM）は特に有効です。その治療は、トリガーポイント、線維筋痛症、多くの合併症状、瘢痕などの持続因子に効果があるという報告があります（McMakin 2011）。これは、患者に非常に優しい治療ですが、高い技術をもつ施術者がこの道具を使いこなしたときのみ効果が期待できます。

エプソム塩とショウガ粉末を入れたお風呂に浸かることは、治療後の痛みをいくらか和らげることができるでしょう。オメガ3の油などのサプリメントやハーブには抗炎症作用があります。治療後に活発な運動を行うことは避けましょう。これは、治療の帰り道に買い物に立ち寄るようなことも含まれています。

身体は自ら再調整を行っており、これには大量のエネルギーが使われます。患者の治療への耐性は、様々なことによって変化します。例えば、患者がどのような生活を送っているのか、中枢性感作がどれだけ存在しているのかなどによります。できる限りの持続因子を確認し、それらを管理しましょう（6章参照）。これが症状を軽減させる鍵となります。治療をしても、トリガーポイントが残るようであれば、確認できていない持続因子があります。その持続因子を見つけることが非常に大切です。

施術者は、保険会社から「治療は何回くらいになりますか？」と質問されることがあります。慢性とは長期にわたることを意味しており、慢性疾患では必要なだけ時間がかかります。そのため、診察や治療の時間や回数を決めることはできません。また、患者によって症状は異なり、慢性痛の薬は絶えず変化しています。現在、医療システムは崩壊しており、患者は最新の医療に十分にお金を支払うことができません。急性の損傷や疾患は積極的に治療されますが、慢性痛にもより多くの薬が必要であるかもしれません。

慢性痛には、新たな持続因子を防ぎ、すでに存在している持続因子を管理しなければなりません。トリガーポイントが持続すると、十分に治療を行っても何かしらの症状が持続してしまいます。このような状況では、持続因子を全て管理することは不可能かもしれません。多くの慢性疾患は完治が困難ですが、ある程度までコントロールすることが可能です。

保険会社は、線維筋痛症や慢性筋筋膜痛などの慢性疾患について理解が不十分です。トリガーポイントを治療すると、高額な手術やリハビリをする必要がなくなりますが、トリガーポイントを放置すると、長期間の治療が必要となり、余計な費用がかかることを保険会社に理解してもらうには、まだ時間がかかるかもしれません。

医療システムは崩壊しているため、多くの人が疾患を患っています。これらの人を健康な状態に戻すため、施術者は患者とともに治療しなくてはなりません。一歩ずつ改善していけば、医療システムを健全なものにできるかもしれません。

関連痛パターンチャート①

患者名　　　　　　　　　　　施術者　　　　　　　　　　　日付

青：痛み、黄：しびれ、橙：疼く、緑：痙攣、紫：こわばり

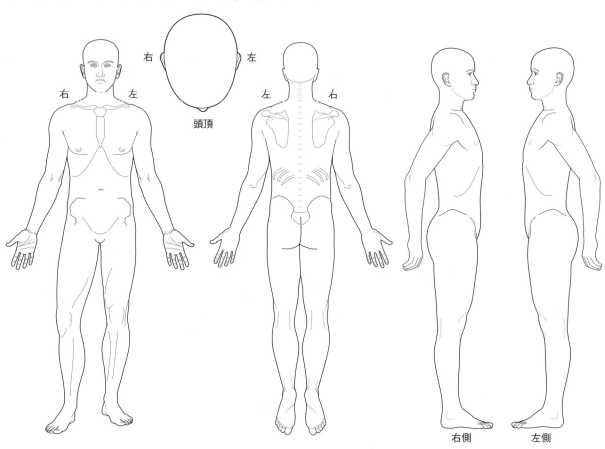

来院理由

最も苦痛を伴う症状

患者のコメント（痛みの質、増悪因子、これまでにどのようなことを行い、その結果どうだったか）

変化

要望（処方箋、治療方法や検査方法を含む）

治療方針（患者と施術者）

関連痛パターンチャート②

患者名　　　　　　　　　　施術者　　　　　　　　　　日付

青：痛み、黄：しびれ、橙：疼く、緑：痙攣、紫：こわばり

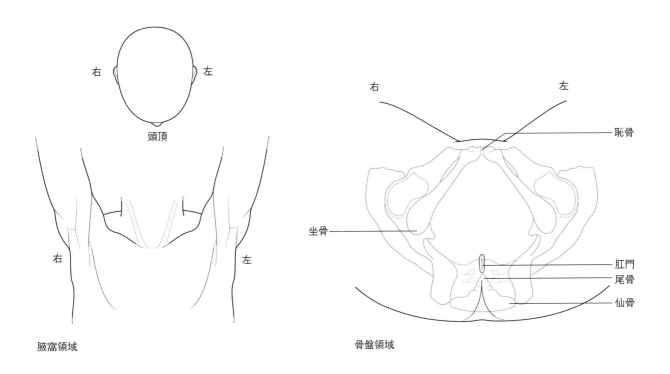

腋窩領域　　　　　　　　　　　　骨盤領域

その他：患者の情報

施術者のコメント

今後の治療方針：患者

次回来院日

今後の治療方針：施術者

15章 21世紀のトリガーポイント治療

現在の医療システムと
トリガーポイント

個々のトリガーポイントを的確に治療し、持続因子を管理できれば、新たな慢性筋筋膜痛（CMP）の発症を最小限に抑えることができます。現在、私たちは、多くの慢性筋筋膜痛患者を治療していますが、彼らには適切なケアが必要です。多くの施術者がトリガーポイントを認識し、その理解が深まれば、慢性筋筋膜痛の症状やQOL（生活の質）を改善させ、悪化することを防ぐことができるでしょう。

今のところ、トリガーポイントに関する理解が不十分であるため、特殊な多発性硬化症（MS）や慢性腰痛などと診断されています。保険会社はこれらの診断にコードを設定し、対応しています。手術などの高価な治療が広く行われていますが、その多くは痛みや機能障害が残り、再発してしまいます。多くの施術者がトリガーポイントを見落とすため、患者は治癒できたはずの症状に苦しめられています。私たちはこのような危機を招き、多額の財源を無駄にしてしまう慢性痛患者をつくり出す医療システムを、これ以上続けていくわけにはいきません。

慢性痛患者のQOLは、全ての疾患のなかでも最も低いと考えられています。健康保険組合では、できるだけ早く完治できるところを見つけることに焦点が当てられていますが、慢性疾患ではその考えは誤りです。患者が完治しないと、施術者と患者は失敗したと感じるでしょう。しかし、慢性とは、継続や再発することを意味します。ほとんどの慢性痛疾患には治療できるトリガーポイントがあるため、希望はあります。どれだけ長く症状が続いていても、トリガーポイント治療によって改善できます。

線維筋痛症（FM）と慢性筋筋膜痛が合併するしくみを解明することは簡単ではありません。さらに、患者には個人差があり、生化学的不均衡、中枢性感作、トリガーポイント、持続因子などがそれぞれ異なります。私たちは、線維筋痛症やトリガーポイントを治療や予防する方法を知っており、それは大金がかからずに行うことができます。トリガーポイント治療に積極的に取り組めば、お金や時間を節約することができるでしょう。そのためには、医療システムを改善すること

が必要になります。

例えば、どんな外傷でも、トリガーポイントを評価する必要があります。救急外来のスタッフは、外傷後に線維筋痛症の症状が悪化することに気づいていると思います。これに対処するには、トリガーポイントが活性化すると、より強い痛みを生じ、トリガーポイントのカスケード反応が起こることで、中枢性感作が生じるということを認識する必要があります。また、トリガーポイントの活性化を最小限に抑える方法を学ぶ必要があります。

急性外傷とその直後の治療は、新たなトリガーポイントのカスケード反応を一時的に隠すことがあるため、患者は数か月後まで慢性筋筋膜痛の症状に気づくことが困難です。アンケートなどにより、患者の追跡調査を行うと、外傷後に症状が慢性化する場合があることが明らかになるでしょう。

私たちは、既存の医療システムから抜け出さなければなりません。慢性痛患者の多くは不適切な医療ケアを受けています。高額な医療を受けているにもかかわらず、それほど効果は現れていません。

私たちは、すでにトリガーポイントと持続因子を確認し、それらをコントロールする専門家を育成する教育課程をもっています。また、トリガーポイントを教育している既存の学校や全米筋・筋膜筋トリガーポイント協会（National Association of Myofascial Trigger Point Therapists in the USA）のような機構を支援する必要があります。今後、トリガーポイントのトレーニングが医療教育の一部として行われ、効果的な患者教育と予防ケアが保険適用され、様々な徒手療法が広く利用されることが必要となります。

現在の医療には、失望させられる場面に遭遇することがあります。時には、無駄とさえ感じるかもしれません。例えば、慢性的な腰痛がある人が医療に頼ろうと決心したとします。広範囲にわたる高価な検査を受けた後、「どうやらあなたには慢性的な腰痛があるようです。しかし、40歳を過ぎれば、誰でも腰に何らかの病状があるものです」と告げられるかもしれません。この医療従事者は、MRIなどの画像検査により腰部の状態を観察し、目に見える病態が症状を引き起こしていると信じ切っています。つまり、画像に映ったものを治療しようとしており、患者自身を見ようと

していません。

また、画像には映らない軟部組織には目を向けられません。そのため、画像検査では正常に見えても、患者は痛みを感じています。このように、画像検査などでわかる病態が患者の症状を引き起こしているとは限りません。これは、電話の写真を見ればそれが電話だということがわかりますが、写真からはその電話が鳴っているかどうかはわからないことと同じです。電話そのものをよく観察しなくてはならないのです。

Janet G. Travell は、1940 年代からトリガーポイントについての情報を記述し始めました。そして、David G. Simons は彼女の情報に追記し、筋膜医療について記された書籍の共著者となりました（Travell and Simons 1992; Simons, Travell, and Simons 1999）。Travell と Simons が記した書籍の第 1 巻は 1983 年に初めて出版されました。彼らはこの書籍の内容が新しい概念として広く理解され、医療研修で必要とされる参考書となることを望みましたが、そのようなことは起こりませんでした。

そこで、彼らは教育セミナーを開いたものの、あまり注目を集めませんでした。このように医療現場は、慢性痛への対応にあまりにも遅れをとっています。

ほとんどの線維筋痛症患者と慢性筋筋膜痛患者は、一度は医療で失敗を経験します。医学や歯学などの全ての医療従事者には、筋筋膜痛における広範囲なトレーニングが必要です。そして、持続因子の調査と管理などを含む予防医療に力を入れるべきです。応急処置のトレーニングにも、トリガーポイントと線維筋痛症の基礎を加えるべきです。

患者のなかには、遺伝的要因や合併疾患などの問題により、管理することができない持続因子をもつ人がいます。多くの人が「慢性」という意味を理解しなければなりません。ほとんどの患者は、数多くのトリガーポイントを有していても、医療システムに見捨てられています。彼らに適した医療ケアを受けてもらうためにも、施術者はできる限り最善を尽くしてください。そして、価値のあるケアとして、患者が必要としている痛みをコントロールできるようにしなければなりません。

筋筋膜トリガーポイントは、メイヨークリニックとアメリカ国立衛生研究所（NIH）によって広く知られるようになりました。そして、現在、トリガーポイントが持続すると何が起こるのか、慢性筋筋膜痛とはいったい何なのかが理解されつつあります。これには、中枢神経系による激しい慢性痛や脳の反応、線維筋痛症の中枢性感作に進展していく過程などが含まれています。私たちは、これらの情報を駆使して治療を行わなければなりません。

Janet Travell は、1975 年に行われた第 1 回世界疼痛学会で、次のような意見を述べました。

ほとんどの組織は損傷しても治ります。しかし、骨格筋にはその損傷が記憶され、すぐに動作制限と循環の減少が起こります。その結果、筋肉の慢性痛、こわばり、機能障害が生じるのです。

既存の医療に新しい概念を浸透させることは、非常に時間がかかるといわれています。Janet Travell は、私（著者の Starlanyl）が生まれる前に、筋筋膜トリガーポイントについて記しています。この頃の医療では、多くの患者が途方に暮れていました。時は流れ、私は 67 歳になりました。今こそ、医学界はトリガーポイントの存在と治療を受け入れるべきです。

治療者がすべきこととは何か

本書を執筆しているとき、トリガーポイントという名称でなくても、明らかにトリガーポイントについて記された研究報告が多いということに気がつきました。また、線維筋痛症に関する多くの医学論文には、合併している筋筋膜トリガーポイントについても記されています。

線維筋痛症患者の検査では、高い確率でトリガーポイントが存在します（Simons 2010）。そのため、実際に症状を起こすトリガーポイントを考慮していない線維筋痛症の研究報告は、不完全な結論に至っています。これらの研究者は、以前の研究における考察が適当でないことを認めないため、現状を変えようとしません。このような状況下で記された膨大な量のあいまいな研究報告は、線維筋痛症を正確に理解できない理由の 1 つとなっています。

研究資金を提供している会社は、線維筋痛症によって生じる多くの症状に興味を示しています。なぜならば、線維筋痛症の薬の開発は、莫大なお金が動くからです。この状況のなか、多くの研究者や臨床医は、これらの症状の相互作用とトリガーポイントの重要性を理解する時期にさしかかっています。本書では、いくつかの研究についても取り上げています。

例えば、腰痛と骨盤痛を有する患者は、特定の反復動作によって生じる神経筋の変化に従って機能的な代償をとっていることを示唆する研究があります（van Wingerden, Vleeming, and Ronchetti 2006）。今、本書を使ってトリガーポイントがどのような痛みや機能障害を引き起こす原因となっているかを考えてみましょう。痛みと機能障害を止めるのは、治療者の能力にかかっています。

かかりつけ医（PCP）は、説明がつかない症状を抱えている患者に出会うと、イライラとした焦りを感じるでしょう。しかし、トリガーポイントの診断と治療の訓練を受けていれば、このようなことはなくなります。持続因子について理解すると、持続因子を発見

し、それを管理するためには、長い時間がかかることがわかります。このような対処を行うためには、迅速に医療チームのコミュニケーションを強化していかなければなりません。

しかし、多くの医療現場ではコミュニケーションが一方向です。それらは、かかりつけ医との関係がポイントであり、彼らとのコミュニケーションがなければ、情報の流れが止まってしまいます。私（著者のStarlanyl）は、こぶ、ロープ状の硬結、可動域の制限、関連痛パターンなどを起こすトリガーポイントに関する大量の医療記録を読みました。医者は、これらを有する患者を身体症状症、いくつかは線維筋痛症と診断していました。徒手療法者を含む多くの施術者は、患者を診断することを許されていません。しかし、施術者は、これらの患者が Travell と Simons による筋筋膜トリガーポイントの診断基準を満たしていることに気づいています。

私たちは、施術者もトリガーポイントの診断を行えるようになることを望みます。そして、トリガーポイントの診断が認められるためには、信頼できる十分な訓練を受ける必要があります。本書は、その助けとなるでしょう。

トリガーポイント治療の未来

慢性筋筋膜痛は、出生前もしくは幼少期において、反復動作による神経への影響が原因となって起こることがあります。一度、コアマッスルが影響を受けると、呼吸器系や循環器系を通して、身体に変化が生じます。また、初期の兆候が中枢性感作に進展し、それが線維筋痛症と診断されることがあります。

私たちには、幼少期におけるトリガーポイントと線維筋痛症の進展に関する診断基準がありません。子供は、どのような感覚が普通の状態であるかを把握していないため、幼少期の基準値を設定することは困難です。また、症状を有する子供は、他の子供が朝起きたときに疲れがなく、骨にうずく痛みがないことを知らないかもしれません。それどころか、このような子供は「敏感すぎる」「すぐに不平を言う」と叱られたり、仮病を使って休む悪い子と評価されてしまうかもしれません。また、思春期には、彼らのカルテに「心気症」とつけられてしまうかもしれません。

慢性痛は、長年に渡って数多くの治療が必要となりますが、通常、現在の医療ではトリガーポイント治療は第1選択とならないため、症状を完全に取り除くことはできません（Simons et al. 1999, p.56）。私たち

は、積極的に痛みの治療に取り組む必要があります。

過去20年間以上にわたり、医学文献には、あらゆる痛みの治療が不十分であるということが記録されてきました（Rich 1997）。私たちは、線維筋痛症、過敏性腸症候群（IBS）、片頭痛などが慢性化したり、中枢性感作に進展したりすることを予防するために、トリガーポイントの確認と治療を行う必要があります。アメリカを含む多くの国では、患者に鎮痛薬などの薬を使用することよりも、薬物乱用を防止することに力を入れており、このような薬は主に麻薬取締官が扱う領域となっています。

麻薬取締官は、慢性痛患者には、鎮痛薬などの薬が必要であることをよくわかっていません。彼らは、麻薬の売人や薬物乱用者がはびこる世界で仕事をしています。そのため、鎮痛薬などの薬を必要とする慢性痛患者や、それを処方する医師を非難することがあります。このような状況であるため、慢性痛患者は保護される必要があります。慢性疾患は目に見えないことから、その治療に理解を示さない人が存在します。慢性痛患者は、このような人から干渉されることなく、治療が自由に選択できるようにならなければなりません。

そのため、医学、歯学、司法の総合的なカリキュラムの変更が必要であり、医療保険も見直されるべきです。これらの分野において、現状の問題が解決されるために、専門的な技術などの基礎的概念が必要となり、それらは民間で高められた意識によって進められるべきです。持続因子を管理するためには、予防医学が最も重要です。これが浸透すれば、何度も同じトリガーポイントを治療する必要がなくなります。

トリガーポイントを知っている患者や施術者は増えつつあります。本書や同じ著者によって記された書籍は、トリガーポイントに関する教育を改革するために必要な情報が書かれています。トリガーポイントによって生じる線維筋痛症、過敏性腸症候群（IBS）、頭痛、失禁、外陰部痛、その他の疾患を有する患者は、トリガーポイントが治療され、持続因子が管理されなければなりません。そのためにも、トリガーポイントの診断と管理について教育を受けた施術者が必要となります。

現在、トリガーポイント治療を身につけた施術者は、とても不足しています。そして、それらを身につけた人は、社会の関心を得るために努力するべきです。いつの日か、あらゆる種類のトリガーポイントの専門家が求められる時代が訪れるでしょう。その日が訪れたのなら、私たちが医療システムを変えたといえるでしょう。

参考文献

Abu-Samra M, Gawad OA, and Agha M. 2011. The outcomes for nasal contact point surgeries in patients with unsatisfactory response to chronic daily headache medication. Eur Arch Otorhinolaryngol 268(9): 1299–1304.

Aktan Ikiz ZA, Ucerler H, and Ozgur Z. 2009. Anatomic variations of popliteal artery that may be a reason for entrapment. Surg Radiol Anat 31(9): 695–700.

Anaya-Terroba L et al. 2010. Effects of ice massage on pressure pain thresholds and electromyography activity postexercise: A randomized controlled crossover study. J Manipulative Physiol Ther 33(3): 212–219.

Anderson R et al. 2011. Safety and effectiveness of an internal pelvic myofascial trigger point wand for urologic chronic pelvic pain syndrome. Clin J Pain 27(9): 764–768.

Anderson RC and Anderson JH. 1998. Acute toxic effects of fragrance products. Arch Environ Health 53(2): 138–146.

Anderson RU et al. 2006. Sexual dysfunction in men with chronic prostatitis/chronic pelvic pain syndrome: Improvement after trigger point release and paradoxical relaxation training. J Urol 176(4 Pt 1): 1534–1539.

Annis RF. 2003. Pronator quadratus — a forgotten muscle: A case report. JCCA 47(1): 17–20.

Aparicio EQ et al. 2009. Immediate effects of the suboccipital muscle inhibition technique in subjects with short hamstring syndrome. J Manipulative Physiol Ther 32(4): 262–269.

Arnstein P et al. 1999. Self efficacy as a mediator of the relationship between pain intensity, disability and depression in chronic pain patients. Pain 80(3): 483–491.

Awad E. 1973. Interstitial myofibrositis: Hypothesis of the mechanism. Arch Phys Med Rehabil 54(10): 440–453.

Bahadir C et al. 2010. Efficacy of immediate rewarming with moist heat after conventional vapocoolant spray therapy in myofascial pain syndrome. J Musculoskel Pain 18(2): 147–152.

Berth A et al. 2009. Central motor deficits of the deltoid muscle in patients with chronic rotator cuff tears. Acta Chir Orthop Traumatol Cech 76(6): 456–461.

Bertoni M et al. 2008. Administration of type A botulinum toxin after total hip replacement. Eur J Phys Rehabil Med 44(4): 461–465.

Bewyer DC and Bewyer KJ. 2003. Rationale for treatment of hip abductor pain syndrome. Iowa Orthop J 23: 57–60.

Bezerra Rocha CAC, Ganz Sanchez T, and Tesseroli de Siqueira JT. 2008. Myofascial trigger point: A possible way to modulating tinnitus. Audiol Neurotol 13: 153–160.

Bilecenoglu B, Uz A, and Karalezli N. 2005. Possible anatomic structures causing entrapment neuropathies of the median nerve: An anatomic study. Acta Orthop Belg 71(2): 169–176.

Blouin JS, Inglis JT, and Siegmund GP. 2006. Startle responses elicited by whiplash perturbations. J Physiol 573(Pt 3): 857–867.

Bretischwerdt C et al. 2010. Immediate effects of hamstring muscle stretching on pressure pain sensitivity and active mouth opening in healthy subjects. J Manipulative Physiol Ther 33(1): 42–47.

Brisby H. 2006. Pathology and possible mechanisms of nervous system response to disc degeneration. J Bone Joint Surg Am 88(Suppl 2): 68–71.

Brumagne S et al. 2008. Persons with recurrent low back pain exhibit a rigid postural control strategy. Eur Spine J 17: 1177–1184.

Calandre EP et al. 2006. Trigger point evaluation in migraine patients: An indication of peripheral sensitization linked to migraine predisposition? Eur J Neurol 13(3): 244–249.

Carriere B. 2002. Fitness for the Pelvic Floor. Stuttgart NY: Thieme.

Carrillo-de-la-Pena MT et al. 2006. Intensity dependence of auditory-evoked cortical potentials in fibromyalgia patients: A test of the generalized hypervigilance hypothesis. J Pain 7(7): 480–487.

Chaitow L. 2010. Palpation and Assessment Skills: Assessment Through Touch, 3rd ed. Edinburgh: Churchill Livingstone.

Chao JD et al. 2002. Reduction mammoplasty is a functional operation, improving quality of life in symptomatic women: A prospective, single-center breast reduction outcome study. Plast Reconstr Surg 110(7): 1644–1654.

Chen Q, Basford J, and An KN. 2008. Ability of magnetic resonance elastography to assess taut bands. Clin Biomech (Bristol, Avon) 23(5): 623–629.

Chernoff DM et al. 1995. Asymptomatic functional popliteal artery entrapment: Demonstration at MR imaging. Radiology 195(1): 176–180.

Colak T et al. 2009. Nerve conduction studies of the axillary, musculocutaneous and radial nerves in elite ice hockey players. J Sports Med Phys Fitness 49(2): 224–231.

Coppes MH et al. 1997. Innervation of "painful" lumbar discs. Spine 22(20): 2342–2350.

Corbel V et al. 2009. Evidence for inhibition of cholinesterases in insect and mammalian nervous systems by the insect repellant DEET. BMC Biol (Aug 5) 7: 47–57.

Cummings M. 2003a. Referred knee pain treated with electroacupuncture to iliopsoas. Acupunct Med 21(1-2): 32-35.

Cummings M. 2003b. Myofascial pain from pectoralis major following trans-axillary surgery. Acupunct Med 21(3): 105-107.

Dalmau-Carola J. 2005. Myofascial pain syndrome affecting the piriformis and the obturator internus muscle. Pain Pract 5(4): 361-363.

Darnis B et al. 2008. Perineal pain and inferior cluneal nerves: Anatomy and surgery. Surg Radiol Anat 30(3): 177-183.

Davidheiser R. 1991. Liabilities of competence. Adv Clin Care 6(1): 44-46.

de Noronha M et al. 2006. Do voluntary strength, proprioception, range of motion, or postural sway predict occurrence of lateral ankle sprain? Br J Sports Med 40(10): 824-828.

Dean NA and Mitchell BS. 2002. Anatomic relation between the nuchal ligament (ligamentum nuchae) and the spinal dura mater in the craniocervical region. Clin Anat 15(3): 182-185.

DeMeo DL et al. 2004. Ambient air pollution and oxygen saturation. Am J Respir Crit Care Med 170(4): 383-387.

Demondiaon X, Canella C, and Moraux A. 2010. Retinacular disorders of the ankle and foot. Semin Musculoskel Radiol 14(3): 281-291.

Dick BD et al. 2008. Disruption of cognitive function in fibromyalgia syndrome. Pain 139(3): 610-616.

Dilani Mendis M et al. 2009. Effect of prolonged bed rest on the anterior hip muscles. Gait Posture 30(4): 533-537.

Doggweiler R. 2010. Personal communication, September 13.

Doggweiler-Wiygul R. 2004. Urologic myofascial pain syndromes. Curr Pain Headache Rep 8(6): 445-451.

Doggweiler-Wiygul R and Wiygul JP. 2002. Interstitial cystitis, pelvic pain, and the relationship to myofascial pain and dysfunction: A report on four patients. World J Urol 20(5): 310-314.

Dorey G et al. 2004. Randomized controlled trial of pelvic floor muscle exercises and manometric biofeedback for erectile dysfunction. Br J Gen Pract 54(508): 819-825.

Dubousset J. 2003. Spinal instrumentation: Source of progress but also revealing pitfalls. Bull Acad Natl Med 187(3): 523-533.

Earls J and Myers T. 2010. Fascial Release for Structural Balance. Chichester, UK: Lotus Publishing.

Eisinger JB. 1999. Hypothyroidism treatment: One hormone or two? [in French] Myalgies 2(Suppl 2): 1-3.

Eken C, Durmaz D, and Erol B. 2009. Successful treatment of a persistent renal colic with trigger point injection. Am J Emerg Med 27(2): 252e3-4.

Eliason G et al. 2010. Alterations in the muscle-to-capillary interface in patients with different degrees of chronic obstructive pulmonary disease. Respir Res 11: 97.

Emmerich J, Wulkner N, and Hurschler C. 2003. Influence of the posterior tibial tendon on the medial arch of the foot: An in vitro kinetic and kinematic study [in German]. Biomed Tech (Berl) 48(4): 97-105.

Erdoes LS, Devine JJ, and Bernhard VM. 1994. Popliteal vascular compression in a normal population. J Vasc Surg 20(6): 978-986.

Esenyel M et al. 2003. Kinetics of high-heeled gait. J Am Podiatr Med Assoc 93(1): 27-32.

Fernandez-Carnero J et al. 2007. Prevalence of and referred pain from myofascial trigger points in the forearm muscles in patients with lateral epicondylalgia. Clin J Pain 23(4): 353-360.

Fernandez-de-las-Penas C et al. 2005. Referred pain from the trochlear region in tension-type headache: A myofascial trigger point from the superior oblique muscle. Headache 45(6): 731-737.

Fernandez-de-las-Penas C et al. 2011. Referred pain from myofascial trigger points in head, neck and shoulder muscles reproduces head pain features in children with chronic tension type headache. J Headache Pain 12(1): 35-43.

Finn R and Shifflett CM. 2003. Range-of-Motion Charts. Sewickley PA: Round Earth Publishing. www.round-earth.com.

Finnegan EM et al. 2003. Synchrony of laryngeal muscle activity in persons with vocal tremor. Arch Otolaryngol Head Neck Surg 129(3): 313-318.

Fitzgerald MP and Kotarinos R. 2003a. Rehabilitation of the short pelvic floor. I: Background and patient evaluation. Int Urogynecol J Pelvic Floor Dysfunct 14(4): 261-268.

Fitzgerald MP and Kotarinos R. 2003b. Rehabilitation of the short pelvic floor. II: Treatment of the patient with the short pelvic floor. Int Urogynecol J Pelvic Floor Dysfunct 14(4): 269-275.

Fitzgerald MP et al. 2009. Randomized multicenter feasibility trial of myofascial physical therapy for the treatment of urological chronic pelvic pain syndromes. J Urol 182(2): 570-580.

Funt LA. 2009. Personal communication, July 19.

Funt LA and Kinnie BH. 1984. Anatomy of a Headache: The Kinnie-Funt System of Referred Pain. St. Paul: European Orthodontic Products, Inc.

Galvez R. 2009. Variable use of opioid pharmacotherapy for chronic noncancer pain in Europe: Causes and consequences. J Pain Palliat Care Pharmacother 23(4): 346-356.

Garrison RL and Breeding PC. 2003. A metabolic basis for fibromyalgia and its related disorders: The possible role of resistance to thyroid hormone. Med Hypothesis 61(2): 182-189.

Ge HY and Arendt-Nielsen L. 2011. Latent myofascial trigger points. Curr Pain Headache Rep 15(5): 386-392.

Ge HY et al. 2008a. Topographical mapping and mechanical pain sensitivity of myofascial trigger points in the infraspinatus muscle. Eur J Pain 12(7): 859-865.

Ge HY et al. 2008b. Induction of muscle cramps by nociceptive stimulation of latent myofascial trigger points. Exp Brain Res 187(4): 623-629.

Ge HY et al. 2009. Contribution of the local and referred pain from active myofascial trigger points in fibromyalgia syndrome. Pain 147(1-3): 233-240.

Ge HY et al. 2010. The predetermined sites of examination for tender points in fibromyalgia syndrome are frequently associated with myofascial trigger points. J Pain 11(7): 644-651.

Ge HY et al. 2011. Reproduction of overall spontaneous pain pattern by manual stimulation of active myofascial trigger points in fibromyalgia patients. Arthritis Res Ther 13(2): R48.

Gefen A. 2001. Simulations of foot stability during gait characteristic of ankle dorsiflexor weakness in the elderly. IEEE Trans Neural Syst Rehabil Eng 9(4): 333–337.

Geisser ME et al. 2008. A psychophysical study of auditory and pressure sensitivity in patients with fibromyalgia and healthy controls. J Pain 9(5): 417–422.

Gerwin R. 2010. Myofascial pain syndrome: Here we are, where must we go? J Musculoskel Pain 18(4): 329–347.

Gerwin RD. 2001. A standing complaint: Inability to sit; An unusual presentation of medial hamstring myofascial pain syndrome. J Musculoskel Pain 9(4): 81–93.

Ghalamkarpour F, Aghazedeh Y, and Odaaei G. 2009. Safe botulism toxin type A injection in patients with history of eyelid ptosis. J Cosmet Dermatol 8(2): 98–102.

Giacomozzi C et al. 2005. Does the thickening of Achilles tendon and plantar fascia contribute to the alteration of diabetic foot loading? Clin Biomech (Bristol, Avon) 20(5): 532–539.

Giamberardino MA et al. 2011. Effects of treatment of myofascial trigger points on the pain of fibromyalgia. Curr Pain Headache 15(5): 393–399.

Gibson W, Arendt-Nielsen L, and Graven-Nielsen T. 2005. Delayed onset muscle soreness at tendon-bone junction and muscle tissue is associated with facilitated referred pain. Exp Brain Res 174(2): 351–360.

Gibson W, Arendt-Nielsen L, and Graven-Nielsen T. 2006. Referred pain and hyperalgesia in human tendon and muscle belly tissue. Pain 120(1–2): 113–123.

Glass JM. 2008. Fibromyalgia and cognition. J Clin Psychiatry 69(Suppl 2): 20–24.

Glass JM. 2010. Cognitive dysfunction in fibromyalgia syndrome. J Musculoskel Pain 18(4): 367–372.

Glass JM et al. 2011. Executive function in chronic pain patients and healthy controls: Different cortical activation during response inhibition in fibromyalgia. J Pain 12(12): 1219–1229.

Gosker HR et al. 2007. Reduced mitochondrial density in the vastus lateralis muscle of patients with COPD. Eur Respir J 30(1): 73–79.

Greenman PE, 1996. Principles of Manual Medicine, 2nd ed. Baltimore: Williams and Wilkins.

Griesen J et al. 2001. Acute pain induces insulin resistance in humans. Anesthesiology 95(3): 573–574.

Grieve R et al. 2011. The immediate effect of soleus trigger point pressure release on restricted ankle joint dorsiflexion: A pilot randomized controlled trial. J Bodyw Mov Ther 15(1): 42–49.

Gruneberg C et al. 2004. The influence of artificially increased hip and trunk stiffness on balance control in man. Exp Brain Res 157(4): 472–485.

Hackett GS. 1958. Ligament and Tendon Relaxation Treated by Prolotherapy, 3rd ed. Springfield IL: Charles C Thomas.

Hains G et al. 2010. A randomized controlled (intervention) trial of ischemic compression therapy for carpal tunnel syndrome. J Can Chiropr Assoc 53(3): 155–163.

Harrison DE et al. 1999. A review of biomechanics of the central nervous system. Part II: Spinal cord strains from postural loads. J Manipulative Physiol Ther 22(5): 322–332.

Hart FX. 2009. Cytoskeletal forces produced by extremely low-frequency electric fields acting on extracellular glycoproteins. Bioelectromagnetics 31(1): 77–84.

Harvey G and Bell S. 1999. Obturator neuropathy: An anatomic perspective. Clin Orthop Relat Res (363): 203–211.

Hatch GF et al. 2007. Role of the peroneal tendons and superior peroneal retinaculum as static stabilizers of the ankle. J Surg Orthop Adv 16(4): 187–191.

Hendi A, Dorsher PT, and Rizzo TD. 2009. Subcutaneous trigger point causing radiating postsurgical pain. Arch Dermatol 145(1): 52–54.

Henry SL, Crawford JL, and Puckett CL. 2009. Risk factors and complications in reduction mammaplasty: Novel associations and preoperative assessment. Plast Reconstr Surg 124(4): 1040–1046.

Hodges PW, Sapsford R, and Pengel LH. 2007. Postural and respiratory functions of the pelvic floor muscles. Neurourol Urodyn 26(3): 362–371.

Hooper MM et al. 2006. Musculoskeletal findings in obese subjects before and after weight loss following bariatric surgery. Int J Obes (Lond) 31(1): 114–120.

Hsin ST et al. 2002. Myofascial pain syndrome induced by malpositioning during surgery: A case report. Acta Anaesthesiol Sin 40(1): 37–41.

Hsueh TC et al. 1998. Association of active myofascial trigger points and cervical disc lesions. J Formos Med Assoc 97(3): 174–180.

Hughes KH. 1998. Painful rib syndrome: A variant of myofascial pain syndrome. AAOHN J 46(3): 115–120.

Hung HC et al. 2010. An alternative intervention for urinary incontinence: Retraining diaphragmatic, deep abdominal and pelvic floor muscle coordinated function. Man Ther 15(3): 273–279.

Hungerford B, Gilleard W, and Hodges P. 2003. Evidence of altered lumbopelvic muscle recruitment in the presence of sacroiliac joint pain. Spine (Phila PA 1976) 28(14): 1593–1600.

Ibrahim GA, Awad EA, and Kottke FJ. 1974. Interstitial myofibrositis: Serum and muscle enzymes and lactate dehydrogenase- isoenzymes. Arch Phys Med Rehabil 55(1): 23–28.

Igaz P et al. 2001. Bidirectional communication between histamine and cytokines. Inflamm Res 50(3): 123–128.

Ihunwo AO and Dimitrov ND. 1999. Anatomical basis for pressure on the common peroneal nerve. Cent Afr J Med 45(3): 77–79.

Ingber RS. 2000. Shoulder impingement in tennis/racquetball players treated with subscapularis myofascial treatments. Arch Phys Med Rehabil 81(5): 679–682.

Itza F et al. 2010. Myofascial pain syndrome in the pelvic floor: A common urological condition [in Spanish]. Actas Urol Esp 34(4): 318–326.

Jacobs JA, Henry SM, and Nagle KJ. 2009. People with chronic low back pain exhibit decreased variability in the timing of their anticipatory postural adjustments. Behav Neurosci 123(2): 455–458.

Jarrell J. 2003a. Focus on pain presentation: Myofascial disorders and visceral diseases of the pelvis. The Janet G. Travell MD Seminar Series (March 6–9), Orlando FL.

Jarrell J. 2003b. Personal communication, March 25.

Jarrell J. 2004. Myofascial dysfunction in the pelvis. Curr Pain Headache Rep 8(6): 452–456.

Jeyaseelan N. 1989. Anatomical basis of compression of common peroneal nerve. Anat Anz 169(1): 49–51.

Jones DS and Quinn S, eds. 2005-6. Textbook of Functional Medicine. Gig Harbor WA: Institute of Functional Medicine.

Kandt RS and Daniel FL. 1986. Glossopharyngeal neuralgia in a child: A diagnostic and therapeutic dilemma. Arch Neurol 43(3): 301-302.

Karim MR et al. 2005. Enthesitis of biceps brachii short head and coracobrachialis at the coracoid process: A generator of shoulder and neck pain. Am J Phys Med Rehab 84(5): 377-380.

Karski R 2002. Etiology of the so-called "idiopathic scoliosis". Biomechanical explanation of spine deformity. Two groups of development of scoliosis. New rehabilitation treatment; possibility of prophylactics. Stud Health Technol Inform 91: 37-46.

Kerrigan DC et al. 2005. Moderate-heeled shoes and knee joint torques relevant to the development and progression of knee osteoarthritis. Arch Phys Med Rehabil 86(5): 871-875.

Khazzam M, Patillo D, and Gainor BJ. 2008. Extensor tendon triggering by impingement on the extensor retinaculum: A report of 5 cases. J Hand Surg Am 33(8): 1397-1400.

Kim SH et al. 2011. Spatial versus verbal memory impairments in patients with fibromyalgia. Rheumatol Int 32(5): 1135-1142.

Kobesova A and Lewit K. 2000. A case of a pathogenic active scar. Australas Chiropr Osteopathy 9(1): 17-19.

Kobesova A et al. 2007. Twenty-year-old pathogenic "active" postsurgical scar: A case study of a patient with persistent right lower quadrant pain. J Manipulative Physiol Ther 30(3): 234-238.

Kolbel T et al. 2008. Carotid artery entrapment by the hyoid bone. K Vasc Surg 48(4): 1022-1024.

Kong A, Van der Vliet A, and Zadow S. 2007. MRI and US of gluteal tendinopathy in greater trochanteric pain syndrome. Eur Radiol 17(7): 1773-1783.

Konitzer LN et al. 2008. Association between back, neck, and upper extremity musculoskeletal pain and the individual body armor. J Hand Ther 21(2): 143-148.

Kooijman PG et al. 2005. Muscular tension and body posture in relation to voice handicap and voice quality in teachers with persistent voice complaints. Folia Phoniatr Logop 57(3): 137-147.

Koolstra JH and van Eijden TM. 2005. Combined finite-element and rigid-body analysis of human jaw joint dynamics. J Biomech 38(12): 2431-2439.

Kostopoulos D and Rizopoulous K. 2001. The Manual of Trigger Point and Myofascial Therapy. Thorofare NJ: Slack Inc.

Kotarinos, R. 2010. Personal communication, May 7.

Kumaresan S, Yoganandan N, and Pintar FA. 1999. Finite element analysis of the cervical spine: A material property sensitivity study. Clin Biomech (Bristol, Avon) 14(1): 41-53.

Kundermann et al. 2004. The effect of sleep deprivation on pain. Pain Res Manag 9(1): 25-32.

Kwak SD et al. 2000. Hamstrings and iliotibial band forces affect knee kinematics and contact pattern. J Orthop Res 18(1): 101-108.

Labat JJ et al. 2009. Buttocks sciatic pain [in French]. Neurochirugie 55(4-5): 459-462.

Leavitt F and Katz RS. 2006. Distraction as a key determinant of impaired memory in patients with fibromyalgia. J Rheumatol 33(1): 127-132.

Leavitt F and Katz RS. 2008. Speed of mental operations in fibromyalgia: a selective naming speed deficit. J Clin Rheumatol 61(6): 740-744.

Leavitt F and Katz RS. 2009. Normalizing memory recall in fibromyalgia with rehearsal: a distraction-counteracting effect. Arthritis Rheum 61(6): 740-744.

Leavitt F and Katz RS. 2011. Development of the Mental Clutter Scale. Psychol Rep 109(2): 445-452.

Leung AK et al. 1999. Nocturnal leg cramps in children: Incidence and clinical characteristics. J Natl Med Assoc 91(6): 329-332.

Lewit K. 1979. The needle effect in the relief of myofascial pain. Pain 6(1): 83-90.

Lewit K. 2010. Manipulative Therapy: Musculoskeletal Medicine. Edinburgh: Churchill Livingstone Elsevier.

Lewit K and Kolar P. 2000. Chain reactions related to the cervical spine. In Conservative Management of Cervical Spine Syndromes, ed. Murphy DR, 515-530. New York: McGraw-Hill.

Lewit K and Olanska S. 2004. Clinical importance of active scars: Abnormal scars as a cause of myofascial pain. J Manipulative Physiol Ther 27(6): 399-402.

Litchwark GA and Wilson AM. 2007. Is Achilles tendon compliance optimised for maximum muscle efficiency during locomotion? J Biomech 40(8): 1768-1775.

Liu ZJ et al. 2000. Morphological and positional assessment of TMJ components and lateral pterygoid muscle in relation to symptoms and occlusion of patients with temporomandibular disorders. J Oral Rehabil 27(10): 860-874.

Loch C and Fehrmann P. 1990. Studies on the compression of the external carotid artery in the region of the styloid process of the temporal bone [in German]. Laryngorhinootologie 69(5): 260-266.

Loeser RF and Shakoor N. 2003. Aging or osteoarthritis: Which is the problem? Rheum Dis Clin North Am 29(4): 653-673.

Loth S et al. 1998. Improved nasal breathing in snorers increases nocturnal growth hormone secretion and serum concentrations of insulin-like growth factor-1 subsequently. Rhinology 36(4): 179-183.

Loukas M et al. 2008. An anatomic investigation of the serratus posterior superior and serratus posterior inferior muscles. Surg Radiol Anat 30(2): 119-123.

Lowe JC et al. 1997. Mutations in the c-erbA beta 1 gene: Do they underlie euthyroid? Med Hypo 48(2): 125-135.

Madill SJ and McLean L. 2010. Intravaginal pressure generated during voluntary pelvic floor muscle contractions and during coughing: The effect of age and continence status. Neurolog Urodyn 29(3): 437-442.

Manheim CJ. 1994. The Myofascial Release Manual, 2nd ed. Thorofare NJ: Slack Inc.

Mariani G et al. 1996. Ultrastructure and histochemical features of the ground substance in cyclosporin A-induced gingival overgrowth. J Peridontol 67(1): 21-27.

McCauliff GW, Goodell H, and Wolff HG. 1943. Experimental studies on headache: Pain from the nasal and paranasal structures. A Res Nerv and Ment Dis Proc 23: 185-208.

McGill S. 2004. Ultimate Back Fitness and Performance. Ontario, Canada: Wabuno.

McMakin CR. 2011. Frequency Specific Microcurrent in Pain Management. Edinburgh: Churchill Livingstone Elsevier.

Meknas K, Christensen A, and Johansen O. 2003. The internal obturator muscle may cause sciatic pain. Pain 104(1-2) 375-380.

Mellick GA and Mellick LB. 2003. Regional head and face pain relief following lower cervical intramuscular anesthetic injection. Headache 43(10): 1109-1111.

Menachem A, Kaplan O, and Dekel S. 1993. Levator scapulae syndrome: An anatomic-clinical study. Bull Hosp Jt Dis 53(1): 21-24.

Misselbeck T et al. 2008. Isolated popliteal vein entrapment by the popliteus muscle: A case report. Vasc Med 13(1): 37-39.

Miyawaki S et al. 2004. Relationships among nocturnal jaw muscle activities, decreased esophageal pH, and sleep positions. Am J Orthod Dentofacial Orthop 126(5): 615-619.

Moriarty JK and Dawson AM. 1982. Functional abdominal pain: Further evidence that whole gut is affected. Br Med J (Clin Res Ed) 284: 1670-1672.

Muraoka T et al. 2008. Effects of muscle cooling on the stiffness of the human gastrocnemius muscle in vivo. Cells Tissues Organs 187(2): 152-160.

Murata Y et al. 2009. An unusual cause of sciatic pain as a result of the dynamic motion of the obturator internus muscle. Spine J 9(6): e16-18.

Myers TW. 2001. Anatomy Trains: Myofascial Meridians for Manual and Movement Therapists. Edinburgh: Churchill Livingstone.

Nayak SR et al. 2009. Additional tendinous origin and entrapment of the plantaris muscle. Clinics (Sao Paulo) 64(1): 67-68.

Nelson J, Fernandez-de-las-Penas C, and Simons DG. 2008. Cervical myofascial trigger points in headache disorders. Prac Pain Manage 8(7): 59-60.

Nelson-Wong E and Gallaghan JP. 2010. Changes in muscle activation patterns and subjective low back pain ratings during prolonged standing in response to an exercise intervention. J Electromyogr Kinesiol 20(6): 1125-1133.

Nelson-Wong E et al. 2008. Gluteus medius muscle activation patterns as a predictor of low back pain during standing. Clin Biomech (Bristol, Avon) 23(5): 545-553.

Nykand J et al. 2005. Anatomy, function, and rehabilitation of the popliteus musculotendinous complex. J Orthop Sports Phys Ther 35(3): 165-179.

Ormandy L. 1994. Scapulocostal syndrome. Va Med Q 121(2): 105-108.

Ostensvik T, Veiersted KB, and Nilsen P. 2009. Association between numbers of long periods with sustained low-level trapezius muscle activity and neck pain. Ergonomics 52(12): 1556-1567.

Otis JC et al. 2004. Peroneus brevis is a more effective everter than peroneus longus. Foot Ankle Int 25(4): 242-246.

Otoshi K et al. 2008. Case report: Meralgia paresthetica in a baseball pitcher. Clin Orthop Relat Res 466(9): 2268-2270.

Ozgocmen S. 2001. Personal communication, July 4.

Ozkan K et al. 2006. A previously unreported etiology of trigger toe. J Am Podiatr Med Assoc 96(4): 356-358.

Park KM et al. 2010. The change in vastus medialis oblique and vastus lateralis electromyographic activity related to shoe heel height during treadmill walking. J Back Musculoskel Rehabil 23(1): 39-44.

Patla CE and Abbott JH. 2000. Tibialis posterior myofascial tightness as a source of heel pain: Diagnosis and treatment. J Orthop Sports Phys Ther 30(10): 624-632.

Pickering M and Jones JFX. 2002. The diaphragm: Two physiological muscles in one. J Anat 201(4): 305-312.

Pirouzi S et al. 2006. Low back pain patients demonstrate increased hip extensor muscle activity during standardized submaximal rotation efforts. Spine 31(26): E999-E1005.

Powers CM 2010. The influence of abnormal hip mechanics on knee injury: A biomechanical perspective. J Orthop Sports Phys Ther 40(2): 42-51.

Prateepavanich P, Kupniratsaikul V, and Charoensak T. 1999. The relationship between myofascial trigger points of gastrocnemius muscle and nocturnal calf cramps. J Med Assoc Thai 82(5): 451-459.

Qerama E, Kasch H, and Fuglsang-Frederiksen A. 2008. Occurrence of myofascial pain in patients with possible carpal tunnel syndrome: A single blinded study. Eur J Pain 13(6): 588-591.

Rask MR. 1984. The omohyoideus myofascial pain syndrome: Report of four patients. J Craniomandib Pract 2(3): 256-262.

Renan-Ordine R et al. 2011. Effectiveness of myofascial trigger point manual therapy combined with a self-stretching protocol for the management of plantar heel pain: A randomized controlled trial. J Orthop Sports Phys Ther 41(2): 43-50.

Reynolds KK, Ramey-Hartung B, and Jortani SA. 2008. The value of CYP2D6 and OPRM1 pharmacological testing for opioid therapy. Clin Lab Med 28(4): 581-598.

Rich BA. 1997. A legacy of silence: Bioethics and the culture of pain. J Med Humanit 18(4): 233-259.

Riot FM et al. 2004. Levator ani syndrome, functional intestinal disorders and articular abnormlities of the pelvis, the place of osteopathic treatment [in French]. Presse Med 33(13): 852-857.

Robert R et al. 1998. An anatomic basis of chronic perineal pain: Role of the pudendal nerve. Surg Radiol Anat 20(2): 93-98.

Robertson BL, Jamadar DA, and Jacobson JA. 2007. Extensor retinaculum of the wrist: Sonographic characterization and pseudotenosynovitis appearance. AJR Am J Roentgenol 188(1): 198-202.

Rochier AL and Sumpio BE. 2009. Variant of popliteal entrapment syndrome involving the lateral head of the gastrocnemius muscle: A case report. Am Vasc Surg 23(4): 535e5-9.

Rodriguez MA et al. 2009. Evidence for overlap between urological and non urological unexplained clinical conditions. J Urol 182(5): 2123-2131.

Roehrs T and Roth T. 2005. Sleep and pain. Interaction of two vital functions. Semin Neurol 25(1): 106-116.

Rogalski MJ et al. 2010. Retrospective chart review of vaginal diazepam suppository in high-tone pelvic floor dysfunction. Int Urogynecol J Pelvic Floor Dysfunct 21(7): 895-899.

Ropars M et al. 2009. Anatomical study of the lateral femoral cutaneous nerve with special reference to minimally invasive anterior approach for total hip replacement. Surg Radiol Anat 31(3): 199-204.

Rosomoff HL and Rosomoff RS. 1999. Low back pain: Evaluation and management in the primary care setting. Med Clin North Am 83(3): 643-662.

Rubin JS, Blake E, and Matheieson L. 2007. Musculoskeletal patterns in patients with voice disorders. J Voice 21(4): 477-484.

Ruiz-Saez M et al. 2007. Changes in pressure pain sensitivity in latent myofascial trigger points in the upper trapezius muscle after a cervical spine manipulation in pain-free subjects. J Manipulative Physiol Ther 30(8): 578-583.

Russell IJ and Larson AA. 2009. Neurophysiopathogenesis of fibromyalgia syndrome: A unified hypothesis. Rheum Dis Clin N Am 35: 421-435.

Russell IJ et al. 2011. Sodium oxybate reduces pain, fatigue and sleep disturbance and improves functionality in fibromyalgia: Results from a 14-week, randomized, double-blind, placebo-controlled study. Pain 152(5): 1007-1017.

Sahin N et al. 2008. Demographics features, clinical findings and functional status in a group of subjects with cervical myofascial pain syndrome. Agri 20(3): 14-19.

Saikku K, Vasenius J, and Saar P. 2010. Entrapment of the proximal sciatic nerve by the hamstring tendons. Acta Orthop Belg 76(3): 321-324.

Salgueiro M et al. 2011. Is psychological distress intrinsic to fibromyalgia syndrome? Cross-sectional analysis in two clinical presentations. Rheumatol Int 32(11): 3463-3469.

Samuel AN, Peter AA, and Ramanathan K. 2007. The association of active trigger points with lumbar disc lesions. J Musculoskel Pain 15(2): 11-18.

Sanoja R and Cervero F. 2010. Estrogen-dependent changes in visceral afferent sensitivity. Auton Neurosci 153(1-2): 84-89.

Saratsiotis J and Myriokefalitakis E. 2010. Diagnosis and treatment of posterior interosseous nerve syndrome using soft tissue manipulation therapy: A case study. J Bodyw Mov Ther 14(4): 397-402.

Sato K and Nakashima T. 2009. Sleep-related deglutition in patients with sleep apnea-hypopnea syndrome. Ann Otol Rhinol Laryngol 118(1): 30-36.

Saxena A, O'Brien T, and Bunce D. 1990. Anatomic dissection of the tibialis posterior muscle and its correlation to medial tibialis stress syndrome. J Foot Surg 29(2): 105-108.

Schleip R, Klingler W, and Lehmann-Horn R. 2005. Active fascial contractility: Fascia may be able to contract in a smooth muscle- like manner and thereby influence musculoskeletal dynamics. Med Hypotheses 65(2): 273-277.

Schneider-Helmert D. 2003. Do we need polysomnography in insomnia? Schweiz Rundsch Med Prax 92(48): 2061-2066.

Schneider-Helmert D et al. 2001. Insomnia and alpha sleep in chronic non-organic pain as compared to primary insomnia. Neuropsychobiology 43(1): 54-58.

Schnider P et al. 1995. Increased residual urine volume after local injection of botulinum A toxin. Nervenarzt 66(6): 465-467.

Schwartz MJ, Offenbaecher M, Neumeister A et al. 2003. Experimental evaluation of an altered tryptophan metabolism in fibromyalgia. Adv Exp Med Biol 527: 265-275.

Sedy J. 2008. The entrapment of dorsal nerve of penis/clitoris under the pubis: An alternative source of pudendal neuralgia [comment]. Pain Physician 11(2): 215-224

Shah JP and Gilliams EA. 2008. Uncovering the biochemical milieu of myofascial trigger points using in vivo microdialysis: An application of muscle pain concepts to myofascial pain syndrome. J Bodywork Mov Ther 12(4): 371-384.

Shah JP et al. 2005. An in-vivo microanalytical technique for measuring the local biochemical milieu of human skeletal muscle. J Appl Physiol 99(5): 1977-1984.

Shah JP et al. 2008. Biochemicals associated with pain and inflammation are elevated in sites near to and remote from active myofascial trigger points. Arch Phys Med Rehabil 89(1): 16-23.

Shamley DR et al. 2007. Changes in shoulder muscle size and activity following treatment for breast cancer. Breast Cancer Res Treat 106(1): 19-27.

Sharkey JS. 2008. The Concise Book of Neuromuscular Therapy: A Trigger Point Manual. Berkeley CA/Chichester, UK: North Atlantic Books/Lotus Publishing.

Shifflett CM. 2011. Migraine Brains and Bodies: A Comprehensive Guide to Solving the Mystery of Your Migraines. Sewickley PA: Round Earth Publishing.

Shirley D et al. 2003. Spinal stiffness changes throughout the respiratory cycle. J Appl Physiol 95(4): 1467-1475.

Sikdar S et al. 2008. Assessment of myofascial trigger points (MTrPs): A new application of ultrasound imaging and vibration sonoelastography. Arch Phys Med Rehab 89(11): 2041-2226.

Simons DG. 2010. History of myofascial trigger points. In Myofasziale Schmerzsyndrome, 1st ed., eds. Reilich P, Dommerholt J, and Groebli C. Germany: Elsevier GmbH.

Simons DG, Travell JG, and Simons LS. 1999. Travell and Simons' Myofascial Pain and Dysfunction: The Trigger Point Manual, 2nd ed. Vol. 1, Upper Half of Body. Baltimore: Williams and Wilkins.

Sirvent P et al. 2005. Simvastatin triggers mitochondria-induced Ca2+ signalling alteration in skeletal muscle. Biochem Biophys Res Commun 329: 1067-1075.

Smith JD et al. 2001. Relief of fibromyalgia symptoms following discontinuation of dietary excitotoxins. Ann Pharmacother 35(6): 702-706.

Smith M, Coppieters MW, and Hodges PW. 2005. Effect of experimentally induced low back pain in postural sway with breathing. Exp Brain Res 166(1): 109-117.

Smith MT et al. 2009. Sleep disorders and their association with laboratory pain sensitivity in temporomandibular joint disorder. Sleep 32(6): 779-790.

Smith RP et al. 1998. Obstructive sleep apnoea and the autonomic nervous system. Sleep Med Rev 2(2): 69-92.

Smuts JA, Schultz D, and Barnard A. 2004. Mechanism of action of botulinus toxin type A in migraine prevention: A pilot study. Headache 44(8): 801-805.

Snidvongs S, Nagararatnam M, and Stephens R. 2008. Assessment and treatment of pain in children. Br J Hosp Med (Lond) 69(4): 211-213.

Solomon L, Schnitzler CM, and Browett JP. 1982. Osteoarthritis of the hip: The patient behind the disease. Ann Rheum Dis 41(2): 118-125.

Starlanyl DJ. 1999. The Fibromyalgia Advocate. Oakland CA: New Harbinger Publications.

Starlanyl DJ. 2012. Website: www.sover.net/~devstar.

Starlanyl DJ and Copeland ME. 2001. Fibromyalgia and Chronic Myofascial Pain: A Survival Manual, 2nd ed. Oakland CA: New Harbinger Publications.

Starlanyl DJ and Jeffrey JL. 2001. The presence of geloid masses in a patient with both fibromyalgia and chronic myofascial pain. Phys Ther Case Rep 4(1): 22-31.

Starlanyl DJ et al. 2001-2. The effects of transdermal T3(3, 3',5-triiodothyronine) on geloid masses found in patients with both fibromyalgia and myofascial pain: Double blinded N of 1 clinical study. Myalgies 2(2): 8-18.

Staud R. 2006. Biology and therapy of fibromyalgia: Pain in fibromyalgia syndrome. Arthritis Res Ther 8(3): 208.

Staud R. 2010. Is it all central sensitization? Role of peripheral tissue nociception in chronic musculoskeletal pain. Curr Rheumatol Rep 12(6): 448-454.

Staud R. 2011. Peripheral pain mechanisms in chronic widespread pain. Best Pract Res Clin Rheumatol 25(2): 155-164.

Staud R et al. 2003. Temporal summation of pain from mechanical stimulation of muscle tissue in normal controls and subjects with fibromyalgia syndrome. Pain 102(1-2): 87-95.

Staud R et al. 2004. Maintenance of windup of second pain requires less frequent stimulation in fibromyalgia patients compared to normal controls. Pain 110(3): 689-696.

Stecco A et al. 2011. RMI study and clinical correlations of ankle retinacula damage and outcomes of ankle sprain. Surg Radiol Anat 33(10): 881-890.

Stecco C et al. 2011. Hyauronan within fascia in the etiology of myofascial pain. Surg Radiol Anat 33(10): 891-896.

Stecco C et al. 2010. The ankle reticula: Morphological evidence of the proprioceptive role of the fascial system. Cells Tissues Organs 192(3): 200-210.

Stemper BD et al. 2006. Anterior longitudinal ligament injuries in whiplash may lead to cervical instability. Med Eng Phys 28(6): 515-524.

Sucher BM. 1993. Myofascial release of carpal tunnel syndrome. J Am Osteopath Assoc 93(1): 92-99.

Suttor VP et al. 2010. Evidence for pelvic floor dyssynergia in patients with irritable bowel syndrome. Dis Colon Rectum 53(2): 156-160.

Tal S, Gurevich A, and Guller V. 2009. The approach to chronic pain management in the elderly [in Hebrew]. Harefuah 148(6): 386-391, 411.

Talebian S et al. 2012. Postural control in women with myofascial neck pain. J Musculoskel Pain 20(1): 25-30.

Tatar I et al. 2004. Innervation of the coracobrachialis muscle by a branch from the lateral root of the median nerve. Folia Morphol (Warsz) 63(4): 503-506.

Tawk M et al. 2006. The effect of 1 week of continuous positive airway pressure treatment in obstructive sleep apnea patients with concomitant gastroesophageal reflux. Chest 130(4): 1003-1008.

Teachey WS. 2004. Otolaryngic myofascial pain syndromes. Curr Pain Headache Rep 8(6): 457-462.

Thomas AC, McLean SG, and Palmieri-Smith RM. 2010. Quadriceps and hamstrings fatigue alters hip and knee mechanics. J Appl Biomech 26(2): 159-170.

Tomlinson SS and Mangione KK. 2005. Potential adverse effects of statins on muscle. Phys Ther 85: 459-465.

Travell J. 1951. Pain mechanisms in connective tissue. In Connective Tissues: Transactions of the Second Conference, ed. Ragan C, 12-22. New York: Josiah Macy, Jr. Foundation.

Travell JG. 1976. Myofascial trigger points: Clinical view. In Advances in Pain Research and Therapy, vol. 1, ed. Bonica JJ and Albe-Fessard D, 919-926. New York: Raven Press.

Travell JG. 1977. A trigger point for hiccup. J Am Osteopath Assoc 77(4): 308-312.

Travell JG and Simons DG. 1992. Myofascial Pain and Dysfunction: The Trigger Point Manual. Vol. 2, The Lower Extremities. Baltimore: Williams and Wilkins.

Treaster D et al. 2006. Myofascial trigger point development from visual and postural stressors during computer work. Electromyogr Kinesiol 16(2): 115-124.

Tremblay A et al. 2004. Thermogenesis and weight loss in obese individuals: A primary association with organo-choline pollution. Int J Obes Relat Metab Disord 28(7): 936-939.

Tsai CT et al. 2009. Injection in the cervical facet joint for shoulder pain with myofascial trigger points in the upper trapezius muscle. Orthopedics 32(8): 557.

Tsen LC and Camann WR. 1997. Trigger point injections for myofascial pain during epidural analgesia for labor. Reg Anesth 22(5): 466-468.

Tsigos C and Chrousos GP. 2002. Hypothalamic-pituitary-adrenal axis, neuroendocrine factors and stress. J Psychosom Res 53(4): 865-871.

Turnipseed WD and Pozniak M. 1992. Popliteal entrapment as a result of neurovascular compression by the soleus and plantaris muscles. J Vasc Surg 15(2): 285-293.

Upledger JE. 1987. Craniosacral Therapy II: Beyond the Dura. Seattle: Eastland Press.

Vallejo MC et al. 2004. Piriformis syndrome in a patient after Cesarian section under spinal anesthesia. Reg Anesth Pain Med 29(4): 364-367.

Valouchova P and Lewit K. 2009. Surface electromyography of abdominal and back muscles in patients with active scars. J Bodyw Mov Ther 13(3): 262-267.

van der Pallts A, Veldhuizen AG, and Verkerke GJ. 2007. Numerical simulation of asymmetrically altered growth as initiation mechanism of scoliosis. Ann Biomed Eng 35(7): 1206-1215.

van Wilgen CP et al. 2004. Morbidity of the neck and head and neck cancer therapy. Head Neck 26(9): 785-791.

van Wingerden JP et al. 1993. A functional-anatomical approach to the spine-pelvis mechanism: Interaction between the biceps femoris and the sacrotuberous ligament. Eur Spine J 2(3): 140-144.

van Wingerden JP, Vleeming A, and Ronchetti I. 2006. Differences in standing and forward bending in women with chronic low back or pelvic girdle pain: Indications for physical compensation strategies. Spine (Phila PA 1976) 33(11): E334-341.

VanHeest AE et al. 2007. Extensor retinaculum impingement in the athlete: A new diagnosis. Am J Sports Med 35(12): 2126-2130.

Varga E, Dudas B, and Tile M. 2008. Putative proprioceptive function of the pelvic ligaments: Biomechanical and histological studies. Injury 39(8): 858-864.

Verne GN et al. 2003. Reversal of visceral and cutaneous hyperalgesia by local rectal anesthesia in irritable bowel syndrome (IBS) patients. Pain 105(1-2): 223-230.

Vilensky JA et al. 2001. Serratus posterior muscles: Anatomy, clinical relevance and function. Clin Anat 14(4): 237-241.

Vittore D et al. 2009. Extensor deficiency: First cause of childhood flexible flat foot. Orthopedics 32(1): 28.

Vleeming A et al. 1996. The function of the long dorsal sacroiliac ligament: Its implication for understanding low back pain. Spine (Phila PA 1976) 21(5): 556-562.

Vogt L, Pfeifer K, and Banzer W. 2003. Neuromuscular control of walking with chronic low-back pain. Man Ther 8(1): 21-28.

Vullo VJ, Richardson JK, and Hurvitz EA. 1996. Hip, knee, and foot pain during pregnancy and the postpartum period. J Fam Pract 43(1): 63-68.

Vuong C et al. 2009. The effects of opioids and opioid analogs on animal and human endocrine systems. Endocr Rev 31(1): 98-132.

Wallwork TL et al. 2009. The effect of chronic low back pain on size and contraction of the lumbar multifidus muscle. Man Ther 14(5): 496-500.

Watanabe K and Akima H. 2010. Neuromuscular activation of vastus intermedius muscle during fatiguing exercise. J Electromyogr Kinesiol 20(4): 661-666.

Weiner DK and Schmader KE. 2006. Postherpetic pain: More than sensory neuralgia? Pain Med 7(3): 243-249; discussion 350.

Weiner DK et al. 2006. Chronic low back pain in older adults: Prevalence, reliability, and validity of physical examination findings. JAGS 54(1): 11-20.

Weiss JM 2001. Pelvic floor myofascial trigger points: Manual therapy for interstitial cystitis and the urgency-frequency syndrome. J Urol 166(6): 2226-2231.

Wellen KE and Hotamisligil GS. 2003. Obesity-induced inflammatory changes in adipose tissue. J Clin Invest 112(12): 1785-1788.

Westgaard RH et al. 1994. Occupational and individual risk factors of muscular pain [in Norwegian]. Tidsskr Nor Laegeforen 114(8): 922-927.

Whorwood CB et al. 2002. Increased glucocorticoid receptor expression in human skeletal muscle cells may contribute to the pathogenesis of the metabolic syndrome. Diabetes 51(4): 1066-1075.

Williams DA et al. 2011. Perceived cognitive dysfunction in fibromyalgia syndrome. J Musculoskel Pain 19(2): 66-75.

Williams EH et al. 2010. Surgical decompression for notalgia paresthetica: A case report. Microsurgery 30(1): 70-72.

Wisc D and Anderson A. 2008. A Headache in the Pelvis, 5th ed. Occidental CA: National Center for Pelvic Research.

Wu G et al. 2004. Spatial, temporal and muscle action patterns of tai chi gait. J Electromyogr Kinesiol 14(3): 343-354.

Yahia A et al. 2010. A study of isokinetic trunk and knee muscle strength in patients with chronic sciatica. Ann Phys Rehabil Med 53(4): 239-244.

Yamawaki Y, Nishimura Y, and Suzuki Y. 1996. Velopharyngeal closure and the longus capitis muscle. Acta Oto-laryngologica (Stockholm) 116(2): 774-777.

Yates BJ et al. 2002. Role of the vestibular system in regulating respiratory muscle activity during movement. Clin Exp Pharmacol Physiol 29(1-2): 112-117.

Yoon SZ et al. 2009. A case of facial myofascial pain syndrome presenting as trigeminal neuralgia. Oral Surg Oral Med Oral Pathol Radiol Endod 107(3): e29-31.

You JY, Lee HM, and Luo HJ. 2009. Gastrocnemius tightness on joint angle and work of lower extremity during gait. Clin Biomech (Bristol, Avon) 24(9): 744-750.

Young N and Blitzer A. 2007. Management of supraglottic squeeze in adductor spasmodic dysphonia: A new technique. Laryngoscope 117(11): 2082-2084.

索　引

●あ●

アイスストローキング……………………68, 171, 292
アキレス腱…………………………245, 253, 257
悪循環のサイクル…………………………………18
握力低下………………………………………54, 192
握力に影響………………………………………197
浅い呼吸………………………………………120, 163
脚（右脚／左脚）………………………………119
脚が短くなる……………………………………217
足首が曲がる傷害………………………………251
足首の筋力低下……………………………………54
足首の捻挫……………………………54, 251, 272
足首の脈が消失…………………………………226
脚痙攣……………………………………………248
足の裏のタコ……………………………………246
脚の腫脹………………………………………54, 223
足を引きずる…………………………………25, 208
アセチルコリン（ACh）………………17, 38, 294
熱くて刺すような痛み…………………………227
圧を軽減…………………………66, 135, 216, 288
アレルギー……………38, 48, 65, 118, 163, 279
アロディニア……………………………………20, 141
合わない靴／合っていない靴…………………246
息切れ……………………10, 24, 55, 120, 276
移行中のトリガーポイント………………………19
異常呼吸………………………………39, 118, 152
異常歩行………………………………108, 167, 266
胃食道逆流症（GERD）……………26, 46, 102
痛みそのもの………………………………………47
一般的な整体の手引き…………………………287
胃内容物が食道から逆流…………………………55
咽喉頭酸逆流………………………………………79
咽頭痛……………………………………53, 71, 96
陰部神経痛………………………………135, 136
陰部神経の絞扼／圧迫……………………137, 218
陰部大腿神経……………………………130, 223, 228
インポテンツ……………10, 24, 54, 100, 218
イーグル症候群…………………………………81, 84
動けないほどの強い痛み………………………178
うつ……………………………………………………22

●か●

うっ血………………………26, 47, 53, 71, 103
うつむいた姿勢…………………26, 30, 42, 56
上まぶた……………………………………………94
運動失調……………………………………………96
運動終板………………………………………17, 284
運動中核……………………………………………30
運動連鎖…………28, 66, 100, 206, 244, 273
栄養…………………………………………………44
栄養不足……………………………………………44
エネルギーの危機………………………………18, 38
嚥下困難…………………………………46, 53, 74
嚥下時の喉に詰まった感覚………………………85
嚥下障害……………………………………………82
炎症…………………………………………21, 69, 154
横隔膜……………………………………………117
嘔吐………………………………………………55, 100
大きな殿部………………………………………230
汚染……………………………………………39, 48
親指が使いにくい
　（文字が書きにくい、ボタンをかけにくい）………54
親指の痙攣…………………………………………54
親趾の痙攣…………………………………………55
オーガズム………………………………………140

●か●

外陰部痛……………………54, 130, 221, 300
外頚動脈……………………………………………81
開口制限…………………………………………53, 61
外傷…………………………………………………48
外側線………………………………………………31
外側大腿皮神経の絞扼…………………………130
階段を上がる……………………………………108, 235
階段を上がることが困難…………………………55
外反変形…………………………………………227
外反母趾…………………………………………245
開腹術……………………………………………138, 272
カイロプラクティック……………………207, 288
化学物質過敏症……………………………………47
踵の痛み…………………………………………262
家具…………………………………………………41
顎関節症……………………………………………43, 53

顎関節の損傷 ……………………… 19	筋肉の構造と機能 ……………… 12
顎静脈 ……………………………… 68	筋肉の種類 ………………………… 13
過剰な回内運動 …………… 43, 252	筋肉の使いすぎ …………………… 41
過剰な流涙 ………………………… 52	筋肉付着部 ………………………… 14
過剰負荷 …………………… 84, 287	筋膜 ………………… 12, 17, 272
下垂足 ……………………………… 252	筋力低下 …………………………… 10
下垂足：フットスラップ …… 54, 252	筋力トレーニング ………… 10, 279
カスケード反応 … 22, 30, 48, 58, 149, 298	空間記憶 …………………………… 21
下腿と足首の腫脹 ………………… 54	空間識失調 ………………………… 96
肩インピンジメント ……………… 160	空気を嚥下する現象 ……………… 81
肩インピンジメント症候群 … 54, 164	薬 …………………………… 48, 293
活動性トリガーポイント ……… 18, 44	口元がピクピク動く ……………… 60
下殿神経の絞扼 …………… 140, 218	頚動脈検査 ………………… 58, 81
カビ ………………………………… 49	頚動脈の絞扼 ……………………… 53
過敏性腸症候群(IBS) … 10, 26, 46, 53, 100	痙攣 ………………………… 186, 248
かゆみ ……………………………… 10	痙攣性腹痛 ………………………… 138
空咳 ………………………… 55, 93	血管の絞扼 ………… 75, 101, 151
身体に合っていない家具 ………… 41	月経痛 ……………………… 24, 102
身体の対称性の確認に適した部位 … 40	月経前の痛み ……………………… 126
身体の不均衡 ……………………… 39	げっぷ ……………………… 55, 121
身体を締め付ける服／締め付けの強い衣服 … 43, 104	下痢 ………………… 53, 100, 250
感覚異常 …………… 54, 179, 263	ゲロイドマス ……… 49, 275, 284
感覚異常性大腿神経痛 …………… 233	腱炎 ………………………………… 160
感覚の変化 ………… 93, 109, 161	言語記憶 …………………………… 21
環境因子 …………………… 39, 47	検査 ………………………………… 282
換気量の減少 ……………………… 55	幻肢痛 ……………………… 55, 184
間歇性跛行 ………………………… 250	見当識障害 ………………………… 288
間質性膀胱炎 ……………………… 137	腱板炎 ……………………………… 157
関節円板 …………… 43, 59, 102	腱板断裂 …………………………… 176
関節可動域(ROM) ……… 10, 16, 40	腱膜 ………………………………… 13
関節機能障害 ……………… 38, 105	コアマッスル
間接的な治療 ……………………… 290	…… 100, 104, 106, 112, 114, 121, 122, 126, 129,
感染症 ……………………………… 49	132, 133, 136
関連痛パターン …………… 10, 16, 25	睾丸 ………………………………… 140
機械的因子 ………………………… 39	睾丸の陥凹 ………………………… 101
機械的刺激 ………………………… 58	睾丸の収縮 ………………………… 54
気管ドレナージ …………………… 53	後脛骨静脈の絞扼 ………………… 262
脚長差 ……………………… 41, 286	後脛骨神経の絞扼 ………… 262, 267
求心性収縮 ………………………… 36	後脛骨動脈の絞扼 ………………… 262
頬神経 ……………………………… 76	拘縮 ………………………………… 17
狭心症 ……………………… 151, 170	甲状腺機能 ………………………… 26
胸郭出口症候群(TOS) ……… 90, 144	甲状腺機能障害 …………………… 46
胸郭出口症候群の様な痛み ……… 54	甲状腺機能低下症 ………………… 45
拒食症 ……………………………… 95	甲状腺機能不全症 ………………… 46
筋原性斜頸 ………………………… 96	甲状腺抵抗性 ……………………… 22
筋原性頭痛 ………………… 58, 147	後鼻漏 ……………………… 71, 294
筋節 ………………………………… 15	後鼻漏(鼻汁が喉への流入) …… 52
筋線維束 …………………………… 14	興奮性物質 ………………………… 26
緊張型頭痛 ………………… 58, 109	酵母 ………………………………… 44
筋肉 ………………………………… 12	後方シンスプリント ……………… 253

後方シンスプリントによる痛み ……………… 54	耳痛 ……………………………………………… 59
硬膜 ………………………………………………… 89	歯痛と知覚過敏(低温、高温、圧) ………… 53
硬膜管 ……………………………… 12, 104, 276	膝蓋骨がロックする ……………………………… 54
肛門がうずく / 痛む ……………………………… 137	膝蓋骨の動きを制限 …………………………… 235
肛門挙筋症候群 …………………………………… 136	膝窩動静脈の絞扼 …………………… 226, 248
絞扼 ………………………………………………… 17	失禁:尿、便 ……………………………………… 54
股関節が崩れる ………………………………… 242	失禁 / 尿失禁 ……………………………… 10, 137
股関節痛 ………………………………………… 216	失神 ………………………………………………… 94
呼吸 ………………………………………… 28, 152	失声 ………………………………………………… 79
鼓索神経 …………………………………………… 74	じっと座っていることが出来ない ……………… 55
腰崩れ ……………………………………………… 54	歯肉痛 ……………………………………………… 74
五十肩 ……………………………………… 118, 144	しびれ ……………………………………………… 10
後大腿皮神経の圧迫 ………………………… 218	耳閉感 ……………………………………… 52, 74
鼓脹(ガスが溜まる) ……………………………… 53	灼熱痛 / 灼熱感 ………………………………… 101
骨格筋 ……………………………………………… 13	斜頸 ………………………………………… 85, 167
骨棘 ………………………………………………… 44	しゃっくり ………………………………… 55, 72, 119
骨粗鬆症 ………………………………………… 104	尺骨神経の絞扼 / 障害 / 圧迫 ……………… 158
骨盤が捻転する …………………………………… 41	集中力を欠如 ……………………………………… 55
骨盤痛 / 骨盤の痛み …………………………… 126	周波数のマイクロカレント(FSM) …… 27, 71, 154, 286
骨盤内に強烈な深部痛 ………………………… 225	羞明 ………………………………………………… 96
骨膜 ………………………………………………… 13	手根管症候群(CTS) …………………………… 144
こむらがえり ……………………………………… 54	手術の失敗によって生じた腰痛 ……… 101, 212
固有受容器 ………………………………… 13, 17	消化管のトリガーポイント ……………………… 276
ゴルフ …………………………………………… 154	上顎洞の痛み ……………………………………… 74
ゴルフ肘 ………………………………………… 170	消化不良 …………………………………… 53, 121
こわばり ………………………………………… 160	上眼瞼下垂 ………………………………………… 66
コンパートメント ……………………… 183, 252	上気呼吸機能障害 ………………………………… 55
コンピュータを使用する際の適切な姿勢 ……… 42	症状リスト ………………………………………… 52
	上殿神経の絞扼 ………………………………… 218
●さ●	食事 ………………………………………………… 45
	触診 ……………………………………………… 282
採血 ……………………………………………… 177	食物不耐症 ………………………………… 55, 100
索状硬結 …………………………………… 15, 16	食欲不振 ………………………………… 53, 96, 100
坐骨神経痛 ………………………………… 24, 207	書痙(手指の筋肉のふるえ) …………………… 54
坐骨神経の絞扼 ………………………………… 220	女性の性機能不全 ………………………………… 54
嗄声 ………………………………………… 53, 79	自律神経機能障害 ………………………………… 17
サテライトトリガーポイント ……………………… 19	視力障害 / 視覚障害 …………………… 52, 59
三叉神経痛 ………………………………………… 61	心筋 ………………………………………… 13, 276
視界がぼやける …………………………………… 94	シンスプリント …………………………………… 254
耳介動脈 …………………………………………… 81	深前線 ……………………………………………… 35
視界不良 …………………………………………… 64	腎疝痛 …………………………………………… 101
歯科医への注意 …………………………………… 59	心臓のトリガーポイント ………………………… 276
耳下腺の絞扼 ……………………………………… 60	靭帯 ……………………………………………… 273
視床下部-下垂体-副腎系 ………………… 26, 46	伸張性収縮 ………………………………………… 36
姿勢 ……………………………………………… 281	心不整脈 …………………………………… 100, 170
持続因子 …………………………………………… 38	心膜 ……………………………………………… 276
持続因子の種類 …………………………………… 38	心理的因子 ………………………………………… 49
持続陽圧呼吸療法(CPAP) ……… 26, 59, 104, 170, 294	睡眠検査 …………………………………………… 26
支帯 ……………………………………………… 183	睡眠時の姿勢 ……………………………… 74, 130
舌を刺すような感覚 ……………………………… 74	睡眠時の無呼吸 ………………………………… 71
歯痛 ………………………………………… 53, 262	

311

睡眠時無呼吸症候群	47, 59	装具	43, 250
睡眠障害	22, 48, 68	総合力を生み出す膜	12
睡眠中のよだれ	60	相乗効果	15, 36
睡眠の欠如	21	相反性抑制	143
睡眠不足	22, 47	早漏	54, 137
スズメバチの巣	237	足関節：外反	260
頭痛	10, 58	足関節：内反	260
ストレッチ	290	足関節：背屈	260
ストレッチ＆スプレー	43, 291	足底筋膜炎	54, 244
スパイラルライン	32	足底の筋膜	244
スーパーフィシャルバックアームライン	33	鼠径部痛	209
スーパーフィシャルバックライン	31		

●た●

スーパーフィシャルフロントアームライン	33	第1肋骨が高い	53
スーパーフィシャルフロントライン	30	第1肋骨の挙上	90, 115
生活習慣	50	大気汚染	47
性器痛	121	代謝性因子	44
性交痛／性交時の痛み／性交中の痛み	100	体性内臓反射	101
性交疼痛（性交時の痛み）	54	大腿骨の血管の絞扼	223
精索の絞扼	125	大腿と下腿の筋力低下	54
生殖器の痛み	53	唾液の分泌量の増加	53
精神的な支援	292	立ち直り反射	93
精巣の収縮	54	胆嚢疾患	101
整体	286	胆嚢痛	107
生体膜	72	弾発母指	54
正中神経の絞扼	91, 144	チクチクとする痛み	151
性的絶頂時の痛み	54	恥骨の痛み	137
咳、空咳	55	膣痛	141
脊柱	100	膣痙	141
脊柱側弯症	101	窒息感	79
舌咽神経痛	71	膣の痙攣	54
石灰化	27, 81	注意力の欠如	21, 87
舌神経	74	虫垂炎	107
舌痛	85	中枢神経系（CNS）	13, 20, 36
セロトニン	21	中枢神経と線維筋痛症	36
線維化	27, 202	中枢性感作	58, 100, 201
線維筋痛症		超音波	76, 295
16, 20, 36, 58, 100, 147, 209, 245, 275, 278		聴覚過敏	52
線維筋痛症の痛みの増悪	20	聴覚過敏、耳閉感、難聴、聴力低下	52
浅後線	31	腸骨下腹神経の絞扼	130
潜在性トリガーポイント	18	腸骨鼠径神経の絞扼	130
前斜角筋症候群	53	長時間の座位での痛み	55
浅前線	30	腸の膨張	100
喘息	91, 165, 291	腸膨満感	53
仙腸関節	41, 210	直腸	141
仙腸骨の痛み	107	直腸の痛み	140
疝痛	53, 100	直腸の膨満感	53, 142
前庭機能障害	96	直腸の焼けるような感覚	140
腺の腫脹	53	直立することができない	55
前方シンスプリント	251	治療	285
前方シンスプリントによる痛み	54		

鎮痛薬 ……………………………………… 294
椎間関節 ………………… 44, 101, 274, 286
痛覚過敏 …………………………… 20, 273
使い古した靴 ……………………………… 246
疲れを解消するための睡眠不足 ………… 47
付き合いのいい人症候群 ………………… 49
つばを飲み込む際の喉のつかえ ………… 53
ツーファンクショナルライン …………… 34
ディープバックアームライン …………… 33
ディープフロントアームライン ………… 33
ディープフロントライン ………………… 35
テニス肘 …………………………………… 170
テニスボールストレッチ ………………… 291
手に持った物の重さの感覚異常 ………… 54
手の腫脹 …………………………………… 54
デュピュイトラン拘縮 …………………… 202
てんかん発作用の症状 …………………… 55
電気刺激 …………………………… 154, 295
電気療法 …………………………………… 295
転子滑液包炎 ……………………………… 212
テンセグリティー ………………………… 28
スプレー式点鼻薬／点鼻薬 ……… 71, 279
橈骨神経の絞扼／障害 …………… 179, 192
橈骨動脈絞扼 ……………………………… 54
等尺性収縮 ………………………………… 36
ドケルバン病 ……………………………… 186
ドライニードリング ……………… 154, 292
トリガーポイント ………………… 10, 16
トリガーポイント、筋節、索状硬結の関係 ……… 15
トリガーポイント、線維筋痛症：相違点と相互作用
　…………………………………………… 23
トリガーポイント活性化 ………………… 16
トリガーポイント形成仮説 ……… 17, 48
トリガーポイント注射 …………………… 292
トリガーポイントの触診 ………………… 282
トリガーポイントの予防 ………………… 246
鳥肌 ………………………………………… 147

●な●

内臓疾患 …………………………… 101, 170
内臓体性反射 ……………………………… 122
中敷き ……………………………… 43, 247
涙目 ………………………………………… 94
偽の胸郭出口症候群（TOS） …………… 144
乳頭過敏症／衣服不耐症 ………………… 55
乳房痛 ……………………………………… 170
尿意切迫 …………………………………… 100
尿道括約筋のスパズム …………… 54, 126
尿閉 ………………………………………… 121
人間工学 …………………………………… 41

認識力の欠如 ……………………………… 286
妊娠 ………………………………………… 108
認知行動療法 ……………………………… 49
ニードル …………………………………… 292
寝小便 ……………………………… 54, 121
熱を伴った爆発するような電撃痛 ……… 233
ネティポット ……………………………… 73
脳の痛み …………………………………… 66
喉に詰まるような感覚 …………………… 83
喉に詰まったような声 …………………… 79
喉につまる ………………………………… 53
喉の腫脹 …………………………………… 53
喉のむずかゆさ …………………………… 85
飲み込むときに伴う痛み／違和感／苦しみ ……… 60
飲み込んだときの痛み …………………… 53
乗り物酔い（車や船） …………………… 55

●は●

排尿後の尿の滴下 ………………………… 140
排尿への切迫感 …………… 138, 221, 272
排便 ………………………………… 120, 218
排便時痛 …………………………………… 53
吐き気 ……………………………… 55, 70
歯ぎしり …………………………… 26, 53, 68
履き物 ……………………………………… 260
はさみ触診 ………………………………… 283
バックファンクショナルライン ………… 34
発声機能障害 ……………………………… 53
発声障害 …………………………………… 79
ばね指 ……………………………… 54, 184
歯の食いしばり …………………………… 26
バランスの変化／バランスの消失／平衡感覚傷害
　…………………………… 94, 147, 208
バリアリリース …………………… 191, 288
瘢痕のトリガーポイント ……… 138, 272, 289
瘢痕リリース ……………………………… 288
半側小骨盤 ………………………………… 41
反応性低血糖 ……………………………… 45
反復運動 …………………………… 42, 290
反復動作によるトリガーポイント ……… 42
ハンマー趾 ………………………………… 260
ヒアルロン酸 ……………………… 45, 276
光過敏 ……………………………… 52, 62
光過敏と聴覚過敏 ………………………… 52
光の感度がぼやける／うす暗くなる …… 52
鼻腔 ………………………………………… 72
腓骨神経の絞扼 …………………………… 245
尾骨痛／尾骨の痛み、関連痛 …… 107, 211
膝崩れ ……………………………… 54, 235
膝の筋力低下 ……………………… 54, 207

微小血管の狭窄	141
微小循環機能障害	18
鼻閉、鼻づまり	52
肥満	39
ヒリヒリ感	121
ピンで留められたり針で刺されたりするような感覚	172
頻脈、不整脈(心房細胞)	55
ピンや針で刺した時のような痛み	192
ヒール／ハイヒール	246
フォーアームライン	33
腹式呼吸	120, 165
腹痛	29, 122
腹内圧／腹腔内圧	119
副鼻腔	63
副鼻腔炎	63
副鼻腔の圧迫感や閉塞感、うっ血	53
腹部に広がる痛み／婦人科系の痛み	53
腹部の痛み／腹痛	122
腹部の痙攣／疝痛	53
腹部膨張	100
腹部膨満／腹部膨張／膨満感	100
腹部膨満／膨満感	121
腹部膨満／むかつき	53
腹壁下部の触診時のこわばりと深部圧痛	53
不整脈	10, 55, 151
フットスラップ	252
不適切な運動	36, 43
不適切な靴／履き物	253
不動状態	148
ブラキシズム(歯ぎしり、歯を食いしばる)	53
ふらついた歩行	218
フラット触診	228, 283
フロントファンクショナルライン	34
噴出性嘔吐	55, 121
プールの水温	290
平滑筋	13, 276
閉鎖神経の絞扼	130
ヘバーデン結節	190
変形性関節症	101, 176
片頭痛	10
便秘	53, 123
扁平足	245
膀胱炎	126
膀胱痙攣	138
膀胱痛	53
膀胱への痛み／関連痛／不快感	122, 140
膀胱を空にする	121, 126
膀胱を完全に空にする能力を欠如	54
縫線	13

膨満感	53
歩行異常	235, 252, 282
勃起障害	136
勃起不全	54

●ま●

枕	26, 41
マッサージ	287
まばたきの回数増加	77
まぶたの下垂	94
まぶたの痙攣	63
慢性筋筋膜痛	20
慢性筋筋膜痛のステージ	24
慢性筋膜痛と線維筋痛症	26
慢性閉塞性肺疾患(COPD)	91, 117, 208, 252
短い脚	41, 231, 248
短い上腕／上腕が短い	39, 150
水	287
耳鳴り	52, 67
むち打ち	58
胸が大きすぎる／大きな胸	40, 91, 148
胸焼け	55, 121
眼：充血	52
眼：強い圧がかかる	52
眼の痛み	52
眼の痛み：後頭から生じる痛み	52
眼の痛み：深部の痛み	52
眼の痛み：眼の奥の痛み	52
眼の炎症(ヒリヒリする)、充血	52
眼の奥の痛み	66, 94
眼の充血	71, 94
めまい	10, 52, 58
モートン足	210, 234, 246
モートン足における典型的な中足骨	246
モートン足の単純なテスト	246

●や●

焼けるような痛み	107, 221
焼けるような感覚	133, 204
夜尿(寝小便)	54, 121
腰痛	101
翼状肩甲骨	163
予約するまでの準備	278

●ら●

らせん線	32
ラテラルライン	31
梨状筋症候群	218
律速段階	45
リンパ管の絞扼	101, 170

リンパ腺の腫脹 ……………………………… 59
リーキーガット症候群 …………………… 44
レイノー現象 ………………………………… 171
レイノー症候群 …………………………… 151
老人性円背 ……………………………………… 104
肋軟骨炎 …………………………………………… 118
ローテーターカフ ………………………… 144

● わ ●

ワインドアップ ……………………………… 20
脇腹痛 ……………………………………………… 53

脇腹の痛み …………………………… 120, 174
鷲爪趾 ……………………………………………… 260

● 欧文 ●

ATP（アデノシン三リン酸）…………… 17, 44
DFL ………………………………………………… 35
LTL ………………………………………………… 31
SBL ………………………………………………… 31
SFL ………………………………………………… 30
SPL ………………………………………………… 32
TSSP ……………………………………………… 20

略語一覧

ここでは臨床現場で扱われる略語について、正式名称と日本語をまとめています。なお、本書では略語を省略し、日本語訳を本文に表記している語句もありますが、これらも逆引きできるよう、原著に掲載されている「略語一覧」の語句は全て紹介しています。

ACh［acetylcholine］‥‥‥‥‥‥‥‥アセチルコリン

ACS［anterior compartment syndrome］
‥‥‥‥‥‥‥‥‥‥‥‥‥前コンパートメント症候群

ALL［anterior longitudinal ligament］‥‥‥‥前縦靭帯

ATP［adenosine triphosphate;basic energy carrier and main cellular energy supplier］
‥‥‥‥アデノシン三リン酸；基礎エネルギー運搬、主要細胞エネルギー供給

AoutCPAP［CPAP with pressure that automatecally adjusts as needed］
‥‥‥‥‥‥‥‥‥‥‥‥自動持続陽圧呼吸療法

CHD［coronary heart disease］
‥‥‥‥‥‥‥‥‥‥‥‥‥‥‥‥冠動脈性心疾患

CHF［congestive heart failure］‥‥‥うっ血性心不全

CI［chemical intolerance］‥‥‥‥‥‥‥化学的過敏症

CLBP［chronic low back pain］‥‥‥‥‥‥慢性腰痛

CMP［chronic myofascial pain］‥‥‥‥慢性筋筋膜痛

CNS［central nervous system］‥‥‥‥‥中枢神経系

COPD［chronic obstructive pulmonary disease］
‥‥‥‥‥‥‥‥‥‥‥‥‥‥‥‥慢性閉塞性肺疾患

CPAP［continuous positive airway pressure;machine that provides same］
‥‥‥‥‥‥‥‥‥シーパップ(持続陽圧呼吸療法)

CTS［carpal tunnel syndrome］‥‥‥‥手根管症候群

FM［fibromyalgia］‥‥‥‥‥‥‥‥‥‥‥線維筋痛症

FSM［frequency specific microcurrent］
‥‥‥‥‥‥‥‥‥‥特殊周波数マイクロカレント

GERD［gastroesophageal reflux］‥‥‥胃食道逆流症

HPA-axis［hypothalamus-pituitary-adrenal axis］
‥‥‥‥‥‥‥‥‥‥視床下部－下垂体－副腎系

IBS［irritable bowel syndrome］‥‥‥過敏性腸症候群

IC［interstitial cystitis］‥‥‥‥‥‥‥間質性膀胱炎

IP［interphalangeal］‥‥‥‥‥‥‥‥‥指節間関節

ITB［iliotibial band］‥‥‥‥‥‥‥‥‥‥腸脛靭帯

LTR［local twitch response］‥‥‥‥‥局所単収縮反応

MRI［magnetic resonance imagery］‥‥磁気共鳴画像

MTrPs［myofascial trigger points］
‥‥‥‥‥‥‥‥‥‥‥筋筋膜トリガーポイント

OA［osteoarthritis］‥‥‥‥‥‥‥‥‥変形性関節症

OSA［obstructive sleep apnea］
‥‥‥‥‥‥‥‥‥‥‥‥閉塞性睡眠時無呼吸

OTC［over-the-counter(medications)］
‥‥‥‥‥‥‥‥‥‥‥‥一般医薬品(市販薬)

PCP［primary care provider］
‥‥‥‥‥‥‥‥‥‥‥‥‥‥かかりつけ医

QL［quadratus lumborum］‥‥‥‥‥‥‥腰方形筋

ROM［range of motion］‥‥‥‥‥‥‥‥関節可動域

SCM［sternocleidomastoid muscle］‥‥‥胸鎖乳突筋

STR［soft tissue release］‥‥‥‥‥軟部組織リリース

T3［triiodothyronine,the active form of thyroid hormone］
‥‥‥‥トリヨードチロニン、甲状腺ホルモンの活性形

T4［inactive form of thyroid hormone］
‥‥‥‥‥‥‥‥‥‥‥甲状腺ホルモン不活性形

TFL［tensor fasciae latae］‥‥‥‥‥‥大腿筋張筋

TMJ［temporomandibular(jaw)joint］
‥‥‥‥‥‥‥‥‥‥‥‥‥‥‥‥‥顎関節

TMJD［temporomandibular joint dysfunction］
‥‥‥‥‥‥‥‥‥顎関節機能不全(顎関節症)

TOS［thoracic outlet syndrome］‥‥‥胸郭出口症候群

TrP［trigger point］‥‥‥‥‥‥‥‥トリガーポイント

TSH［thyroid-stimulating hormone］
‥‥‥‥‥‥‥‥‥‥‥‥甲状腺刺激ホルモン

TSSP［temporal summation of second pain］
‥‥‥‥‥‥‥‥‥‥‥‥時間的加重(蓄積)

URI［upper respiratory infection］‥‥‥上気道感染症

監訳をおえて

本書は臨床現場で遭遇する機会が多い筋筋膜疼痛症候群の原因となる「トリガーポイント」に関する著作『Healing through Trigger Point Therapy：A Guide to Fibromyalgia, Myofascial Pain and Dysfunction』の翻訳書です。著者の Devin J. Starlanyl 氏と John Sharkey 氏は、Janet G Travell 氏や David G Simons 氏が『Myofascial Pain and Dysfunction：The Trigger Point Manual』でまとめたトリガーポイントの基礎的情報に、2000 年以降に示された最新情報を加え、筋筋膜痛に関する膨大な情報を 1 冊にまとめ上げています。そのようなことから、本書の日本語版タイトルを「トリガーポイント大事典」と名付けることとしました。

本書の魅力は、筋筋膜疼痛症候群という筋肉の病態に限った内容だけでなく、日常臨床で頻繁に遭遇する整形外科疾患と筋肉の関係性、さらにはその発展形として注目されている線維筋痛症との関連性をわかりやすくまとめた点にあります。この点において、まさに慢性痛の診断・治療に一石を投じた書籍と言えるでしょう。

さらに本書では、痛みが慢性化する継続因子についても詳しく説明されており、どのような点に注意して生活すれば良いかを解説しています。そのような意味で、施術者だけでなく、慢性痛に苦しむ患者にとっても必ず役に立つ書籍であると自信をもって言える 1 冊です。

なお、本書の作成に際しては、読者が理解しやすいことを優先し、意訳しています。また、その内容が日本の状況にそぐわない場合には、関連文献を参考に内容の修正および追記を行ったため、原書とは異なる部分も存在します。そのため、お気づきの点について忌憚なくご意見をお聞かせいただければ幸いです。

最後に、本書の翻訳・校正に当たり多大なるご協力をいただいた明治国際医療大学大学院の増崎太希氏、加納舞氏、大井康宏氏に感謝します。また、緑書房の秋元理氏、西田彩未氏にも大いにお世話になったことを厚く御礼申し上げます。

2017 年 11 月

伊藤和憲

— 著者プロフィール —

Devin J. Starlanyl（デヴィン・J・スターリアル）

Fibromyalgia and Chronic Myofascial Pain Institute 元会長。共著書に、『Fibromyalgia and Chronic Myofascial Pain：A Survival Manual（線維筋痛症と慢性筋筋膜痛－生き延びるための手引き）』、『Fibromyalgia Advocate（線維筋痛症提唱者）』などがある。国内外の医学雑誌に線維筋痛症とトリガーポイントにおける論文を発表するとともに、線維筋痛症のウェブサイトを開設。また、線維筋痛症と慢性痛に関する機能障害の Facebook ページ（Fibromyalgia and Myofascial Pain Support Group）も支援している。

John Sharkey（ジョン・シャーキー）

理学修士。トリガーポイントを原因とする筋筋膜痛の治療に従事しており、筋膜と人体の動きに関する研究に携わる。運動生理学、解剖学などの関連分野にも知見を広げており、神経筋治療にも取り組んでいる。

— 監訳者プロフィール —

伊藤和憲(いとう・かずのり)

1997年明治鍼灸大学（現：明治国際医療大学）鍼灸学部卒業、2002年同大学院博士課程修了。同学部臨床鍼灸学教室助手・助教を経て、2008年よりカナダのトロント大学に留学（Research Fellow）し、B J Seslle教授に師事する。帰国後、同教室准教授を経て、2015年より明治国際医療大学鍼灸学部臨床鍼灸学講座教授、ならびに明治国際医療大学附属京都桂川鍼灸院「mythos361」院長に就任。さらに、2017年からは同大学大学院研究科長および附属鍼灸センター長も務めている。その他、2006年より大阪大学医学部生体機能補完医学講座（現：統合医療学寄付講座）の特任研究員、2012年からは厚生労働省地域医療基盤開発推進事業の統合医療における慢性痛研究班（セルフケア・鍼灸）の班長を兼務している。主な著書に『痛みが楽になるトリガーポイント ストレッチ＆マッサージ』、『痛みが楽になる トリガーポイント 筋力トレーニング』（緑書房）、『症状から治療点がすぐわかる！ トリガーポイントマップ』（医道の日本社）、『図解入門 よくわかる痛み・鎮痛の基本としくみ』（秀和システム）、監訳書に『トリガーポイント治療 セルフケアのメソッド』、『ビジュアルでわかるトリガーポイント治療』、『子供のためのトリガーポイントマッサージ＆タッチ』、『図解 スポーツ傷害とリハビリ治療のためのテーピング技術』、『頚部の手技療法－写真で学ぶ治療法とセルフケア－』（緑書房）、その他論文多数。

— 翻訳者プロフィール —

皆川陽一(みなかわ・よういち)

2006年明治鍼灸大学（現：明治国際医療大学）鍼灸学部卒業、2011年明治国際医療大学大学院博士課程修了。同年より、帝京平成大学ヒューマンケア学部鍼灸学科の助教を務めている。

皆川智美(みなかわ・ともみ)

2004年オーストラリアヴィクトリア州立ビューバンクカレッジ卒業。帰国後、2012年に東京家政大学家政学部栄養学科を卒業する。

複雑な症状を理解するための
トリガーポイント大事典

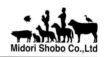

2017 年 12 月 10 日　第 1 刷発行 ©

著　者	Devin J. Starlanyl（デヴィン・J・スターリアル） John Sharkey（ジョン・シャーキー）
監訳者	伊藤和憲
翻訳者	皆川陽一、皆川智美
発行人	森田　猛
発行所	株式会社 緑書房 〒 103-0004 東京都中央区東日本橋 2 丁目 8 番 3 号 TEL 03-6833-0560 http://www.pet-honpo.com
日本語版編集	秋元　理、西田彩未
編集協力	冬木　裕
カバーデザイン	メルシング
DTP・印刷・製本	アイワード

ISBN 978-4-89531-323-0　Printed in Japan
落丁・乱丁本は弊社送料負担にてお取り替えいたします。

本書の複写にかかる複製、上映、譲渡、公衆送信（送信可能化を含む）の各権利は株式会社緑書房が管理の委託を受けています。
JCOPY〈（一社）出版者著作権管理機構　委託出版物〉
本書を無断で複写複製（電子化を含む）することは、著作権法上での例外を除き、禁じられています。
本書を複写される場合は、そのつど事前に、（一社）出版者著作権管理機構（電話 03-3513-6969、FAX03-3513-6979、e-mail : info@jcopy.or.jp）の許諾を得てください。また本書を代行業者等の第三者に依頼してスキャンやデジタル化することは、たとえ個人や家庭内の利用であっても一切認められておりません。